U0228647

Hydrocephalus

脑积水

林志雄　主编

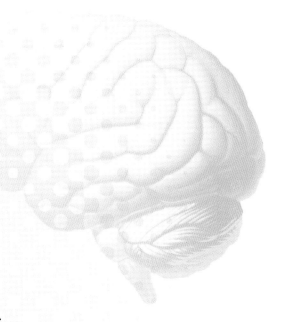

化学工业出版社
·北京·

内容提要

本书介绍对脑积水的认识及治疗历史，脑积水的分类、病理生理、分子机制、影像学评估，胎儿脑积水、先天性脑积水、获得性脑积水、特发性正常压力脑积水、低压性脑积水、复杂性脑积水的临床表现、诊断、治疗方案评估与管理，分流术及分流并发症的防治，分流术的生理学基础与分流管工作原理，内镜治疗，临床观察及护理等内容，是在对脑积水理论深入认识的基础上，结合临床诊疗脑积水的经验，针对神经内科、神经外科医师临床工作中遇到的脑积水问题编写而成，可以帮助读者全面了解脑积水的诊疗，进而提高脑积水的规范诊疗水平。附内镜手术视频，手机扫描二维码可以观摩、学习，以提高手术技巧。

本书适合神经内科、神经外科医师及研究生阅读参考。

图书在版编目（CIP）数据

脑积水/林志雄主编. —北京：化学工业出版社，2020.7

ISBN 978-7-122-37094-5

Ⅰ.①脑… Ⅱ.①林… Ⅲ.①脑积水-诊疗
Ⅳ.①R742.7

中国版本图书馆CIP数据核字（2020）第089360号

责任编辑：戴小玲　　　　　　　　　文字编辑：李　平　陈小滔
责任校对：王　静　　　　　　　　　装帧设计：史利平

出版发行：化学工业出版社（北京市东城区青年湖南街 13 号　邮政编码 100011）
印　　装：北京新华印刷有限公司
787mm×1092mm　1/16　印张 19¹⁄₂　字数 490 千字　2020 年 8 月北京第 1 版第 1 次印刷

购书咨询：010-64518888　　　　　　售后服务：010-64518899
网　　址：http://www.cip.com.cn
凡购买本书，如有缺损质量问题，本社销售中心负责调换。

定　　价：198.00 元

编写人员名单

主　　编　林志雄

副 主 编　刘智强　康德智

编者名单（以姓氏汉语拼音排序）

陈金桃　福建三博福能脑科医院神经外科

陈景宇　陆军军医大学第一附属医院神经外科

陈前伟　陆军军医大学第一附属医院神经外科

陈　志　陆军军医大学第一附属医院神经外科

方文华　福建医科大学附属第一医院神经外科

方哲明　福建医科大学附属第一医院影像科

冯　华　陆军军医大学第一附属医院神经外科

黄承光　海军军医大学第二附属医院神经外科

康德智　福建医科大学附属第一医院神经外科

李　健　中南大学湘雅医院神经外科

李　琦　联勤保障部队第九〇〇医院神经外科

林志雄　首都医科大学三博脑科医院神经外科

刘景平　中南大学湘雅医院神经外科 / 湘雅医院脑积水诊疗中心

刘智强　福建三博福能脑科医院神经外科

马云富　郑州大学第三附属医院神经外科

梅文忠　福建医科大学附属第一医院神经外科

邱献新　上海市质子重离子医院

任　铭　首都医科大学三博脑科医院神经外科

谭国伟　厦门大学附属第一医院神经外科

万　锋　华中科技大学同济医学院附属同济医院神经外科

王新生　首都医科大学附属北京天坛医院神经外科

王占祥　厦门大学附属第一医院神经外科

文焕韬　南方医科大学珠江医院神经外科

吴赞艺　福建医科大学附属第一医院神经外科

肖　波　上海市儿童医院神经外科

肖格磊　中南大学湘雅医院神经外科 / 湘雅医院脑积水诊疗中心

肖　庆　中国医科大学航空总医院神经外科

叶衍涓　南方医科大学珠江医院神经外科

张旺明　南方医科大学珠江医院神经外科

张元隆　福建医科大学附属第一医院神经外科

赵英杰　解放军总医院第六医学中心神经外科（原海军总医院）

朱明旺　首都医科大学三博脑科医院影像科

序

　　脑积水是神经外科和神经内科医生临床工作中常常遇到的问题，可以是单纯的疾病形式，也可以是某种疾病的突出症状。如何规范化诊断与治疗脑积水直接影响脑积水相关疾病患者的预后，是临床神经内、外科医生应该重点掌握的知识之一。

　　本书从脑积水的发展历史开始，系统地阐述了脑积水的病理生理学变化、分子机制和分类，介绍了临床常见类型脑积水，系统讨论了规范化的内镜和分流治疗、分流并发症的防治、分流术的生理学基础与分流管工作原理及护理相关知识。尤其提出了研究脑积水的伦理问题与社会管理问题，提醒了临床医生对脑积水这一常见疾病规范化诊治的重视。分流手术已有百年的历史，基层单位都能开展，但是不是做得足够规范值得反思。分流管植入容易，能治病，但一样能致病。分流是异物植入性手术，做之前有没有深思熟虑过是不是一定要分流，是不是可以做内镜手术不需要分流？不合时机的分流、分流并发症导致的灾难性后果和复杂性脑积水治疗的困难，在临床工作中或多或少都曾遇到。

　　本书集合国内诸多知名医院长期从事脑积水相关基础与临床研究的专家和学者共同撰写，是国内出版的一本有关脑积水的系统而全面的专著。全文共 17 个章，内容覆盖脑积水的基础与临床，并注重临床实际应用，总结了临床中诸多经典和复杂病例的诊疗经验，图文并茂地展示临床病例，实用性强，对规范脑积水的诊治有积极的意义，对中、青年临床医生开展脑积水相关工作有重要的指导意义，相信会成为一本非常实用的工具书。

　　此外，本书也提出令人感兴趣的新观点，如在"脑积水的分类"章节提出"脑积水病"和"脑积水综合征"及脑积水新分类等概念，这些新概念的提出势必有助于指导脑积水的进一步研究和临床实践。

　　相信本书的出版将给脑积水的诊断和治疗带来全新的经验。

赵继宗

中国科学院院士

国家神经系统疾病临床研究中心主任

首都医科大学神经外科学院院长、教授

2020 年 2 月 20 日

前　言

　　脑积水，顾名思义是"水"积在"脑"内。脑积水一词，在希腊语中也是水和脑两个词的组合。人类有关脑积水的认识可追溯到希波克拉底（公元前460—公元前368）时代，古希腊的 Galen（130—200）也在其著作中给予描述；同样，阿拉伯传统医学中（AL-Zahrawi，936—1013）也有脑积水问题的论述。到了近代，几乎所有神经外科著作都会与时俱进地对脑积水进行阐明。

　　脑积水，不仅仅是一个疾病（如正常压力脑积水），更是一个症状（如获得性脑积水），是众多颅内疾病进展的病理生理结果。随着现代影像、分子生物学技术的进步，人们对脑积水病理生理过程的认识已深入到分子水平，甚至已经能动态观察脑脊液循环通路（MRI 显影技术）。同时，也把观察的年龄段前移到胎儿阶段（胎儿 MRI技术）。医学材料与工程技术及内镜技术的革命性进展，使得在 20 世纪被认为是"预备死亡"或"灾难性结果"的脑积水在治疗上已获得划时代的成果。

　　尽管如此，脑积水治疗尚存在不尽人意的地方，脑积水一旦发生，很多患者将终身与医生相伴。如何使脑积水患者获得积极的规范的个体化治疗，有赖于医生对脑积水的深刻认识，这就急需系统全面且与时俱进论述脑积水的专著。遗憾的是，目前国内这类专著不多。鉴于此，多年前我和我的同事筹划编写此书，无奈，当时对脑积水认识不足，迟迟不敢动笔。经过 10 年准备已积累了阶段性的成果，我们想把这些内容汇集成书。

　　本书从脑积水的认识历史开始，系统地论述了脑积水的病理生理、分子机制、影像学特点，从临床出发并基于这些原则分别阐明胎儿脑积水、复杂性脑积水的不同特征，讨论了脑积水治疗方案的评估与管理、目前脑积水治疗技术及并发症防治及护理。本书同时对脑积水的分类有新的认识，提出脑积水首先分为脑积水病和脑积水综合征，并强调后者应进一步进行融合性分类，这对每例脑积水的具体个体情况有了更清楚的认识，也有益于指导治疗方案的制定。本书还介绍了脑脊液分流装置的工作原理，以期为医生选择分流管提供帮助。此外，本书专门列出一个章节讨论脑积水的伦理问题与社会管理，后者是现代文明社会所不能回避的。

　　编者希望通过此书能够在脑积水的理论方面和临床治疗领域有所贡献，尽管我们编写过程尽可能去伪存真，力求深刻、全面、系统，但基于认识水平及编者对文献阅读理解所限，书中难免有不足之处，恳请同行批评指正，以便使我们能取得更大的进步，在将来新版中予以补充更正。

编　者

2020 年 2 月 20 日于福州

目 录

第九章 特发性正常压力脑积水 陈景宇 冯华 160

第一章
对脑积水的认识及治疗的历史

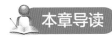

本章导读

回顾历史，不论是对脑室系统的解剖和生理，还是对脑积水治疗方法的探索，都经历了漫长和曲折的过程。尽管在距今 5000 年前的古埃及就有"颅内液体"的记载，但到 16 世纪才有了比较确切的四个脑室的解剖概念，并明确了"脑积水是脑室内积水"，纠正了以往一直认为的"脑积水是脑外积水"的观点。19 世纪，经过多位解剖学家的曲折探索，逐渐形成了我们现在所熟知的对脑脊液的循环通路的认识。20 世纪初，经过 Harvey Cushing、Walter Dandy 为代表的多位学者的探索，区分了交通性脑积水和梗阻性脑积水。1957 年哥伦比亚神经外科医生 Salomón Hakim 发现了等压性脑积水。

脑积水治疗方法的探索经历了更为艰辛的曲折历程。18—20 世纪，很多学者曾尝试过采用保守治疗、脑室穿刺、外引流、储液囊、腰椎穿刺和引流等的多种治疗手段。19 世纪开始，人们开始尝试"永久性的分流手术"治疗脑积水，包括了：①颅内植入分流管的手术，如"侧脑室-蛛网膜下腔-帽状腱膜下分流术""前方的脑室-经胼胝体分流""后部的脑室-经胼胝体分流""引流到硬膜下腔的分流"，以及"脑室脑池引流术"（Torkildsen 分流）等；②腰大池引流到腹腔的分流（包括"腰椎蛛网膜下腔-椎体-腹腔引流手术"）；③早期的脑室-腹腔分流和"腰椎-经后腹膜引流入腹腔"（均无阀门），所使用的材料包括橡皮管、银丝等；④颅内大网膜移植和大网膜贴敷到椎管内的蛛网膜下腔；⑤颅内引流到静脉窦或静脉的分流；⑥引流到输尿管的分流；⑦将脑脊液引流到颅内或颅外其他的腔隙，如乳突、输卵管、胸腔、球后脂肪、颞下窝、颊部脂肪（颊肌和咬肌之间）、腮腺管、胸导管、胆囊、脊髓硬膜外腔、腰椎椎体的松质骨等。直到 20 世纪 50 年代，随着分流管材料的更新，尤其是硅树脂的应用，以及分流管的阀门的研制，分流手术逐渐成了脑积水的一线治疗方法。脑室-腹腔分流逐渐成了最常用的手术方式。20 世纪 70 年代以后，分流管阀门技术得到了进一步的改进和发展，使分流手术的效果得到进一步提高。

20 世纪早期由于各种分流手术的效果均不理想，另外一些学者开始探索直接手术方法治疗脑积水，包括脉络丛损毁手术、早期的脑室造瘘术（无植入物）和中脑导水管开通等。这些手术不需要植入异物性分流管，而且手术后脑脊液回吸收至颅内静脉系统，因此也被称为"生理性手术"。虽然在开始阶段，这些手术有很高的并发症，成功率也不高，但随着科学技术的进步，尤其是内镜的应用，其治疗效果（尤其是脑室造瘘手术）有了明显的提高，甚至在某些医院，内镜下第三脑室底造瘘成为某些患者重要的治疗方法。

脑积水是神经外科常见问题，脑积水的分流手术和内镜造瘘手术已成为目前治疗脑积水的常用方法。但回顾历史，不论是对脑室系统的解剖和生理，还是对脑积水治疗方法的探索，均经历了极其漫长和曲折的过程。甚至在 20 世纪 20—30 年代，脑积水还是一个很难治愈的疾病。正像美国纽约州精神科中心（New York State Psychiatric Institute）的神经病理学家 Davidoff 于 1929 年曾在文章中提到："没有哪个疾病，会像脑积水这样，为探索其治愈方法，在医学专业领域会需要这么多坚持不懈的努力，而且也没有哪种情况，会像脑积水的治疗方法这样，让人这么迷惑，经常还会受到纯机械学问题的困扰。[1]"有关脑积水的认识历史也是神经外科不断发展的历史。

一、早期的历史

人类对脑室和脑脊液的认识，最早可以追溯到古埃及时期。公元前 1700—公元前 1600 年的古埃及艾德温·史密斯纸草文稿中就有"颅内液体"的记载，而该著作是公元前 3000 年古埃及医生兼建筑学家 Imhotep 撰写的纸草书的再版，因此推测可能在 5000 年前人类就认识到了脑脊液的存在 [2]。

脑积水的英文"hydrocephalus"一词是来源于 hydro-（水）和 cephalus（头部）两个希腊单词的组合。Hippocrates（公元前 460—公元前 370）是古希腊时期著名的医师（与 Imhotep 均被西方尊为"早期医学之父"）。Hippocrates 当时认为脑积水（hydrocephalus）是"由于脑表面水的集聚"（与现在的概念不同），并认识到"过多的水可以导致肿胀和颅骨变形"，认为脑积水是"由癫痫导致脑的液化所致"，而且还描述过人类和家畜"脑积水"的相关症状，如头痛、呕吐、视力障碍、复视等 [3]。

公元前 300 年左右，"希腊化"的亚历山大利亚在医学方面逐渐兴盛。在当时的亚历山大港（今埃及港口城市）最早出现以科学研究为目的的人体解剖，并有了最早的人体解剖插图。当时的解剖学家 Erasistratus（公元前 310—公元前 250）和 Herophilus（公元前 335—公元前 280）均对脑（包括脑室）做过描述，并认为"脑室是思维包括灵魂的中枢"，挑战了之前一直认为的"心脏是负责控制人体生理和精神功能中枢"的观点。Herophilus 被誉为"解剖之父"，他描述了四个脑室的解剖，并"把人的灵魂定位在第四脑室"[4,5]。

古罗马时期延续了希腊的医学文明。在公元 4 世纪到 6 世纪的百科全书中，同样认为脑积水是"脑外的积水"，并有"在一处或多处切开，释放脑脊液，伤口敞开数天，再用石膏或缝合关闭伤口"等描述 [6,7]。Claudius Galen（129—199）是古罗马时期著名的医生和解剖学家，其医学成就被认为是奠定了西方医学的基础。Galen 在 Hippocrates 和 Erasistratus 等前人的基础上，系统描述了人体全身的解剖，尤其是脑的解剖，也包括了对脑室解剖的认识。当然他的解剖理论主要是来源于对牛等动物的解剖知识。Galen 曾描述了"四个脑室形态及四个脑室之间的联系"和"成对的侧脑室"，还对中脑导水管做了描述，但也继承了"脑室是存储灵魂的部位"的观点，认为"灵魂在脑室内净化后，排泄物通过漏斗和垂体流向喉咙，或通过筛板流向鼻腔"，并认为这是"精神元气的通道"[6,7]。Galen 还提出运动和感觉等功能的定位是在脑室附近的脑实质，而不是在脑室，挑战了之前认为的"脑功能的中枢在脑室"的观点。

在 Galen 以后的 1000 多年的时间里，尤其在中世纪的欧洲，由于受当时的宗教理念的控制和影响，尸体解剖被禁止，前人的医学成就没有得到很好的继承和发展。Nemesius（公元 390）和 St. Augustine（350—430）都是当时的宗教哲学家，他们都认为"灵魂是非肉体的""灵魂在脑内应该有个居所""如果认为脑是做为介于人体和灵魂之间的一个中介则太脏太低俗,而脑内的小室(脑室)是空的,比较干净,因此灵魂的居所应该在脑内的小室里"。他们认为"人的小室有三个(把两个侧脑室合并成了第一小室)",把 Plato(公元前 427—公元前 347,古希腊著名哲学家)提出的思维的三个过程分别安置在这三个小室,第一小室接受感觉器官的输入,感觉产生印象,产生幻想,第二小室负责认知功能(包括推理、判断、思维),第三小室负责记忆 [5]。

同时期的阿拉伯人在对待前人的科学文化上较当时的西方更为科学,尤其是自公元 7 世纪开始持续两百年的"百年翻译"运动,继承了古希腊和古罗马的医学文明,加上该民族的创新实践,创造了当时的阿拉伯医学文明。但当时的阿拉伯人也是延续了"脑积水是脑外积水"的概念。著名医生 Abulkassim Al Zahrawi(936—1013,也称 Albucasis),出生于当时阿拉伯帝国统治下的西班牙,被称为"外科之父",其所撰写的 30 篇文章被看成是当时医学百科全书的医学论著,其中也包括脑积水的诊断和治疗。如"婴儿脑积水是由于头颅充满了液体""头颅容量不断增大,导致颅骨不能闭合"以及"对这种疾病,必须在头颅中央打开,把水放出来,再关闭伤口"等,还最早介绍了"钻孔减压"治疗脑积水的器械。Avicenna(980—1037)生于布哈拉(乌兹别克斯坦城市),是当时波斯王朝的哲学家和医学家,他的巨作《医典》直到 17 世纪仍一直被西方国家视为医学经典。Avicenna 在脑积水的治疗上,也延续了 Hippocrates 的理念,也认为"脑积水是脑外积水",但已经把"创伤性颅骨外的血肿"和"脑外的积水"区分开来 [3,7]。

二、近代对脑室解剖及对脑积水的认识

(一)关于脑室的解剖

在文艺复兴时期的欧洲(14 世纪以后),包括医学在内的各门学科都有了突破性发展。尤其是解剖的研究被重启,使得脑的解剖有了新的发展。被后人所熟知的意大利著名的绘画家达·芬奇(Leonardo Da Vinci,1452—1519)也是一位医学家。他的作品里就包括 1508 年完成的脑室系统各种断面的、三维立体的手绘图。但达·芬奇在最初也未能摆脱中世纪理念的影响,如把脑室画成三个串接起来的圆球,即把两个侧脑室画成了单个脑室。后来他通过"把蜡注射到牛的脑室内,当蜡凝结后,再去除脑组织"的研究方法,更新了更加符合实际的脑室绘图(图 1-1)[4,5]。

在 1515 年 Jacobus Sylvius(1478—1555,法国巴黎大学著名的解剖学家)和 1521 年 Berengario da Carpi(1460—1530,意大利生理学家)的医学文献里,可以看出当时对脑室系统的了解已经有了确切认识,甚至包括对中脑导水管的认识也很精确,但其中缺乏脑脊液的描述 [3,8]。Aqueduct of sylvius(即中脑导水管)是为了纪念荷兰的解剖学家 Franciscus Sylvius(1614—1672)在此所做的贡献而命名的。

Andreas Vesalius(1514—1564),是比利时佛兰德的著名解剖学家,就职于帕多瓦大学,被誉为"近代人体解剖学的创始人",1543 年出版了 *De humani corporis fabrica*(《人体构造》)成为当时划时代的解剖学巨著。在 Vesalius 人体解剖图谱中,四个脑室的结构描述和实际已经非常接近。他澄清了许多关于脑积水相关的解剖和生理问题,尤其重要的是首次提出了"脑积水是脑室内积水"的观点,纠正了以往一直认为"脑积水是脑外积水"的观点。Vesalius 虽然是 Jacobus Sylvius 的学生,但在是否全盘接收 Galen 思想方面,与其有分歧。Vesalius 大胆挑战 Galen 的观点,如质疑了脑脊液向颅底引流的观点,反对"把灵魂和思维等功能的定位放在脑室"的观点,建立了更科学的脑和脑室的解剖和生理功能理论 [3,5]。

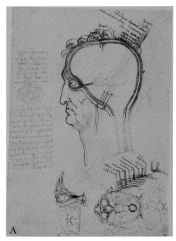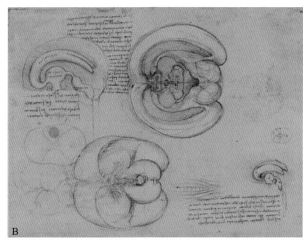

图1-1 Leonardo（达·芬奇）的手绘图

A. 按照"小室的理论，把脑室画成了三个（单个侧脑室）；B. "注蜡"研究后，画成成对的侧脑室，可见"中脑导水管"[4]

（二）关于对脑脊液的认识

古罗马时期的 Galen 所提到的"脑室内的残积物"（residues in the ventricles）可能指的就是脑脊液[8]。近代初期的解剖学家曾认为"脑是干燥的"，或认为"脑室内有一股蒸汽，人死后，温度下降，蒸汽变为水，而人在活的状态下是没有脑脊液的[2,9]"。1536 年，意大利的解剖学家 Nicolo Massa（1485—1569）出版的解剖书籍 *Anatomiae Libri Introductorius* 中首次提出了"脑室内有大量的液体"即脑脊液[2]。Andreas Vesalius 也确认了脑室内含有一种叫脑脊液的液体，脑室并非是中空的。英国剑桥的著名医师 Thomas Willis（1621—1675）（曾首次发现了"willis 环"和 11 对脑神经）于 1664 年撰写的 *Cerebri Anatome* 中也描述了"脑室内含有脑脊液""脑室是接受脑组织的排泄物的空间"，并首次提出了"脑脊液由脉络丛分泌产生"以及"导水管连接脑室"等观点[2,3]。1692 年意大利解剖学家 Antonio Mario Valsalva（1666—1723）展示了狗的脊髓断面标本，并介绍了脊髓表面有脑脊液存在[4]。1784 年，意大利的另一位解剖学家、生理学家和外科医生 Domenico Felice Cotugno（1736—1822）在鱼和乌龟的活体上证实了脑脊液是一种液体成分，而且可以在活体上通过穿刺抽吸的方法取样，否定了"脑是干燥的"和"脑脊液是一种蒸汽"的说法[2,6]。

尽管 Willis 也坚持认为"脑脊液可能引流到鼻腔"（继承了 Galen 的观点），但他的同事 Richard Lower（1631—1691）通过注射的方法证实了颅底筛板是密闭不通的，脑脊液不是流向颅底，而是流向脑神经系统，纠正了自 Galen 以来一直认为的脑脊液流向喉咙或鼻腔的观点[2,3]。

（三）关于脑脊液的循环

Emanuel Swedenborg（1688—1772）是瑞典的一位工程师和神学家，他起初作为神学家，试图通过人体解剖来寻找"人类灵魂的居所"。他通过大量的解剖实践，于 1887 年著成了关于脑、脊髓、血液循环的系统手稿。他把脑脊液看成是一种"精神淋巴（spirituous lymph）"和"高级礼品汁（highly gifted juice）"，并提出这种"液体"可以从第四脑室流到延髓和脊髓。他的手稿还包括了对蛛网膜和蛛网膜下腔的一些观点。他提出了思维、肢体运动和感觉的中枢在脑皮质，纠正了之前一直认为的"各种脑功能的中枢在脑室"的观点，但 Swedenborg 的贡献直到一个半世纪后才被发现 [2,6]。

　　Albrecht von Haller（1708—1777）是瑞士的生理学家，任职于德国 Gottingen 大学，被认为是欧洲"第一位生理学家"和"现代生理学之父"，撰写了 2000 份报告和文章以及 86 本书籍（也被认为是一位"儿童天才"，"4 岁能阅读，10 岁就书写了大量的诗并出版了希腊-希伯来字典，15 岁开始学习医学，19 岁获得学位"）。他通过解剖和生理实验观察，最早介绍了关于脑脊液循环通路的理论，提出了"脑内的水在脑室内（由动脉）分泌，并由静脉吸收"和"脑脊液分泌过多的情况下，会下降到颅底和脊髓，导致脑积水" [2,6] 等观点。Haller 还最早发现了第四脑室的外侧孔，并于 1747 年以论著形式发表。德国解剖学家 Hubert von Luschka（1820—1875）于 1859 年再次证实了第四脑室的外侧孔，即后来被命名的 "foramen of luschka" [7]。

　　在 1701 年首次描述蛛网膜颗粒的意大利解剖学家 Antonio Pacchioni（1665—1726）曾认为蛛网膜颗粒是分泌脑脊液的部位。他还推测："脑被有节奏收缩的肌肉包围"，脑的"淋巴"（指脑脊液）受肌肉推动，通过"淋巴结"吸收进入静脉窦系统。1738 年，意大利的解剖学家 Giovanni Fantoni（1675—1758）提出"脑膜没有肌肉""蛛网膜颗粒的功能是吸收脑脊液，而不是分泌脑脊液"，纠正了 Pacchioni 的观点 [3]。

　　Francois Magendie（1783—1855）是法国的生理学家，被认为是实验生理学的先驱。他通过动物实验，提出"脑和脊髓悬浮在脑脊液里，就像婴儿悬浮在子宫里一样"，并在 1842 年最先使用了 "cerebrospinal fluid" 这个名词。Magendie 还确定了位于第四脑室顶的正中孔的存在（后来被命名为 "Foramen Magendie"）。他还提出了"脑脊液通路的梗阻可能导致脑积水"的观点。但对于脑脊液的循环路径，Magendie 提出了与实际相反的观点。他认为脑脊液由脑表面产生，通过正中孔流向脑室，再由脉络丛吸收 [2,3]。在之后的近百年时间里，经过多位解剖学家的探索，最终逐渐确定了我们现在所熟知的脑脊液的实际的循环通路，尤其是瑞典医生 Ernst Axel Hendrik Key（1832—1901）和 Magnus Gustaf Retzius（1842—1919）于 1875 年所著的解剖学图谱中，详细阐明了脑脊液的产生、循环和吸收的生理过程，以及脑膜、脑室、蛛网膜颗粒、脑池等结构，为后人研究和治疗脑积水奠定了重要的理论基础 [3,7]。

（四）对脑积水的认识

　　从 Hippocrates 时期的古希腊、Galen 时期的古罗马，一直到中世纪的欧洲以及当时的阿拉伯和波斯，都将脑积水看成是"脑表面水的集聚"。Galen 的解剖工作只限于动物的解剖，因此也没有能了解到脑积水与脑室扩大的关系。他当时把"脑积水"分成四种类型：脑和脑膜之间、脑膜和颅骨之间、颅骨和骨膜之间、颅骨和头皮之间的积水等 [3]。直到 16 世纪，比利时的解剖学家 Andreas Vesalius 根据一个患有脑积水的 2 岁女孩死后尸体解剖的结果，最先提出"脑积水不是在颅骨和外层皮肤之间的积水，而是在左右侧脑室腔内的积水"，纠正了 2000 年以来一直认为的"脑积水是脑外水的集聚"的观点 [2,3,6]。

　　Robert Whytt（1714—1766）是一位苏格兰医生，曾担任爱丁堡皇家医师学院院长，他在 1768 年出版的书籍 *Observations on the Dropsy in the Brain* 中对脑积水做了系统的临床神经病学描述 [3]，并指出"行脑室引流有很高的病死率和并发症"。荷兰解剖学家 Frederik Ruysch（1638—1731）于 1701 年所著的解剖学百科全书 *Ruysch's Thesaurus Anatomicus* 也对脑积水做了描述 [10]。

　　美国 Johns Hopkins 医院有一所历史悠久的神经外科实验室——The Hunterian Neurosurgical Laboratory。1904 年由 Harvey Cushing 负责，1912 年由 Walter Dandy（1886—1946）负责。Johns Hopkins 医院多个学者关于脑积水的病因和病理生理学研究，都是在这个实验室里完成的。

Cushing 于 1914 年发表了关于脑积水的研究文章，提出了"第三循环"的观点，即脑脊液有更复杂的独特的功能，而不是简单地起到脑的撑托作用。他首次发现了脉络丛是过多脑脊液形成的主要来源[11]。Dandy 一人就发表了 17 篇关于脑积水的文章，为脑积水的病理生理和病因学提供了许多基础实验证据。如 Dandy 和儿科医生 Kenneth Blackfan 在 1913 年用一个小棉球堵塞了中脑导水管制作了第一个动物脑积水模型，并且发现如果切除一侧脉络丛再堵塞室间孔，则同侧脑室会塌陷，而对侧脑室会增大，所以证实脑脊液是在脑室内（脉络丛）产生的。该实验也为 Dandy 在后来开展的双侧脉络丛切除的方法治疗脑积水提供了治疗依据。1914 年，Dandy 和 Kenneth Blackfan 还发表了一篇长达 76 页关于脑积水的文章。这篇文章首次把脑积水分成梗阻性脑积水和交通性脑积水，描述了不同部位梗阻引起脑积水的特点（图 1-2），并介绍了临床上的鉴别方法，即 PSP（phenolsulfonphthalein）试验：在患病的婴儿脑室内注射这种染料，再根据腰穿是否能发现这种染料，来鉴别是交通性脑积水，还是梗阻性脑积水。他还提出根据脑积水的病因选择治疗方法，交通性脑积水可实施脉络丛切除术，梗阻性脑积水，在排除颅后窝肿瘤，同时颅后窝没有增大情况下，实施第三脑室造瘘或颅后窝和导水管的探查，还提出了"有时可以发现横跨中脑导水管的隔膜"[12]。

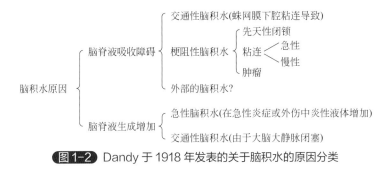

图 1-2 Dandy 于 1918 年发表的关于脑积水的原因分类

（五）对脑积水的进一步认识及对特殊类型脑积水的发现

随着技术的发展和对疾病的进一步认识，用"梗阻性脑积水"和"交通性脑积水"不足以做到精确诊断。1960 年美国哥伦比亚大学的 Joseph Ransohoff 等学者[13]通过注射染料的方法发现，脑脊液循环的堵塞在颅内可能有多个潜在的部位，并提出"所有脑积水都是梗阻性的"。该学者将中脑导水管或四脑室中孔等的堵塞类型归为"脑室内梗阻"，将从脑室到脊髓之间的梗阻或皮质蛛网膜下腔瘢痕形成以及蛛网膜颗粒回吸收障碍等类型的脑积水称为"脑室外梗阻"。20 世纪 80 年代以后出现的 CT 和 MR 等检查技术，为脑积水按照脑脊液梗阻的确切部位进行更确切的分型提供可能。Harold L Rekate[14]和他的同事基于电路欧姆定律的液压模拟原理，建立了颅内脑脊液循环动力学的数学模型（图 1-3），即将传感器分别置入动物的蛛网膜下腔、脑实质、各个脑室以及上矢状窦，实验中在与侧脑室压力相同的蛛网膜下腔和上矢状窦之间以及左右侧脑室之间测出了压力差，他们也分析在其他部位未测出压力差的原因，除了可能与仪器的精确度不够以外，更可能与大脑本身具有的黏弹性有关。

正常压力脑积水（normal pressure hydrocephalus，NPH）在脑积水的认识历史上也是一件里程碑事件。哥伦比亚的神经外科医生 Salomón Hakim（1922—2011）对此做出了重要贡献。1957 年，在哥伦比亚的波哥大 San Juan De Dios 医院工作的 Hakim 遇到了 1 例车祸导致严重脑外伤的病例（男，16 岁），这名患者接受了开颅硬膜下血肿清除术，而且手术相当成功。但

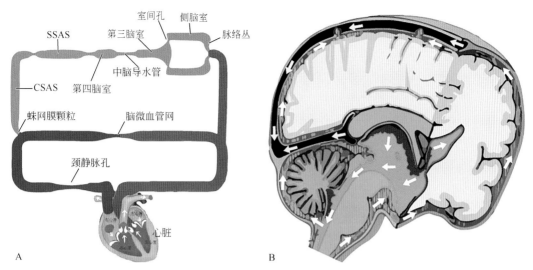

图1-3 颅内脑脊液循环动力学的数学模型

A. 颅内 CSF 流体动力学模型示脑血流和 CSF 循环平行回路循环示意图（SSAS：脊髓蛛网膜下腔；CSAS：皮层蛛网膜下腔）；
B. 脑脊液循环示意（参照 Harold L Rekate，2008[10] 重新绘制）

是术后患者的意识障碍并未得到改善。为了明确诊断，该患者接受了气脑造影检查，提示脑室系统扩大，但是同时测得的脑脊液压力却基本正常。Hakim 取了 15mL 脑脊液送检，出乎意料的是，第二天患者的意识开始逐渐好转，随后几天却又逐渐加重，再次腰穿释放脑脊液后又明显好转。因此，Hakim 决定为该患者行脑室-心房分流术，术后患者意识恢复非常明显，而且未出现反复。Hakim 于 1957 年在他的学位论文中首次描述该三联征（步态不稳、进行性痴呆、尿失禁）[15]。这个病例也出现在 1964 年他的博士学位论文中[16]。1965 年又有学者在新英格兰杂志上报告了该种类似病例[17]。NPH 的特征也被描述为扩大的脑室和 Hakim 三联征[17,18]。

有关低压性脑积水（Low pressure hydrocephalus，LPH）的认识起于 1994 年美国加州大学的 Dachling Pang 等的一篇报道[19]（具体见第十章低压性脑积水）。LPH 发病率不详，有报道显示脑积水分流患者及蛛网膜下腔出血（subarachnoid hemorrhage，SAH）患者中发生 LPH 的概率各占 0.3%[20]。尽管对 LPH 形成的具体机制仍未清楚，但对 LPH 的认识在脑积水的处理上却具有指导意义。

随着现代分子生物学技术的应用，对脑积水发病的机制也深入到分子水平。越来越多的观点认为脑积水的发生与遗传机制有关，尤其是在遗传性先天性脑积水中[21]。另外，人们也反思用脑脊液循环理论来解释脑积水发病机制所存在的片面性。循环理论是建立在脑实质对水分子不通透的前提下的，但据现有的发现，脑实质通过水通道蛋白和离子通道也可以对水通透[22]。基于脑实质是可渗透的，脑积水的成因也可能是由高渗物质在脑室中的累积以及脑脊液中水分子等物质的运输障碍所致，人们逐渐发现水分子和离子通道运输障碍、渗透梯度维持障碍、大分子物质清除障碍、外排转运蛋白功能障碍等分子机制在脑积水中的发病作用。

三、近代关于脑积水的治疗探索（19世纪至20世纪50年代）

（一）保守治疗

由于早期的手术治疗效果不理想，即使到了 20 世纪初期，外科医生对脑室穿刺行脑脊液外引流仍十分恐惧，因此在 19、20 世纪早期，很多医生采取保守的方法治疗脑积水，如用橡皮带包扎头部、泻药、利尿、饮食疗法、甲状腺提取物、活体染料、颈动脉结扎，及外用软膏类药物等，也包括脑室内注射碘剂、脉络丛放疗等 [3,6]。在保守治疗方法中，唯一保留到现在的是乙酰唑胺的应用。1954 年美国加州大学 Tschirgi 报道了乙酰唑胺抑制脑脊液分泌的动物实验 [23]。此后一直到现在，该药物仍作为脑积水治疗的辅助药物。

（二）脑室穿刺和外引流

虽然在阿拉伯帝国时期有 Albucasis 介绍"钻孔减压"治疗脑积水的器械的报道 [9]，但最早报道将导管插入脑室，并行持续外引流治疗脑积水是法国的外科医生 Claude-Nicolas Le Cat（1700—1768）。他发明了一种"套管针"，于 1744 年为一个患脑积水的新生儿行穿刺并缓慢释放脑脊液，但在第二次尝试的时候，患儿死亡 [6,12]。由于对生理和病理生理认识的缺乏，以及在当时也没有科学的无菌观念和麻醉技术，当时的脑室穿刺和外引流的病死率和并发症均很高。1881 年，著名的德国解剖学家和神经病理学家 Carl Wernicke（1848—1905）首次在无菌条件下进行了脑室（三角部）穿刺，并用一个套管针进行了脑脊液外引流 [3,6]（感觉性失语的 Wernicke' area 就是以他的名字命名的）。Auguste Broca 也曾实施 1 例类似的手术，引流的导管持续了 48h。后来陆续也有多位学者实施脑室穿刺和持续外引流，也有多种穿刺入路的报道，如经眶脑室穿刺、经额极穿刺、经冠状缝穿刺、经枕穿刺等。所使用的引流管包括了中空的金属针头、橡皮管、杜仲胶管、肠线做的"灯芯"、丝线、马的头发等 [3]。脑室穿刺技术也在不断改进。1911 年 Krause 发明了银质的、无损伤的、可以分离的套管针；Dandy 和 Cushing 发明了头端为圆形的引流管，替代了原来的穿刺针；Ingraham（1941 年）和 Pampus（1953 年）发明了密闭的可控制压力的脑室外引流系统 [3]，这些技术的改进也使得脑室穿刺和引流的手术逐渐安全、便利。虽然脑室穿刺和外引流没有成为永久治疗脑积水的方法，但作为神经外科的急救措施仍在各地使用。

1963 年，巴基斯坦的神经外科医生 Ayub K. Ommya 发明了可以埋在皮下使用的储液囊，用于脑室内的药物治疗，并用他的名字命名为"Ommaya"。它的优点在于便于多次的穿刺使用。1965 年 Rickham 将其用于治疗脑积水的患者。1980 年 Marlin 首次报道了用多次穿刺储液囊的方法治疗出血后脑积水（PHH）的早产儿 [3]。

（三）腰椎穿刺和引流

由于早期的脑室穿刺引流治疗脑积水的病死率和并发症均较高，因此人们探索经椎管内引流的方法。1873 年 Paget 通过切除第三和第四颈椎（椎板），相当于制成了一个脑脊液瘘来引流脑脊液，但未能达到治疗的目的。Heinrich Irenaeus Quincke（1842—1922）是德国著名的医师。1872 年，Quincke 通过注射汞的硫化物的动物实验，证实了可以通过腰穿的方法得到脑脊液。之后的几年里，陆续有多个医生成功地实施了腰椎穿刺。1891 年 Quincke 在威斯巴登召开的"第 10 届内科医学大会"上介绍了关于腰椎穿刺的技术，使得该技术得到广泛的推广，腰穿又被称为"Quincke 穿刺"。Quincke 还首次通过一个水压力柱测量了脑室和椎管内脑脊液压力 [2,3]。

尽管腰穿方法被广泛应用，但同样不能永久解决脑积水问题，而且由于当时还不能区分交通性脑积水和非交通性脑积水，因此很快就有操作后患者立即死亡的报道，也引起了对"医源性枕骨大孔疝"的认识。1963 年法国的 Vour'ch 报道了通过在患者腰椎留置导管的方法建立了腰穿脑脊液持续引流以降低颅内压的方法 [12]。

（四）早期的分流手术（20世纪50年代前）

由于脑室或腰穿持续的引流均不能解决脑脊液持续引流的问题，自20世纪初，人们开始尝试"永久性的分流手术"治疗脑积水。尤其到了20世纪40年代，报道明显增多。初期的分流手术可分为颅内的分流（脑室-蛛网膜下腔分流术）和向颅外的分流等。

1. 颅内（植入分流管）的分流

Jan Mikulicz-Radecki（1850—1905）是波兰的一位外科医生，曾最早缝合了穿孔性胃溃疡和切除结肠恶性病变。他于1893年实施了"侧脑室-蛛网膜下腔-帽状腱膜下分流术"以治疗一个6个月的患脑积水的婴儿。术中用一个由玻璃丝制成的"灯芯"样的引流管，从侧脑室引流到蛛网膜下腔——硬膜下腔和帽状腱膜下腔。术后患者在2年内的头围有明显变小。该例手术也被认为是第一个永久性的"脑脊液分流手术"。1895年他又做了第2例患者，将一个镀金的3mm的金属管植入相同的部位，金属管远端有一个"盘样"结构，以方便固定在颅骨上（图1-4），操作虽然在技术上成功了，但患者因脑脓肿在2个月后死亡[3]。1908年德国的外科医生 Erwin Payr（1871—1946）为一个16岁的脑积水患者植入了一个福尔马林固定的、用石蜡处理过的牛的动脉，从侧脑室引流到纵裂的蛛网膜下腔，患者术后11年效果一直很好（图1-5）[3]。

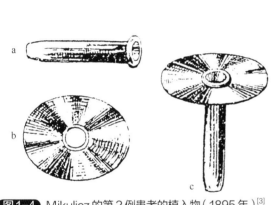

图1-4 Mikulicz 的第2例患者的植入物（1895年）[3]

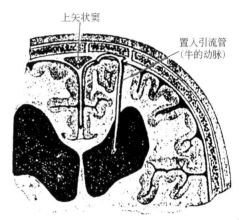

上矢状窦

置入引流管（牛的动脉）

图1-5 Erwin Payr 的脑室-纵裂分流（1908年）[3]

颅内（植入分流管）的分流手术一直持续到了20世纪50年代，并出现多种不同引流方法的报道。如 Lazorthes（1953年）用一根橡皮管或塑料导管从一侧的侧脑室引出，经过胼胝体，到达胼胝体上间隙的前部，即"前部的脑室-经胼胝体的分流"（图1-6）。Kluzer（1953年）从胼胝体后部穿刺，到达到第三脑室，即"后部的脑室-经胼胝体-环池分流"（图1-7）。Burmeister（1959年）进行了脑室-视交叉上池分流。还有经过下丘脑的分流或把脑脊液直接引流至硬膜下腔等。植入的材料包括了玻璃、铜、银、其它金属、杜仲胶、橡胶制成的小管，以及银质的灯芯、银质的线或肠线等。美国哥伦比亚大学的 Scarff 在1963年对当时多家医院实施颅内分流手术的118例病例进行统计（不包括 Torkildsen 分流的患者），总的病死率为21%，手术后最初的有效率为60%[22]。

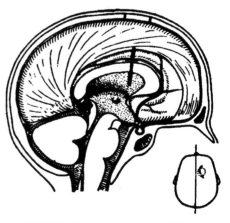

图1-6 前部的脑室-经胼胝体的分流（Lazorthes，1953）[24]

虽然总的效果不理想，但在当时也出现了效果较好的报道。如 Burmeister 于 1959 年报道的脑室–视交叉池的手术有 100% 的成功率且没有病死率[24]。

Arne Torkildsen（1899—1968）是挪威的第一位神经外科医生。1937 年，一个脑积水的患者发生脑室破裂后（一个非常罕见的病例），脑积水也自愈了。这个病例使 Torkildsen 萌发了"脑室脑池引流术"的思路。他在手术中植入一个简单的没有阀门的导管，导管一端从枕角插入侧脑室，另一端经皮下引流到小脑延髓池（图 1-8）。后来该手术被命名为"Torkildsen shunt"[3,24]。在 20 世纪 70 年代以前，该方法一直是治疗梗阻性脑积水的常用方法。

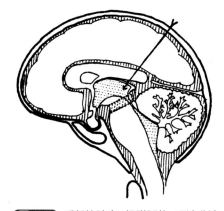

图 1-7 后部的脑室–经胼胝体–环池分流
（Kluzer，1953）[24]

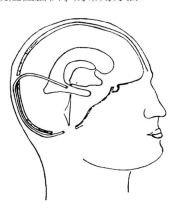

图 1-8 Torkildsen 分流
（Torkildsen，1937）[24]

2. 早期腰大池引流到腹腔的手术

1898 年，Ferguson 进行了第 1 例"腰椎蛛网膜下腔–通过椎体–腹腔引流手术"，即术中先切除患者的第五腰椎的部分椎弓，然后进行椎体钻洞，再通过椎体的通道植入一根 U 形的银线，经过腰椎椎体到腹腔，使得腰椎蛛网膜下腔和腹腔相通。但术后效果不理想，第 1 个患者术后短时间内死亡，第 2 个患者 3 个月后死亡[24]。Harvey Williams Cushing（1869—1939）在 1905 年也实施了类似的方法。他用一个银质的导管也通过穿过 L_4 的椎体的方法，连接腰椎的蛛网膜下腔和后腹膜腔，共 12 例患者，但因为有几例患者因肠套叠而死亡，最后放弃了继续实施该手术。1905 年 Nicoll 采取椎旁切口，把大网膜贴敷到椎管内的蛛网膜下腔进行腹腔分流。B. Heile 在 1908 年通过将肠管浆膜和硬膜缝合，再采用丝线使椎管内的蛛网膜下腔和腹腔相通，还采用了其他导管，如静脉、乳胶橡皮管等，但手术均未能成功。还有一些学者也做过多次努力，但都因为导管腹腔端渗出或粘连而失败[3,10]。

至 20 世纪中叶，腰大池–腹腔分流的手术逐渐增多。1955 年，美国得克萨斯大学的 Jackson 医生报道了 62 例的腰大池腹腔分流手术。50 例采取了椎板切除法，12 例采用了穿刺法（用 Touhy 穿刺针），术后 4 年，有 22 例患者存活且没有颅内高压，7 例因为仍有颅内高压实施了一次或多次手术。20 例因术后仍有颅内高压而死亡，12 例为非颅内高压的死亡，没有因为手术并发症死亡的病例，1 例失随访[25]。1956 年古巴的小儿神经外科医生 Picaza 报道了 4 年期间以聚乙烯导管进行的 33 例腹腔分流的病例。其中 23 例分流的导管是经前部进入腹腔（脑室–腹腔或腰椎–腹腔）（图 1-9A），10 例是腰椎–经后腹膜进入腹腔（图 1-9B）。结果发现经后部进入腹腔的效果好于经前部进入腹腔的病例[26]。

在带阀门的分流管出现以后，腰大池–腹腔分流手术的例数增多。但近些年发现部分病例有术后远期出现脊柱侧凸、获得性 chiari 畸形等并发症，使得这类手术的使用被明显的限制。

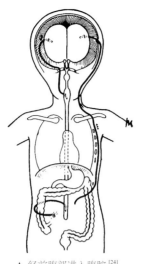
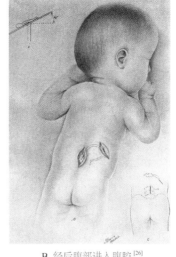

A. 经前腹部进入腹腔[24]	B. 经后腹部进入腹腔[26]

图1-9 脑室-腹腔分流术、腰椎-腹腔分流术（Picaza，1956）

3. 早期的脑室-腹腔分流手术

Walther Kausch（1867—1928）是德国著名的外科医生。1905 年 Kausch 实施了第 1 例脑室-腹腔分流手术。他用一个橡皮管从侧脑室引流到腹腔，但患者在术后 17h 后死亡[3,12]。Hartwell 也在 1910 年实施了脑室-腹腔分流手术，术中采用银丝作为引流物，患儿在 2 年后，由于这个引流管在颈部折断而死亡。尸检显示在这个引流物周围的组织形成了一个管道[3]。

早期效果的不理想，使得腹腔分流术停滞了很长时间。直至 20 世纪 50 年代以后，随着技术的发展，该手术安全性有了一定程度的提高。得克萨斯大学 Jackson 于 1954 年报道了 50 例脑室-腹腔分流病例，无手术死亡病例，但有效率为 56%，而 1～4 年内的生存率为 38%，其中 17% 的患者脑积水症状得到控制[26]。美国费城的 Scott 等人于 1955 年报道了采用塑料管对 32 例患者实施了脑室-腹腔分流手术，导管在肋缘附近进入腹腔。有 3 例（10%）在住院期间死亡，手术后短期内的有效率为 50%[27]。据 Scarff 在 1963 年统计，该类手术在当时有 30%～50% 的长期失败率[24]。为了减少分流管堵塞的问题，在分流管构造上还出现了一些新的改进。如 Luyendijk 在 1959 年曾报道在腹腔分流手术中使用了一个"裙边式分流管"，即分流管腹腔端的末端呈漏斗形状，而且在末端的侧壁有多个小孔（图 1-10），以减少或避免分流管被包裹。共 22 例患者，没有手术死亡病例，有效率 60%[28]。

直到 20 世纪 60 年代以后，有阀门的硅树脂分流管的出现，脑室-腹腔分流才成为脑积水治疗的较成功的治疗方法。

图1-10 裙边式分流管

分流管腹腔端呈漏斗形状，末端的侧壁有多个小孔（Luyendijk，1959）[28]

4. 早期的"脑室-静脉分流"手术

（1）颅内的静脉窦分流　1907 年，德国 Greifswald 大学的外科医生 Erwin Payr（1871—1946）为一个 9 岁患有脑积水的女孩实施了第一例脑室-上矢状窦分流手术。采用的是自体的保留了静脉瓣的大隐静脉，手术后患者的颅高压症状有所好转。6 周后又在对侧做了第 2 次分流，但患者在 7 个月后死于感染。后来又做了 2 例患者，结果患者都未能存活（尽管尸检中未发现有血液反流或静脉窦血栓）[10]。1913 年美国康奈尔大学外科医生 S. Haynes Irving（1861—1946）还报道过采用橡皮管实施从枕大池到横窦的分流以及从枕大池到导静脉的分流，但均失败[29]。Haynes 在 1916 年又报道了采用同样方法的 12 例患者，但 5 例在术后立即死亡，另外 7 例效果也不好。因此他在文章中曾表示"对这个疾病的治疗已经不是很有激情了"[30]。

1965 年，美国休斯敦贝勒大学的 Sharkey 采用带阀门的分流管实施了脑室-矢状窦分流，尽管当时利用带阀门的导管实施的心房分流已经普遍开展，但考虑到心房分流中有患儿成长原因导致的导管长度不合适的问题，因此尝试矢状窦分流。共报道了 4 例患者，1 例在术后 7 周因脑膜炎死亡[31]。

（2）引流入静脉的分流　1904 年 Beck 将脑脊液分流到头皮较大的静脉，但未能成功。1908 年 Bier 也进行了头皮静脉的分流，虽然技术成功，但分流管只"工作"了 5 天。1909 年 Kanavel 也进行了分流到头皮静脉的手术，术后分流管保持通畅的时间稍长。1909 年，McClure 首次报道了将脑脊液分流到颈部的静脉。1911 年 Erwin Payr 在进行矢状窦分流均失败后，又用福尔马林固定过的牛的静脉做移植物，实施了颈内静脉的分流（8 例中 3 例效果较好）。1911 年，Enderlen 利用颞浅静脉作为移植物也做了同样的颈部静脉的分流（但术后短时间内堵塞）[3]。尽管这些引流到静脉的手术在操作技术上取得一定的成功，但在当时很多患者因为"在脑室压力高的时候，分流管有脑脊液流出，但脑室压力下降时，这些血管就很容易有血栓形成[25]"而失败。

5. 分流到输尿管的手术

1925 年，B.Heile 最早实施了腰椎蛛网膜下腔-泌尿系统的分流手术。Heile 最初采用了将肾盂与腰大池吻合的方法[10]。1949 年，刚从波士顿实验室离开来到 Duke 大学医学中心工作的 Donald-Darrow Matson（1913—1969）报道了他的第 1 例腰大池-输尿管分流手术，术中先切除一侧肾脏，将聚乙烯导管插入切断的输尿管。在 Matson 回到位于波士顿的哈佛儿童医院后，又做了很多例数的采用聚乙烯导管的输尿管分流手术。1951 年 Matson 又报道了脑室-输尿管的分流手术。在 1956 年报道的共 108 例的输尿管分流手术患者中，手术病死率为 1%，随访 3 个月到 7 年，有效率为 65%。在当时，输尿管的分流手术和其他方法相比，病死率低，成功率高，因此该手术的成功，在当时被认为是"自 19 世纪以来外科界治疗脑积水的首次成功"[32]。尽管当时手术病死率明显降低，但需要切除一侧肾脏，而且有大量的脑脊液和电解质丢失（对婴儿更危险）及逆行感病染的风险，甚至使得 Matson 在 1956 年也提出由于并发症较高而放弃脑室-输尿管分流的手术[32]。1960 年 Matson 又以书面的形式提到，腰椎-输尿管分流手术只有在满足下列条件才可进行：患脑积水的婴儿两个肾脏均健康；患儿父母必须智力正常；可迅速请到好的儿科医生；附近有好的医院等[3]。

6. 分流到颅外其他部位的手术

从 20 世纪 20 年代到 70 年代，人们尝试了将脑脊液引流到"几乎所有可能想到的"颅内和颅外的腔隙。

如 1949 年，美国克利夫兰的 Nosik 医生报道了 9 例脑室-乳突分流（图 1-11）的患者（脑脊液引流到乳突后，通过耳咽管入鼻咽腔），1 例在术后 1 个月感染，最长的生存期为 2 年 9 个月。由于感染等并发症和效果不理想，之后很少人再用该方法[33]。

1954 年美国华盛顿大学的 Harsh 医生报道了 12 例患者，8 例行腰大池-输卵管分流，4 例行脑室-输卵管分流。术中将通过切开的输卵管壁向输卵管伞的方向插入聚乙烯导管，输卵管切开部位近端结扎。结果 2 例死亡，5 例需要 2 次或多次的再次手术[34]。

美国哥伦比亚大学的 Joseph Ransohoff 于 1953 年报道了 6 例采用橡皮导管的脑室-胸腔分流患者。第一例患者是同行 Scarff 行脉络丛烧灼手术后仍有脑积水的患者，分流效果较满意，但其他几例患者效果不理想[35]。

20 世纪 70 年代，瑞典神经外科医生 Wennerstrand 和 Levander 发表了多篇文章，介绍了"将大网膜移植到椎管内，建立腰椎蛛网膜下腔-大网膜-腹部的通道，帮助脑脊液引流"来治疗交通性脑积水的实验和临床研究[36]。1974 年 Yasargil 也在发表"大网膜移植到颅内的实验研究"的文章中提出，可以用该方法治疗脑积水[37]。

除了上述提到的，还有将脑脊液引流到球后脂肪、颞下窝、颊部脂肪（颊肌和咬肌之间）、腮腺管、胸导管、胆囊、脊髓硬膜外腔等，还有腰大池分流到腰椎椎体的松质骨等[3]（图 1-12）。

上述各种途径的分流手术在"有阀门的分流术"出现以后，均很少再使用。即使在 20 世纪 60 年代阀门还未普及使用的时候，分流手术实际上已经是趋于谨慎或有限制的应用。正如 Sharkey 在 1964 年在文章所提到的："很多分流手术已经成为历史，有些手术还在应用或限制应用。这些采用异物分流手术最常见的问题是导管闭合或堵塞，因此患者和医生都需要有足够的耐心和毅力，而且最终可能以失败告终"。[31]

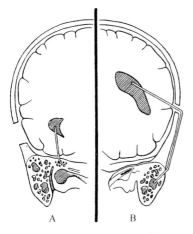

图1-11 脑室-乳突分流[3]

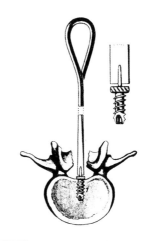

图1-12 腰大池-椎体（松质骨）分流[3]

（五） 早期的直接手术治疗

由于在 20 世纪早期，各种分流的手术效果均不理想，1918 年，Walter E.Dandy 在 *Annals of Surgery* 上发表文章，其中也提到：没有一项内科治疗或外科治疗，可以说能治愈脑积水。除非那些由于肿瘤压迫而切除了肿瘤的病例[38]。因此一些学者也在探索以直接手术方法解决脑积水的问题。

1.脉络丛的损毁手术

美国芝加哥的 Victor D. Lespinasse 是一位泌尿外科医生，在 1904 年他最早用膀胱镜为 2 例脑积水的婴儿实施脉络丛损毁手术，1 例死亡，另 1 例存活了 3 年[3]。Walter Dandy 在实施此类手术时，在早期使用薄刃的鼻镜进入脑室实施手术（图 1-13）。但术中在打开脑室并排空脑脊液后，很薄的脑组织会塌陷。1918 年他实施了 4 例手术，其中 3 例死亡，只有 1 例患者存活了很长时间。1922 年，Dandy 首次在膀胱镜下实施了 1 例脉络丛手术，但也没有成功[38]。

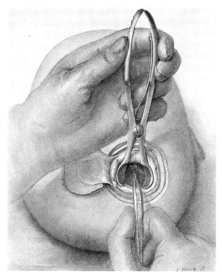
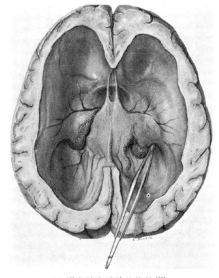

A. 使用薄刃的鼻镜进入脑室 [38]　　　　　　　　　　B. 进入脑室清除脉络丛 [38]

图 1-13 脉络丛切除术（Dandy，1918）

　　美国波士顿的 Tracy Jackson Putnamm（1894—1975）在 1934 年实施了内镜下的脉络丛烧灼术，术中采取了电凝的方法，节省了时间，还发明了一种术中使用的"电凝内镜"（coagulation-endoscope），但病死率还是很高（25%）[10,24]。1936 年，曾和 Dandy 一起工作学习过的 John Edwin Scarff 也报道了内镜下脉络丛切除术 [10]。Scarff 使用了一种固定在内镜上的"盐水冲洗系统"，可以建立一个持续的内镜下脑室内压力，避免了急性的脑室塌陷（图 1-14）。开始他共做了 20 例患者，3 例死亡，7 例术后颅内压没有下降，10 例患者术后颅内压力缓解。1951 年 Scarff 又报道了一组 19 例的患者，15 例儿童持续颅内压改善，3 例没有获益，1 例死亡 [10,24,39]。

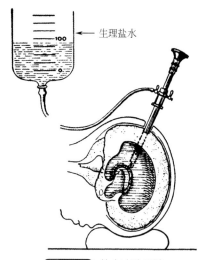

生理盐水

图 1-14 盐水冲洗系统
固定在内镜上的"盐水冲洗系统"，避免脑室塌陷（Scarff，1936）[24]

　　尽管该手术的安全性和效果有了进步，但很多患者被发现在手术后仍有脑室扩大，而且也受内镜技术等因素的限制，使得该手术在 20 世纪 50 年代以后逐渐被脑脊液的分流手术所取代。但随着技术的进步以及对不同类型脑积水病因的不断认识，尤其在 21 世纪以来，该种手术又重新受到重视。

2. 早期的脑室造瘘术（无植入物）

　　1908 年，奥地利的神经病学专家 Gabriel Anton（1858—1933）和德国的外科医生 Friedrich Gustav von Bramann（1854—1913）报道了经胼胝体行脑室穿刺，在胼胝体形成一个 4mm 左右的通道，将脑脊液引流到纵裂的蛛网膜下腔（图 1-15），尽管该手术病死率高、治愈率低、结果不理想，但两位学者开创性的工作至今仍受到尊敬 [3]。

　　1922 年，Walter Dandy 报道通过颞极入路，打开第三脑室的底面，制成第三脑室下丘脑部分和脚间池之间的交通，即"后部脑室造瘘术"（图 1-16）。在 Dandy 的 29 例患者中，24 例患

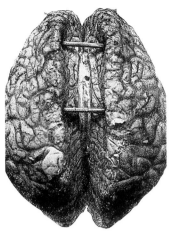

图 1-15 Anton 和 Bramann 行胼胝体造瘘的患者尸检照片（在胼胝体中部可见一个约 4mm 的穿孔）[3]

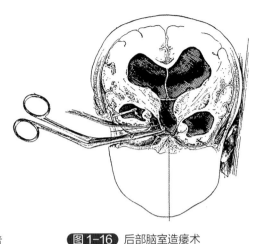

图 1-16 后部脑室造瘘术

Dandy（1992 年）经颞极入路打开第三脑室 [3]

者术后效果良好。但该手术需要牺牲一侧的视神经，而且术后也很容易出现因粘连导致瘘口闭合的问题。1945 年 Dandy 又报道了一组 92 例的患者，病死率 12%，有效率为 50%。有 7% 的患者由于有并发症而再次手术 [10,24,39]。

1923 年，在美国麻省总医院的 William Jason Mixter（1880—1958）首次报道了利用尿道镜实施第三脑室底造瘘，术后没有并发症。而且术后经脑室注入靛蓝染料，再行腰穿检查证实手术成功 [40]。因此当时 Mixter 对梗阻性脑积水的患者推荐实施内镜下第三脑室造瘘术。

John Edwin Scarff 和他的同事 Byron Stookey（1887—1966）于 1936 年，经过前额部入路，通过终板"开窗"行前部的脑室造瘘和第三脑室底造瘘，使脑室与桥池相通（图 1-17）。他报道了 6 例中有 1 例手术中死亡，1 例没有治愈脑积水，4 例效果良好。1951 年又报道了 34 例患者，手术病死率为 12%，有效率为 54%[24]。

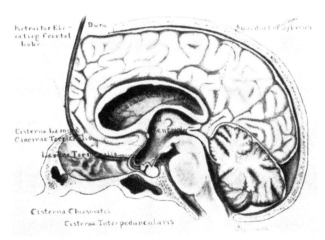

图 1-17 前部的脑室造瘘和第三脑室底造瘘（Scarff，1936）[24]

当时还有"脑室侧方造瘘引流到环池（脑室后上方造瘘）"和"经前方的胼胝体入路进行脑室造瘘"等报道 [3]。

1947 年，新西兰惠灵顿医院的 Herbert Frank McNickle（1907—1981）报道了"经皮穿刺的脑室造瘘术"，使手术的创伤更小。手术经过冠状缝处钻孔，用一个空心针头，在 X 线透视下，从上方穿刺先到达侧脑室，经过室间孔再到达第三脑室，然后行第三脑室底造瘘[3]。

尽管第三脑室造瘘术在20世纪五六十年代以后也逐步减少，但到了20世纪八九十年代，随着多种技术的发展，内镜下的第三脑室造瘘术在某些病例上又体现出很好的应用前景。

3. 中脑导水管开通术

由于早期的脉络丛损毁术和脑室造瘘术的病死率较高、效果差，Walter Dandy探索了导水管开通的手术。1920年，Walter Dandy首先报道了中脑导水管开通手术[3]，即"从第四脑室向中脑导水管逆行插入一根导管"，以达到开通导水管的目的。Lars Leksell在1949年报道了71例脑积水的患者，其中29例患者进行了中脑导水管的开通，他先用一个螺旋状的3mm的钽丝插入中脑导水管，再沿这个钽丝（采用Sedinger技术）套入一个橡胶导管插入中脑导水管行扩张治疗，导管近端通过颈部肌肉引出，并将这个橡皮管留置数天（图1-18）。但不论是手术的死亡率还是手术的效果都不理想[3]。在20世纪90年代，由于技术的发展，又出现了内镜下采用球囊扩张、隔膜的开窗、导水管成形等方法，这些应该都属于"早期的中脑导水管开通术"的衍生。

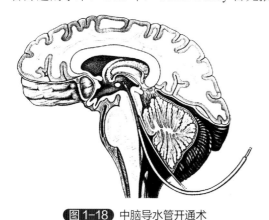

图 1-18 中脑导水管开通术

先插入钽丝，再套入一个橡胶导管行中脑导水管扩张

(Leksell，1949)[3]

四、现代脑积水的治疗（20世纪50年代以后）

在20世纪50年代以前，分流手术使用的分流管都是无阀门的橡胶导管或聚乙烯导管，术后血液反流或导管堵塞的比例很高，分流管材料的组织相容性和牢固性也不强。20世纪50年代以后，在多位学者的努力下，尤其是带阀门的分流管的研制以及硅树脂材料的应用，使得分流手术治疗脑积水的效果有了突破性进展，显著改变了脑积水患者的预后。

（一）分流管阀门的初期研制

1907年，德国Greifswald大学的外科医生Erwin Payr在实施脑室-上矢状窦分流手术中，采用的是带有静脉瓣的自体隐静脉，可以视为最早的"防反流的分流手术"[3,10]。哈佛医学院儿童医院神经外科的Franc D. Ingraham和Donald D. Matson等在1948年曾用聚乙烯分流管进行了脑室-矢状窦分流和上腔静脉分流的狗的动物实验。实验中所有的导管在术后6～42天内均被反流的血液堵塞。他们因此采用了带静脉瓣的面静脉、颌外静脉、颈外静脉并连接聚乙烯导管来做实验，但也都失败了。最后他们得出结论："除非能设计出一种非常灵敏的、完全能胜任的人工的阀门，以达到可以单向引流的作用，并将之用于脑积水的分流手术。否则，不论哪种类型的脑积水，所有努力都会失败，而且不能被允许用于临床试验"[41]。参加实验研究的Donald D. Matson在1949年以后，实施了较多例数的"脑室-输尿管分流"手术，部分成功的病例被推测可能与输尿管的"自然的阀门"作用有关。Donald D. Matson在麻省理工学院的Vannevar Bush的配合下，研制了第一个磁性控制的镀金阀门，该阀门通过磁铁形成的磁场反复调节，可以达到希望的压力，阀门只有几毫米大小，脑室端是橡胶管，远端是较硬的聚乙烯导管，并在20世纪50年代开始在哈佛的儿童医院开始使用这种阀门。到1957年，至少用了

18 个病例。但应用的结果不是很理想，后来没有再用[3]。

Frank E.Nulsen（1916—1994）是美国宾夕法尼亚大学医学院的神经外科教授。他在 1949 年研制了一种阀门，阀门由 2 个球形-锥形和 1 个螺旋状的弹簧组成，在两个球形-锥形阀门之间还有一段可以起"泵"的作用的橡胶管。同年，费城儿童医院的神经外科医生 Eugen Spitz 于 1949 年首次采用这个阀门为一个 18 个月的婴儿实施了心房分流手术。阀门远端是一个 1.7mm 管径的聚乙烯导管，插入患者的上腔静脉（图 1-19）。在 1952 年（手术后 2 年半）报道的时候该患者情况良好，婴儿囟门的压力一直不高。但这种阀门既难生产又很昂贵，很难普及，所以只做了几例患者。后来 Nulsen 和 Spitz 均改用了 Holter 设计的阀门[30]。

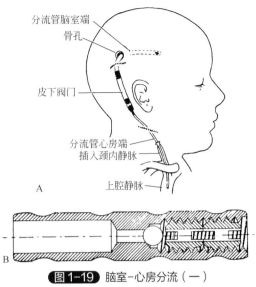

图 1-19 脑室-心房分流（一）

A. 分流管从侧脑室经皮下到上腔静脉；B. 两个球形-锥形阀门之间还有一段可以起"泵"作用的橡胶管[3]

Robert Pudenz（1970—1971）是位于美国加州的 Huntington 医学研究所创始人之一。他和他的工程师 Ted Heyer 自 1948 年开始设计并制作了一种远端的裂隙阀门，最初设计的裂隙阀门远端带有横向的裂隙（套筒样），以防止血液反流。最初阀门是由特氟龙（聚四氟乙烯）材料制成的。1953 年开始动物实验。1955 年将该阀门用于一个脑积水的儿童，做了心房分流手术（图 1-20），这个心房分流管持续了 2 年后患者死亡。1958 年又报道了 15 例，没有手术死亡病例，而且在 2 ～ 14 个月内的有效率为 60%。后来 Pudenz 改用了远端为纵向裂隙的硅树脂的阀门。Rudi Schulte 是一位从德国到美国的钟表制作人员，1958 年他加入了 Pudenz 和 Heyer 的的团队，进一步改进了他们之前设计的远端阀门。Robert Pudenz 和 Rudi Schulte 的公司后来并入美敦力（Medtronic）公司[30]。

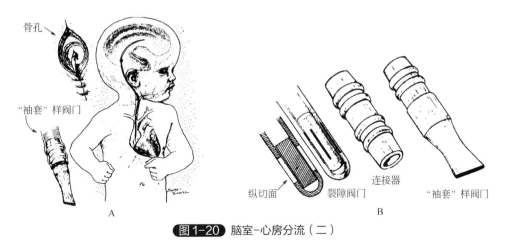

图 1-20 脑室-心房分流（二）

A. 分流管从侧脑室经皮下-上腔静脉-心房；B. 最初是一个"袖套"样阀门（右），后来改为纵向裂隙阀门（左）[30]

几乎在相同的时间内，荷兰发生了相似设计的巧合。神经外科医生 W. Engelsman 也研制出了远端配有裂隙的球样阀门。T. Sikkens 用该阀门为至少 6 个患者实施了分流手术[3]。

（二）John D. Holter 的贡献

John D. Holter（1916—2003）最初只是美国费城的一位技术人员，但他最终为神经外科的分流手术做出了突出的贡献。1955 年 11 月，由于他的儿子（Casey）在出生的时候患有 Arnold-Chiari 畸形和脊髓脊膜膨出，手术后又并发脑膜炎和脑积水，在费城儿童医院连续做了 2 次聚乙烯导管的脑室-腹腔分流，但均因导管堵塞而失败。Holter 在询问手术失败原因时，了解到需要一个好的单向阀门。Holter 有一次在病房里看到护士在冲洗静脉通路时，发现在拔出针头后，在针头原来穿刺处没有液体漏出，便想到该原理可以用于阀门的设计。他的想法得到了费城儿童医院的神经外科医生 Spitz 的肯定后，便开始从事阀门的设计。在 3 周时间里他设计出了一种由聚氯乙烯制成的阀门，最初设计的阀门为 3 英寸（1 英寸 =2.54cm），两端各有一个裂隙（图 1-21）。但该阀门尺寸太大很难植入新生儿体内，而且聚氯乙烯导管在高温消毒后会改变原来阀门的压力。因此开始时该设计受到医务人员的批评，但很快受到重视和欣赏。

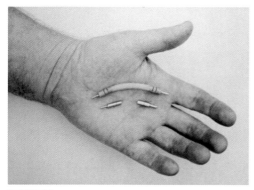

图 1-21 Holter 最初设计的阀门（为 7.62cm，有铅笔粗，两端各有一个裂隙，聚氯乙烯制）[42]

Holter 走访了费城几乎所有的橡胶和塑料生产厂家，最终了解到硅树脂这种材料。硅树脂可以耐受很强的拉力，与人体的相容性好，而且可以耐高温消毒（二战期间，硅树脂曾用来制成高空炸弹的底座，1950 年已经成功地用于人体输尿管的再造材料）。Holter 又专门学习了硅树脂制模的复杂技术，并寻找厂家制作了硅树脂阀门的单腔模具，最后成功制成了一个双裂隙并配有一个螺旋弹簧的硅树脂阀门，该阀门也被称为"近端的裂隙阀门"。尽管 Casey 在接受手术后 3 年因肺炎去世，但 Holter 设计的阀门逐渐备受欢迎，之后他继续从事了分流管阀门的设计和生产，还陆续生产了不同压力的阀门[32,42]。

费城儿童医院的 Eugen Spitz 医生最初使用的是 Nulsen 发明的阀门，后来改用了 Holter 设计的硅树脂阀门，并很快达到了每年超过 500 例的手术量。Spitz 在 1958 年统计了一组 212 例的患者，成功率为 96%。Spitz-Holter 阀门后来注册了专利，创建了第一家生产分流管的公司，大量生产这些阀门。该公司 1967 年被 Extracorporeal Specialties 公司收购，最后又被美国强生公司（Johnson and Johnson）收购[32,42]。

Holter 阀门的出现，被认为是脑积水治疗历史上的"里程碑"，在 20 世纪 50 年代和 60 年代，使用这种阀门的心房分流手术成为脑积水治疗的主要方法。由于在研制分流管阀门上所做的贡献，John D. Holter 获得了英国谢菲尔德大学的荣誉科学博士学位，以及成了美国神经外科学会首位非医生会员。

（三）分流手术的进一步发展

1. 腹腔分流术替代心房分流，逐渐成为首选的治疗方法

在 20 世纪 50 年代至 60 年代期间，由 Holter 设计的硅树脂的分流管成为脑室-心房分流的主流产品。但脑室-心房分流手术普及应用以后，其并发症问题也越来越突出，如插管位置不正确、心律失常、微血栓形成、慢性菌血症、肾炎等。而将硅树脂的分流管以及各种裂隙阀门应用在腹腔分流手术以后，发现分流管在腹腔内粘连和被包裹的问题也明显减少，尤其是对将

来可能身高会有变化的婴儿或儿童，更适合做腹腔分流。所以脑室-腹腔分流逐渐成为治疗脑积水的首选方法。北加州的 Ames 在 1950 年至 1957 年用聚乙烯导管实施的腹腔分流，很多病例在几天或几周都发生堵管。1967 年 Ames 报道了自 1958 年以来改用远端有裂隙阀门的硅树脂分流管实施的 120 例脑室-腹腔分流，证实该方法"既可行又满意"[43]。1967 年，芝加哥的 Raimondi 医生报道了 67 例使用带有远端裂隙的 Pudenz-Heyer 阀门实施的脑室-腹腔分流，认为该阀门非常方便可行，只有 1 例有操作相关的并发症[44]。

2. 阀门的进一步改进

随着分流手术的增多，尤其在 20 世纪 70 年代以后，人们又逐渐碰到一系列新问题，如引流过量、引流不足、直立后过度引流、分流管机械故障和感染等。因此又相应出现一系列的分流管机械方面的进一步改进。根据 1999 年的统计，商业上已经上市的阀门至少有 127 种类型，其中包括 450 种压力范围和 2000 个装置配件。这些阀门在设计原理上包括了球椎阀门、隔膜式阀门和裂隙式阀门等。在流量控制上，由原来的单纯的防止反流的阀门，发展到后来陆续出现的定压阀门、自动调节阀门（流量调节）、可调节阀门（程序控制阀门）、抗虹吸阀门，重力阀门、以及抗感染阀门等[3]。

在 20 世纪八九十年代，中国的上海硅橡胶制品研究所也生产过多种型号的带阀门的分流管，如 NJS-4 型和 NJS-6 型等多个型号，当时在国内很多医院使用，这些所使用的阀门都属于单纯的单向阀门，有的型号还带有按压泵功能和穿刺注射药物功能，而且价格便宜。但由于 20 世纪 90 年代后期，国外许多可调压、抗虹吸等分流管陆续进入国内市场，这些国产的分流管便很少有人再使用。

五、分流手术和"生理性手术"的互相补充

20 世纪初，由于当时的各种分流手术效果差、病死率高，因此出现了"脉络丛切除""第三脑室造瘘"和"中脑导水管再通"等手术方法。这些手术由于不需要植入异物性分流管，而且手术后脑脊液回吸收至颅内静脉系统，因此被称为"生理性手术"。虽然在开始阶段，这些手术也有很高的并发症，成功率也不高，但随着技术的进步，尤其是内镜的应用，治疗效果有了明显的改善。在当时，其效果甚至可以与分流手术不相上下。1963 年美国哥伦比亚大学的 John E. Scarff 在 1963 年分别统计了 618 例外科手术患者（其中 527 例是梗阻性脑积水的患者实施脑室造瘘术、91 例是交通性脑积水的患者实施脉络丛损毁手术）和 1087 例实施分流的患者。两组对比：在术后早期，两组的病死率和成功率相似。但在手术后的晚期，分流组患者在晚期的严重并发症的发生率是手术组的 10 ~ 20 倍[24,39]。因此作者当时对脑积水的治疗倾向于"生理性手术"。但这种观点立即受到了在 British Medical Journal 上发表的文章的质疑[39]，文章提出两组在发病、治疗方法、治疗时的年龄、治疗者的技术和经验、患者的选择等均可能不同。

尽管有众多学者做出了百折不挠的努力，但在 20 世纪 50 年代以前，不论是各种方法的分流手术还是颅内的"生理性手术"，治疗效果应该说都不是很满意，病死率和并发症也很高。但在 20 世纪 50 年代以后，尤其是分流管材料的更新以及分流管阀门的研制，使得分流手术的优势越来越明显，而且逐渐成了脑积水的一线治疗方法。脑室-腹腔分流逐渐成了最常用的方式。

当然随着分流病例的大量增多，分流手术的缺陷也越来越不可回避，主要还是分流术后长期效果方面，包括堵塞、感染等。而且一旦出现并发症，就可能面临一次以上的再次手术及新

手术相关并发症。自 20 世纪 90 年代以来，由于内镜技术的发展，第三脑室造瘘治疗梗阻性脑积水的效果和并发症的控制也有了进一步的提高，而在某些医院的小儿神经外科，第三脑室造瘘甚至成了主要的治疗方法。21 世纪以来，脉络丛烧灼术和第三脑室造瘘术联合应用于较小的婴儿也表现出很好的效果。而且随着影像学技术、显微神经外科技术、相关微创器械、血管内介入技术，甚至机器人技术、产前超声和子宫内治疗等技术的发展也给脑积水的"生理性手术"带来新的前景。所以脑积水的分流手术和"生理性手术"目前仍是处于互相补充、互相不可完全替代的状况。

　　经过无数前人的不懈努力，关于脑积水，不论是诊断还是治疗，目前都今非昔比。脑积水的诊断不再依靠那些有创且危险的检查，20 世纪 CT 和磁共振成像（MRI）的出现，使得神经外科医生不仅能对脑积水进行诊断，而且能确定造成脑脊液流动受阻的确切部位，甚至可以在胎儿时期对脑积水进行观察并进行干预。脑脊液的分流手术和内镜造瘘手术技术也越来越成熟。但正像德国的外科医生 Erwin Payr 曾在 1911 年所指出的，在今天可能仍然适用："Es ist dies ja ein noch recht bescheidenes Resultat，esgibt uns aber Hoffnung，daß bei der richtigen Auswahl der Eingriffe mit Rücksicht auf Ätiologie und Schwere der Erkrankung，bei fortschreitender Vervollkommnung der Technik noch Besseres wird erreicht werden können"（目前的结果仍是"喜忧参半"，但也给我们带来希望。随着技术的不断完善，在考虑病因和病情严重性的基础上，选择最佳的外科干预措施，可以取得更好的疗效）[40]。

（黄承光　海军军医大学第二附属医院神经外科；

林志雄　首都医科大学三博脑科医院神经外科）

（手工制图：陈金桃　福建三博福能脑科医院神经外科。

参考文献

[1] Davidoff L M. Treatment of hydrocephalus: historical review and description of a new method[J]. Arch Surg, 1929, 18: 1737-1762.

[2] Marsala S Z, Gioulis M, Pistacchi M. Cerebrospinal fluid and lumbar puncture: the story of a necessary procedure in the history of medicine[J]. Neurological Sciences, 2015, 36(6): 1011-1015.

[3] Aschoff A, Kremer P, Hashemi B. The scientific history of hydrocephalus and its treatment[J]. Neurosurg Rev, 1999, 22: 67-93.

[4] Rolando F. Leonardo da Vinci: the search for the soul[J]. J Neurosurg, 1998, 89(5): 874-887.

[5] Tascioglu A O, Tascioglu A B. Ventricular anatomy: illustrations and concepts from antiquity to Renaissance[J]. Neuroanatomy, 2005, 4: 57-63.

[6] Lifshutz J I, Johnson W D. History of hydrocephalus and its treatments[J]. Neurosurg Focus, 2001, 11(2): E1-E5.

[7] Hajdu S I. A note from history: discovery of the cerebrospinal fluid[J]. Ann Clin Lab Sci, 2003, 33(3): 334-336.

[8] Leszek H. The maze of the cerebrospinal fluid discovery[J]. Anatomyu Research International, 2013: 8.

[9] Longatti P. Domenico Felice Cotugno and the rationale of his discovery of CSF[J]. Child's Nervous System, 2008, 24: 161-162.

[10] Milojević Aleksandar J, Radojčić Branka S, Meljnikov Igor Ð. Hydrocephalus —History of surgical treatment over the centuries[J]. Sannmed, 2012, 7(2): 119-125.

[11] Demerdash A, Singh R, Loukas M. A historical glimpse into treating childhood hydrocephalus[J]. Childs Nerv Syst, 2016, 32: 405-407.

[12] Vourc'h G. Continuous cerebrospinal fluid drainage by indwelling spinal catheter[J]. Br J Anaesth, 1963, 35: 118-120.

[13] Ransohoff J，Shulman k，Fishman RA. Hydrocephalus: A review of etiology and treatment [J]. J Pediatr, 1960, 56: 499-511.

[14] Rekate H L. The definition and classification of hydrocephalus: a personal recommendation to stimulate debate[J]. Cerebrospinal Fluid Res, 2008, 5: 2.

[15] Wallenstein M B, Mckhann G M. Salomón Hakim and the discovery of normal pressure hydrocephalus[J]. Neurosurgery, 2010, 67: 155-159.

[16] Hakim S. Some observations on CSF pressure: hydrocephalic syndrome in adults with "normal" CSF pressure[M]. Thesis 957, Javeriana University School of Medicine, Bogotá, Colombia, 1964.

[17] Adams R D, Fisher C M, Hakim S, et al. Symptomatic occult hydrocephalus with "normal" cerebrospinal fluid pressure: a treatable syndrome[J]. N Engl J Med, 1965, 273: 117-126.

[18] Hakim S, Adams R D. The special clinical problem of symptomatic hydrocephalus with normal cerebrospinal fluid pressure: Observations on cerebrospinal fluid hydrodynamics[J]. J Neurol Sci, 1965, 2: 307-327.

[19] Pang D, Altschuler E. Low-pressure hydrocephalic state and viscoelastic alterations in the brain[J]. Neurosurgery, 1994, 35(4): 643-656.

[20] Lesniak M S, Clatterbuck R E, Rigamonti D, et al. Low pressure hydrocephalus and ventriculomegaly: hysteresis, non-linear dynamics, and the benefits of CSF diversion[J]. Br J Neurosurg, 2002, 16(6): 555-561.

[21] Tully H M, Dobyns W B. Infantile hydrocephalus: a review of epidemiology, classifi cation and causes[J]. Eur J Med Genet, 2014, 57: 359-368.

[22] Gato A, Moro J A, Alonso M I, et al. Chondroitin sulfate proteoglycan and embryonic brain enlargement in the chick[J]. Anat Embryol(Berl), 1993, 188: 101-106.

[23] Tschirgi R D, Frost R W, Taylor J L. Inhibition of cerebrospinal fluid formation by a carbonic anhydrase inhibitor, 2-acetylamino-1,3,4-thiadiazole-5-sulfonamide(diamox)[J]. Proceedings of the Society for Experimental Biology and Medicine, 1954, 87(2): 373-376.

[24] Scarff J E. Treatment of hydrocephalus: an historical and critical review of methods and results[J]. J Neurol, Neurosurg, Psychiat, 1963, 26: 1-26.

[25] Jackson I J, Snodgrass S R. Peritoneals shunts in the treatment of hydrocephalus and increased intracranial pressure; a four-year survey of 62 patients[J]. J Neurosurg, 1955, 12: 216-222.

[26] Picaza J A. The posterior-peritoneal shunt technique for the treatment of internal hydrocephalus in infants[J]. J Neurosurg, 1956, 13(3): 289-293.

[27] Scott M, Wycis H T, Murtagh F. Observations on ventricular and lumbar subarachnoid peritoneal shunts in hydrocephalus in infants[J]. J Neurosurg, 1955, 12: 165-175.

[28] Luyendijk W, Noordijk J A. Surgical treatment of internal hydrocephalus in infants and children. Acta Neurochir gica, 1959, 7: 483-500.

[29] Haynes I S. Congenital internal hydrocephalus: its treatment by drainage of the cisterna magna into the cranial sinuses[J]. Ann Surg, 1913, 57(4): 449-484.

[30] Pudenz R H, Russell F E, Hurd A H. Ventriculo-auriculostomy; a technique for shunting cerebrospinal fluid into the right auricle; preliminary report[J]. J Neurosurg, 1957, 14(2): 171-179.

[31] Sharkey P C. Ventriculosagittal-sinus shunt[J]. J Neurosurg, 1965, 22: 362-367.

[32] Lester J W. Shunting for hydrocephalus: an oral history[J]. Neurosurgery, 1982, 11(2): 308-313.

[33] Nosik W A. Ventriculomastoidotomy: technique and observations[J]. J Neurosurg, 1950, 7: 236-239.

[34] Harsh G R. Peritoneal shunt for hydrocephalus, utilizing the fimbria of the fallopian tube for entrance to the peritoneal cavity[J]. J Neurosurg, 1954, 11: 284-294.

[35] Ransohoff J. Ventriculo-pleural anastomosis in treatment of midline obstructional neoplasms[J]. J Neurosurg, 1954, 11(3): 295-298.

[36] Wennerstrand J R, Levander B E. Lumbo-omental drainage of cerebrospinal fluid. A new experimental shunting procedure[J]. Acta Chir Scand, 1974, 140(2): 91-94.

[37] Yasargil M G, Yonekawa Y, Denton I. Experimental intracranial transplantation of autogenic omentum majus[J]. J Neurosurg, 1974, 39: 213-217.

[38] Dandy W E. Extirpation of the choroid plexus of the lateral ventricles in communicating hydrocephalus[J]. Ann Surg, 1918, 37: 569-579.

[39] Rachel R A. Surgical treatment of hydrocephalus: a historical perspective[J]. Pediatric Neurosurgery, 1999, 30(6): 296-304.

[40] Hellwig D, Grotenhuis J A. Endoscopic third ventriculostomy for obstructive hydrocephalus[J]. Neurosurg Rev, 2005, 28: 1-34.

[41] Ingraham F D, Matson D D. Studies in the treatment of experimental hydrocephalus[J]. J Neuropathol Exp Neurol, 1948, 7(2): 123-143.

[42] Boockvar J A, Loudon W, Sutton L N. Development of the Spitz-Holter valve in Philadelphia[J]. J Neurosurg, 2001, 95(1): 145-147.

[43] Ames R H. Ventriculoperitoneal shunts in the management of hydrocephalus[J]. J Neurosurg, 1967, 27: 525-529.

[44] Raimondi A J, Matsumoto S. A simplified technique for performing the ventriculoperitoneal shunt. Technical note[J]. J Neurosurg, 1967, 26(3): 357-360.

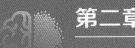

第二章
脑积水的病理生理

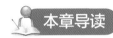

　　脑积水通常是指由脑脊液在脑内过度积聚导致脑室扩大而引起的疾病。早在 16 世纪前叶，意大利解剖学家就已经在书籍中对流动的脑脊液做了首次描述。随着人类科技水平的发展和研究知识的不断积累，我们对脑积水病理生理的认识有了很大的进步。尤其是在近 100 年以来，已经从传统的病理解剖层面，逐步提升到了细胞、分子乃至基因水平。除了传统的脑脊液循环理论之外，诸多证据还表明，炎症、星形胶质细胞增生、转化生长因子 -β1（transforming growth factor-β1，TGF-β1）和水通道蛋白表达改变、氧化应激和室管膜细胞损伤等同样参与了脑积水的发生和发展。此外，科学家们采用各式各样的材料和造模方法建立了多种脑积水动物实验模型，通过进一步的研究加深了对脑积水病理发病机制的认识。因此，本章将从脑脊液循环理论、脑积水病理生理机制和脑积水动物实验模型三个方面所取得的一些研究进展做一个较为系统的阐述和归纳。

一、脑脊液产生、循环和吸收

　　脑脊液是围绕在脑组织和脊髓周围并填满整个脑室腔隙的一种清亮液体，总量约为 150mL。据文献报道，脑脊液平均生成速率约为 0.5mL/min，日均总产量约 500mL，因此脑脊液每天进行着 3 ～ 4 次的更替。在成人中，约 70% ～ 80% 的脑脊液由脉络丛分泌产生，其余部分可能由脑室室管膜细胞、脑微血管床和代谢水等共同产生 [1]。脉络丛广泛分布在各个脑室内，由脉络丛表皮基底侧的微血管内皮细胞、基膜和表面的室管膜细胞共同构成（图 2-1），是重要的血–脑脊液屏障，同时也是脑脊液产生的主要场所。首先，在静脉压力的推动下，血液透过有孔内皮细胞形成超滤血浆完成第一步；随后，由分布在室管膜细胞两端的水通道蛋白、Na^+ 泵和 Na^+-K^+-Cl^- 同向转运体协同完成脑脊液的分泌 [2]。由于脑脊液的形成是一个主动耗能的过程，因此一定范围内的颅内压变化对脑脊液的生成速率影响不大。

　　脑脊液的流动具有一定的方向性（图 2-2）。两个侧脑室脉络丛最丰富，产生的脑脊液最多，这些脑脊液经室间孔流入第三脑室，再经中脑导水管流入第四脑室。各脑室脉络丛产生的脑脊液都汇至第四脑室并经第四脑室的正中孔和外侧孔流入脑和脊髓的蛛网膜下腔。最后经矢状窦旁的蛛网膜颗粒将脑脊液回渗到上矢状窦，使脑脊液回流至静脉系统 [3]。在了解脑脊液吸收部

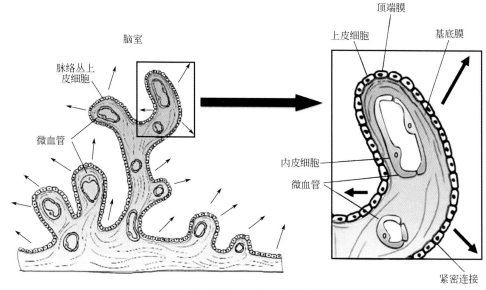

图 2-1 脉络丛结构示意

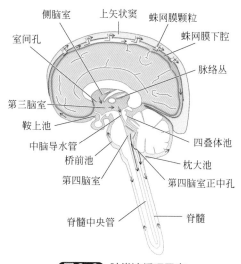

图 2-2 脑脊液循环示意

位方面，已经有了一个逐渐的范式转变。以前认为脑脊液是直接经蛛网膜颗粒上的微绒毛小孔进入静脉窦，而目前更多的理论指出：脑脊液可以沿蛛网膜下腔通过嗅神经鞘、筛板及鼻腔淋巴结途径吸收，也可以经脑组织直接进入血液，或者是经硬脑膜淋巴管引流吸收[4,5]。

结合经典的脑脊液循环假说，我们可以解释大多数脑积水的病因，例如脑脊液的过度产生、脑脊液的循环通道受阻或脑脊液的吸收障碍均会导致脑积水的形成。

需要指出的是，随着现代的神经影像学、神经解剖学、分子和细胞生物学进展，不断有新的发现对经典 CSF 单向循环模型提出挑战。比如，电影相位对比 MRI（cine phase-contrast MRI）技术显示，在中脑导水管的脑脊液流向呈往返的双相性，且 MRI 测量的 CSF 流量超过经典理论中脉络丛产生 CSF 量的两倍；此外近年的光镜及电子显微镜研究显示，血管周围间隙（virchow-robin spaces，VRS）的层次解剖也不同于以往认识，VRS 实际上包括穿支小动脉的血管周围间隙（脑沟表面软脑膜和伴随小血管表面软脑膜之间的间隙）和小动脉终末段外壁与脑沟表面胶质层之间的间隙，VRS 间隙内的 CSF 流向（净流入或流出）也比以往认识的更为复杂；而且，分子和细胞生物学研究进展，揭示了星形胶质细胞的足突及室管膜细胞中都存在着一系列的离子通道和水分子通道，特别是介导的自由水快速跨膜转运的水通道蛋白（aquaporins，AQPs），表明脑间质液和脑脊液的形成和吸收并不仅是依靠静水压和渗透压[6]。

由此可见，脑脊液的分泌和吸收，在以往单向循环理论基础上，有着更为复杂的生理机制。脉络丛是血液和脑脊液直接沟通的界面，而实际上，颅内的细胞外水分，存在于脑组织间质液、VRS、蛛网膜下腔、脑血流这四个单元中，各种离子通道和水分子通道调控脑表面胶质层、血管内皮、脉络丛和室管膜等屏障内外的水分交换；脑表面胶质层、血管内皮和软脑膜屏障内外的双向水交换量，远远大于 CSF 的形成速度。从吸收的角度，颅内大部分水分，通过 VRS 内小动脉的血管壁内间隙（类淋巴系统），以及通过脑神经周围的蛛网膜下腔间隙，引流至颅底乃至颈部淋巴系统。脑实质内毛细血管和静脉的内皮细胞，也可能参与水的吸收。另外，实验还证实，VRS 间隙内水的流入或流出，还随着呼吸波和脉搏搏动而变化[6]。

　　上述对脑脊液单向循环理论的再认识和补充，在脑积水临床表现和治疗中有重要意义。比如在治疗脑积水常用的脑室–腹腔分流术中，持续的脑脊液引流作用，与生理性的脑脊液双向流动（MRI 电影表现），以及颅内包括 CSF 在内的各个水分单元之间广泛的双向水交换和吸收机制相比，显得过于"简单、粗暴"，而其中并发症之一"裂隙脑室综合征"的发生机制，脑顺应性降低即可能与这种非生理的持续单向引流相关。

二、脑积水病理生理机制

　　传统观点认为，脑室通道的压迫或者阻塞可能是导致梗阻性脑积水的重要因素，而蛛网膜下腔 CSF 回流通道的闭塞，如蛛网膜下腔颗粒纤维化、蛛网膜绒毛纤维化，可能是引起交通性脑积水的关键环节，但迄今为止，脑积水的病理生理机制尚不十分明确。越来越多的研究证据表明，炎症、星形胶质细胞增生、TGF-β1 和水通道蛋白表达改变、氧化应激和室管膜细胞损伤等同样参与了脑积水的发生和发展。尤其在过去的十年间，国内外研究所以及我们的课题组陆续开展了一系列的动物实验研究和临床试验并取得了一定的进展，研究结果不仅加深了对脑积水病理发生机制的认识，还为将来脑积水的临床救治带来了新的启示。

（一）TGF-β1

　　TGF-β1 隶属于 TGF-β 超家族，具有调节细胞生长和分化的功能。既往研究发现当发生脑内出血后，血液中的血小板会分泌产生大量的 TGF-β1[7]，而 TGF-β1 会激活下游信号通路增加胞外基质蛋白的合成，严重时可能引起蛛网膜下腔纤维化[8]，导致 CSF 回流途径受阻最终诱发脑积水[9]。有临床研究指出，成人蛛网膜下腔出血（SAH）后脑积水患者以及新生儿脑室出血（IVH）后脑积水患者的 CSF 中 TGF-β1 水平明显升高[10~12]。此外，动物研究结果显示鞘内注射 TGF-β1 成功地诱导了小鼠脑室显著的扩张。2014 年，Manaenko 和他的同事在胶原酶诱导的生发基质出血（GMH）模型中检验了 TGF-β 抑制的治疗效果。他们观察到，SD208（TGF-β1 受体抑制剂）不仅抑制了脑内 TGF-β1 的表达及其下游分子通路的激活，还有效地减轻了脑室扩张和脑组织萎缩，促进了新生大鼠神经功能的恢复，为 TGF-β 阻断治疗出血后脑积水（PHH）提供了有力证据[13]。随后，本课题组成员在 SAH 大鼠模型中进行了 TGF-β 的阻断研究。研究结果显示，CSF 和脑组织中 TGF-β1 的表达在术后 3 天开始逐渐升高，到第 10 天达高峰。TGF-β1 激活抑制剂–核心蛋白聚糖，有效抑制了 CSF 和脑实质中 TGF-β1 的上调和下游信号通路分子的激活，改善了蛛网膜下腔胞外基质蛋白的沉积，减轻了侧脑室扩张，降低了 PHH 的发生率[14]。上述研究结果充分表明，TGF-β1 升高与脑积水的进展具有密切相关性。

（二）炎症

　　既往研究指出，血凝块对脑室通道造成的压迫或者阻塞可能是导致急性脑室扩张的重要因素，而炎症介导的蛛网膜下腔 CSF 回流通道的闭塞可能是引起迟发性脑积水的关键环节，但至今仍然缺乏有力的实验证据支持，而且忽略了脑脊液过度分泌对脑积水形成的影响。2011年，Simard 等[15] 在大鼠脑室出血模型研究中发现脑室内脉络丛和室管膜 NF-κB 活化，提示炎症导致的室管膜和脉络丛通透性改变也可能参与了脑积水的发生。后续研究也观察到，在人和动物脑室内注射血液的代谢产物，如裂解红细胞、铁、凝血酶等，同样会引起脉络丛上皮的炎症反应和脑积水。近期，美国耶鲁医学院和马里兰大学医学院联合阐释了脑室出血后脉络丛上皮过度分泌脑脊液的炎症机制。作者发现，在大鼠脑室注血模型中，导致脑脊液过度分泌的分子机制为 Toll 样受体 -4（TLR4）激活 STE20 相关脯氨酸丙氨酸丰富的蛋白激酶（SPAK），后者与脉络丛上皮顶端膜上的 Na^+-K^+-Cl^- 协同转运蛋白（NKCC1）结合并使其磷酸化，最终激活 NKCC1，引起脑脊液过度分泌。TLR4 基因或 SPAK 基因敲除均可恢复大鼠脑脊液的正常分泌，并且能够显著缓解脑积水症状；同样，通过药物阻断 TLR4-NF-κB 信号通路或 SPAK-NKCC1 共转运复合体也能达到同样疗效[16]。该研究揭开了出血后脑积水脑脊液过度分泌的分子机制，提示了 TLR4-NF-κB 依赖的炎症通路或 SPAK-NKCC1 复合体可能成为脑积水防治的新靶点。

（三）星形胶质细胞增生

在正常的神经组织中，星形胶质细胞在许多生理功能中起着重要作用，包括血流、细胞外液稳态和能量供应的调节，突触功能和突触重塑的调节[17]。多种类型的转基因模型研究显示星形胶质细胞增生在脑损伤后应激反应中发挥重要功能，如血脑屏障损伤、感染、神经元保护以及限制炎症细胞播散等，而上述功能的紊乱或者缺失则可能会加重神经元损伤和其他病理损害。星形胶质细胞增生在脑积水发生中的作用同样受到关注，Deren 等[18] 通过枕大池高岭土注射法建立新生大鼠梗阻性脑积水模型，模型组动物在脑室壁周围可见大量星形胶质细胞增生和组织胶质纤维酸性蛋白（glial fibrillary acidic protein，GFAP）上调。Xu 等[19] 在大鼠交通性脑积水研究中也观察到，GFAP 表达量与大鼠脑积水的严重程度呈正相关，其中星形胶质细胞增生在脑室壁周围和海马处最为明显。上述研究结果提示星形胶质细胞过度增生参与了脑积水的发展，但出血后星形胶质细胞增生的机制及其对脑积水损伤的意义仍有待进一步研究。

（四）氧化应激

近年来，研究显示铁过载可催化脂质过氧化反应而产生大量的氧自由基，并造成脑组织蛋白、DNA 的过氧化损伤，参与了出血后脑水肿、血脑屏障破坏及脑萎缩等病理过程，是脑出血后继发损伤的重要机制[20]。氧化损伤是脑出血后铁过载导致组织损伤的重要机制，正常情况下，超氧阴离子、过氧化氢经 Haber-Weiss 反应生成羟自由基。正常情况下反应很缓慢，若铁离子参与，则速度将会大幅提升（Fenton 型 Haber-Weiss 反应）。2009 年，Hirst 等在体外实验过程中发现 3% 的过氧化氢溶液会打破室管膜纤毛正常的摆动规律，破坏室管膜结构的完整性[21]。而室管膜细胞是内衬于脑室壁表面上的单层细胞，其靠近脑室一侧发出大量的纤毛，既往研究发现纤毛的规律摆动是 CSF 正常循环的前提条件，其结构的破坏会引发脑积水[22-24]。我们前期研究已证实大鼠 IVH 后合并持续的脑室内及脑室壁铁蓄积，至注血后 28 天仍持续存在，提示铁诱发的氧化应激对脑室室管膜细胞表面纤毛造成的损伤可能参与了脑积水的发生，抗氧化治疗有望改善纤毛损伤减轻脑室扩张[25]。随后，我们采用了侧脑室全血 /FeCl₃ 注射模型模拟 IVH，24h 后行脂质过氧化物水平和抗氧化物水平检测，实验结果显示：模型组大鼠损伤侧大脑皮质和海马组织丙二醛水平明显升高，而超氧化物歧化酶水平显著降低。自由基清除剂依达拉奉皮下注射后不仅有效地逆转了两种物质的表达，减少了脑室壁含铁血黄素沉积，减轻了脑室壁纤毛的损害，同时还有效地减轻了脑室扩张[26,27]。此外，已有研究发现在部分特发性脑积水动物模型中，脑室体积增大与氧化应激标志产物之间具有相关性，如 Socci 等[28] 在 H-Tx 大鼠研究中发现合并脑室体积扩张的动物组织中活性氧产生和丙二醛水平均远高于正常。上述实验结果提示，脑组织氧化应激损伤在脑积水的发生发展过程中可能扮演了重要角色。

（五）水通道蛋白

水通道蛋白（aquaporin，AQPs）是一种能够选择性地转运水的膜结合蛋白，脑内表达量最多的水通道蛋白是 AQP-4。它主要表达在血脑屏障中、室管膜下区的胶质细胞、脑脊液与脑胶质细胞的界膜和星形胶质细胞的足突上，参与脑内水分平衡和分布的调控。较早前，即有研究者试将脑脊液分别注入 AQP-4 基因敲除和野生型小鼠脑内后发现 AQP-4 KO 动物的脑组织含水量和颅压均明显升高，提示了 AQP-4 在脑脊液经脑实质吸收途径中有重要功能[29]。此后，其他学者分别采用上述两种小鼠建立高岭土注射脑积水模型，结果显示在高岭土注入后第 3 天 AQP-4 KO 动物脑含水量、脑室体积和颅内压均显著高于野生型小鼠，第 5 天时野生型小鼠存活率（84%）显著高于敲除基因小鼠（66%），均提示 AQP-4 功能缺失将进一步加重脑积水及其损伤[30]。上述研究表明：脑积水发生后，常规的脑脊液吸收途径出现障碍，脑脊液经脑实质吸收途径可代偿性地增加，此时通过 AQP-4 的表达上调，可促使吸收循环受阻的脑脊液经由 AQP-4 依赖的跨细胞吸收途径经血脑屏障入血。因此，脑积水发生后，通过激活或者上调 AQP-4 表达或许能有助于脑脊液跨脑实质吸收，在一定程度上改善脑积水。

（六）脑室壁和室管膜损伤

室管膜细胞归属柱状上皮细胞，包含动纤毛、初级纤毛和微绒毛[31]，室管膜上皮细胞被认为能够引导脑室内脑脊液的流动[32~35]。临床研究显示，新生儿脑室出血后存在明显的室管膜的损伤表现，脑室出血合并脑积水的患儿，其损伤程度较脑室出血者更严重[36]，室管膜表面完整性破坏还能引起中脑导水管管壁的崩解，进而形成梗阻性脑积水。不仅如此，还有人提出室管膜上皮细胞属终末分化且不能再生，因此对它造成的任何损害都是永久性的。最近，Gao 等[37] 将 FeCl₃ 注入侧脑室形成的大鼠脑积水模型中观察到脑室壁室管膜细胞纤毛的损害，同样，他们将凝血酶注入侧脑室形成的脑积水模型中也观察到了类似的现象[38]。我们在大鼠脑室出血模型中通过大体脑室显露和扫描电镜也进一步证实了出血后脑室壁含铁血黄素沉着和大范围室管膜上皮及纤毛缺失（图 2-3）[26]。在新生儿生发基质出血中，脑室壁和室管膜损伤的后果可能更为严重。患病后室管膜破坏导致的室管膜下区受损也许会影响神经再生和新生神经元的迁移。因为新生儿的生发基质位于侧脑室室管膜下方，因此它在生发基质出血合并脑室出血中容易受到损伤[39]。室管膜下区新生神经元的产生贯穿了整个发育期直到成年[40]。针对于此，Ahn 等[41] 近期采用间充质干细胞治疗新生大鼠注血法脑室出血模型，结果显示明显改善了出血后脑损伤和脑积水，显示了干细胞治疗在脑室出血和脑积水治疗中的应用前景。

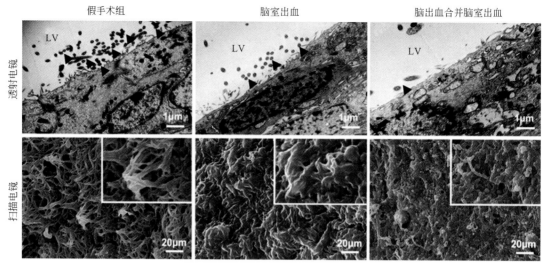

假手术组　　　　　　脑室出血　　　　脑出血合并脑室出血

透射电镜

扫描电镜

LV　LV　LV

图 2-3 电子显微镜下室管膜细胞表面纤毛在脑室出血后严重受损[26]

LV—侧脑室

三、脑积水动物模型

（一）高岭土注射模型

　　高岭土属非金属矿产，是一种以高岭石族黏土矿物为主的黏土和黏土岩，质纯的高岭土呈洁白细腻、松软土状，具有良好的可塑性和稳定性。19 世纪 30 年代，科学家开始采用经枕大池注射高岭土的方法建立实验性脑积水动物模型，此后广为接受，目前已成为最为常用的方法之一[42]。具体操作步骤为：首先，将高岭土配制为浓度为 20%～25% 的混悬液；然后，手术显微镜下采用经皮穿刺或解剖直视下将 10～200μL 不等的混悬液注入小脑延髓池。灌注取脑后观察到，高岭土广泛分布在蛛网膜下腔区域并沉积在第四脑室底部（图 2-4），同时还引发了明显的脑膜炎症反应和纤维瘢痕的形成（图 2-5）[43]。

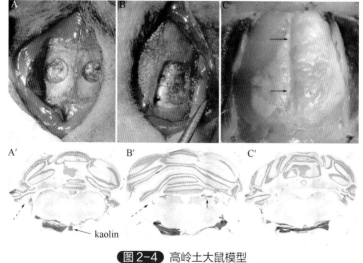

图 2-4 高岭土大鼠模型

大鼠在接受高岭土注射 2 天后出现大脑皮质表面和桥池周围的高岭土沉积[42]

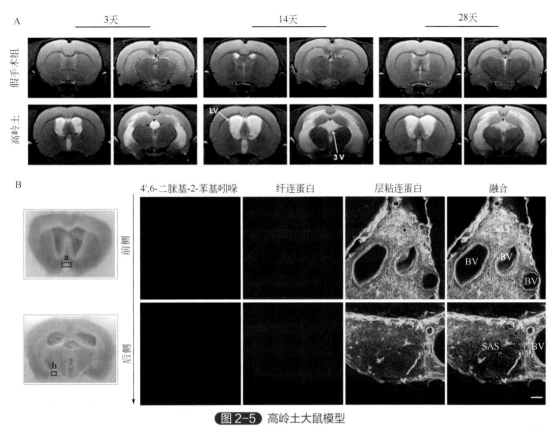

图 2-5 高岭土大鼠模型

脑室扩张持续至 28 天，且荧光染色提示蛛网膜下腔在第 28 天存在大量的纤连蛋白和层粘连蛋白沉积，提示蛛网膜下腔纤维化[43]

BV—静脉血管；SAS—蛛网膜下腔

该模型较好地模拟了脑膜炎或出血继发的脑脊液循环通路受阻和脑室扩张，而且在小鼠、大鼠、小型猪、家兔、猫、狗、羊和猴等动物模型中得到了很好的验证[44]。尽管该模型被广泛运用，但依然存在以下几点不足：①高岭土会诱发明显的蛛网膜下腔炎症反应，主要表现为多种外周炎性细胞如中性粒细胞、巨噬细胞和淋巴细胞的浸润，同时伴有局部小胶质细胞的聚集和激活[45]；②常规的经皮穿刺注射法可能会造成脑干的刺伤，尤其在新生动物中容易出现；③高岭土配制浓度和注射剂量的不同会导致模型的统一化、标准化出现困难；④实验过程中发现，尽管部分动物接受了同等剂量的注射，但高岭土在蛛网膜下腔的分布却各不相同，在一定程度上影响了模型的可预测性和可重复性。尽管存在着以上种种问题，但实践证实高岭土模型仍然是一种简单、经济的脑积水实验动物模型。

（二）出血性脑积水模型

1. 脑室出血（IVH）脑积水动物模型

大量临床前研究发现合并脑积水的脑室出血动物预后相对更差，尤其是在成年脑室出血动物模型之中。目前，用来模拟脑室出血的动物主要有以下几种，包括狗、猪、兔、大鼠和小鼠等[46]。通过脑室内注射血液或者血液成分，如红细胞、凝血酶、血红蛋白以及铁，均能诱导脑积水的发生[46,47]。1986 年，Pang 等[48]通过脑室内注入 9mL 预先备好的自体血凝块在成年比格犬中建立了脑室出血模型，6 周后的 CT 扫描结果显示 8/10 的模型动物出现了明显的脑室扩张。1997 年，Mayfrant 等[49]通过侧脑室内注入 10mL 自体血外加 140U 凝血酶同样成功诱导了脑积水的发生。此外，美国密歇根大学以及我们的课题组采用单侧侧脑室自体股动脉非抗凝全血注射法在大鼠中建立了脑室出血模型。MRI 扫描发现该模型在术后第 2 天出现脑积水高峰，脑积水可持续到第 8 周，并且大鼠具有典型的稳定的脑室铸型和脑室扩张 [50~52]。目前，胶原酶注射和自体血纹状体注射是模拟人类脑出血的两种主要方法，然而，使用胶原酶诱导成年 IVH 动物模型的报道较少。近期，Gaberel 等 [53] 报道了通过胶原酶注射法成功诱导了成年大鼠脑室出血和脑积水。两种方法各自的优缺点仍然有待考察。上述研究表明，动物的种属、注血的方法、注射的量以及许多其他因素都会影响脑积水的发生。

上述 IVH 动物模型仅仅展示出了原发性 IVH 的特点，然而临床 IVH 绝大多数为继发性，尤其是继发于脑出血破入脑室形成脑室积血。一些回顾性临床分析提示，继发性 IVH 出现远期分流依赖的脑积水的概率要明显高于原发性 IVH，但这一临床现象尚未得到证实 [54~56]。基于此，课题组在国际上首次建立了继发性 IVH（脑出血破入脑室）大鼠模型（图 2-6），并研究了该模型出血后脑积水的发生发展以及血肿周围组织损伤的情况，结果显示该模型既形成了稳定的脑内血肿，又出现了明显的脑积水，更好地模拟了脑出血患者的临床病理特点 [57]。与目前国际上常用的原发性 IVH 大鼠模型相比，我们新建立的继发性 IVH 动物表现出了更严重的脑铁

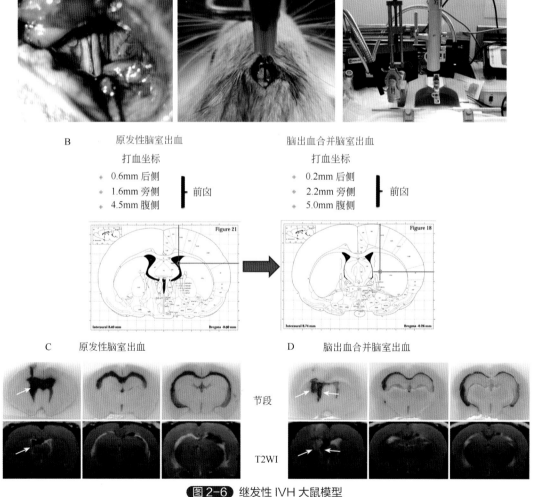

图2-6 继发性 IVH 大鼠模型

在原发性脑室出血大鼠模型的基础上，通过调整注血坐标，建立了脑出血合并脑室出血大鼠模型 [26]

沉积和慢性脑积水，恰好印证了前述的临床现象[58]。上述研究结果提示，继发性 IVH 大鼠模型可能成为临床出血后慢性脑积水研究的理想模型，尤其适用于脑出血合并脑室出血。

2. 生发基质出血（GMH）脑积水动物模型

早产儿生发基质出血的动物模型已经在多种动物中得到了验证，像小鼠、大鼠、家兔、狗和猪等[59,60]。1980 年，Goddard 和他的同事采用盐酸去氧肾上腺素静脉注射法在比格犬中建立了 GMH/IVH 模型，其原理是通过快速升高血压诱导自发性脑出血[61]，但文章中并没有提及脑积水，而且该模型存在重大的缺陷，即出血的时间和空间位置不明。另外，有研究者在出生后 3 ～ 24h 的小型猪脑室内注射自体血模拟 GMH[62]，尽管在术后第 28 天脑组织切片病理观察到了显著的脑室扩张，但是，与新生儿相比新生猪的大脑皮层发育相对成熟，因此该模型不能很好地反映新生儿 GMH 的病理特点[63]。2004 年，Xue 等[64] 通过脑室旁组织内注射自体血在新生小鼠中建立了脑室 / 脑室周围出血模型，血液首先在脑室周围散开，然后逐渐流入脑室内形成 IVH。然而，T2WI 扫描图像显示小鼠在术后第 2 周时仅仅出现了单侧脑室扩张，没能有效地重现脑积水双侧脑室扩张的临床现象。2009 年，Chua 等[65] 采用腹腔内甘油注射法在出生后 2h 的家兔中建立了 GMH 模型，研究发现 44% 的新生 GMH 家兔模型在 2 周后发展形成了严重的出血后脑积水。但是，部分研究者对这种模型提出了质疑，他们认为很多因素的差异，例如分娩方式、临床特点以及出血方式等，都会导致该模型不能客观地重现新生儿 GMH 的临床特点[66]。

近年来，Lekic 等采用胶原酶立体定位大脑神经节隆起区域注射法在 P7（出生后第 7 天）大鼠中成功建立了 GMH 模型（图 2-7），由于该模型具有诸多的优势，开始逐渐受到关注和认同[67]。首先，该模型使用胶原酶诱导脑血管破裂出血很好地再现了临床；其次，出血起源于新生大鼠生发基质区域，然后随着血液的不断扩散最终进入脑室引起了脑积水，也很好地重现了临床病理特点；另外，选用的 P7 大鼠与人类早产儿时间相吻合；最重要的是，与小型猪、比格犬和家兔相比，该模型选用的新生大鼠价格更加便宜、操作更为简便。综上，该模型可用于新生儿出血后并发症的防治研究，尤其适用于出血后脑积水这一严重并发症。在 2014 年，

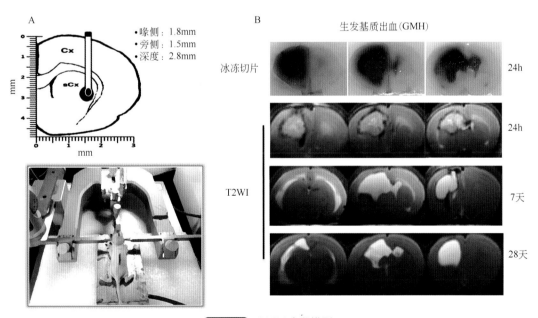

图 2-7 GMH 大鼠模型

采用 VII 型胶原酶注射法建立 P7 新生大鼠生发基质出血模型，脑积水可持续至术后第 28 天

Strahle 等[47]还首次采用了脑室内血红蛋白、铁离子注射的办法在 P7 大鼠中成功诱导了脑积水，提示该模型也有望成为 GMH 后脑积水防治研究的理想模型之一。

3. 蛛网膜下腔出血（SAH）脑积水动物模型

与 IVH、GMH 动物模型相比，SAH 后脑积水相关动物模型却鲜有报道。在 2013 年，Kanat 等[68]将 1mL 自体股动脉血沿家兔枕大池成功注射后观察到了急性脑积水的病理相关表现，但文章中没有确切的证据指出家兔是否出现了典型的脑室扩张。据我们所知，Okubo 等[69]对 SAH 后脑积水动物模型进行了首次报道。在这项研究中，他们对成年雄性 SD 大鼠采用颈内动脉刺破法建立了 SAH 模型，24h 后 MRI 扫描显示大鼠出现脑室积血和明显脑室扩张的概率高达 44%。进一步分析结果显示，罹患脑积水的大鼠相较于其他大鼠蛛网膜下腔出血和脑室积血更多，脑室壁损伤更重。随后，Lackner 等[70]采用同样的造模方法对慢性脑积水进行了研究，发现约 40% 的 SAH 大鼠在术后第 3 周出现了显著的脑室扩张，且脑室扩张与大鼠的颅内压升高以及大鼠行为异常的表现密切相关。上述研究提示，颈内动脉穿刺法可能是一种可重复的、有效的用于 SAH 后脑积水研究的建模方法。尽管取得了一些进展，但仍然需要更多大型实验动物模型和一些新的方法进一步阐明 SAH 后脑积水发生的机制，同时开展更多的有利于临床转化的临床前研究。

（三）创伤性颅脑损伤（TBI）脑积水模型

相较于其他几类脑积水动物模型，创伤后脑积水的实验研究报道最为少见。有研究人员采用横向流体冲击损伤设备在 P5—P7 新生小鼠中建立了创伤性脑损伤模型[71,72]，但有趣的是，尽管扫描电镜显示了严重室管膜纤毛损害和脑脊液流动障碍，但这些 TBI 动物在第 2 周并没有形成肉眼可见的脑室扩张。然后，Goddeyne 等换用了反复轻微打击的方法在新生大鼠中建立了 TBI 模型[73]，术后 14 天 7.0T MRI 显示大鼠侧脑室明显扩张，但第三脑室无明显异常，研究结果提示：该模型不能较好地模拟创伤后脑积水的临床病理特点。随后，Zhao 等[74]利用液压冲击法建立了大鼠 TBI 模型，术后使用 T2* 序列和 T2WI 序列对模型脑室扩张和脑损伤病灶进行了观察，分析结果显示：大鼠在 24h 后形成了典型的侧脑室扩张和脑叶出血，但第四脑室和中脑导水管只有轻微的扩大。该研究还发现，所有的 TBI 大鼠都表现出了明显的脑积水，提示该模型具有较高的可重复性和实用性，有望成为创伤后脑积水防治研究的重要模型之一。但是，临床前研究可以考虑采用更多的动物种属，如猪、狗、兔等，进一步验证上述方法是否可靠，更有利于推进临床转化。

（四）基因模型

先天性脑积水可能与遗传因素有关，但迄今为止，只有少数基因与这种情况的密切相关性得到了证实，例如 X 连锁遗传性脑积水的 L1 细胞黏附分子（L1CAM）。既往研究提示，对于 B 超发现的男性脑积水胎儿，可以对其进行 L1CAM 基因突变筛查，有助于对下次妊娠的复发风险或携带者的妊娠风险进行评估；对携带 L1CAM 突变基因的孕妇进行产前诊断，有助于避免脑积水患儿的出生[75]。可见，相关基因研究工作的开展对先天性脑积水早期临床的诊治和预防意义重大。H-Tx 品系是一类常用于实验研究的先天性大鼠模型，它在围生期会出现中脑导水管的先天性狭窄并引起阻塞性脑积水的发生，此外，还出现了大鼠生殖上皮发育紊乱，如细胞增殖减少、细胞死亡增多、胶质细胞迁移障碍等病理表现[76,77]。除了上述优点，H-Tx 大鼠表型特征具有较为稳定的可预测性，而且可采用外科手段对脑积水进行干预治疗，能够较好地运用于对临床脑积水救治的探索。但是，该模型诱发脑积水的潜在机制尚不明确，而且该基因模型可能还具有潜在的致脑功能障碍的特点[78]。此外，维系 H-Tx 品系大鼠繁殖的花费也异常昂贵[79]，因此，种种因素使得 H-Tx 大鼠的实用性和科学性逐渐受到外界质疑。在过去的一个世纪里，科学家们不断发现了一些新的脑积水基因模型，包括 LEW/Jms 大鼠、L1CAM 突变小鼠、TGF-β1 过表达小鼠、*hy*-3 小鼠和 *hyh* 小鼠等[44,80]，通过一系列的实验探索，我们对先天性脑积水的病理生理机制的认识得到了进一步的深入。

（陈前伟、冯华　陆军军医大学第一附属医院神经外科；
万锋　华中科技大学同济医学院附属同济医院神经外科）

参 考 文 献

[1] Brown P D, Davies S L, Speake T, et al. Molecular mechanisms of cerebrospinal fluid production[J]. Neuroscience, 2004, 129(4): 957-970.

[2] Walker M L, Collins J J, Winn H R. Youmans neurological surgery[M]. 2004.

[3] Brodbelt A, Stoodley M. CSF pathways: a review[J]. Br J Neurosurg, 2007, 21(5): 510-520.

[4] Johanson C E, Duncan J A, Klinge P M, et al. Multiplicity of cerebrospinal fluid functions: new challenges in health and disease[J]. Cerebrospinal Fluid Res, 2008, 5: 1.

[5] Pollay M. The function and structure of the cerebrospinal fluid outflow system[J]. Cerebrospinal Fluid Res, 2010, 21: 9.

[6] Brinker T, Stopa E, Morrison J, et al. A new look at cerebrospinal fluid circulation[J]. Fluids Barriers CNS, 2014, 11: 10.

[7] Flood C, Akinwunmi J, Lagord C, et al. Transforming growth factor-beta1 in the cerebrospinal fluid of patients with subarachnoid hemorrhage: titers derived from exogenous and endogenous sources[J]. J Cereb Blood Flow Metab, 2001, 21(2): 157-162.

[8] Motohashi O, Suzuki M, Yanai N, et al, Thrombin and TGF-beta promote human leptomeningeal cell proliferation in vitro[J]. Neurosci Lett, 1995, 190(2): 105-108.

[9] Cherian S, Whitelaw A, Thoresen M. The pathogenesis of neonatal post-hemorrhagic hydrocephalus[J]. Brain Pathol, 2004, 14(3): 305-311.

[10] Kitazawa K, Tada T. Elevation of transforming growth factor-beta 1 level in cerebrospinal fluid of patients with communicating hydrocephalus after subarachnoid hemorrhage[J]. Stroke, 1994, 25(7): 1400-1404.

[11] Okamoto T, Takahashi S, Nakamura E, et al. Transforming growth factor-beta1 induces matrix metalloproteinase-9 expression in human meningeal cells via ERK and Smad pathways[J]. Biochem Biophys Res Commun, 2009, 383(4): 475-479.

[12] Douglas M R, Daniel M, Lagord C, et al. High CSF transforming growth factor beta levels after subarachnoid hemorrhage: association with chronic communicating hydrocephalus[J]. J Neurol Neurosurg Psychiatry, 2009, 80(5): 545-550.

[13] Manaenko A, Lekic T, Barnhart M, et al. Inhibition of transforming growth factor-beta attenuates brain injury and neurological deficits in a rat model of germinal matrix hemorrhage[J]. Stroke, 2014, 45(3): 828-834.

[14] Yan H, Chen Y, Li L, et al. Decorin alleviated chronic hydrocephalus via inhibiting TGF-beta1/Smad/CTGF pathway after subarachnoid hemorrhage in rats[J]. Brain Res, 2016, 1630: 241-253.

[15] Simard P F, Tosun C, Melnichenko L, et al. Inflammation of the choroid plexus and ependymal layer of the ventricle following intraventricular hemorrhage[J]. J Translational stroke research, 2011, 2(2): 227-231.

[16] Karimy J K, Zhang J, Kurland D B, et al. Inflammation-dependent cerebrospinal fluid hypersecretion by the choroid plexus epithelium in posthemorrhagic hydrocephalus[J]. J Nature medicine, 2017, 23(8): 997-1003.

[17] Ricci G, Volpi L, Pasquali L, et al. Astrocyte-neuron interactions in neurological disorders[J]. J Biol Phys, 2009, 35: 317-336.

[18] Deren K E, Packer M, Forsyth J, et al. Reactive astrocytosis, microgliosis and inflammation in rats with neonatal hydrocephalus[J]. Exp Neurol, 2010, 226: 110-119.

[19] Xu H, Zhang S L, Tan G W, et al. Reactive Gliosis and neuroinflammation in rats with communicating hydrocephalus[J]. Neuroscience, 2012, 218: 317-325.

[20] Gao C, Du H, Hua Y, et al. Role of red blood cell lysis and iron in hydrocephalus after intraventricular hemorrhage[J]. J Cereb Blood Flow Metab, 2014, 34: 1070-1075.

[21] Xiong X Y, Wang J, Qian Z M, et al. Iron and intracerebral hemorrhage: from mechanism to translation[J]. Translational stroke research, 2014, 5(4): 429-441.

[22] Hirst R A, Rutman A, O'Callaghan C. Hydrogen peroxide at a concentration used during neurosurgery disrupts ciliary function and causes extensive damage to the ciliated ependyma of the brain[J]. Childs Nerv Syst, 2009, 25(5): 559-561.

[23] Banizs B, Pike M M, Millican C L, et al. Dysfunctional cilia lead to altered ependyma and choroid plexus function, and result in the formation of hydrocephalus[J]. Development, 2005, 132(23): 5329-5339.

[24] Tissir F, Qu Y, Montcouquiol M, et al. Lack of cadherins Celsr2 and Celsr3 impairs ependymal ciliogenesis, leading to fatal hydrocephalus[J]. Nat Neurosci, 2010, 13(6): 700-707.

[25] Al-Shroof M, Karnik A M,. Karnik A A, et al. Ciliary dyskinesia associated with hydrocephalus and mental retardation in a Jordanian family[J]. Mayo Clin Proc, 2001, 76(12): 1219-1224.

[26] Chen Z, Zhang J, Chen Q, et al. Neuroprotective effects of edaravone after intraventricular hemorrhage in rats[J]. Neuroreport, 2014, 25(9): 635-640.

[27] Zhang J, Shi X, Chen Z, et al. Edaravone reduces iron-mediated hydrocephalus and behavioral disorder in rat by activating the Nrf2/HO-1 pathway[J]. Journal of Stroke and Cerebrovascular Diseases, 2018, 27(12): 3511-3520.

[28] Socci D J, Bjugstad K B, Jones H C, et al. Evidence that oxidative stress is associated with the pathophysiology of inherited hydrocephalus in the H-Tx rat84 model[J]. Exp Neurol, 1999, 155: 109-117.

[29] Chou C L, Ma T, Yang B, et al. Fourfold reduction of water permeability in inner medullary collecting duct of aquaporin-4 knockout mice[J]. American Journal of Physiology-Cell Physiology, 1998, 274(2): 549-554.

[30] Bloch O, Auguste K I, Manley G T, et al. Accelerated progression of kaolin-induced hydrocephalus in aquaporin-4-deficient mice[J]. Journal of Cerebral Blood Flow & Metabolism, 2006, 26(12): 1527-1537.

[31] Del Bigio M R. Ependymal cells: biology and pathology[J]. Acta Neuropathol, 2010, 119(1): 55-73.

[32] Ihrie R A, Alvarez-Buylla A. Lake-front property: a unique germinal niche by the lateral ventricles of the adult brain[J]. Neuron, 2011, 70(4): 674-686.

[33] Sawamoto K, Wichterle H, Gonzalez-Perez O, et al. New neurons follow the flow of cerebrospinal fluid in the adult brain[J]. Science, 2006, 311: 629-632.

[34] Mirzadeh Z, Han Y G, Soriano-Navarro M, et al. Cilia organize ependymal planar polarity[J]. J Neurosci, 2010, 30: 2600-2610.

[35] Banizs B, Pike M M, Milican C L, et al. Disfunctional cilia lead to altered ependymoma and choroidal plexus function, and result in the formation of hydrocephalus[J]. Development, 2005, 131: 5329-5339.

[36] Fukumizu M, Takashima S, Becker L E. Neonatal posthemorrhagic hydrocephalus: neuropathologic and immunohistochemical studies[J]. Pediatr Neurol, 1995, 13: 230-234.

[37] Gao C, Du H J, Hua Y, et al. Role of red blood cell lysis and iron in hydrocephalus after intraventricular hemorrhage[J]. J Cereb Blood Flow Metab, 2014, 34: 1070-1075.

[38] Cheng Y, Xi G, Jin H, et al. Thrombin-induced cerebral hemorrhage: role of protease-activated receptor-1[J]. Transl Stroke Res, 2014, 5: 472-475.

[39] Del Bigio M R. Cell proliferation in human ganglionic eminence and suppression after prematurity-associated hemorrhage[J]. Brain, 2011, 134: 1344-1361.

[40] Ihrie R A, Alvarez-Buylla A. Lake-front property: a unique germinal niche by the lateral ventricles of the adult brain[J]. Neuron, 2011, 70: 674-686.

[41] Ahn S Y, Chang Y S, Sung D K, et al. Mesenchymal stem cells prevent hydrocephalus after severe intraventricular hemorrhage[J]. Stroke, 2013, 44(2): 497-504.

[42] Dixon W E, Heller H. Experimentelle hypertonie durch erhöhung des intrakraniellen druckes[J]. Naunyn-Schmiedebergs Archiv für experimentelle Pathologie und Pharmakologie, 1932, 166(1): 265-275.

[43] Li J, McAllister II J P, Shen Y, et al. Communicating hydrocephalus in adult rats with kaolin obstruction of the basal cisterns or the cortical subarachnoid space[J]. Experimental neurology, 2008, 211(2): 351-361.

[44] Di Curzio D L. Animal Models of Hydrocephalus[J]. Open Journal of Modern Neurosurgery, 2017, 8(01): 57.

[45] Shinoda M, Olson L. Immunological aspects of kaolin-induced hydrocephalus[J]. International journal of neuroscience, 1997, 92(1-2): 9-28.

[46] Strahle J, Garton H J, Maher C O, et al. Mechanisms of hydrocephalus after neonatal and adult intraventricular hemorrhage[J]. Translational stroke research, 2012, 3(Suppl 1): 25-38.

[47] Strahle J M, Garton T, Bazzi A A, et al. Role of hemoglobin and iron in hydrocephalus after neonatal intraventricular hemorrhage[J]. Neurosurgery, 2014, 75(6): 696-705.

[48] Pang D, Sclabassi R J, Horton J A. Lysis of intraventricular blood clot with urokinase in a canine model: Part 1. Canine intraventricular blood cast model[J]. Neurosurgery, 1986, 19(4): 540-546.

[49] Mayfrank L, Kissler J, Raoofi R, et al. Ventricular dilatation in experimental intraventricular hemorrhage in pigs: characterization of cerebrospinal fluid dynamics and the effects of fibrinolytic treatment[J]. Stroke, 1997, 28(1): 141-148.

[50] Gao F, Liu F, Chen Z, et al. Hydrocephalus after intraventricular hemorrhage: the role of thrombin[J]. Journal of cerebral blood flow and metabolism: official journal of the International Society of Cerebral Blood Flow and Metabolism, 2004, 34(3): 489-494.

[51] Lodhia K R, Shakui P, Keep R F. Hydrocephalus in a rat model of intraventricular hemorrhage[J]. Acta Neurochir Suppl, 2006, 96: 207-211.

[52] Chen Z, Gao C, Hua Y, et al. Role of iron in brain injury after intraventricular hemorrhage[J]. Stroke, 2011, 42(2): 465-470.

[53] Gaberel T, Montagne A, Lesept F, et al. Urokinase versus Alteplase for intraventricular hemorrhage fibrinolysis[J]. Neuropharmacology, 2014, 85: 158-165.

[54] Passero S, Ulivelli M, Reale F, Primary intraventricular haemorrhage in adults[J]. Acta neurologica Scandinavica, 2002, 105(2): 115-119.

[55] Giray S, Sen O, Sarica F B, et al. Spontaneous primary intraventricular hemorrhage in adults: clinical data, etiology and outcome[J]. Turkish neurosurgery, 2009, 19(4): 338-344.

[56] Zacharia B E, Vaughan K A, Hickman Z L, et al. Predictors of long-term shunt-dependent hydrocephalus in patients with intracerebral hemorrhage requiring emergency cerebrospinal fluid diversion[J]. Neurosurgical focus, 2012, 32(4): E5.

[57] Chen Q, Zhang J, Guo J, et al. Chronic hydrocephalus and perihematomal tissue injury developed in a rat model of intracerebral hemorrhage with ventricular extension[J]. Translational stroke research, 2015, 6(2): 125-132.

[58] Chen Q, Tang J, Tan L, et al. Intracerebral hematoma contributes to hydrocephalus after intraventricular hemorrhage via aggravating iron accumulation[J]. Stroke, 2015, 46(10): 2902-2908.

[59] Lekic T, Klebe D W, Pichon P, et al. Aligning animal models of clinical germinal matrix hemorrhage, from basic correlation to therapeutic approach[J]. Current Drug Targets, 2016, 18: 12.

[60] Balasubramaniam J, Del Bigio M R. Animal models of germinal matrix hemorrhage[J]. J Child Neurol, 2006, 21(5): 365-371.

[61] Goddard J, Lewis R M, Armstrong D L. Moderate, rapidly induced hypertension as a cause of intraventricular hemorrhage in the newborn beagle model[J]. J Pediatr, 1980, 96(6): 1057-1060.

[62] Aquilina K, Hobbs C, Cherian S, et al. A neonatal piglet model of intraventricular hemorrhage and posthemorrhagic ventricular dilation[J]. J Neurosurg, 2007, 107(2 Suppl): 126-136.

[63] Pond W G, Boleman S L, Fiorotto M L, et al. Perinatal ontogeny of brain growth in the domestic pig[J]. Proc Soc Exp Biol Med, 2000, 223(1): 102-108.

[64] Xue M, Balasubramaniam J, Buist R J, et al. Periventricular/intraventricular hemorrhage in neonatal mouse cerebrum[J]. J Neuropathol Exp Neurol, 2003, 62(11): 1154-1165.

[65] Chua C O, Chahboune H, Braun A, et al. Consequences of intraventricular hemorrhage in a rabbit pup model[J]. Stroke, 2009, 40(10): 3369-3377.

[66] Coulter D M, LaPine T, Gooch W M. 3rd Intraventricular hemorrhage in the premature rabbit pup. Limitations of this animal model[J]. J Neurosurg, 1984, 60(6): 1243-1245.

[67] Lekic T, Manaenko A, Rolland W, et al. Rodent neonatal germinal matrix hemorrhage mimics the human brain injury, neurological consequences, and post-hemorrhagic hydrocephalus[J]. Exp Neurol, 2012, 236(1): 69-78.

[68] Kanat A, Turkmenoglu O, Aydin M D, et al. Toward changing of the pathophysiologic basis of acute hydrocephalus after subarachnoid hemorrhage: a preliminary experimental study[J]. World Neurosurg, 2013, 80(3-4): 390-395.

[69] Okubo S, Strahle J, Keep R F, et al. Subarachnoid hemorrhage-induced hydrocephalus in rats[J]. Stroke, 2013, 44(2): 547-550.

[70] Lackner P, Vahmjanin A, Hu Q, et al. Chronic hydrocephalus after experimental subarachnoid hemorrhage[J]. PLoS One, 2013, 8(7): e69571.

[71] Xiong G, Elkind J A, Kundu S, et al. Traumatic brain injury-induced ependymal ciliary loss decreases cerebral spinal fluid flow[J]. Journal of Neurotrauma, 2014, 31(16): 1396-1404.

[72] Wang L, Wang X, Su H, et al. Recombinant human erythropoietin improves the neurofunctional recovery of rats following traumatic brain injury via an increase in circulating endothelial progenitor cells[J]. Translational stroke research, 2015, 6(1): 50-59.

[73] Goddeyne C, Nichols J, Wu C. Repetitive mild traumatic brain injury induces ventriculomegaly and cortical thinning in juvenile rats[J]. Journal of Neurophysiology, 2014, 113(9): 3268-3280.

[74] Zhao J, Chen Z, Xi G, et al. Deferoxamine attenuates acute hydrocephalus after traumatic brain injury in rats[J]. Translational stroke research, 2014, 5(5): 586-594.

[75] 姚凤霞，张为民，高劲松，等. X连锁遗传性脑积水的L1CAM基因突变检测及产前诊断[J].生殖医学杂志，2016, 25(4): 347-352.

[76] Johanson C, Del Bigio M, Kinsman S, et al. New models for analysing hydrocephalus and disorders of CSF volume transmission[J]. Br J Neurosurg, 2001, 15(3): 281-283.

[77] Kohn D F, Chinookoswong N, Chou S M. A new model of congenital hydrocephalus in the rat[J]. Acta Neuropathol(Berl), 1981, 54(3): 211-218.

[78] Tatlisumak T, Fisher M. Handbook of experimental neurology: Methods and techniques in animal research[M]. Cambridge university press, 2006.

[79] Hawkins D, Bowers T M, Bannister C M, et al. The functional outcome of shunting H-Tx rat pups at different ages[J]. European Journal of Pediatric Surgery, 1997, 7(S 1): 31-34.

[80] Ammar A. Hydrocephalus: What do we know? And what do we still not know?[M]. Springer, 2017.

本章导读

脑积水治疗方案的确定有赖于脑积水的分类，而脑积水的分类又取决于对脑积水的认识。目前所用的分类方法分别是根据病因、发病机制、脑积水发生的速度、颅内压升高与否、脑积水自然病程中脑的代偿功能、脑积水病理生理过程和脑积水的部位等进行分类的，存在各自优缺点。随着对脑积水认识的进展，我们认为合理的分类，应该把脑积水首先分为脑积水病和脑积水综合征。前者，实际上是单指特发性正压性脑积水，虽然目前还未明确其机制，但是，应该属于脑退行性疾病的一种，拥有其自身的分子生物学机制；而脑积水综合征属于获得性的，在分类上要进行融合性分类，要包括以下因素：先天性 / 获得性、机制（梗阻性 / 交通性 / 混合性）、病理生理过程（进展性 / 稳定性）、压力，以及年龄因素和判断脑积水是否属于单纯性或复杂性。合适的脑积水综合征诊断应该是：（单纯性或复杂性）先天性 / 获得性 + 机制（梗阻性 / 交通性 / 混合性）+ 病理生理过程（进展性 / 稳定性）+ 压力（年龄）。比如，成人蛛网膜下腔出血后的脑积水，临床症状进行性进展，腰穿压力正常，正确诊断：单纯性出血性获得性混合性进展性脑积水（正常压力）（成人）。

脑积水治疗方案的确定有赖于脑积水的分类，而脑积水的分类又取决于对脑积水的认识，比如，随着我们对脑积水认识的深入，不仅提出了正常压力脑积水，而且也发现了低压性脑积水的存在。随着现代诊断技术的发展，人们也发现了复杂性脑积水。所以，目前尚无一种理想的方法既能显示脑积水的病因、发病机制、病理生理等特点，又能指导临床治疗。

一、目前常用分类

目前所用的分类方法分别是根据发病原因、发病机制、脑积水发生的速度、颅内压升高与否、脑积水自然病程中脑的代偿功能、脑积水病理生理过程和脑积水的部位等进行分类的。分述如下。

（一）根据发病原因进行分类

根据发病原因分为先天性脑积水和后天性脑积水。

随着胎儿 MRI 技术的普及，先天性脑积水不仅多见于新生儿和婴儿，也见于胎儿。常由静脉窦狭窄或阻塞、脉络膜分泌异常、先天性脑脊液吸收障碍、室间孔闭锁、Dandy-Walker 畸形、Arnold-Chiari 畸形和导水管闭锁或狭窄等引起；后天性脑积水，也称作获得性脑积水，常由炎症粘连、创伤或手术、肿瘤、蛛网膜下腔出血或脑室出血等引起。但是这种分类无法反映颅内压、脑积水进展情况及发病机制，对临床治疗方案的确定帮助有限，比如无论先天性还是后天性，均有一部分的患者有自限性，即会过渡到稳定期，毫无疑问，这类患者可能无需外科干预。

在先天性脑积水和后天性脑积水的划分中，有一些脑积水无法分类，如外部性脑积水。在颅骨发育异常的巨颅症儿童中，常不伴有脑室扩大脑积水，或仅有脑室轻度或中度扩大，但是脑凸面蛛网膜下腔有扩张，表现为外部性脑积水。颅底骨过度生长的骨硬化患者也可产生类似的外部性脑积水。目前认为，这种巨颅症儿童脑积水与颅底骨头增生而包绕出颅静脉，从而引起静脉压升高有关，但随着颅底骨头的增长，出颅静脉逐渐开放，因此，该类型脑积水有一定自限性而形成稳定性脑积水，绝大多数患者无需外科干预。但是，在少部分颅骨软骨发育不良的患者中，颅底变形，导致枕骨大孔狭窄，第四脑室出口阻塞，产生非交通性脑积水，有严重的颅高压，则需要外科干预，一般要选择分流治疗。

（二）根据发病机制进行分类

根据发病机制可分为梗阻性脑积水和交通性脑积水。

从解剖学上看，脑脊液循环通路上任何部位发生狭窄或阻塞都可产生脑积水。这种分类是根据脑积水病最初脑脊液梗阻部位进行分类的，早期 Dandy 和 Black-fan 将脑积水分为两个类型：交通性和非交通性脑积水。随着对脑脊液循环通路的理解，1960 年，Ransohoff 等认识到所有脑积水患者都有梗阻这一基本特征，提出了一个分类：脑室内梗阻（非交通性）和脑室外梗阻脑积水（交通性）。

脑脊液循环通路上的脑室系统某一通道（如室间孔、中脑导水管和第四脑室流出孔等部位）发生完全性或部分性狭窄或闭锁，使脑脊液全部或部分不能流至脑池或蛛网膜下腔，出现梗阻部位以上的脑室系统扩大。这些脑积水可能是由先天性畸形、炎症粘连、颅内占位性病变等因素所致，称作脑室内梗阻性脑积水。阻塞发生在基底池（皮质蛛网膜下腔到脊髓蛛网膜下腔）、蛛网膜颗粒或静脉流出道等部位造成脑室外梗阻性脑积水，一般指脑脊液循环通路在脑室系统无梗阻，脑室与蛛网膜下腔相互沟通，或脑脊液仅能流向脊髓蛛网膜下腔而不能到达脑表面蛛网膜下腔或脑蛛网膜颗粒。这些脑积水可由脑脊液分泌过多、脑脊液吸收障碍、脑池发育不良或静脉闭塞所导致，称作交通性脑积水。

根据脑脊液循环通路上梗阻部位划分也存在问题，脑积水一旦开始则会继发脑脊液的循环和吸收障碍。比如多数伴有脊柱裂的脑积水患儿多由原发性导水管狭窄引起，阻塞主要的部位在第三脑室下部，尤其是出口处，伴随脑室扩张，从外部压迫中脑，产生中脑的机械性扭曲，产生继发性中脑导水管阻塞。这种现象在脊髓畸形和其他原因的脑积水患儿中均可发生。交通性脑积水患儿在分流一段时间后，由于脑组织本身的变化也会发生中脑导水管阻塞。

（三）根据脑积水发生的速度进行分类

根据脑积水发生的速度可分为急性脑积水和慢性脑积水。

急性脑积水是由突然发生的脑脊液循环障碍所致的脑脊液聚积，多见于外伤后脑出血或脑室出血、感染、导水管或第三脑室急性梗阻。急性脑积水通常在数小时或数天内发生。

慢性脑积水是最常见的脑积水，病因繁杂，引起脑积水的因素是缓慢影响脑脊液循环而致病的。慢性脑积水常于数月或数年内发病。介于急性和慢性脑积水之间者，常称为亚急性脑积水，通常在数周内发病。急性脑积水和慢性脑积水之间的划分，目前尚无确切的时间界限，且急性脑积水可能转变为慢性脑积水。

（四）根据颅内压升高与否进行分类

以往只将脑积水分为高压性脑积水和正常压力脑积水。

高压性脑积水又称进行性脑积水，此种病例始终伴发颅内压增高，这似乎表明脑脊液的梗阻程度和脑的适应能力呈正相关。正常压力脑积水虽然有脑室内脑脊液过量聚积，但间断测压表明颅内压似乎在正常范围内。尽管这种脑积水偶发于少数外伤和蛛网膜炎患者中，但这类患者通常无颅内疾病既往史。组织学显示软脑膜纤维化伴发或不伴蛛网膜颗粒的变化。

正常压力脑积水的主要原因是脑室内和蛛网膜下腔之间压力差不同，而非颅内压的绝对值增高，该类脑积水阻塞部位在脑脊液循环的末端，即蛛网膜下腔；这种情况虽有脑脊液的生成和吸收相平衡，但是，异常的压力梯度作用在脑层表面和脑室之间，仍可发生脑室扩张。所以，如果根据发病机制分类则属于梗阻性脑积水。

但是，近20年发现，简单分为高压性脑积水和正常压力脑积水不科学。目前临床实践还发现低压性脑积水[1]。同时，这类划分在婴幼儿脑积水中是不合适的。在婴幼儿中，即使脑内严重积水，脑室扩大明显，前囟/穿刺压力仍在正常范围之内，在容纳异常多的脑脊液情况下，颅内压变化仍很小，这与婴幼儿脑积水的颅骨缝和前囟未闭有关。有人认为这种代偿能力对保护婴幼儿的智力有重要意义，也提示婴幼儿脑积水不能以颅内压改变作为分流治疗的指征。

（五）根据脑积水自然病程中脑的代偿功能进行分类

根据脑积水自然病程中脑的代偿功能将脑积水分成代偿性脑积水和失代偿性脑积水。

代偿性脑积水典型例子是补空型脑积水，即为脑萎缩所致脑室系统代偿性扩大；亦可继发于蛛网膜下腔局限性阻塞；或见于上述二者共存的病例，一般该类型的脑积水无需外科干预，即使外科干预也不可能改善临床症状。失代偿性脑积水大多属于梗阻性脑积水。当脑脊液循环通路上广泛梗阻时，交通性脑积水亦失代偿。

（六）根据脑积水病理生理过程进行分类

根据脑积水病理生理过程分为静止性脑积水和活动性脑积水。

静止性脑积水是指某些致病因素致使脑室系统扩大后不再发展。活动性脑积水则为脑室扩大进行性发展并引起脑皮质的弥漫性萎缩。从生理功能上讲，脑积水是由脑脊液的吸收障碍所致，这种脑脊液的形成与吸收失衡，使脑脊液增多，颅内压增高使脑组织本身的形态结构改变，产生脑室壁压力增高，脑室进行性扩大。脑室的大小与脑脊液吸收储备能力（在正常颅内压范围内，高于静息状态下的颅内压，脑脊液的吸收能力大于生成能力）无关。而脑室扩张导致脑组织的弹性和脑室表面积的增加，继而产生脑室内脑脊液搏动压的幅度增大，瞬间性脑室内搏动压增高冲击导水管部位，出现脑室周围组织损伤导致脑室的进行性扩大。所以，脑室的进行性扩大必须进行外科干预。静止性脑积水属于病理性稳定脑积水，也称为稳定性脑积水。

但是，从生理学角度理解，脑室是否进行性扩大，不是判断活动性脑积水的标准；如病变在脑脊液吸收较远的部位，如矢状窦内，脑皮质没有压力梯度差，脑室则不扩大。这种情况表现在良性颅高压患者中，此时，有脑脊液的吸收障碍和颅内压升高，没有脑室扩大。儿童的良性颅高压和脑积水多与颅内静脉压升高有关，良性颅高压患者全部为 3 周岁以上，颅骨骨缝闭合儿童，常常脑室扩大不明显。

（七）根据临床症状的有无进行分类

按临床症状的有无将脑积水分为症状性脑积水和非症状性脑积水。

这种分类尽管不常在临床病历的描述中，但是，显然极具临床指导意义，非症状性脑积水属于静止性脑积水，无需外科干预。

脑积水的症状实际上是多方面的，不同时程的，不仅仅是颅高压的表现，也与脑组织形态变化引起的延迟脑功能改变有关。由于枕、顶部脑室弧形凸度较大和额角的核团较多、组织较韧等形态结构特征，积水后的顶部脑组织选择性变薄。先天性脑穿通畸形的脑积水表现为脑内局部囊性扩大，在囊壁的顺应性超过脑室顺应性时，囊性扩大更加明显，这时患者可表现为局灶性神经功能缺失和癫痫发作。儿童脑积水导致脑室周围组织学变化，从而导致儿童的智力低下、肢体的痉挛和智力的改变等临床表现。而这些症状的出现可能在脑积水数年后出现，这就给临床根据是否有症状来决定干预带来困难。所以，笔者认为儿童脑积水早期的干预应该是积极的，当然，鉴于裂隙脑和分流管依赖综合征等远期并发症的出现，要求我们在脑积水的管理中应该是动态的。

（八）根据脑积水的部位进行分类

根据脑积水的部位分为脑外脑积水和脑内脑积水。

根据脑积水发生的部位不同而分为脑外脑积水，即积水发生于脑皮质表面蛛网膜下腔者；内部性积水，即积水单纯发生于脑室系统。随着 CT 和 MRI 影像学的发展，临床发现有些头颅较大的儿童，伴有明显的蛛网膜下腔扩大，没有或仅有轻度脑室扩大，这种脑积水称为外部性脑积水。这与颅外静脉阻塞引起颅内静脉压力增高，产生蛛网膜颗粒水平的脑脊液吸收障碍有关。绝大部分为良性病程，在出生后 12 ～ 18 个月，病情转归，一般不需要手术治疗；如有颅压增高症状，可多次腰穿放液缓解症状，但有必要用 B 超连续观察蛛网膜下腔和脑室变化。也有报告认为外部性脑积水是交通性脑积水的早期阶段。总之该病原因并不十分清楚。

上矢状窦压力升高可产生婴幼儿外部性脑积水，此时，皮质表面的蛛网膜下腔扩大，这是由于压力梯度差不存在于皮质，而是在脑室内和颅骨之间，产生颅骨的扩张，临床上巨颅症的患儿常伴有蛛网膜下腔扩大。

二、新分类的设想

上述这些分类方法均是人为分类，如上所述存在各自优缺点。尽管困难重重，但是对脑积水加以科学合理的分类仍很重要，因为没有一个分类系统，我们将无法得到诸如预后、优化的治疗方案之类的信息。

随着对脑积水认识的进展，我们认为合理的分类，应该把脑积水首先分为脑积水病和脑积水综合征，前者，实际上是单指特发性正压性脑积水，虽然目前还未明确其机制，但应该属于脑退行性疾病的一种，拥有其自身的分子生物学机制；而脑积水综合征属于获得性，在分类上要进行融合性分类。

融合性分类要包括以下因素：先天性 / 获得性 + 机制（梗阻性 / 交通性 / 混合性）+ 病理生理过程（进展性 / 稳定性）+ 压力，因为尽管儿童脑脊液产生过程和形成量与成人相同，平均每小时 20mL，但其脑积水临床特点有所不同。所以，在分类时要考虑年龄因素。因为复杂性脑积水的存在，复杂性脑积水系各种因素导致脑脊液循环通路中多处梗阻，或并存梗阻和脑脊液吸收障碍，或脑脊液性状改变使一处脑室－腹腔分流不能达到良好效果而使脑脊液在颅内异常蓄积[2]。所以，应该在诊断上予以说明，脑积水属于单纯性或复杂性。

综上所述，合适的脑积水综合征诊断应该是：（单纯性或复杂性）先天性 / 获得性 + 机制（梗阻性 / 交通性 / 混合性）+ 病理生理过程（进展性 / 稳定性）+ 压力（年龄）。比如，成人蛛网膜下腔出血后的脑积水，临床症状进行性进展，腰穿压力正常，正确诊断：单纯性出血性获得性混合性进展性脑积水（正常压力）（成人），显然，根据这一诊断，积极的干预是必要的。

此外，随着分子生物学的进展，将来有可能对某些脑积水进行分子分型，比如，特发性脑积水。与此同时，由于脑脊液的生化分析有助于判断脑积水的预后，未来的分类可能也考虑生化指标。

（林志雄　首都医科大学三博脑科医院）

参考文献

[1] Pang D, Altschuler E. Low-pressure hydrocephalic state and viscoelastic alterations in the brain[J]. Neurosurgery, 1994, 35(4): 643-656.

[2] 刘智强，林志雄，梅文忠，等，复杂性脑积水的诊治分析[J].中国微侵袭神经外科杂志，2012, 17(5): 216-217.

第四章

脑积水的分子机制

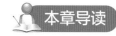

脑积水（hydrocephalus）是神经外科常见的一类疾病，通常是由颅脑外伤、出血、肿瘤和感染等因素导致脑脊液分泌过多或吸收障碍，继而出现脑脊液在颅腔的过度蓄积。若得不到及时救治，脑积水患者可能出现意识障碍、痴呆、迁延性昏迷等并发症，严重威胁患者的生命安全。脑积水的发病机制非常复杂，常涉及多条分子信号通路的基因表达异常，同时伴有多种病理生理的改变。脑积水形成过程中，多种机制可能相互联系、相互促进。目前其临床治疗手段主要是对症治疗，即将脑室内无法正常吸收的脑脊液向腹腔、心房分流，但由于分流手术常并发感染和分流管堵塞、断裂，患者需要多次接受手术，耗费大量人力物力，远期疗效不佳。因此，深入研究脑积水的发病机制，从病因上进行治疗，从根本上改善其预后，对于神经外科医生来说仍是一项巨大的挑战。对于疾病发生发展的机制研究及寻找有效的治疗手段一直备受各国神经科学工作者的关注。本章综述脑积水的发病机制以及与其相关分子信号通路的最新进展，以期为进一步深入研究脑积水的分子机制起到抛砖引玉的作用。

第一节　脑积水的发病机制

脑积水是一种常见但病因复杂的颅脑疾病，以脑脊液在脑室系统和（或）蛛网膜下腔内聚积并不断增多为特征，既可由先天性遗传因素导致，也可由后天脑外伤、脑出血、脑炎等疾病诱发。其发病机制（示意见图4-1）尚未被完全解释，但在不断被完备，脑脊液产生与吸收之间的不平衡或脑脊液循环通路受阻或者脑室内渗透压维持功能紊乱均能导致脑脊液增多，脑室扩张。目前常见且被接受的假设和解释为脑脊液的循环流动理论，该理论在临床上的应用中也起到了一定的治疗作用，但尚未能够解决所有问题，这暗示了单一理论所存在的局限性。脑积水成因复杂，相关假设和研究众多，本节综述脑脊液循环理论的最新研究并纳入了脑脊液渗透压理论，从循环流动理论和渗透理论两个角度对脑积水的发病机制进行阐述，以期相对全面完整地概括脑积水的发病机制，从而对脑积水的预防和治疗提供启发。

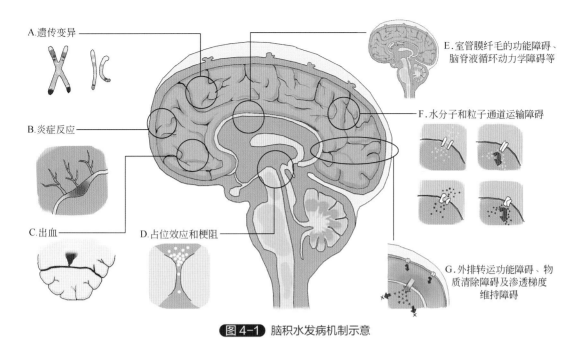

A.遗传变异

B.炎症反应

C.出血

D.占位效应和梗阻

E.室管膜纤毛的功能障碍、脑脊液循环动力学障碍等

F.水分子和粒子通道运输障碍

G.外排转运功能障碍、物质清除障碍及渗透梯度维持障碍

图 4-1 脑积水发病机制示意

一、基于循环流动理论的脑积水发病机制

脑积水是一种常见的颅脑疾病，可发生于儿童和各个年龄段的成人，而且它是儿童中最常见的先天性疾病。脑积水若没有接受积极的治疗，会造成永久性的脑部损伤以及认知和行为障碍。手术治疗所依据的是现今普遍被接受和运用的脑脊液循环理论：脑脊液由脉络丛上皮细胞分泌，沿着特定的通路流动，最后由静脉窦吸收。运用这个理论模型来解释，脉络丛细胞产生脑脊液和脑脊液被吸收进入静脉窦之间的不平衡[1,2]，以及循环流动过程中任何一个环节遭受阻碍都能诱发脑积水的形成。

（一）遗传机制

越来越多的观点认为脑积水的发生与遗传机制有关，尤其遗传性先天性脑积水[3]。X-连锁脑积水（OMIM 编号：307000）是最常见的遗传形式，大约占到了所有脑积水男童病例的 10%，最常见的类型为 *L1CAM* 基因突变。*L1CAM* 基因编码一种具有促进神经组织正常发育和再生过程功能的神经黏附蛋白[4]，1992 年发现 *L1CAM* 基因突变是 X-连锁脑积水综合征（HSAS 综合征）发病的分子遗传学基础。由于 HSAS 综合征是一种 X-连锁隐性遗传病，所以表现为"传男不传女"，人群发病率为出生男性活婴的 1/30000，患儿常伴有智力低下、大头畸形、内收拇指、双下肢痉挛强直等神经系统症状。

此外，研究人员还确定了两种与严重遗传脑积水相关的常染色体隐性形式的基因突变：编码 MUPP-1 的 *MPDZI* 基因的突变[5]，以及 *CCDC88C* 基因的突变，后者通过非经典 Wnt 信号通路影响脑脊液循环从而导致脑积水[6~8]。*MPDZ* 基因是与非症状性脑积水有关的一个人类基因，Feldner 等人认为，室管膜细胞层形成脑脊液-脑屏障，这确保了脑脊液的正常功能，而 MPDZ 是用来维持大脑室管膜细胞层完整性的重要组成成分。MPDZ 的丢失会诱发室管膜细胞剥脱，继而出现大量星形胶质细胞增生（这实质上是一种修复过程），导致脑脊液通过中脑导水管的运输通道受阻[9]。Saugier-Veber 等还报道了 *MPDZ* 基因的其他类型突变，患者均表现为中脑导水管的闭锁/分叉现象[10]。Cao 等的研究表明，Camk2a-Cre 在胚胎期开始出乎意料地活跃，其介导的 Brg1 缺失导致围生期导水管异常发育形成脑积水[11]。Park 等人同样发现了 Yap 基因的缺失将会破坏室管膜细胞的完整性，导致脑积水的形成[12]。Furey 等人发现了四种与神经干细胞发育相关的新型基因突变位点：TRIM71、SMARCC1、PTCH1 和 SHH，这提示了神经的异常发育与先天性脑积水的发生发展有关[13]。

上述研究表明遗传因素在脑积水的发病过程中发挥着重要作用。近年来，*L1CAM* 基因突变已成为脑积水分子遗传学研究领域的一大热点，为 HSAS 综合征家族内的遗传咨询和产前基因诊断提供了科学的依据和方法技术，对于杜绝 HSAS 综合征家族内患者的再降生和降低 HSAS 综合征在人群中的发病率具有非常重要的意义。

（二）占位效应和梗阻

如前所说，脑脊液循环流动过程中任何一个地方受到阻碍都可能诱发脑积水的形成。在胎儿的先天性脑积水中，室管膜细胞剥脱或下联合体器官功能障碍可导致胎儿导水管不通畅从而引起脑积水[14]。中枢神经系统的相关畸形如脊髓脊膜膨出、Chiari Ⅱ 畸形，Dandy-Walker 综合征和脑膨出也可导致脑积水。脑室中的肿块占位性病变如肿瘤、发育性囊肿也可阻塞脑脊液循环通路导致脑积水形成，例如第四脑室出口梗阻性脑积水，常常由后颅窝肿瘤如小脑星形细胞瘤、室管膜瘤导致。也有病例报道免疫抑制人群发生寄生虫如弓形虫感染，也可导致脑积水的发生[15]。

（三）炎症反应

脑膜或脑室的炎症感染或出血可诱发室管膜瘢痕、脑室内阻塞和脑室内积水；同时，还可诱导脉络丛上皮细胞脑脊液分泌增多，进而导致脑积水循环障碍和吸收功能损害或影响血管动脉搏动，引起脑积水的形成。在一些先天性脑积水中，胎儿的脑室炎症还可能导致室管膜细胞纤毛发育障碍和功能异常[16]，或者诱导神经祖细胞的血源溶血磷脂酸分泌增加，进而影响神经祖细胞沿脑室壁的黏附和定位[17]，导致室管膜细胞无法正常生长，从而导致脑积水的形成。

（四）脑脊液循环动力学障碍

室管膜纤毛的功能障碍会影响脑脊液的循环，原发性纤毛病如 Joubert 综合征和 Meckel-Gruber 综合征与人类先天性脑积水有关[18,19]。最近的证据表明室管膜细胞极化方向决定了睫状肌搏动和脑脊液流动的方向，当纤毛极化机制中断时，将会导致发育障碍以及脑积水[20,21]。有关研究表明平面细胞极性蛋白，Daple 蛋白负责调节室管膜纤毛的平移和旋转极性，一定程度上控制着微管的动力学[22]。血管顺应性在一定程度上也影响了脑脊液的循环，有观点认为，特发性静脉外流阻力增高、静脉窦崩溃[23]、静脉血栓形成[24]、颅底静脉出口狭窄以及颅面发育不良等均诱发交通性脑积水的产生[25]。

Abdi 等人的研究表明室管膜细胞分化功能的正常维持需要转录因子 Foxj1，IKK2 抑制剂包括病毒和生长因子都可以强烈诱导 Foxj1 降解，诱使室管膜细胞去分化，进而导致脑积水的形成[26]。

上皮细胞极性和上皮屏障的维持依赖于肌动蛋白细胞骨架的空间组织和细胞间连接的适当定位/组装，多功能蛋白 Alix 在这两个过程中均发挥着关键作用。Campos 等人设计了多功能蛋白 Alix 的敲除小鼠模型，在其中，他们发现了小鼠脉络丛上皮和室管膜发生了明显的结构变化，例如不对称的细胞形状大小错位、纤毛异常搏动、微绒毛起泡，这些缺陷导致细胞过度挤压、侧脑室扩大和脑积水。他们认为 Alix 在建立顶端-基底极性和维持上皮屏障方面起着关键性作用 [27]。

O'Leary 等人的研究显示，室管膜上皮细胞之间正常的粘连和连接受损可导致脑积水，而 Neogenin 蛋白在其中起到重要作用。Neogenin 蛋白通过招募 WRC 和 Arp2/3 来促进肌动蛋白的聚合，以维持室管膜上皮细胞之间的粘连和连接，阻断 Neogenin-WRC 结合将导致肌动蛋白解聚和连接受损，进而引起脑积水 [28]。

二、基于渗透理论的脑积水发病机制

目前，脑积水的手术治疗基于循环流动理论，其治疗方式单一，且临床疗效并未达到令人满意的程度，这不禁令人思考采用循环理论来解释脑积水发病机制所存在的片面性。循环理论是建立在脑实质对水分子不通透的前提下的，但据现有的研究发现，脑实质通过水通道蛋白和离子通道也可以对水通透 [29]。基于脑实质是可渗透的，脑积水的成因也可能是由高渗物质在脑室中的累积以及脑脊液中水分子等物质的运输障碍所致，故将详细解释：水分子和离子通道运输障碍、渗透梯度稳态维持障碍、大分子物质清除障碍、外排转运蛋白功能障碍四种潜在的发病机制。

（一）水分子和离子通道运输障碍

实际上，脑实质胶质细胞以及室管膜细胞中都存在着一系列的离子通道和水分子通道，如 Na^+-K^+-$2Cl^-$ 协同转运蛋白（NKCC）、水通道蛋白（AQP）[30,31]。NKCC 是一种离子转运体，分为 NKCC1 和 NKCC2 两种异构体，广泛分布于全身，其中在中枢神经系统中唯一存在的是 NKCC1，主要表达在脉络丛上皮细胞、微血管的内皮细胞、星形胶质细胞和神经元的细胞膜上。新近研究报道，在脑室出血小鼠模型中，布美他尼（NKCC1 特异性阻断剂）有效抑制了脉络丛上皮细胞过度分泌脑脊液，减少了脑脊液的生成，缓解了脑室出血后的脑室扩张和脑积水症状。

AQP 是对水专一的通道蛋白，普遍存在于动、植物及微生物中。它所介导的自由水快速被动的跨生物膜转运，是水进出细胞的主要途径。中枢神经系统报道存在 5 种水通道蛋白的表达：AQP1、AQP4、AQP7、AQP9、AQP11，但只有 AQP1 和 AQP4 大量表达，其中 AQP4 最为丰富。AQP1 主要分布在脉络丛上皮细胞脑脊液侧，参与脑脊液的形成。Oshio 等人使用 AQP1 基因敲除的小鼠和野生型小鼠研究脑脊液生成和颅内压的变化，结果显示：AQP1 敲除小鼠的脑脊液生成减少 25%，颅内压降低 56%。而 AQP4 主要表达在星形胶质细胞的足突（血脑屏障）、室管膜、胶质细胞界膜（蛛网膜下腔脑脊液-脑表面）和室管膜下胶质细胞（脑室脑脊液-脑表面）。有研究发现，敲除 AQP4 可引起小鼠中脑导水管的堵塞，继而引发脑积水；相反，在脑积水晚期的小鼠中观察到 AQP4 蛋白表达的上调。综上表明，水通道蛋白 AQP1、AQP4 影响着脑组织中水分子的稳态调节，并且在脑积水的病理发生过程中起着重要作用 [36-38]。

（二）渗透梯度稳态维持障碍

脑脊液主要由脑室中的脉络丛分泌产生，由于血脑屏障的作用，血液中的某些成分以一定浓度渗入脑内，而另一些成分则难以进入。因此，脑脊液中的化学物质含量要低于血清，故其渗透压也低于血清［参考值范围为 255 ～ 285mOsm/（kg·H$_2$O）］。在病理状态下，体内某些内源性溶质，如丙酮、乳酸等增多；脑损伤时，精氨酸加压素分泌增多，可使血和脑脊液渗透压呈梯度增高，则会形成脑室的浓度梯度。在渗透压及静水压力梯度的驱动下，致使血浆渗透进入脑室中的脑脊液明显增多，使得脑室扩大，进而诱发脑积水[39,40]。

此外，临床研究者在脑积水患者中还观察到脑脊液中存在一些高分子的蛋白质，诸如血小板生成素[41]、铁蛋白[42]、神经生长因子[43]、硫酸软骨素蛋白多糖[44]、转化生长因子 β1（TGF-β1）[45,46]、转化生长因子 β2[44]、S-100 蛋白质[47,48]、胶质纤维酸性蛋白[48]（GFAP）、神经元特异性烯醇化酶[48]（NSE）、髓鞘碱性蛋白[48]（MBP）和血管内皮生长因子[49]等。这些大分子蛋白质与脑脊液渗透梯度的维持和变化、脑积水形成之间的关系还有待进一步的观察和研究。

（三）大分子物质清除障碍

渗透梯度的形成离不开大分子物质的累积，适当地清除脑室内的大分子物质是维持脑室渗透压、脑室容积的机制之一。现有的研究通过向脑脊液循环系统中注射辣根过氧化物酶[50]、印度墨水[51]等示踪剂[52]，发现了大脑中存在两种大分子物质的清除渠道，即脑实质旁血管通路和鼻腔淋巴通路。物质清除障碍除了引起渗透梯度稳态难以维持之外，其造成的脑室内物质过度蓄积则是诱发脑积水的另一种可能。下面以脑室内出血后并发脑积水为例介绍脑室内累积的物质所可能带来的影响。

脑出血后进入脑室的物质主要有血红蛋白及其降解产物、血小板、白细胞和血浆。脑室内血红蛋白是目前研究的热点，可表现出细胞毒性作用，导致可能的脉络丛细胞损伤及脑室周围脑组织损伤[53]。有研究表明脑室内血红蛋白是通过 JNK 信号通路诱导神经变性[54]，增加炎症反应，诱导脑脊液中的促炎因子如肿瘤坏死因子等表达增高[53,55,56]。此外，多项研究表明游离铁在脑积水的形成中发挥了关键性的作用，继发性脑室出血后的血红蛋白在脑室中可被降解为游离铁[57]，游离铁的累积可导致脑室扩张、脑水肿、基底神经节神经元变性及长期的运动功能受损[58,59]，而向脑室内注射原卟啉 IX（基本上无铁血红素化合物）不会引起脑积水[60]，用铁螯合物也可缓解血红蛋白引起的脑室扩大及脑损伤[54]，研究表明，游离铁可能是通过激活 Wnt 信号通路诱导脑积水的发生[61]。脑室出血后累积的其他物质如凝血酶、血浆、白细胞、血小板等在脑积水发生发展中的作用仍然存在一些争议，其产生的物质如转化生长因子 β1 与脑积水的产生有关，已被证明是凝血酶诱导的炎症介质[62,63]；脑室中的凝血酶通过激活 PAR-1引起明显的室管壁损伤和脑积水[64]；纤维蛋白原也被认为是一种强有力的促炎介质[65,66]，也可能在调节脑损伤方面发挥作用。现有物质所起到的具体机制以及未知物质的潜在机制值得进一步研究。

（四）外排转运蛋白功能障碍

脑毛细血管内皮细胞构成了血脑屏障，基于其连接紧密的特点，严格限制了大脑中内源性或外源性物质进出，这在一定程度上也限制了大脑清除正常生理活动所产生的、存在于脑脊液中的不需要的溶质。外排转运蛋白则弥补了这个不足，起到重要作用[67]。外排转运蛋白沿血脑屏障分布，同时作为血液-脑脊液屏障，通过发挥其转运脑脊液中溶质分子的进出的作用，维持脑脊液微环境的稳态[68]。外排转运蛋白可分为两类：溶质转运蛋白家族（包括有机阴离子运输多肽和有机阴离子转运蛋白）和 ATP 结合转运蛋白（包括多药耐药相关蛋白质和 P-GP）。现有研究已证实其可清除大量大分子物质诸如抗癌药物、免疫抑制药物等。下面重点讨论 P-GP 转运蛋白。研究表明 P-GP 转运蛋白在构成血脑屏障（BBB）的细胞中广泛表达，如毛细血管内皮细胞、周细胞、星形胶质细胞等[69]，当脑室中含有大量的异生素和内生素时，经核受体（孕烷 X 受体和组成型雄甾烷受体）识别后可上调 P-GP 转运蛋白的功能表达[70,71]。

大分子物质清除障碍可导致脑积水的形成，研究表明，抑制外排转运蛋白的表达会导致脑积水，上调外排转运蛋白的表达可缓解脑积水[72]。诱导 P-GP 转运蛋白会降低大分子底物的浓度[73~77]，抑制 P-GP 转运蛋白会增加大分子底物的浓度[78~82]，这证实了 P-GP 转运蛋白的清除功能。许多研究表明了 P-GP 蛋白能积极转运大脑中的有毒化合物进入外周循环，清除潜在有害因素，在保护大脑免受有毒化合物的侵害中具有重要作用，甚至认为其在一系列中枢神经系统疾病中可能发挥着作用[83~85]。

因此，脑积水形成过程中产生的内源性或外源性物质可能对外排转运蛋白存在破坏作用，进而导致其清除功能受损，诱发脑积水的发生。有研究表明，在脑积水的病理生理过程中，血管内皮细胞生长因子（VEGF）表达升高与 P-GP 转运蛋白活性降低具有密切的相关性[86,87]。

三、总结与展望

脑积水作为一种病因复杂且临床疗效不佳的疾病，急需更多的研究进行深入的探索，本节就脑脊液循环流动理论和脑脊液渗透压理论分类性地概括整理了相关研究。但实际上，两种理论的发病机制之间互有联系，并不是完全割裂的，只有综合多种理论发散思考，或许才能更全面地解释脑积水的发病机制，以期在未来提出更佳的临床诊疗和预防方案。值得欣喜的是，临床大数据库、高级分析、机器学习及人工智能的运用让专家在许多领域诸如肿瘤的生长速度鉴定、手术条件分析等涉及错综复杂的因素中找到规律和探索其中原因[88,89]。基于大量影像学图片的自动分析和预测建模，或可为脑积水的病理及发病机制提供线索，也能为手术治疗和临床预后提供评估决策模型[90]。

（肖格磊、刘景平　中南大学湘雅医院神经外科／湘雅医院脑积水诊疗中心）

参考文献

[1] Mori K. Current concept of hydrocephalus: evolution of new classifications[J]. Childs Nerv Syst, 1995, 11: 523-531.

[2] Rekate H L. The definition and classification of hydrocephalus: a personal recommendation to stimulate debate[J]. Cerebrospinal Fluid Res, 2008, 5: 2.

[3] Tully H M, Dobyns W B. Infantile hydrocephalus: a review of epidemiology, classifi cation and causes[J]. Eur J Med Genet, 2014, 57: 359-368.

[4] Adle-Biassette H, Saugier-Veber P, Fallet-Bianco C, et al. Neuropathological review of 138 cases genetically tested for X-linked hydrocephalus: evidence for closely related clinical entities ofunknown molecular bases[J]. Acta Neuropathol, 2013, 126: 427-442.

[5] Assémat E, Crost E, Ponserre M, et al. The multi-PDZ domain protein-1(MUPP-1) expression regulates cellular levels of the PALS-1/PATJ polarity complex[J]. Exp Cell Res, 2013, 319: 2514-2525.

[6] Ishida-Takagishi M, Enomoto A, Asai N, et al. The Dishevelled-associating protein Daple controls the non-canonical Wnt/Rac pathway and cell motility[J]. Nat Commun, 2012, 3: 859.

[7] Ekici A B, Hilfi nger D, Jatzwauk M, et al. Disturbed Wnt signaling due to a mutation in CCDC88C causes

an autosomal recessive non-syndromic hydrocephalus with medial diverticulum[J]. Mol Syndromol, 2010, 1: 99-112.

[8] Drielsma A, Jalas C, Simonis N, et al. Two novel CCDC88C mutations confi rm the role of DAPLE in autosomal recessive congenital hydrocephalus[J]. J Med Genet, 2012, 49: 708-712.

[9] Feldner A, Adam M G, Tetzlaff F, et al. Loss of Mpdz impairs ependymal cell integrity leading to perinatal-onset hydrocephalus in mice[J]. EMBO Mol Med, 2017, 9(7): 890-905.

[10] Saugier-Veber P, Marguet F, Lecoquierre F, et al. Hydrocephalus due to multiple ependymal malformations is caused by mutations in the MPDZ gene[J]. Acta Neuropathol Commun, 2017, 5(1): 36.

[11] Cao M, Wu J I. Camk2a-Cre-mediated conditional deletion of chromatin remodeler Brg1 causes perinatal hydrocephalus[J]. Neurosci Lett, 2015, 597: 71-76.

[12] Park R, Moon U Y, Park J Y, et al. Yap is required for ependymal integrity and is suppressed in LPA-induced hydrocephalus[J]. Nat Commun, 2016, 7: 10329.

[13] Furey C G, Choi J, Jin S C, et al. De novo mutation in genes regulating neural stem cell fate in human congenital hydrocephalus[J]. Neuron, 2018, 99(2): 302-314.

[14] McAllister J P. Pathophysiology of congenital and neonatal hydrocephalus[J]. Semin Fetal Neonatal Med, 2012, 17: 285-294.

[15] Mialski R, de Oliveira J N Jr, da Silva L H, et al. Chronic meningitis and hydrocephalus due to sporothrix brasiliensis in immunocompetent adults: a challenging entity[J]. Open Forum Infect Dis, 2018, 5(5): 81.

[16] Lattke M, Magnutzki A, Walther P, et al. Nuclear factor κB activation impairs ependymal ciliogenesis and links neuroinfl ammation to hydrocephalus formation[J]. J Neurosci, 2012(34), 32: 11511-11523.

[17] Yung Y C, Mutoh T, Lin M E, et al. Lysophosphatidic acid signaling may initiate fetal hydrocephalus[J]. Sci Transl Med, 2011, 3(99): 87-99.

[18] Badano J L, Mitsuma N, Beales P L, et al. The ciliopathies: an emerging class of human genetic disorders[J]. Annu Rev Genomics Hum Genet, 2006, 7: 125-148.

[19] Lee L. Riding the wave of ependymal cilia: genetic susceptibility to hydrocephalus in primary ciliary dyskinesia[J]. J Neurosci Res, 2013, 91: 1117-1132.

[20] Mirzadeh Z, Han Y G, Soriano-Navarro M, et al. Cilia organize ependymal planar polarity[J]. J Neurosci, 2010, 30: 2600-2610.

[21] Ohata S, Nakatani J, Herranz-Pérez V, et al. Loss of Dishevelleds disrupts planar polarity in ependymal motile cilia and results in hydrocephalus[J]. Neuron, 2014, 83: 558-571.

[22] Takagishi M, Sawada M, Ohata S, et al. Daple coordinates planar polarized microtubule dynamics in ependymal cells and contributes to hydrocephalus[J]. Cell Rep, 2017, 20(4): 960-997.

[23] Bateman G A. Hemodynamically signifi cant venous collapse underlying neonatal hydrocephalus[J]. J Neurosurg Pediatr, 2014, 13: 125-132.

[24] Ibrahim I, Rahme R, Hourani R, et al. Hydrocephalus following bilateral jugular venous thrombosis in a child: case report and review of the literature[J]. Pediatr Neurosurg, 2008, 44: 68-70.

[25] Collmann H, Sörensen N, Krauss J. Hydrocephalus in craniosynostosis: a review[J]. Childs Nerv Syst, 2005, 21: 902-912.

[26] Abdi K, Lai C H, Paez-Gonzalez P, et al. Uncovering inherent cellular plasticity of multiciliated ependyma leading to ventricular wall transformation and hydrocephalus[J]. Nat Commun, 2018, 9(1): 1655.

[27] Campos Y, Qiu X, Gomero E, et al. Alix-mediated assembly of the actomyosin-tight junction polarity complex preserves epithelial polarity and epithelial barrier[J]. Nat Commun, 2016, 7: 11876.

[28] O'Leary C J, Nourse C C, Lee N K, et al. Neogenin recruitment of the WAVE regulatory complex to ependymal and radial progenitor adherens junctions prevents hydrocephalus[J]. Cell Rep, 2017, 20(2): 370-383.

[29] Gato A, Moro J A, Alonso M I, et al. Chondroitin sulfate proteoglycan and embryonic brain enlargement in the

chick[J]. Anat Embryol(Berl), 1993, 188: 101-106.

[30] Filippidis A S, Kalani M Y, Rekate H L. Hydrocephalus and aquaporins: lessons learned from the bench[J]. Childs Nerv Syst, 2011, 27: 27-33.

[31] MacAulay N, Zeuthen T. Water transport between CNS compartments: contributions of aquaporins and cotransporters[J]. Neuroscience, 2010, 168: 941-956.

[32] Kim J G, Son Y J, Yun C H, et al. Thyroid transcription factor-1 facilitates cerebrospinal fluid formation by regulating aquaporin-1 synthesis in the brain[J]. J BiolChem, 2007, 282: 14923-14931.

[33] Tait M J, Saadoun S, Bell B A, et al. Water movements in the brain: role of aquaporins[J]. Trends Neurosci, 2008, 31: 37-43.

[34] Zador Z, Bloch O, Yao X, et al. Aquaporins: role in cerebral edema and brain water balance[J]. Prog Brain Res, 2007, 161: 185-194.

[35] Agre P, Nielsen S, Ottersen O P. Towards a molecular understanding of water homeostasis in the brain[J]. Neuroscience, 2004, 129: 849-850.

[36] Feng X, Papadopoulos M C, Liu J, et al. Sporadic obstructive hydrocephalus in Aqp4 null mice[J]. J Neurosci Res, 2009, 87: 1150-1155.

[37] Mao X, Enno T L, Del Bigio M R. Aquaporin 4 changes in rat brain with severe hydrocephalus[J]. Eur J Neurosci, 2006, 23: 2929-2936.

[38] Castañeyra-Ruiz L, González-Marrero I, González-Toledo J M, et al. Aquaporin-4 expression in the cerebrospinal fluid in congenital human hydrocephalus[J]. Fluids Barriers CNS, 2013, 10: 18.

[39] Krishnamurthy S, Li J, Schultz L, et al. Intraventricular infusion of hyperosmolar dextran induces hydrocephalus: a novel animal model of hydrocephalus[J]. Cerebrospinal Fluid Res, 2009, 6: 16.

[40] Krishnamurthy S, Li J, Schultz L, et al. Increased CSF osmolarity reversibly induces hydrocephalus in the normal rat brain[J]. Fluids and Barriers of the CNS, 2012, 9: 13.

[41] Reinhold A, Zhang J, Gessner R, et al. High thrombopoietin concentrations in the cerebrospinal fluid of neonates with sepsis and intraventricular hemorrhage may contribute to brain damage[J]. J Interferon Cytokine Res, 2007, 27: 137-145.

[42] Suzuki H, Muramatsu M, Tanaka K, et al. Cerebrospinal fluid ferritin in chronic hydrocephalus after aneurysmal subarachnoid hemorrhage[J]. J Neurol, 2006, 253: 1170-1176.

[43] Mashayekhi F, Salehi Z. Expression of nerve growth factor in cerebrospinal fluid of congenital hydrocephalic and normal children[J]. Eur J Neurol, 2005, 12: 632-637.

[44] Chow L C, Soliman A, Zandian M, et al. Accumulation of transforming growth factor-beta2 and nitrated chondroitin sulfate proteoglycans in cerebrospinal fluid correlates with poor neurologic outcome in preterm hydrocephalus[J]. Biol Neonate, 2005, 88: 1-11.

[45] Flood C, Akinwunmi J, Lagord C, et al. TGF β1 in the CSF of patients with subarachnoid hemorrhage: titers derived from exogenous and endogenous sources[J]. JCereb Blood Flow Metab, 2001, 21: 157-162.

[46] Whitelaw A, Christie S, Pople I. TGF β1: a possible signal molecule for posthemorrhagic hydrocephalus? [J] Pediatr Res, 1999, 46: 576-580.

[47] Beems T, Simons K S, van Geel W J A, et al. Serum and CSF-concentrations of brain specific proteins in hydrocephalus[J]. Acta Neurochir(Wien), 2003, 145: 37-43.

[48] Sendrowski K, Sobaniec W, Sobaniec-Lotowska M E, et al. S-100 protein as marker of the blood-brain barrier disruption in children with internal hydrocephalus and epilepsy-a preliminary study[J]. Rocz Akad Med Bialymst, 2004, 49(1): 236-238.

[49] Heep A, Stoffel-Wagner B, Bartmann P, et al. Vascular endothelial growth factor and transforming growth factor-beta1 are highly expressed in the cerebrospinal fluid of premature infants with posthemorrhagic hydrocephalus[J]. Pediatr Res, 2004, 56: 768-774.

[50] Rennels M L, Gregory T F, Blaumanis O R, et al. Evidence for a "paravascular" fluid circulation in the mammalian central nervous system, provided by the rapid distribution of tracer protein throughout the brain from the subarachnoid space[J]. Brain Res, 1985, 326: 47-63.

[51] Zhang E T, Richards H K, Kida S, et al. Directional and compartmentalized drainage of interstitial fluid and cerebrospinal fluid from the rat brain[J]. Acta Neuropathol, 1992, 83: 233-239.

[52] Iliff J J, Wang M, Liao Y, et al. A paravascular pathway facilitates CSF flow through the brain parenchyma and the clearance of interstitial solutes, including amyloid β[J]. Sci Transl Med, 2012, 4: 147.

[53] Gram M, Sveinsdottir S, Cinthio M, et al. Extracellular hemoglobin-mediator of inflammation and cell death in the choroid plexus following preterm intraventricular hemorrhage[J]. J Neuroinflammation, 2014, 11: 200.

[54] Garton T P, He Y, Garton H J, et al. Hemoglobin-induced neuronal degeneration in the hippocampus after neonatal intraventricular hemorrhage[J]. Brain Res, 2016, 1635: 86-94.

[55] Xiong X Y, Wang J, Qian Z M, et al. Iron and intracerebral hemorrhage: from mechanism to translation[J]. Transl Stroke Res, 2014, 5(4): 429-441.

[56] Gram M, Sveinsdottir S, Ruscher K, et al. Hemoglobin induces inflammation after preterm intraventricular hemorrhage by methemoglobin formation[J]. J Neuroinflammation, 2013, 10: 100.

[57] Gao C, Du H, Hua Y, et al. Role of red blood cell lysis and iron in hydrocephalus after intraventricular hemorrhage[J]. J Cereb Blood Flow Metab, 2014, 34(6): 1070-1075.

[58] Chen Q, Tang J, Tan L, et al. Intracerebral hematoma contributes to hydrocephalus after intraventricular hemorrhage via aggravating iron accumulation[J]. Stroke, 2015, 46(10): 2902-2908.

[59] Guo J, Chen Q, Tang J, et al. Minocyclineinduced attenuation of iron overload and brain injury after experimental germinal matrix hemorrhage[J]. Brain Res, 2015, 1594: 115-124.

[60] Strahle J M, Garton T, Bazzi A A, et al. Role of hemoglobin and iron in hydrocephalus after neonatal intraventricular hemorrhage[J]. Neurosurgery, 2014, 75(6): 696-705.

[61] Meng H, Li F, Hu R, et al. Deferoxamine alleviates chronic hydrocephalus after intraventricular hemorrhage through iron chelation and Wnt1/Wnt3a inhibition[J]. Brain Res, 2015, 1602: 44-52.

[62] Li T, Zhang P, Yuan B, et al. Thrombininduced TGF-beta1 pathway: a cause of communicating hydrocephalus post subarachnoid hemorrhage[J]. Int J Mol Med, 2013, 31(3): 660-666.

[63] Botfield H, Gonzalez A M, Abdullah O, et al. Decorin prevents the development of juvenile communicating hydrocephalus[J]. Brain, 2013, 136(Pt 9): 2842-2858.

[64] Gao F, Liu F, Chen Z, et al. Hydrocephalus after intraventricular hemorrhage: the role of thrombin[J]. J Cereb Blood Flow Metab, 2014, 34(3): 489-494.

[65] Davalos D, Ryu J K, Merlini M, et al. Fibrinogen-induced perivascular microglial clustering is required for the development of axonal damage in neuroinflammation[J]. Nat Commun, 2012, 3: 1227.

[66] Ryu J K, Petersen M A, Murray S G, et al. Blood coagulation protein fibrinogen promotes autoimmunity and demyelination via chemokine release and antigen presentation[J]. Nat Commun, 2015, 6: 8164.

[67] Bazzoni G, Dejana E. Endothelial cell-to-cell junctions: molecular organization and role in vascular homeostasis[J]. Physiol Rev, 2004, 84: 869-901.

[68] Kusuhara H, Sugiyama Y. Active efflux across the blood-brain barrier: role of the solute carrier family[J]. NeuroRx, 2005, 2: 73-85.

[69] Bendayan R, Ronaldson P T, Gingras D, et al. In situ localization of P-glycoprotein(ABCB1) in human and rat brain[J]. J Histochem Cytochem. 2006, 54: 1159-1167.

[70] Chan G N Y, Iloque T, Cummins C L, et al. Regulation of p-glycoprotein by orphan nuclear receptors in human brain microvessel endothelial cells[J]. J Neurochem, 2011, 118: 163-175.

[71] Miller D S. Regulation of P-glycoprotein and other ABC drug transporters at the blood brain barrier[J]. Trends Pharmacol Sci, 2010, 31: 246-254.

[72] Krishnamurthy S, Tichenor M D, Satish A G, et al. A proposed role for efflux transporters in the pathogenesis of hydrocephalus[J]. Croat Med J, 2014, 55(4): 366-376.

[73] Chan G N, Saldivia V, Yang Y, et al. In vivo induction of P-glycoprotein expression at the mouse bloodbrain barrier: an intracerebralmicrodialysis study[J]. J Neurochem, 2013, 127: 342-352.

[74] Zong J, Pollack G M. Modulation of P-glycoprotein transport activity in the mouse blood-brain barrier by rifampin[J]. J Pharmacol Exp Ther, 2003, 306: 556-562.

[75] Müllauer J, Kuntner C, Bauer M, et al. Pharmacokinetic modeling of P-glycoprotein function at the rat and human blood-brain barriers studied with(R)-[11C] verapamil positron emission tomography[J]. EJNMMI Res, 2012, 2: 58.

[76] Wang X, Cabrera R M, Li Y, et al. Functional regulation of P-glycoprotein at the blood-brain barrier in proton-coupled folate transporter(PCFT) mutant mice[J]. FASEB J, 2013, 27: 1167-1175.

[77] Bankstahl J P, Kuntner C, Abrahim A, et al. Tariquidar-induced P-glycoprotein inhibition at the rat bloodbrain barrier studied with(R)-11C-verapamil and PET[J]. J Nucl Med, 2008, 49: 1328-1335.

[78] O'Brien F E, Clarke G, Fitzgerald P, et al. Inhibition of P-glycoprotein enhances transport of imipramine across the blood-brain barrier: microdialysis studies in conscious freely moving rats[J]. Br J Pharmacol, 2012, 166: 1333-1343.

[79] Mahringer A, Karamustafa S, Klotz D, et al. Inhibition of P-glycoprotein at the blood-brain barrier by phytochemicals derived from traditional Chinese medicine[J]. Cancer Genomics Proteomics, 2010, 7: 191-205.

[80] Choo E F, Leake B, Wandel C, et al. Pharmacological inhibition of P-glycoprotein transport enhances the distribution of HIV-1 protease inhibitors into brain and testes[J]. Drug Metab Dispos, 2000, 28: 655-660.

[81] Anderson B D, May M J, Jordan S, et al. Dependence of nelfinavir brain uptake on dose and tissue concentrations of the selective P-glycoprotein inhibitor zosuquidar in rats[J]. Drug Metab Dispos, 2006, 34: 653-659.

[82] Kaddoumi A, Choi S U, Kinman L, et al. Inhibition of P-glycoprotein activity at the primate blood-brain barrier increases the distribution of nelfinavir into the brain but not into the cerebrospinal fluid[J]. Drug Metab Dispos, 2007, 35: 1459-1462.

[83] Bartels A L. Blood-brain barrier P-glycoprotein function in neurodegenerative disease[J]. Curr Pharm Des, 2011, 17: 2771-2777.

[84] Rapposelli S, Digiacomo M, Balsamo A. P-gp transporter and its role in neurodegenerative diseases[J]. Curr Top Med Chem, 2009, 9: 209-17.

[85] Bendayan R, Lee G, Bendayan M. Functional expression and localization of PGP at the blood brain barrier[J]. Microsc Res Tech, 2002, 57: 365-380.

[86] Dombrowski S M, Leichliter A, Deshpande A, et al. Hydrocephalus induced ischemia relating to VEGF-R2 and blood vessel density in hippocampus[J]. Cerebrospinal Fluid Res, 2006, 3 suppl: S20.

[87] Hawkins B T, Sykes D B, Miller D S. Rapid, reversible modulation of blood brain barrier p-glycoprotein transport activity by vascular endothelial growth factor[J]. J Neurosci, 2010, 30: 1417-1425.

[88] Obermeyer Z, Emanuel E J. Predicting the future-big data, machine learning, and clinical medicine[J]. N Engl J Med, 2016, 375(13): 1216-1219.

[89] Chiarelli P A, Hauptman J S, Browd S R. Machine learning and the prediction of hydrocephalus: can quantitative image analysis assist the clinician?[J]. JAMA Pediatr, 2018, 172(2): 116-118.

[90] Pisapia J M, Akbari H, Rozycki M, et al. Use of fetal magnetic resonance image analysis and machine learning to predict the need for postnatal cerebrospinal fluid diversion in fetal ventriculomegaly[J]. JAMA Pediatr, 2018, 172(2): 128-135.

第二节 脑积水相关分子信号通路

脑积水的形成和发展是多因素导致的复杂病理过程，涉及室管膜细胞异常增殖、脉络丛上皮细胞脑脊液分泌增加、细胞外基质沉积以及蛛网膜纤维化等病理过程的相关机制。近年来研究发现，许多关键信号通路的异常表达与脑积水关系密切。脑积水相关分子信号通路的异常激活可导致颅内多种细胞失去稳态，从而异常增殖，引起下游蛋白的表达异常和胶原等细胞外基质合成增多，导致脑脊液分泌增加及循环吸收障碍，出现脑室过度扩大等病变，从而导致了脑积水的产生。对脑积水相关的信号通路进行研究，有可能找到脑积水病因中的重要靶点，从根本上缓解和抑制脑积水，同时也为寻找脑积水的发病机制以及探索新的治疗方案提供新的思路。

一、TGF-β1相关通路

转化生长因子 -β1（transforming growth factor-β1，TGF-β1）通路（图 4-2）在脑积水形成过程中起着重要作用，活化后可启动胞内一系列信号级联反应，使得多种胶原等细胞外基质合成增多以及脑膜纤维化 [1]。TGF-β1 可引起 p38MAPK 通路（p38 mitogen-activated protein kinase，p38 丝裂原活化蛋白酶通路）、ERK/MAPK 通路（extracellular signal-regulated kinase/mitogen-activated

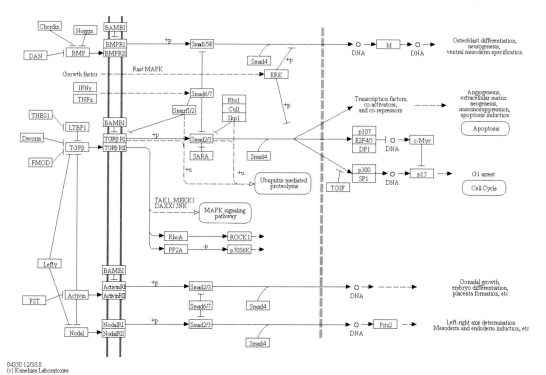

图 4-2 TGF-β 信号通路示意

Osteoblast differentiation：成骨细胞分化；Neurogenesis：神经发生；ventral mesoderm specification：腹部中胚层分化；
Angiogenesis：血管再生

（引自：https://www.kegg.jp/kegg-bin/highlight_pathway?scale=1.0&map=map04350&keyword=TGF-beta.）

protein kinase，细胞外信号调节激酶 / 丝裂原活化蛋白激酶通路）和 Smad 通路激活，以及脑膜间皮细胞 CTGF（connective tissue growth factor，结缔组织生长因子）表达增多[2]，这些通路的激活以及相关因子的表达使得包括 I 型、III 型、IV 型和 V 型胶原等细胞外基质大量沉积，柔脑膜细胞增生以及柔脑膜纤维化。

（一）p38MAPK 通路

P38 主要参与细胞炎症和增殖反应，主要有 p38α、p38β、p38γ 和 p38δ4 种表型。p38α 是 p38MAPK 通路中最重要的因子，它能调节 IL-1、IL-6、TNF-α 等炎症因子的释放[3]。TGF-β1 以浓度依赖的方式诱导脑膜间皮细胞中 p38MAPK 通路（图 4-3）的活化，继而导致 CTGF 增多。实验证明阻断 TGF-β1 对该信号通路的活化可强烈抑制纤维化标记物 CTGF 的表达[4]。此外，TGF-β1/p38MAPK 通路的激活还可下调水通道蛋白 4（aquaporin 4，AQP4）的表达，阻碍脑脊液重吸收从而促进脑积水的发生。

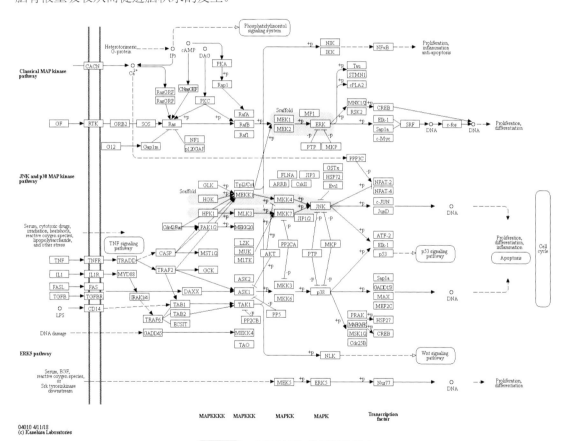

图 4-3 p38MAPK 信号通路示意

Classical MAP kinase pathway：经典 MAP kinase 通路；Apoptosis：凋亡；Serum：血清；Proliferation：增殖；Inflammation：炎症；Anti-apoptosis：抗凋亡

（引自：https://www.kegg.jp/kegg-bin/highlight_pathway?scale=1.0&map=map04010&keyword=MAPK.）

（二）ERK/MAPK 通路

ERK 家族包括含 2 个分子 ERK1 和 ERK2，参与多种神经系统疾病的发生和发展。在星形细胞中，ERK/MAPK 被激活，诱导 AQP 的表达。在 Bell 麻痹小鼠模型中，激活的 ERK/MAPK

可上调 AQP1 的表达。与 AQP4 不同，目前主要认为 AQP1 对脑脊液产生有持续促进作用，是脑脊液循环障碍的潜在治疗靶分子。故在蛛网膜下腔出血等神经系统疾病后，TGF-β1/ERK/MAPK 通路的过表达是导致脑积水产生的重要原因之一[5]。

（三）Smads 通路

TGF-β1 信号传导主要由 Smad 蛋白家族完成。TGF-β1 与相应配体结合形成受体复合物，激活 Smads 进入细胞核，共同激活或抑制目的基因的转录[6]。Samds 中 Smad2 和 Smad3 传导 TGF-β1 的信号。蛛网膜下腔出血等疾病可使 TGF-β1/Smad3/CTGF 轴高度激活，导致细胞外基质沉积。通过抑制 TGF-β1/Smad3/CTGF 途径、限制细胞外基质的积累和蛛网膜的纤维化，有望缓解脑积水进展，并减轻蛛网膜下腔出血后出现的远期认知障碍[7]。

二、Wnt通路

Wnt 通路（图 4-4）是一条十分保守的信号通路，按其作用方式不同分正规的 β-catenin 依赖通路和非正规的钙离子依赖的 JNK 依赖通路[8]。Wnt 通路在多种组织细胞活化及纤维化中起到重要的作用。β-catenin 依赖通路的激活不仅对于正常脑发育不可或缺，而且与纤维化、微血管出血等有密切的关系[9]。在实验性脑积水大鼠模型[10]中 Wnt/β-catenin 通路活性增高。利用 sFRP-1（secreted frizzled-related protein 1，分泌型卷曲相关蛋白 1）抑制 β-catenin 的表达可以

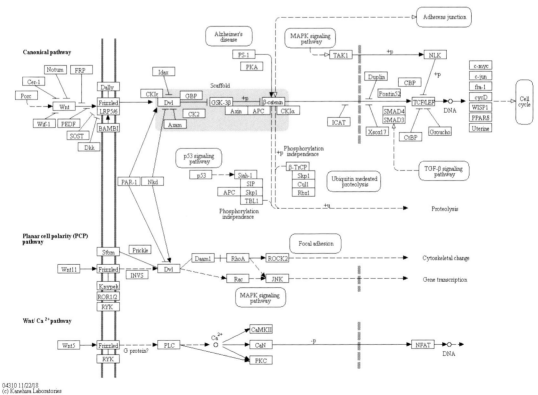

图4-4 Wnt 信号通路示意

Canonical pathway ：经典途径；Planar cell polarity pathway ：细胞极性通路；Gene transcription ：基因转录

（引自：https://www.kegg.jp/kegg-bin/highlight_pathway?scale=1.0&map=map04310&keyword=WNT.）

减轻大鼠模型反应性胶质增生，减轻脑积水的严重程度。Wnt/β-catenin 信号通路的进一步探索可能为脑积水的治疗提供新的研究方向。

三、HB-EGF/VEGF通路

HB-EGF（heparin binding epidermal growth factor-like growth factor，肝素结合性表皮生长因子）是一种血管生成因子，它可以调节发育中的前脑的径向迁移[11]。脑组织出血时，HB-EGF 前体被酶解形成可溶性 HB-EGF，可溶性 HB-EGF 可诱导上皮细胞（如内皮细胞）和室管膜细胞中的血管内皮生长因子（vascular endothelial growth factor，VEGF）表达，进而 VEGF 释放进入血液和脑脊液中。增多的 VEGF 可以通过增加细胞内渗透率来改变上皮连接蛋白复合物，导致液体渗漏到脑室外空间（薄壁组织），从而导致脑积水[12]。研究表明，在 VEGF 高表达的大鼠模型上使用 VEGF 阻滞剂如贝伐珠单抗（bevacizumab）可降低模型大鼠脑积水的发生率[13]。VEGF 信号通路示意见图 4-5。

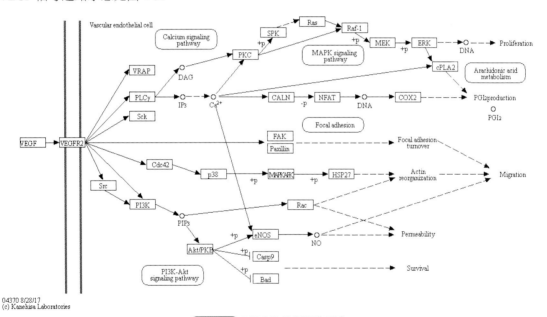

图 4-5 VEGF 信号通路示意

Vascular endothelial cell：血管内皮细胞；Calcium signaling pathway：钙离子信号通路；Migration：迁移

（引自：https://www.kegg.jp/kegg-bin/highlight_pathway?scale=1.0&map=map04370&keyword=VEGF.）

四、Hippo/YAP通路

Hippo 信号通路（图 4-6）在哺乳动物中也高度保守，核心成分包括 MST1/2（mammalian Ste20-like kinases 1/2）、SAV1（salvador1）、LATS1/2（larger tumor suppressor 1/2，与果蝇 Wts 同源）、MOB1A/B（MOB kinase activator 1A/B）、YAP（yes associated protein）和 NF2（也称 merlin）。YAP 是哺乳动物中 Hippo 信号通路的主要下游效应分子。Hippo 信号通路依赖的 YAP 调控机制主要分为：磷酸化修饰对 YAP 的功能调控，影响 YAP 细胞内定位、转录活性与蛋白质稳定性；蛋白质相互作用对 YAP 调控，影响 YAP 的定位与转录活性；VGLL4（vestigial-like family member 4）竞争性地结合 TEAD，从而抑制 YAP 生物学功能。Hippo/YAP 信号通路在脑

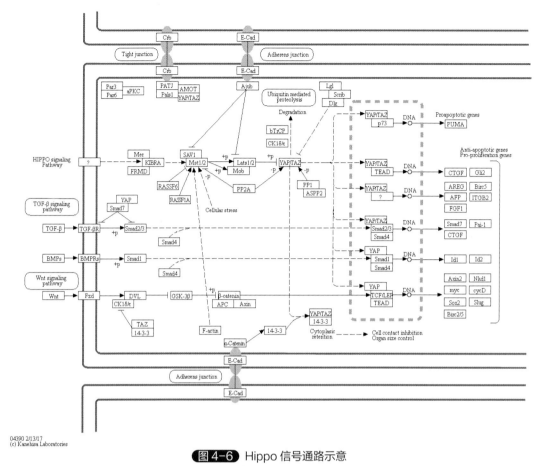

04390 2/13/17
(c) Kanehisa Laboratories

图 4-6 Hippo 信号通路示意

Tight junction：紧密连接；Adherens junction：黏附连接；Cellular stress：细胞应激

（引自：https://www.kegg.jp/kegg-bin/highlight_pathway?scale=1.0&map=map04390&keyword=HIPPO.）

脊液循环紊乱导致的脑积水中起到了一定作用[14]。既往研究发现，室管膜细胞的正常生长和成熟对于维持脑室之间脑脊液的正常循环起到重要作用。美国坦普尔大学 Park 等人[15] 研究表明，YAP 在室管膜前体细胞的增殖和细胞极性的维持中起到重要作用，当 YAP 缺失时，室旁膜细胞不能正常形成，细胞的形态维持和顶端附着处都发生了紊乱，最终诱发了脑积水的形成。

五、PI3K-AKT通路

磷酸酰肌醇 3- 激酶（PI3K）信号参与增殖、分化、凋亡和葡萄糖转运等多种细胞功能调节。研究发现，PI3K 及其下游分子蛋白激酶 B（PKB 或 Akt）所组成的信号通路和细胞增殖等活动有密切的关系[16]。研究者发现 MPPH（巨脑多趾畸形脑积水）患者体内存在 PIK3R2 和 AKT3 的改变。PIK3R2、AKT3 和 PIK3CA 是 PI3K/AKT 通路的关键成员，它与细胞生长、增殖、存活、凋亡以及其他多种细胞功能有很大关系，这三种基因中的突变已被证明能促进 PI3K-AKT 途径的功能激活[17]。PI3R2 编码了传统的 IA 型 PI3K 酶复合物的 P85β 调节子单元，并且在通过受体酪氨酸激酶（receptor tyrosine kinases，RTK）调节 PI3K 活性过程中起到重要作用[18]。有研究表明，该通路的过度激活可导致小鼠脑室的过度扩张继而导致脑积水。此外，在许多先天性巨脑多趾畸形脑积水患者的体内发现了基因异常导致的 PI3K-AKT 通路（图 4-7）过度激活[19]。

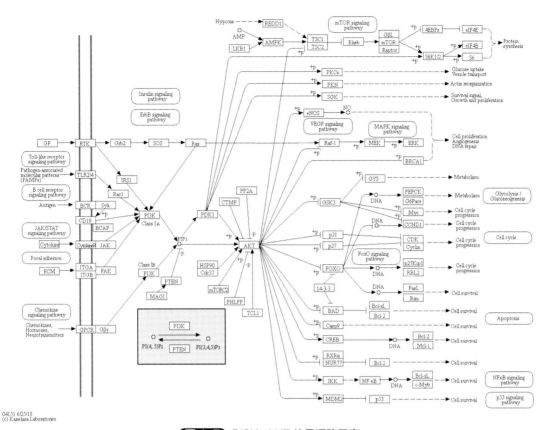

图4-7 PI3K-AKT 信号通路示意

Insulin signaling pathway：胰岛素信号通路；ErbB signaling pathway：ErbB 信号通路；protein synthesis：蛋白合成

（引自：https：//www.kegg.jp/kegg-bin/highlight_pathway?scale=1.0&map=map04151&keyword=PI3K-AKT.）

六、Hedgehog通路

哺乳动物中存在三个Hedgehog的同源基因：*Sonic Hedgehog*（*SHH*）、*Indian Hedgehog*（*IHH*）和 *Desert Hedgehog*（*DHH*），分别编码 Shh、Ihh 和 Dhh 蛋白，Hedgehog 信号通路（图 4-8）已知在胚胎发育中与许多基本过程有关。SHH 信号传递受靶细胞膜上两种受体 Patched（Ptc）和 Smoothened（Smo）的控制。目前发现了参与 Hh 信号转导的核内因子包括转录因子 Ci/Gli、丝氨酸 / 苏氨酸蛋白激酶 Fused（Fu）、蛋白激酶 A（PKA）等[20]。SHH 通路激活可抑制 Patched1 功能，继而损伤了室管膜细胞的纤毛功能，导致通过纤毛的物质转运或者机械运动等功能受到破坏，继而引起了脑积水。除了 Patched1 外，SHH 通路的其他信号成分也与脑积水的发展有关，例如 SHH 通路过度激活的小鼠模型在两周内出现了典型的交通性脑积水[21]。

七、IKK/NF-κB通路

NF-κB（nuclear factor κB）[22]并非是一种单一蛋白，而是 NF-κB Rel 家族成员构成各种二聚体的总称。已知有 5 种哺乳类 Rel 蛋白：NF-κB1（p50 及其前体 p105）、NF-κB2（p52 及其前体 p100）、c-Rel、RelA（p65）和 RelB。促使 IκB 磷酸化的酶复合体称为 IκB 激酶（IKK）。IKK NF-κB 参与众多应激反应基因的调控，如诱导型一氧化氮合成酶（iNOS）、环加氧酶 -2

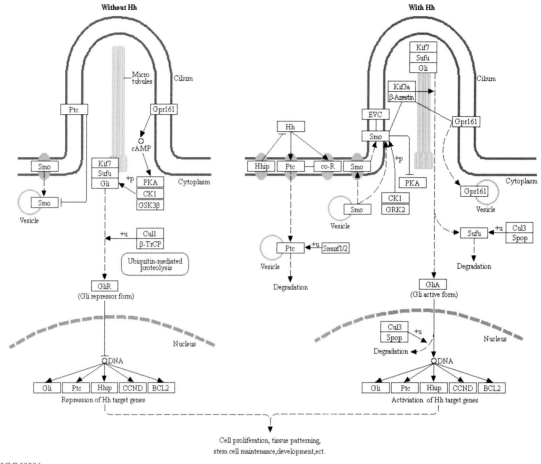

图 4-8 Hedgehog 信号通路示意

Gli repressor form：胶质抑制形态；Degradation： 降解；Cytoplasm：细胞质

（引自：https://www.kegg.jp/kegg-bin/highlight_pathway?scale=1.0&map=map04340&keyword=HEDGEHOG.）

（COX-2）等。IKK/ NF-κB 调控的其他基因产物如细胞因子、化学趋化因子等[23]通常可使急性应激和炎症反应变得更持久。研究发现[24]，IKK/NF-κB 通路（图 4-9）的过度激活可以导致神经系统炎症反应、室管膜细胞纤毛破坏等一系列病理变化，但脑积水仅在发育过程中的大脑发生。在相关基因诱导导致的 IKK/NF-κB 通路过度激活的大鼠中，先天性脑积水发生的概率大大增加，而注射四环素可显著降低其脑积水的发生率。以上提示 IKK/NF-κB 通路过度激活可能诱发神经系统炎症反应，继而导致脑积水的产生。

八、Rnd3/Notch通路

Notch 通路（图 4-10）由 Notch 受体、Notch 配体、细胞内效应分子等组成。Notch 信号特异性受体和配体结合后，触发 Notch 信号通路下游级联反应，使 Notch 受体从胞质区转移到胞核区，通过释放转录共抑制因子或募集转录共激活因子来影响转录因子 CSL 活性，进而调节下游靶基因[25]。美国得克萨斯 A&M 的学者[26]发现 Rnd3 是 Notch 通路的信号调节分子之一。当基因表达改变或相关 siRNA 抑制引起 Rnd3 分子缺失时，Notch 胞内结构域（NICD）蛋白

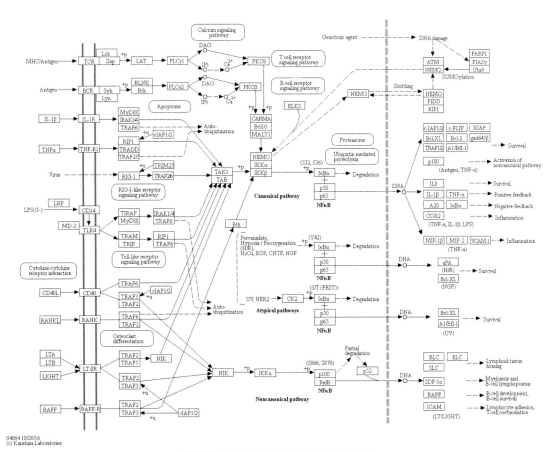

图 4-9 NF-KAPPA B 信号通路示意

Calcium signaling pathway ：钙离子信号通路；Canonical pathway ：经典途径；Non-canonical pathway ：
非经典途径；Degradation ：降解

（引自：https://www.kegg.jp/kegg-bin/highlight_pathway?scale=1.0&map=map04064&keyword=NF-KAPPA%20B.）

便发生降解，从而提高了 Notch 通路活性，促进了室管膜细胞的异常生长，导致了导水管狭
窄和脑积水的产生。

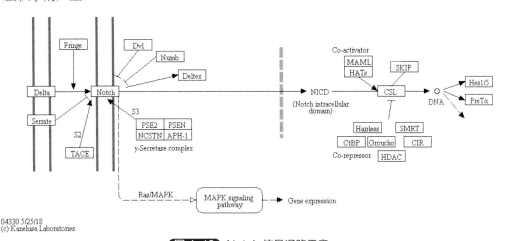

图 4-10 Notch 信号通路示意

Gene expression ：基因表达；Co-activator ：共同激活；Co-repressor ：共同抑制

（引自：https://www.kegg.jp/kegg-bin/highlight_pathway?scale=1.0&map=map04330&keyword=NOTCH.）

九、总结和展望

研究已发现许多信号通路与脑积水有着密不可分的关系。正常情况下，大部分信号通路都是正常维持着颅内细胞稳态、保持着细胞正常增殖、调控细胞外基质蛋白的正常表达。然而，当异常因素持续激活或者抑制这些信号通路，或者相关基因发生变异导致通路活性改变时，相关细胞就会失去稳态。例如，当室管膜细胞出现异常增殖时，脑室壁的组织结构就会改变，细胞的紧密连接遭到破坏，使得脑脊液的正常循环吸收遇到障碍，同时，脉络丛上皮细胞也出现异常，脑脊液分泌异常增多，上述因素共同导致了脑积水的产生。脑积水的形成和发展与多条分子信号通路有关，对多条信号通路和关键因子同时进行调控可能对脑积水有较好的预防或者治疗效果。因此，对脑积水相关分子信号通路的深入研究，有助于发掘更多潜在的靶向治疗脑积水的方法。

（肖格磊、刘景平　中南大学湘雅医院神经外科 / 湘雅医院脑积水诊疗中心）

参考文献

[1] Yan H, Chen Y, Li L, et al. Decorin alleviated chronic hydrocephalus via inhibiting TGF-beta1/Smad/CTGF pathway after subarachnoid hemorrhage in rats[J]. Brain Res, 2016, 1630: 241-253.

[2] Liao F, Li G, Yuan W, et al. LSKL peptide alleviates subarachnoid fibrosis and hydrocephalus by inhibiting TSP1-mediated TGF-beta1 signaling activity following subarachnoid hemorrhage in rats[J]. Exp Ther Med, 2016, 12(4): 2537-2543.

[3] Cao Y, Liu Y, Ping F, et al. miR-200b/c attenuates lipopolysaccharide-induced early pulmonary fibrosis by targeting ZEB1/2 via p38 MAPK and TGF-beta/smad3 signaling pathways[J]. Lab Invest, 2018, 98(3): 339-359.

[4] Yue X J, Guo Y, Yang H J, et al. Transforming growth factor-β1 induces fibrosis in rat meningeal mesothelial cells via the p38 signaling pathway[J]. Mol Med Rep, 2016, 14(2): 1709-1713.

[5] Sweger E J, Casper K B, Scearce-Levie K, et al. Development of hydrocephalus in mice expressing the G(i)-coupled GPCR Ro1 RASSL receptor in astrocytes[J]. J Neurosci. 2007, 27(9): 2309-2317.

[6] Yang D, Li L, Qian S, et al. Evodiamine ameliorates liver fibrosis in rats via TGF-beta1/Smad signaling pathway[J]. J Nat Med, 2018, 72(1): 145-154.

[7] Liu C, Li G, Wang P, et al. Characterization of spontaneous hydrocephalus development in the young atherosclerosis-prone mice[J]. Neuroreport, 2017, 28(16): 1108-1114.

[8] Schueler M, Braun D A, Chandrasekar G, et al. DCDC2 mutations cause a renal-hepatic ciliopathy by disrupting Wnt signaling[J]. Am J Hum Genet, 2015, 96(1): 81-92.

[9] Miller J M, Kumar R, McAllister J P et al. Gene expression analysis of the development of congenital hydrocephalus in the H-Tx rat[J]. Brain Res, 2006, 1075(1): 36-47.

[10] Xu H, Xu B, Wang Z, et al. Inhibition of Wnt/β-catenin signal is alleviated reactive gliosis in rats with hydrocephalus[J]. Childs Nerv Syst, 2015, 31(2): 227-234.

[11] Shim J W, Sandlund J, Madsen J R. VEGF: a potential target for hydrocephalus[J]. Cell Tissue Res, 2014, 358(3): 667-683.

[12] Shim J W, Sandlund J, Hameed M Q, et al. Excess HB-EGF, which promotes VEGF signaling, leads to hydrocephalus[J]. Sci Rep, 2016, 6: 26794.

[13] Shim J W, Sandlund J, Han C H, et al. VEGF, which is elevated in the CSF of patients with hydrocephalus, causes ventriculomegaly and ependymal changes in rats[J]. Exp Neurol, 2013, 247: 703-709.

[14] Zheng C H, Chen X M, Zhang F B, et al. Inhibition of CXCR4 regulates epithelial mesenchymal transition of

NSCLC via the Hippo-YAP signaling pathway[J]. Cell Biol Int, 2018, 42(10): 1386-1394.

[15] Park R, Moon U Y, Park J Y, et al. Yap is required for ependymal integrity and is suppressed in LPA-induced hydrocephalus[J]. Nat Commun, 2016, 7: 10329.

[16] Nishio K, Sakai K, Togashi Y. PI3K and mTOR pathway and molecular targeted agents[J]. Nihon Rinsho, 2015, 73(8): 1315-1322.

[17] Colombani M, Chouchane M, Pitelet G, et al. A new case of megalencephaly and perisylvian polymicrogyria with post‐axial polydactyly and hydrocephalus: MPPH syndrome[J]. Eur J Med Genet, 2006, 49: 466-471.

[18] Mirzaa G M, Conti V, Timms A E, et al. Characterisation of mutations of the phosphoinositide-3-kinase regulatory subunit, PIK3R2, in perisylvian polymicrogyria: a next-generation sequencing study[J]. Lancet Neurol, 2015, 14(12): 1182-1195.

[19] Mirzaa G M, Rivière J B, Dobyns W B. Megalencephaly syndromes and activating mutations in the PI3K-AKT pathway: MPPH and MCAP[J]. Am J Med Genet C Semin Med Genet, 2013, 163(2): 122-130.

[20] Yao E, Chuang P T. Hedgehog signaling: From basic research to clinical applications[J]. J Formos Med Assoc, 2015, 114(7): 569-576.

[21] Gavino C, Richard S. Patched1 haploinsufficiency impairs ependymal cilia function of the quaking viable mice, leading to fatal hydrocephalus[J]. Mol Cell Neurosci, 2011, 47(2): 100-107.

[22] Zhang Y Y, Zhang Y, Yao Y B, et al. Butyrolactone-I from Coral-Derived Fungus Aspergillus terreus Attenuates Neuro-Inflammatory Response via Suppression of NF-kappaB Pathway in BV-2 Cells[J]. Mar Drugs, 2018, 16(6): 323-326.

[23] Chio C C, Lin H J, Tian Y F, et al. Exercise attenuates neurological deficits by stimulating a critical HSP70/NF-kappaB/IL-6/synapsin I axis in traumatic brain injury rats[J]. J Neuroinflammation, 2017, 14(1): 90.

[24] Lattke M, Magnutzki A, Walther P, et al. Nuclear factor κB activation impairs ependymal ciliogenesis and links neuroinflammation to hydrocephalus formation[J]. J Neurosci, 2012, 32(34): 11511-11523.

[25] Palmer W H, Deng W M. Ligand-Independent Mechanisms of Notch Activity[J]. Trends Cell Biol, 2015, 25(11): 697-707.

[26] Lin X, Liu B, Yang X, et al. Genetic deletion of Rnd3 results in aqueductal stenosis leading to hydrocephalus through up-regulation of Notch signaling[J]. Proc Natl Acad Sci USA, 2013, 110(20): 8236-8241.

第五章
脑积水的影像学评估

 本章导读

　　脑积水是神经外科的常见病，多发病，病因和临床表现多种多样。不同类型脑积水及不同时期的脑积水其治疗方式及预后都有差异，因此对脑积水的早期发现及鉴别诊断至关重要。仅凭临床做出脑积水的诊断常较困难，还需结合影像学表现进行诊断。近年来随着医学影像技术的发展，各类新的影像技术不断出现，影像学检查已成为诊断脑积水必不可少的辅助手段。本章节主要对脑积水的影像学检查方法、不同类型脑积水的影像学表现及鉴别诊断作一简单概述。

　　脑积水的影像学评估在脑积水的诊断、鉴别诊断、分类、治疗策略确定及疗效的评估方面都具有举足轻重的作用。近年来随着医学影像技术的发展，各类新的影像技术不断出现，影像学检查已成为脑积水评估中必不可少的辅助手段。本章节主要对脑积水的影像学检查方法、不同类型脑积水的影像学表现及鉴别诊断做一简单概述。

一、脑积水影像学检查的主要方法

　　在 CT 和 MRI 技术问世之前，脑积水的影像学评估有赖于气脑造影或脑血管造影来判断，但是，目前 CT 和 MRI 技术是临床上最常用的脑积水影像学检查方法。

（一）CT

　　CT 作为诊断脑积水的可靠手段，具有扫描时间短、成像速度快的优点，既直观，又能明确某些脑积水的病因和分类，还可提示某些脑积水的原因，例如中脑导水管阻塞则可见双侧侧脑室和第三脑室扩大。脑积水引起的脑室扩大以侧脑室的角部和第三脑室较为明显和典型，尤其是侧脑室的颞角和额角。颞角和额角扩大的同时，还出现变圆变钝，其张力由内向外。而脑萎缩所致的脑室扩大主要由于脑室周围脑组织萎缩，所以扩大的脑室基本维持原状。脑积水时侧脑室的枕角扩大一般出现较晚，一旦出现对脑积水的诊断意义较大。

（二）常规 MRI

　　常规 MRI 相对 CT 成像，所显示脑室形态和脑内软组织结构更加清晰[1,2]。MRI 可进行高分辨率的冠状面、矢状面和横断面扫描，而且 T2 和 FIAIR 序列不但可以看到脑室系统的形态变化，还可以看到侧脑室周围脑白质呈明显高信号，尤其是对颅后窝，无颅骨伪影之虑，另外 MRI 矢状面扫描可更好地显示中脑导水管。MRI 影像对于明确脑积水诊断、分类、病因和梗阻部位、手术适应证、制订手术方案、评价疗效起至关重要的作用。

在脑积水时，双侧脑室旁脑白质内常可以见到间质性水肿，MRI 上表现为脑室旁对称性长 T1 长 T2 信号影（图 5-1）。这种征象的机制主要是在脑积水时，脑室压力增高，使室管膜细胞连接受损，水分子通过受损裂隙进入侧脑室周围脑组织。正常情况下，侧脑室额角处室管膜较疏松，也可有少量脑脊液漏出，MRI 改变比较轻微。但当出现脑室积水时，这种改变非常明显，首先从侧脑室额角开始，随着脑室内压力增加和脑积水时间延长，逐渐累及侧脑室周围白质。这种征象可随着脑室内压力平衡和恢复正常而减轻或消失。值得注意的是，这种脑室周围白质长 T2 信号并非脑积水所特有的，通常在一些高血压、脑萎缩及脑动脉硬化的患者中也常常会出现。但其机制与脑积水不同，有学者认为这可能与脑室旁组织变性、胶质增生以及细胞萎缩后间隙扩大等原因都有关。

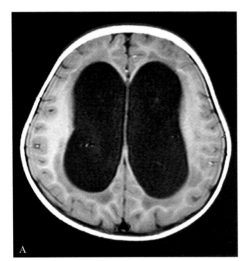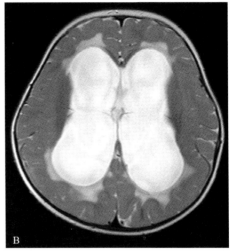

图 5-1 脑积水双侧脑室旁间质性水肿

A、B. 显示双侧脑室旁间质性水肿分别在 T1WI 及 T2WI 图像表现为对称性长 T2 信号影

（三）MRI 新技术

现代影像新技术可以使我们更清楚地了解常规 MRI 所无法获取的病因信息，如基底池的粘连、梗阻性隔膜存在的信息。目前，临床上较常用的新技术中主要有相位对比电影成像（cine phase contrast，Cine PC）和高分辨率重 T2 水成像，二者已经广泛用于评估脑脊液流动和（或）脑池解剖[3]。

1. 脑脊液相位对比电影成像

脑脊液相位对比电影成像（CSF Cine PC）序列通过心电门控技术，可动态观察心动周期内多个时相的脑脊液信号，能够无创性地显示脑脊液的搏动情况，而且还能比较精确地测定脑脊液的流速、方向和流量[4]。导水管在 Cine PC 序列图像上可见脑脊液收缩期低信号和舒张期高信号影（图 5-2）。中脑导水管不完全梗阻时，其脑脊液流量下降；完全梗阻时，脑脊液流动消失，则观察不到脑脊液的流动。交通性脑积水的中脑导水管的流量可达正常人的 10 倍，流速明显增快。故 Cine PC 序列对鉴别脑积水的类型有很好的帮助。不仅如此，Cine PC 序列也有

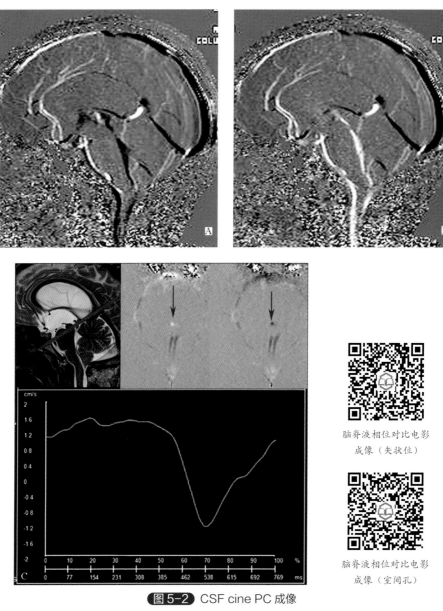

脑脊液相位对比电影
成像（矢状位）

脑脊液相位对比电影
成像（室间孔）

图 5-2 CSF cine PC 成像

图 A 和图 B 是上下方向的流动相位图，信号高低只与上下方向血流的速度和方向有关。二图均见直窦和上矢状窦后部
血流均有向下方向的分量，所以呈低信号。上矢状窦前部血流有向上的分量，和基底动脉和大脑前动脉一致，呈高信号。
图 A 示中脑导水管，第四脑室及桥池脑脊液呈低信号，基底动脉和大脑前动脉呈高信号，说明二者流动方向相反，前者
是向下流动，为收缩期采集。同理，图 B 为舒张期，可见中脑导水管，第四脑室及桥池脑脊液向上流动，呈高信号。
脑脊液相位对比电影成像（CSF cine PC 成像）除可以识别脑脊液流动方向外，还可以定量描述，如脑脊液在心动周期中
的速度，如图 C，下方曲线是测量中脑导水管处脑脊液的时间速度曲线，横坐标为心动周期，纵坐标为流速，正负分别代
表脑脊液向第四脑室方向和向第三脑室方向流动

助于脑积水患者第三脑室底造瘘术后的评估。以往脑积水患者行第三脑室底造瘘术后，对于术后瘘口是否闭塞，只能根据术前、术后脑室形态大小变化以及临床症状的变化间接做出判断，而 Cine PC 序列可以直接观察到。

目前，Cine PC 序列存在不足之处是它对于第四脑室出口的邻近脑池部分狭窄鉴别存在一定困难，结果仍有部分假阴性。但总的来说，对于脑积水类型的诊断和评估第三脑室造瘘术后

造瘘口通畅情况，Cine PC 序列均有助于提供更多的准确信息。

2. 高分辨率重 T2 水成像

磁共振常规 T2WI 扫描空间分辨率较低，不易显示蛛网膜下腔的细微解剖结构，不利于显示引起脑积水的细微结构改变。高分辨率重 T2 水成像中，脑脊液表现为高信号源，而实性正常脑组织和病变结构表现为低信号影，在脑脊液和实性结构间形成明显反差；同时还可进行高空间分辨率超薄层扫描，增强了脑组织与脑脊液信号的对比，并清楚地显示脑室和脑池系统内的导水管隔膜、室间孔隔膜或者由于病变产生的其它膜性结构[5]。此外，还可以帮助术者在术前了解第三脑室底厚薄（即穿刺造瘘的难易），并了解基底动脉的位置，从而选择合适的造瘘点避免将其损伤。因此高分辨率重 T2 水成像能为诊断梗阻性脑积水，判断梗阻部位、梗阻原因以及选择相应的治疗方案提供客观依据。

目前高分辨率重 T2 水成像的选择序列有 2 类，如图（图 5-3），一是 3D 快速自旋回波序列，脑内大血管为流空低信号，磁敏感伪影小，扫描时间较长，所以多在 3.0 T 磁共振上采用。二是 3D 梯度回波的平衡稳态自由进动序列，获得的是 T2/T1 加权像，图像上有"三高"，即水、脂肪和大血管均为高信号，成像速度快，但易有磁敏感伪影，所以多在 1.5 T 及更低场强的磁共振上应用。

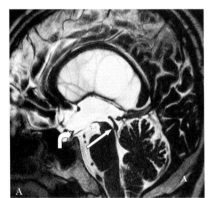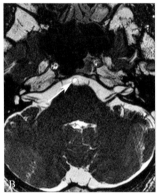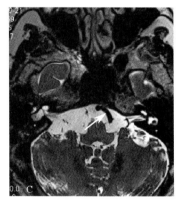

图 5-3 高分辨率重 T2 加权水成像

图 A 为 3D-CISS 序列（三维梯度回波平衡稳态自由进动序列，在 SIMENS 公司称 3D-CISS；GE 公司称 3D-FIESTA）清晰地显示中脑导水管膜性狭窄（箭头），第三脑室底的视交叉隐窝和漏斗隐窝扩大（右弯箭头）。图 B 为 3D 梯度回波的平衡稳态自由进动序列，基底动脉呈高信号，如箭头。图 C 为 3D 快速自旋回波序列，椎动脉呈流空低信号，如箭头

二、脑积水的影像学诊断

大部分情况下，凭经验可判断脑室是否扩大，额角和颞角是否圆钝，脑室大小与蛛网膜下腔的比例，脑室各隐窝是否消失。此外还需要观察中脑导水管的形态及侧脑室周围有无间质性水肿，以及胼胝体位置有无抬高、上延或变薄等。

但有些病例表现不明显时，需要借助一些测量标准进行评估。但由于个体差异较大，同一个体在不同生理状态下也有变化，所以尽管有许多关于脑室大小测量的研究，但目前没有公认的关于 CT 和 MR 脑室大小的标准。比较简单的方法是线性测量[6]。CT 和 MR 横切位图像上线性测量的标准是：正常成年人双侧侧脑室前角尖端之间的最大距离平均为 35mm，大于 45mm 为扩大；两侧尾状核内侧缘之间的平均距离为 15mm，大于 25mm 为异常；第三脑室平均宽度为 4mm，大于 6mm 为扩大；第四脑室平均宽度为 11mm，大于 20mm 为异常。此外，还可以

用两侧侧脑室前角间距与最大颅内横径之比即 Evan's 指数，来判断是否存在脑积水，一般大于 0.33 即可诊断脑积水[6]。

（一）梗阻性脑积水

任何阻碍脑室内脑脊液流动的病变都可以引起梗阻性脑积水，其病因主要包括先天性疾病、感染性疾病和肿瘤等。梗阻性脑积水常见部位及病因见表 5-1。

表 5-1 梗阻性脑积水常见部位及病因

孟氏孔区	第三脑室后部肿瘤	导水管	第四脑室
先天性	脑膜瘤	先天性	先天性
结节性硬化	生殖细胞肿瘤	导水管狭窄	Dandy-Walker 综合征
感染性	松果体细胞肿瘤	胶质增生	蛛网膜囊肿
室管膜炎	松果体乳头状瘤	分隔	第四脑室内肿瘤
外伤性	胶质瘤	感染性	室管膜瘤
室管膜粘连	Galen's 静脉瘤	室管膜炎	髓母细胞瘤
组织结构破坏		外伤性	脉络丛乳头状瘤
占位性		出血	小脑占位
胶样囊肿		胶质增生	髓母细胞瘤
中枢神经细胞瘤		室管膜粘连	星形细胞瘤
室管膜瘤		占位性	血管网状细胞瘤
室管膜下瘤		胶质瘤	转移瘤
胶质瘤			脑干占位
第三脑室肿瘤			胶质瘤
鞍上肿瘤			颅后窝占位
垂体瘤			桥小脑角区肿瘤
颅咽管瘤			基底动脉瘤
蛛网膜囊肿			胆脂瘤
胶质瘤等			蛛网膜囊肿等

CT 和 MRI 主要表现为梗阻部位远侧的脑室扩大，梗阻近端侧脑室正常或缩小（图 5-4）。由于梗阻性质和部位不同，脑室扩大可呈弥漫性或局限性，影像学检查可以根据其梗阻部位、脑积水部位和病变信号特点来确定梗阻原因和病变性质（图 5-5、图 5-6）。若病变同时阻塞双侧脑室室间孔，则双侧侧脑室同时扩大（图 5-7）；如果阻塞单侧室间孔则引起阻塞侧侧脑室

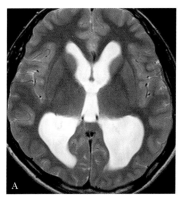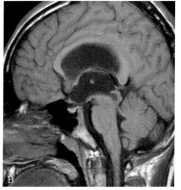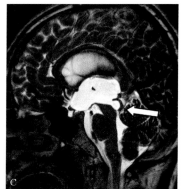

图 5-4 中脑导水管膜性狭窄

A. 轴位 T2WI 显示双侧侧脑室及第三脑室扩大；B. 矢状位 T1WI 显示第四脑室形态正常，中脑导水管可疑异常信号影；
C. 重 T2 水成像显示中脑导水管下端膜性结构（白色箭头），第三脑室前疝，梗阻部位远端出现脑积水

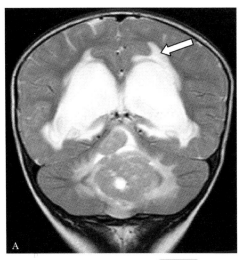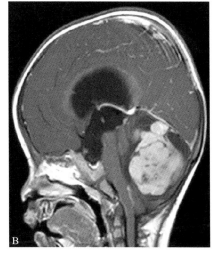

图 5-5 小脑蚓部髓母细胞瘤

A. 冠状位 T2WI 显示小脑蚓部实性占位，病变周围水肿明显，幕上脑积水，脑室周围间质性水肿（箭头）；
B. 矢状位 T1WI 增强扫描显示病变明显强化，第四脑室及中脑导水管受压变窄，小脑扁桃体下疝

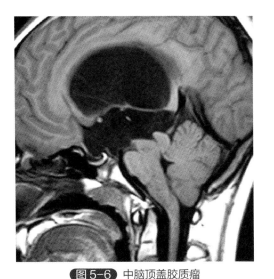

图 5-6 中脑顶盖胶质瘤

中脑顶盖肿胀，中脑导水管受压变窄，幕上脑室明显扩大。
第三脑室明显扩大，向前疝入鞍上池，垂体柄受压前移，
同时可见第三脑室后疝

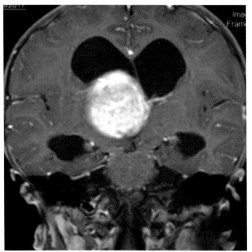

图 5-7 胶质瘤压迫双侧脑室间孔，引起双侧脑室
积水

扩大，对侧脑室则正常。脑室内病变如使脑室内脑脊液流动不畅，还可引起脑室的局部扩大（图 5-8）。中脑导水管的阻塞则造成第三脑室和双侧侧脑室扩大。第四脑室出口的阻塞则造成脑室系统弥漫性扩大。

梗阻性脑积水脑室内压力较高和双侧脑室明显扩大时，可造成透明隔撕破而不能显示，双侧脑室旁白质内间质性水肿常常较明显，而且范围较广。

当脑积水十分严重时，由于脑室内压力明显增高可形成脑室疝，如第三脑室前疝（图 5-4），MRI 矢状位上显示最佳，表现为第三脑室前部呈波浪状膨胀，前下端的两个隐窝明显扩大，疝入鞍上池，甚至疝入蝶鞍，导致蝶鞍明显扩大，垂体受压；第三脑室后疝（图 5-6），矢状位上可见松果体隐窝扩大，第三脑室后壁呈波浪状膨隆，甚至疝入小脑幕下方；侧脑室疝，孟氏孔

区阻塞时，侧脑室三角区可向内下疝至幕下；第四脑室疝，第四脑室下部阻塞时，可导致第四脑室后上壁向上局限性膨隆。

  Blake 囊是一种罕见的婴幼儿颅后窝发育畸形，通常引起婴幼儿的梗阻性脑积水。患儿由于先天性第四脑室正中孔形成障碍，脑脊液不能第由四脑室流入蛛网膜下腔，第四脑室下部呈囊性向下向中线后部扩张，形成囊样结构。影像学检查可见小脑后下方与第四脑室相通的囊肿，脉络丛通常出现下移，患者小脑蚓部和小脑半球发育良好（图 5-9）。

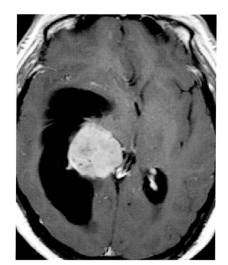

图 5-8 右侧脑室三角区脑膜瘤，导致右侧三角区和颞角积水

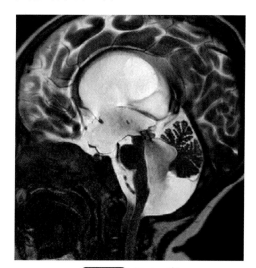

图 5-9 Blake 囊

2 月龄婴儿，小脑下方枕大池可见脑脊液信号囊性病变，与第四脑室相交通，胼胝体变薄

  MRI 和 CT 在判断是否存在脑积水时作用基本相似，但 MRI 在细节方面显示有优势，对梗阻性脑积水病因的判断较 CT 更准确，比如显示导水管情况及第四脑室出口脑积水的情况，就可以使用 cine PC 技术进行定量定性测定。

（二）交通性脑积水

  交通性脑积水阻塞可位于蛛网膜下腔，也可位于矢状窦旁硬膜窦的蛛网膜颗粒及硬膜窦内的静脉回流管腔。临床上引起交通性脑积水的原因主要包括累及蛛网膜下腔的局限性或广泛性脑膜病变，包括感染性疾病、先天性疾病、出血、原发性或继发性肿瘤。

  交通性脑积水时，早期可仅有侧脑室一个或多个角扩大，随着脑积水进一步加重，可表现为双侧侧脑室及第三脑室明显扩大，第三脑室可表现为球形扩大。第四脑室扩大通常出现较晚，因此，不能仅根据双侧侧脑室扩大而无第四脑室扩大而诊断梗阻性脑积水。交通性脑积水在晚期可表现为整个脑室系统普遍性扩大，脑沟裂变窄或消失。

  此外，交通性脑积水时，脑室旁脑白质的间质性水肿较梗阻性脑积水轻或少见，发生率约为 40%。长期存在的交通性脑积水常常不出现这种现象，这是因为脑室内高压所致的室管膜受损，可由于胶质增生，形成室管膜瘢痕，阻止脑脊液漏入脑实质[7]。

  CT 和 MRI 检查除了可以够确定交通性脑积水的存在外，还可以发现导致脑脊液循环通路阻塞的原因。例如蛛网膜下腔出血通常引起急性交通性脑积水，在 CT 扫描时表现为蛛网膜下腔弥漫性高密度影。脑膜病变如脑膜炎或脑膜转移性病变引起的脑积水通常比较隐匿，但在 CT 和 MRI 增强扫描时可见脑膜增厚强化（图 5-10、图 5-11）。

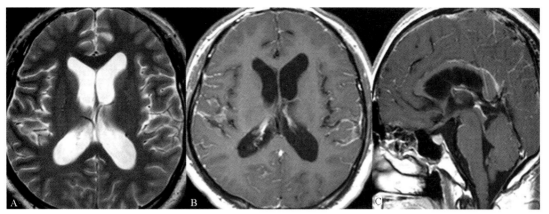

图 5-10 黑色素瘤病累及脑膜

A. 轴位 T2WI 像上可见双侧脑室稍扩大，双外侧裂稍宽；B、C. 轴位及矢状位 T1WI 增强显示双侧大脑半球、
鞍上池、脑干表面、第三脑室后脑膜弥漫性增厚强化，导水管形态正常

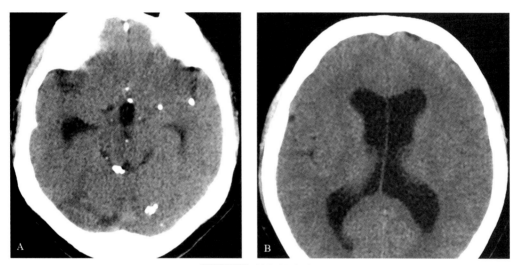

图 5-11 结核性脑膜炎

A. 轴位 CT 显示鞍上池、环池、脚间池、左外侧裂多发大小不等的钙化密度影；B. 显示双侧侧脑室扩大

（三）正常压力脑积水

正常压力脑积水好发于老年人，随年龄增长发病率增加，是交通性脑积水的一种特殊类型，发病机制尚不完全明确，可能与颅内静脉系统顺应性降低有关，表现为 CSF 搏动性减弱和蛛网膜颗粒功能受损，从而影响了 CSF 的流动和吸收。少数可有陈旧性脑外伤史或蛛网膜下腔出血史，患者以步态障碍、认知障碍和尿失禁三联征为临床表现，脑脊液压力测定在 70 ～ 200mmH$_2$O。腰穿脑脊液放液测试和持续引流测试后症状改善可临床诊断为正常压力脑积水，但影像学为非创伤性，可以提供丰富的解剖和功能变化的信息，对提示正常压力脑积水有重要作用。

正常压力脑积水的影像学表现缺乏特异性，主要表现为脑室系统普遍扩大，Evan's 指数（两侧侧脑室前角间最大距离与同一层面的最大颅腔之比）>0.3，侧裂池增宽，部分患者脑室旁白质可见低密度影。患者双额顶侧裂池以上脑沟可变窄，与侧裂池及以下脑沟裂增宽形成特征性"蛛网膜下腔不成比例扩大的脑积水（DESH）"，如图 5-12，但不是所有的正常压力脑积水都会出现 DESH 征，有的甚至表现为脑沟裂增宽，与脑萎缩鉴别困难。CSF 动力学检查可为鉴别提供帮助，该类患者常常可见导水管脑脊液流动过速。这是因为该类患者中普遍存在着 CSF 高动力现象，但不具备其特异性[8]。在冠状位测量胼胝体角（冠状位扫描定位垂直于前后联合连线，测量通过后联合的冠状层面）＜90°，如图 5-13；矢状位影像示胼胝体变薄伴有扣带回沟后半部较前半部狭窄，如图 5-14、图 5-15。

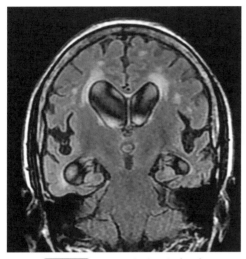

图 5-12 正常压力脑积水（一）

女性，60 岁，人格改变 5 年，腰穿压力 100mmH₂O。冠状位 FLAIR 示侧裂池及以下脑沟明显增宽，而侧裂池以上脑沟变窄（DESH）

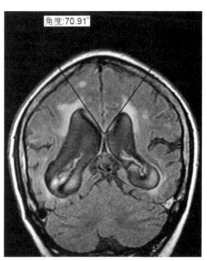

图 5-13 正常压力脑积水（二）

胼胝体角小于 90°

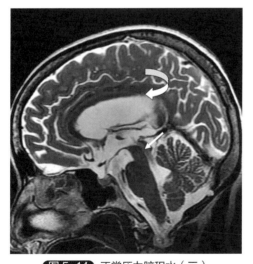

图 5-14 正常压力脑积水（三）

矢状 T2 加权像示胼胝体后部变细，如弯箭头所示；直箭头所示低信号提示局部脑脊液流速较快

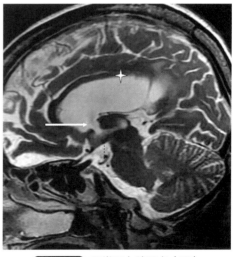

图 5-15 正常压力脑积水（四）

胼胝体后部变细，如星号，直箭头所示低信号为室间孔区脑脊液快速流动影

　　正常压力脑积水患者，如果在影像学上可观察到中脑导水管或四脑室脑脊液流空信号，双侧脑室旁 T2WI 和 FLAIR 像上高信号，以及矢状位上胼胝体变薄，则可能提示着患者脑室分流治疗效果比较好。

　　正常压力脑积水主要应与脑萎缩鉴别。主要有以下几点可供鉴别：①重 T2 加权像上，中脑导水管及相邻的第三四脑室内出现流空低信号影，提示这些区域脑脊液的流动速度高于正常，考虑正常压力脑积水，而非脑萎缩。图 5-12、图 5-14、图 5-15 均见脑脊液瞬间流速较快所致低信号。②第三脑室前部扩大，如图 5-16，多见于正常压力脑积水患者，脑萎缩少见。③ MRI 矢状位上，测量乳头体至桥脑间距（即乳头体到桥脑突出部的距离），正常值一般为 12mm，正常压力脑积水时一般为 7～8mm，而脑萎缩变化不明显[7]。乳头体这种位置变化，实际上是由第三脑室扩大所致，如图 5-17。④与严重的脑萎缩比较，所有正常压力脑积水患者的颞角扩大明显，较具特征性。⑤在临床鉴别困难的情况下，采用分流方法测试患者的症状有无改善有一定价值，正常压力脑积水患者分流后症状可有明显改善，而脑萎缩患者则没有。

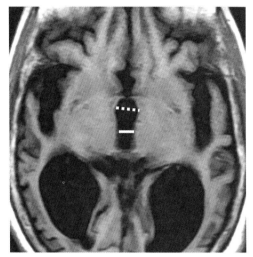

图 5-16 正常压力脑积水（五）

第三脑室前部扩大，如虚线处，与脑萎缩鉴别

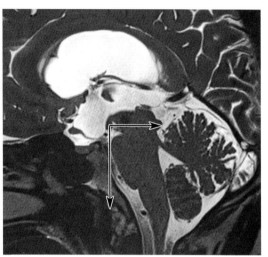

图 5-17 正常压力脑积水（六）

乳头体相应向后向下移位，是继发于第三脑室扩大所致

（四）外部性脑积水

外部性脑积水是交通性脑积水的一种类型，也是由蛛网膜颗粒功能异常而导致的良性脑积水。外部性脑积水多见于 2 岁以下婴幼儿，可表现为头围增大，前囟饱满。在影像学检查中脑积水表现为双侧额部蛛网膜下腔增宽（图 5-18），通常超过 5mm，而脑室大小通常正常。3～4 岁以后，增宽的蛛网膜下腔逐渐恢复正常形态。外部性脑积水的诊断多在 2 岁前，这个阶段脑额叶和颞叶体积均较小，对应的脑沟和蛛网膜下腔也相应增宽，因此对外部性脑积水的诊断存在争议。

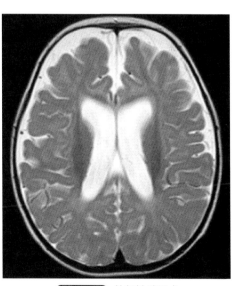

图 5-18 外部性脑积水

双侧额部蛛网膜下腔增宽，超过 5mm

三、影像学评估在脑积水鉴别诊断及分类中的作用

（1）导水管狭窄所导致的梗阻性脑积水，双侧脑室扩大比较明显，常有脑室周围的间质性脑水肿存在，而早期交通性脑积水扩张相对较轻，一般无脑室周围间质性水肿。此外，MRI 矢

状位检查可直接观察导水管有无狭窄。

（2）第四脑室出口粘连引起的梗阻性脑积水，第四脑室扩大出现较早，且非常显著，同样侧脑室周围间质性水肿比较明显，必要时可行脑池造影观察第四脑室与蛛网膜下腔的畅通情况确定诊断。

（3）脑萎缩引起脑室扩大，脑萎缩时，大脑半球脑沟裂池增宽，第三脑室扩大不明显。脑萎缩的脑室形态改变不及脑积水明显，特别是脑室旁脑组织较少的部位变形轻微，如第三脑室前壁、漏斗隐窝和视隐窝，可无明显形态改变。脑积水的脑室壁膨胀隆起，尤其是侧脑室前角呈气球状，此外，脑积水时由于颅压高，大脑半球脑沟裂常表现为变窄或消失。脑萎缩常出现脑池增宽，而在脑积水时不会出现脑池增宽。

（4）随着对脑积水认识的深入，人们在传统的梗阻性脑积水、交通性脑积水、正常压力脑积水和外部性脑积水的基础上，正是依赖 MRI 等技术的进步，分别提出复杂性脑积水（具体见本书的"复杂性脑积水"）、低压性脑积水（具体见本书的"低压性脑积水"）和胎儿脑积水（具体见本书的"胎儿脑积水"）等新概念及诊断标准，包括影像学特征。此外，本书也提出脑积水的新分类（具体见本书的"脑积水的分类"），随着对新分类认识的深入和影像学，特别是MRI 技术的进步，我们相信在影像学上也能反映出固有的特征。

（朱明旺　首都医科大学三博脑科医院；方哲明　福建医科大学附属第一医院；

林志雄　首都医科大学三博脑科医院）

参考文献

[1] 徐春华.婴幼儿脑积水的CT和MRI诊断与临床分析[J].中国当代医药, 2009, 16(14): 168-169.

[2] Mascalch M, Arnetoli G, Inztiar D, et al. Cine-MR imaging of aqueduct csf flow in normal pressure hydrocephalus syndrome before and after csf shunt[J]. Acta Radiological, 1993, 34: 586.

[3] Dincer A, Yildiz E, Kohan S, et al. Analysis of endoscopic third ventriculostomy patency by MRI: value of different pulse sequences, he sequence parameters, and the imaging planes for investigation of flow void[J]. Childs Nerv Syst, 2011, 27(1): 127-135.

[4] Diner A, Kohan S, Ezek M M. Is all "communicating" hydrocephalus really communicating? Prospective study on the value of 3D-constructiveinterference in steady state sequence at 3T[J]. AJNR Am J Neuroradiol, 2009, 30(10): 1898-1906.

[5] 罗娜，干芸根.磁共振3D-CISS序列在儿童梗阻性脑积水中的应用[J].中国CT和MRI杂志, 2015, 13(8): 112-114.

[6] 鱼博浪.中枢神经系统CT和MRI鉴别诊断[M].西安：陕西科技出版社, 2005.

[7] 沈天真，陈星荣.神经影像学[M].上海：上海科技出版社, 2004.

[8] Bradley W G Jr, Whittemore A R, Kortman K E, et al. Marked cerebrospinal fluid void: indicator of successful shunt in patients with suspected normal pressure hydrocephalus[J]. Radiology, 1991, 178: 459-466.

第六章
胎儿脑积水

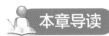
本章导读

胎儿脑积水是最常见的中枢神经系统先天异常之一，遗传学研究目前已发现几个基因突变如 L1CAM（L1 细胞黏附分子）、AP1S2（衔接因子相关蛋白复合物 1，sigma-2 亚基）、MPDZ（多重 PDZ 结构域蛋白）和 CCDC88C 等。其病理生理学变化主要涉及高 ICP 和 CSF 循环动力学障碍影响。随着超声和磁共振影像技术进步，其诊断已无困难，已能较精确地评估胎儿脑积水病情及可能合并的神经系统畸形。随着外科技术的进步，开展妊娠期胎儿脑积水的外科治疗探索已有 30 余年，但其治疗仍是全世界神经外科医生的难题，仍面临许多问题，还需今后不断探索。

在整个医学史上，脑积水一直令医生感到压力和挑战。追踪脑积水治疗的历史，也反馈出整个医学的发展史。西方的医学之父——希波克拉底（公元前 5 世纪）被认为是第一位尝试和记录脑积水治疗的医生[1]。随着超声和 MRI 技术的进步，在妊娠 15 周就能检测到胎儿脑室的早期扩大并诊断出脑积水。新生儿脑积水是最常见的中枢神经系统（central nervous system，CNS）先天异常之一，发病率约为活产婴儿的 0.3‰ ～ 4.2‰[2]。有几项研究显示世界上不同地理位置的脑积水患病率可能因种族差异而有所不同 [3~7]，流产胎儿的脑积水发病率可能更高。

在沙特阿拉伯，先天性脑积水的患病率为活产婴儿的 1‰ ～ 1.8‰[8,9]。在巴西，DP. Cavalcanti 和 Salomão 在 2003 年发现产前脑积水的发病率已增加到 3.16‰。2010 年，H. Dolk 和 M.Loane [10] 等通过欧洲先天性畸形监测机构（EUROCAT）观察 22 个国家 / 地区总登记 150 万人每年活产的胎儿，发现在 2003—2007 年期间，23.9‰ 的新生儿有重大先天性畸形。80% 活产，但有 2.5% 的先天性畸形活产婴儿在出生后第一周死亡。从妊娠第 20 周开始，2% 流产或胎儿死亡。所有先天异常病例中有 17.6% 是在产前诊断（terminations of pregnancy following prenatal diagnosis，TOPFA）后终止妊娠。他们发现其中脑积水患病率为活产婴儿的 4.65‰；还发现 9% 的脑积水病例来自多胎妊娠。

国内的数据与国外有差异，在 2006 年代礼等人报道[4]，通过中国出生缺陷监测网的资料，发现 1996 年至 2004 年期间 4282536 名活产婴儿中有 3012 例先天性脑积水，患病率为 7.03 例 / 万，79.47% 死胎或死产，8.28% 出生 7 天内死亡，12.25% 存活＞7 天；产前诊断率由 1996 年的 69.37% 到 2004 年上升到 85.01%。发病率在性别中存在差异，数据发现男性高于女性，但差异无统计学意义。发病率还存在明显的城乡和地域差异，乡村平均发病率是城镇的近 2 倍。单发脑积水在中国北方更多，而在中国南方综合征性脑积水更多。还发现母亲年龄是胎儿脑积水的危险因素，发生率最高的是产妇年龄小于 20 岁（11.42 例 / 万）[4]。2016 年 Xie Donghua[11] 等人报道湖南省 2005 年至 2014 年先天性脑积水患病率由 11.8 例 / 万降至 5.29 例 / 万。似乎中国和南美洲的脑积水发病率高于欧洲和美国的脑积水发生率。

一、胎儿脑室系统的发育与胎儿脑积水的病理生理

（一）胎儿脑室系统的发育

掌握脑室结构发育过程对理解胎儿脑积水的发生、发展和病理生理机制至关重要。在人胚胎第 3 周初出现了由神经外胚层构成的神经板。在妊娠 18 天后神经板中心内陷，从而形成神经沟，神经板周围的外胚层隆起形成神经褶。这些神经褶皱聚拢，直到第 4 周融合形成神经管及神经。到第 4 周结束时，头端和尾端神经孔闭合，完整的神经管形成。神经管的头段膨大，衍化为脑；尾段较细，衍化为脊髓。闭合的神经管头段发育形成 3 个原发性脑泡，即前脑泡、中脑泡和菱脑泡。在第 5 妊娠周（gestational week，GW）期间，继续发育出 5 个脑泡，包括端脑泡、间脑泡、中脑泡、后脑泡和末脑泡。随着脑泡的形成和演变，神经管的管腔也演变出各部位的脑室系统。第 6 妊娠周出现大脑半球和脉络丛的标识，第 7 妊娠周时第四脑室出现第一个脉络丛。第 8 妊娠周脑室继续分化，开始出现前角和后角。到第 8 妊娠周结束时，胚胎期结束。从胎儿期开始，胎儿大脑的大小、重量和表面积伴随着脑室的增大而增加。在接下来的几周内，出现脑沟和脑回。而脑室的生长持续到第 20 妊娠周，脑室发育停止，整个妊娠期脑室大小保持不变 [12,13]。

（二）胎儿脑积水的病理生理

胎儿脑积水病理生理学改变的本质是随胎儿的不同时期，颅内压（intracranial pressure，ICP）和脑脊液（cerebrospinal fluid，CSF）循环动力学按时间顺序变化 [14]。Oi 等人分析了脑积水胎儿的 ICP 变化 [15]。胎儿在产前期进行经腹或经阴道头部穿刺术，引流脑脊液测量 ICP，结果表明胎儿的大脑受到极高的 ICP 影响，因脑积水和间歇性子宫收缩的混合压力造成的。出生后，双顶径平均增加 7.7mm，新生儿期脑积水的特征是巨头畸形和相对较低的 ICP[15]。根据他们的研究结果，推测胎儿脑积水脑内极高的 ICP 系因脑积水压力和阵发性子宫收缩共同作用。

Michejda 等 [16] 开展了一系列恒河猴模型脑积水产前治疗的研究。报道恒河猴正常胎儿的 ICP 范围为 55 ～ 66mmH$_2$O，而脑积水胎儿的 ICP 则为 100 ～ 250mmH$_2$O。与人类新生儿脑积水的情况非常不同，人类新生儿脑积水的特征通常是在正常大气压下的巨头畸形和相对较低的 ICP[17]。应注意到胎儿头颅是子宫内的隔室，建议评估胎儿脑积水情况下的动态压力。特别是如果 ICP 很高，通过脑室-羊膜腔分流将脑脊液引流入羊水腔 [18]，可能不是治疗胎儿脑积水最好的减压手术。虽然灵长类动物模型中子宫分流手术的实验结果令人鼓舞，计算机断层扫描结果和皮质重建的组织学证据表明术后有改善。然而，在人类中还具有与脑积水相关的各种异常和潜在病症。

Ahmed Ammar 等认为脑积水的进展可分为七个阶段 [19]：①脑室扩大；② ICP 增高；③脉络膜悬垂飘浮；④蛛网膜下腔闭塞；⑤硬脑膜和上矢状窦受压及拉伸；⑥静脉搏动减弱；⑦颅骨扩张或不闭合。

二、胎儿脑积水的遗传因素

遗传异常是胎儿脑积水重要的病因之一，分为三个层面：染色体异常、基因拷贝数变异（copy number variants，CNVs）和单基因异常。

（一）染色体异常

目前报道胎儿脑积水中染色体核型异常发生率在 2%～15%，因研究的人口数差异、脑室扩张幅度和伴发其他结构异常的不同而有所差别[20-22]。类型中 21- 三体最常见，还有 18- 三体、13- 三体、X 单体和三倍体等[23-25]。单纯脑积水出现核型异常的发生率在 1.5%～12%，低于同时伴有其他结构异常的病例（9.5%～36%）[26-28]。研究还发现，胎儿脑室扩张幅度的差异也表现出不同的核型异常发现率；单纯脑室轻度扩张发现异常率约 2.7%，中度扩张约 14.2%，重度扩张约 17.4%[17,27,29,30]。

（二）基因拷贝数变异

人体基因序列中存在多种变异，其根据涉及的碱基数目可以分为单核苷酸多态性（single nucleotide polymorphism，SNP）以及结构变异（structural variation，SV）。单核苷酸多态性是指那些由单个核苷酸的变异引起的 DNA 序列的多态性。结构变异不同于单核苷酸多态性，它通常是指长度为 Kb 到 Mb 间的基因片段水平上的变异。结构变异发生的频率相对单核苷酸变异而言比较低，但是总体而言，其涉及的碱基数量却远远大于前者。CNVs 是广泛存在于人类基因组中的一种基因结构变异，包括插入、删除、异位、倒位、重排、缺失等[31]。越来越多的研究认识到 CNVs 是胎儿单纯脑室扩张神经发育不良相关的重要因素[32]。有报道几个不同的 CNVs 与胎儿脑积水相关，如 22q11.2 微缺失、15q11.2 微缺失、16p13.11 微缺失，但数据有限，仍需更多的研究[33]。

（三）单基因异常

目前与遗传相关的单纯胎儿脑积水研究，已发现 4 个基因突变与脑室扩大因果相关：L1CAM（L1 cell adhesion molecule，L1 细胞黏附分子），AP1S2（adaptor-related protein complex 1，sigma-2 Subunit，衔接因子相关蛋白复合物 1，sigma-2 亚基），MPDZ（multiple PDZ domain protein，多重 PDZ 结构域蛋白）和 CCDC88C（coiled-coil domain-containing protein 88C，卷曲螺旋结构域-含蛋白质 88C）[34]。Shaheen 等认为 *EML1* 和 *WDR81* 基因可能也与遗传性脑积水相关[35]。

三、胎儿脑积水分类

目前有数位学者对胎儿脑积水进行不同的分类。D.P Cavalcanti.[36] 等在 2003 年将脑积水分为四个亚组（即单纯性脑积水、伴有先天性感染的脑积水、综合征性脑积水和伴有多种缺损的脑积水）。他们认为只有单纯性脑积水病例才能从产前干预中获益。完善分类是非常重要的，因为脑积水伴脑室内出血（intraventricular hemorrhage，IVH）的病例是一个特殊组别，通过早期干预治疗，可以达到很好的预后效果。病理生理学、脑积水类型、染色体相关异常和遗传缺陷对孕期诊断的脑积水的预后有很大影响，任何产前干预决定都应考虑到这些因素。

Ahmed Ammar[19] 研究了一些学者的分类后提出了一种分级系统，目的：提供标准用于研究和比较干预后的不同结果；帮助神经外科医生确诊胎儿脑积水病；为胎儿的脑积水提供简单的分级系统和分类，使他们能够把握事实，做出决策。

胎儿脑积水分级系统（fetal hydrocephalus grading system，FHGS）如下。

1 级：脑室扩张前期，脑室直径 10mm 或更小。

2 级：当脑室直径达 10 ～ 15mm 时。

3 级：当脑室扩张直径超过 15mm 时，皮质较厚。

4 级：扩张非常大的脑室，皮质非常薄，并与其他 CNS 异常相关。

5 级：在扩张的脑室内检测到 IVH。

由 IVH 引起的脑积水病例预后较好。

应对脑积水进行检查分类，以明确它是否是染色体和遗传异常的综合征，或单纯性脑积水，或其他 CNS 异常如脊柱裂和（或）其他脑异常相关的脑积水。

尽管在临床实践中应用了先天性脑积水的各种分类，但也有学者认为目前没有一种可用于完全分析影响出生后预后的因素，因为目前可用的分类中没有一项包括脑积水状态的时间变化。胎儿到新生儿，然后到婴儿脑积水也没有反映大脑的潜在发育或胚胎阶段，特别是其神经元成熟过程。因此，Oi 等人提出了新分类——先天性脑积水新分类（perspective classifications of congenital hydrocephalus，PCCH）[14,37]。这种多因素分类包括可能影响先天性脑积水的因素。主要因素如下：

（1）临床胚胎期（Ⅰ～Ⅴ期）Ⅰ，妊娠 8 ～ 21 周；Ⅱ，妊娠 22 ～ 31 周；Ⅲ，妊娠 32 ～ 40 周；Ⅳ，出生后 0 ～ 4 周；Ⅴ，出生后 5 ～ 50 周。

（2）临床胚胎学类型（P 型，原发性或单纯性脑积水，无相关病变；D 型，与非畸形性病变相关的发育不良性脑积水）。

（3）临床类别（F 类，胎儿脑积水；N 类，新生儿脑积水；I 类，婴儿脑积水）。

关于临床胚胎期，每个阶段反映了患脑积水的胎儿或新生儿神经元成熟过程中的胚胎发育和临床管理理念，具体如下：

第一阶段：在妊娠 8 ～ 21 周，这是日本允许终止妊娠的法定时期，细胞增殖是神经元发育的主要过程。

第二阶段：妊娠 22 ～ 31 周，这是胎儿在宫内等待肺发育成熟的时期，细胞分化和迁移是神经元成熟的主要过程。

第三阶段：妊娠 32 ～ 40 周，可能是早产儿脑积水的时期，轴突成熟是神经元成熟的主要过程。

第四阶段：出生后 0 ～ 4 周，即新生儿脑积水期，树突成熟是神经元成熟的主要过程。

第五阶段：产后 5 ～ 50 周，即婴儿脑积水期，髓鞘形成是神经元成熟的主要过程。

在各个阶段，具有不同特征的脑积水病例可以根据胚胎或大脑发育不同环境、CSF 循环以及病理分子亚型来分类。因为病理生理学的本质差异，包括 ICP 和 CSF 循环不同，在胎儿、新生儿和婴儿脑积水的临床类别标准中都需要考虑这些因素。

分类诸多，还有一种汇总可将胎儿脑积水大致分为三类：单纯性脑积水、原发性 / 遗传性脑积水和继发性脑积水。当存在异常的 CSF 循环途径时，例如导水管狭窄、Monro 孔闭锁或蛛网膜颗粒发育不良，会导致单纯性脑积水。遗传性脑积水是脑发育异常的结果。继发性脑积水是由颅内肿瘤、脑室内出血和感染等病因引起的。常见引起胎儿脑室扩张、脑积水的病因如表 6-1。

表 6-1 胎儿脑室扩张、脑积水的病因		
CSF 循环影响		
	梗阻性	
		导水管狭窄
		Monro 孔先天性狭窄或闭锁
		神经管缺陷（显性脊柱裂和脑膨出）
		Dandy-Walker 畸形
		肿囊和蛛网膜囊肿
		颅内出血
		感染
	非梗阻性	
		脉络丛乳头状瘤
脑畸形		
		前脑无裂畸形
		胼胝体异常（图 6-1）
		无脑回畸形
		脑裂畸形
		巨脑回
破坏性病损		
		血管性疾病
		感染
		脑穿通畸形
遗传综合征		
		染色体异常
		基因拷贝数变异
		单基因异常

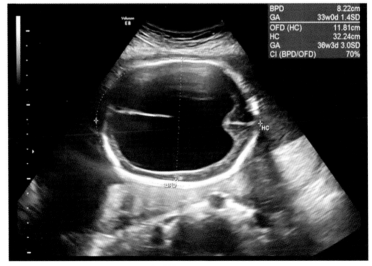

图 6-1 胼胝体异常

妊娠 35 周，双侧脑室 23.8mm，脑皮质很薄，胼胝体缺如

四、胎儿脑积水的辅助检查

（一）影像学检查

部分胎儿脑积水的病情是复杂的，影像学技术的发展使我们不仅能够观察胎儿发育的复杂细节，而且还能从结构、血流灌注和功能等多角度评估胎儿的大脑。胎儿脑积水这些检查方式的整合将使我们比以往更加接近完全理解其病理过程，并帮助我们确定谁可能从治疗中获益。这种整合也提醒我们，这些方法旨在相互补充而不是竞争。

目前主要应用的影像学辅助检查包括超声（ultrasonic，US）检查和磁共振成像（magnetic resonance imaging，MRI）。US 在先天性梗阻性脑积水的诊断标准包括单纯显著的侧脑室扩大和第三脑室扩大，动态检查时发现巨头畸形或进行性扩大。然而，在存在明显的脑室扩大的情况下，通常很难检查到颅后窝和小脑。MRI 具有与超声不同的生物物理基础，具有优异的软组织对比度，还允许对胎儿器官进行矢状位和冠状位扫描。MRI 使得小脑和胼胝体更好地可视化，并且能够对脑桥、颅底和颈椎进行成像。MRI T2 加权序列得到的图像最令人满意，因为它获取图像快而不受胎儿运动的影响，并且能对颅后窝结构（例如脑干和小脑）进行完全准确的观察，因此增加了诊断可能性。以前通过超声检查无法观察到的小出血现在可以通过胎儿 MRI 更容易地检测到。

1. 超声（US）检查

超声检查仍是目前产前筛查方式的首选。超声检查识别胎儿解剖结构方面的实践最早记录在 1958 年，当时唐纳德等人在"柳叶刀"杂志上发表了他的论文"通过脉冲超声研究腹部肿块"，其中包含了胎儿头部的第一个印刷超声图像以及其他各种妇科和产科图像。20 世纪 60 年代末和 70 年代早期，迎来了超声波热潮，超声波的使用已渐趋普遍并标准化。胎儿中枢神经系统的特殊检查被称为神经超声检查。

（1）超声显示胎儿神经影像最常用的几种模式

① B 超：它是用于胎儿成像基本的 2D 模式，它显示胎儿大脑的灰度二维图像。

② 多普勒超声：多普勒超声利用与血流相关的变化频率，允许血管的可视化（彩色多普勒）和血流参数的测量（频谱多普勒）。

③ 三维超声（three-dimensional ultrasound，3D-US）：3D-US 利用相控阵探针产生多个 2D 图像，这些 2D 图像被处理然后重建为三维图像。在这种模式下可评估胎儿脑和脑室的体积。断层超声成像（TUI）是一种产生多平面高清图像的更细分，类似于 MRI。

④ 四维超声（four-dimensional ultrasound，4D-US）：第四维是时间标志，4D-US 能观测胎儿大脑实时的 3D 成像。

（2）超声定位平面 国际妇产科超声协会（International Society of Ultrasound in Obstetrics and Gynecology，ISUOG）指南指出经腹部超声检测以其低风险著称，被推荐为胎儿 CNS 检查的首选方法。然而，近年来提倡使用经阴道途径。一些病例如：对妊娠少于 10 周的检查，要评估位于母体骨盆深处的胎儿解剖结构，经腹部垂直视野位置无法测量颈项透明层，经阴道途径扫描更为准确。经腹检查通常产生三个轴向平面：经脑室平面［显示侧脑室和透明隔（cavum septi pellucidi，CSP）］，经小脑平面（显示侧脑室、CSP、丘脑、小脑和小脑延髓的前角）和经丘脑平面（显示侧脑室、CSP、丘脑和海马角回，并用于计算双顶径和头围）。还可以经两个矢状平面——正中矢状平面（允许可视化胼胝体、CSP、脑干、脑桥和颅后窝）和旁矢状平面

（允许可视化整个侧脑室、脉络丛和脑室周围组织），以及经四个冠状面：经前额部（显示半球间裂、蝶骨和眼眶），经尾状核（显示侧脑室的前角、胼胝体、胼胝体膝部和CSP），经丘脑部（显示丘脑、室间孔、第三脑室和岛叶），经小脑部（显示侧脑室的后角、大脑半球间裂和小脑），但是经阴道途径超声检测可以更容易地检测到需要的图像。为了获得正确的脑室直径，在经脑室平面时，采取内侧壁和侧壁之间最宽的水平线[38,39]。

（3）正常解剖结构　在妊娠早期（妊娠第11周前），2D-US可用于根据特定列线图的技术测量双顶径（biparietal diameter，BPD）和头围（head circumference，HC），可以检测到充满脉络丛的侧脑室、大脑半球间裂隙、大脑镰和开始骨化的颅骨。3D-US使超声检查者能够在短时间内在妊娠11周之前检查胎儿大脑以及更复杂的大脑囊泡结构细节。在妊娠20周进行的CNS基础检查中，需要注意到以下情况：头部形状，侧脑室（空间）大小和脉络丛，CSP，丘脑，小脑和完整蚓部的存在，小脑池深度（2～10mm），以及任何脊柱异常[40]。如果基本CNS检查有异常或疑问，则发生CNS异常的风险增高，需要患者接受专门的神经超声检查。断层超声成像（tomographic ultrasound imaging，TUI）提供更细致的CNS检测，诸如脑回的结构清晰可见，并且容易3D重建血管图像。体积对比成像（volume contrast imaging，VCI）可用于任何颅内结构，有助于估计孕龄及胎儿体重测量，可进一步分析这些测量的数据，以客观和纵向评估脑室扩大或占位性病变[41,42]。

在多普勒US上，Malinger等人证实了胎儿（GA28.4±4.5）大脑中动脉血流速度参数如下：收缩期峰值速度（peak systolic velocity，PSV）为（35.1±10.9）cm/s和脉动指数（pulsatility index，PI）2.14±0.7[43,44]。

（4）病理解剖结构　胎儿脑室扩大定义为无论胎龄多少，当侧脑室的空间直径>10mm时均认为脑室扩大；可分为三类：轻度脑室扩大（直径在10～12mm），中度脑室扩大（直径在12.1～15mm，如图6-2～图6-4）和重度脑室扩大（直径>15mm，如图6-5、图6-6）。因颅内压增高而发生脑室扩大时则称为胎儿脑积水。两者之间的主要鉴别需要检测ICP增高的迹象，例如闭塞的蛛网膜下腔，脉络丛与侧脑室内侧壁的分离>3mm，可见悬垂的脉络膜征，或多普勒静脉搏动减少[24,45]。

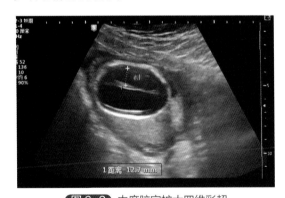

图6-2　中度脑室扩大四维彩超

妊娠20周+1胎儿扩大的双侧脑室，中度脑室扩大
（直径12.7mm）

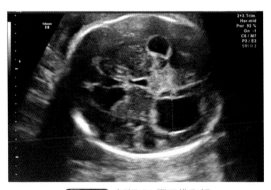

图6-3　妊娠31周四维彩超

双侧脑室后角增大，直径13.1mm；前角直径11.1mm

另一方面，没有ICP升高迹象的脑室扩大则认为是由发育过程中大脑为适应病理变化而导致脑室系统随之扩大。在美国，当检测到胎儿脑室扩大时，必须进行详细的系统检查以检测或排除任何其他潜在的异常。

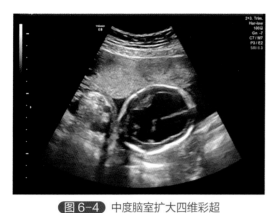

图 6-4 中度脑室扩大四维彩超

妊娠 32 周，双侧脑室增大直径 14.3mm，脑皮质变薄

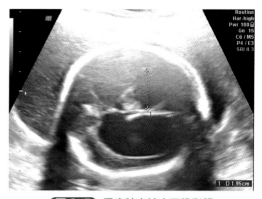

图 6-5 重度脑室扩大四维彩超

妊娠 23 周 +4 胎儿扩大的双侧脑室，重度脑室扩大
（直径 19.5mm）

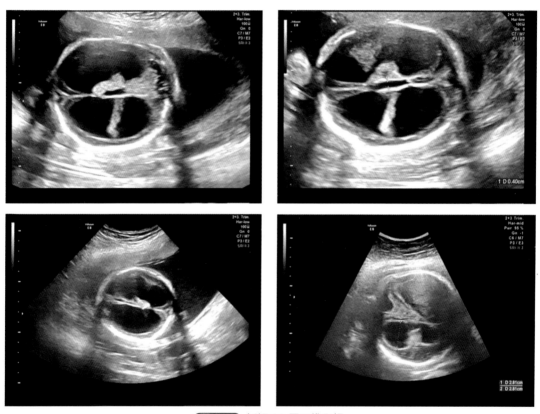

图 6-6 妊娠 29 周四维彩超

双侧脑室增大，直径 21.1mm，重度脑积水

如前所述，TUI 创建了能与 MRI 比拟的精确图像。在这种模式下，可以对脑积水进行详细的结构评估。VCI 是一种新颖的方法，允许对脑积水胎儿的侧脑室进行体积空间评估。在脑室扩大病例的随访期间，侧脑室容积的测量分析以及与颅内腔容积（脑室占有率）的相关性可能有助于诊断[46]。由脑积水导致的各种病理状况，超声很难检测出来对应的一种流速变化。一些研究表明，单独的轻度脑室扩大与正常的超声血流速度有关，还有人已经证明，在 IVH 时 PI 显著增加。

（5）US 的优劣势

US 的优势：①超声波是非电离辐射的成像，是评估胎儿的最有价值的辅检工具；②既可透过深部组织检查，又可实时成像；③检查更容易且成本低廉，又不受金属影响；④多普勒成像可以进一步评估结构特征；⑤几乎没有任何禁忌证。

US 的局限性：①检查结果会受到操作者水平的影响；②会受伪影影响；③具有高声阻抗的器官（例如骨骼）会降低图像质量；④体型过大的人可能会受到一些限制。

在未来几年，胎儿超声不仅是胎儿筛查的金标准，而且还将作为一种独立的诊断工具运用于胎儿。近年来在神经超声（3D、4D、多普勒成像）方面取得的重要进展，不仅可以显示胎儿生长中复杂的解剖结构，而且可以评估各种情况下的神经行为状况。Rizzo[19] 等人在 2016 年发表文章显示，当他们应用 5D CNS + 软件同时对三个平面（轴位、冠状位和矢状位）进行检测时，可显示胎儿双顶径、枕前径、头围、颅后窝、小脑和侧脑室直径，能很好有效地评估胎儿大脑体积。这种技术存在的一个不足是需要一位熟悉胎儿的中枢神经系统解剖结构且经验丰富的超声医师[47]。

4D-US 还可评估子宫内胎儿神经行为。Kurjak 等人首次设计一评分，即 Kurjak 的产前神经发育试验（Kurjak's antenatal neurodevelopmental test，KANET），用于检测、分类和跟踪显示异常发育迹象的胎儿，该试验的一个重要缺点是太耗时[48]。4D-US 还能观察胎儿运动系统（fetal observable movement system，FOMS），T.Hata 将其用于对面部运动进行评分[49]。这些研究尚未包含胎儿脑积水，未来可对胎儿脑积水进行研究。

能够检测胎儿大脑微观结构变化的另外两种方式可能是超声弹性成像和分子超声检查。分子超声检查尚未在临床上实施，超声弹性成像已被用于一系列临床应用，但不用于评估大脑。两者都是新颖的超声应用技术，只有时间才能证明它们是否作为独特的诊断工具运用于胎儿检测。

2. 磁共振成像（MRI）

在 20 世纪 90 年代末和 21 世纪初开始运用 MRI 快速 T2 加权序列评估胎儿，标志胎儿 MRI 的时代来临。这些序列只需极短的采集时间，在对移动的胎儿进行成像时特别有益。T2 加权序列可以更好地描绘脑表面和脑脊液通路[50]。

（1）MRI 在胎儿检查中的适应证与禁忌证

适应证：①超声检查结果不理想时，如孕妇的 BMI 越高，超声影像的图像越受影响；孕期羊水过少或过多会降低超声图像质量；②妊娠中、晚期需对胎儿进行一个整体评估时；③进一步评估超声检测到的 CNS 畸形；④对疑似缺氧缺血性损伤进行代谢评估；⑤筛查相关的异常、综合征疾病或疑似家族遗传综合征；⑥评估胎儿宫内发育迟缓（intrauterine growth restriction，IUGR）的根本原因；⑦对腹部损伤后的经产妇评估胎儿状况，或其他母体疾病可能干扰胎儿发育时的评估。

禁忌证：①绝对禁忌证，与任何 MRI 检查相同的禁忌证，例如安装心脏起搏器者。②相对禁忌证，幽闭恐惧症者，可以考虑在产妇镇静后检查。

（2）磁共振定位平面　磁共振检查要求母亲仰卧，使胎儿的头部位于检测线圈内。如果母亲不能取仰卧位，左侧卧位也是一种选择，可同时拍摄三个平面（轴位、矢状位和冠状位）的图像。可通过轴向平面测量脑室直径大小[51]。

（3）正常解剖结构与病理解剖结构　从妊娠 20 周至 21 周开始，可以通过 MRI 研究胎儿解剖结构[52]。一旦检测到脑室扩大，应评估以下内容：侧脑室前角存在扩张、不对称扩张

（＞2～2.4mm）、脑室壁异常、脑室内容物（脉络丛或隔膜）、胼胝体和 CSP、脑实质异常、颅后窝异常、特征值［BPD、HC、fronto-occipital diameter（FOD）和颅脑指数］的异常，以及颅外异常。这些可以全部被超声检测到（特别是缺乏专门的神经超声检查），但可以通过 MRI 更好地显示 [53]。

（4）序列　胎儿大脑成像中最常用的序列是单次激发快速自旋回波（single-shot fast spin echo，SSFSE），它是 T2 加权序列（图 6-7～图 6-14）。平衡全稳态快速场梯度回波（balanced fast field echo，B-FFE）是另一种在检查白质时首选的序列。可以使用二维梯度回波（two-dimensional gradient-echo，2D GRE）或快速小角度激发序列（fast low-angle shot，FLASH）拍摄 T1 加权图像。T1 加权序列可以检测出血、钙化和脂肪。T1 加权序列的缺点是采集时间长（1～2min），这可能需要产妇镇静。总之，T2 加权序列是评估胎儿大脑的首选序列，但如果需要更详细的研究，就应该采用 T1 加权序列 [54]。

（5）磁共振其他模式

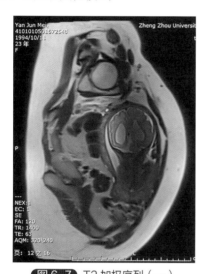

图 6-7　T2 加权序列（一）

妊娠 28 周，双侧脑室直径 13.5mm

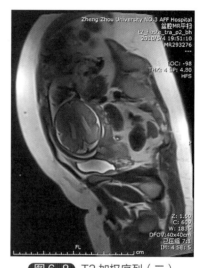

图 6-8　T2 加权序列（二）

妊娠 28 周，双侧脑室直径 9.5mm

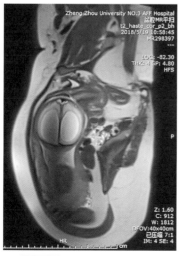

图 6-9　T2 加权序列（三）

妊娠 35 周，双侧脑室直径 21.5mm

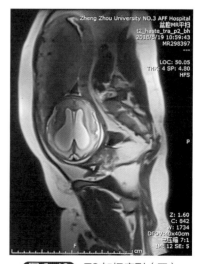

图 6-10　T2 加权序列（四）

妊娠 32 周，双侧脑室后角增大，直径 16.5mm，前角直径 9.5mm

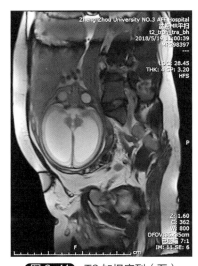

图 6-11　T2 加权序列（五）

妊娠 36 周，双侧脑室增大直径 25.5mm

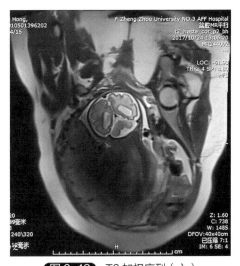

图 6-12　T2 加权序列（六）

妊娠 28 周，双侧脑室增大直径 11.5mm

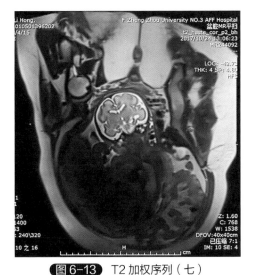

图 6-13　T2 加权序列（七）

妊娠 28 周，双侧脑室稍增大直径 7.5mm，脑外积液

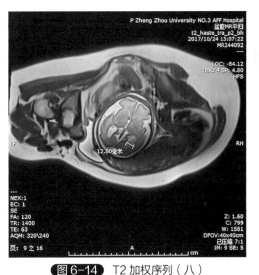

图 6-14　T2 加权序列（八）

妊娠 36 周，双侧脑室后角增大直径 9.5mm，前角不大，
脑外积液

① 弥散加权成像（diffusion weighted imaging，DWI）：DWI 利用布朗运动（水质子的随机运动）来检测脑实质中的微小结构变化。正常脑组织允许水分子的有限随机运动，但是当发生组织损伤时，例如中风或感染，正常屏障被破坏，"允许"增加这些水分子的随机运动。计算表观扩散系数（apparent diffusion coefficient，ADC），水分子的净扩散，以区分真正的限制和T2。真正的扩散限制表现为 DWI 上的高信号和 ADC 上的低信号。

然而，在胎儿中使用 DWI 是完全不同的。它不仅有助于检测各种胎儿病变，而且还表现出持续发育的胎儿中枢神经系统的正常成熟过程。DWI 允许通过计算胎儿脑的各种结构中的 ADC 值来定量评估正常和异常胎儿 CNS。已经有多项研究记录了不同孕龄的胎儿脑中正常的 ADC 值[55]。

可以使用 ADC 值量化由脑积水引起的微观结构变化和生理紊乱，并将它们与正常胎儿脑的 ADC 值进行比较。Erdem 等人计算 12 位通过超声检查证实胎儿脑室扩大的 ADC 值，额叶和枕叶白质和基底神经节的 ADC 值较低。长期脑积水弥散受限的机制被认为是由颅内压增高和血流量减少的影响，导致胎儿脑组织缺血性损伤 [56]。

② 磁共振波谱分析（magnetic resonance spectroscopy，MRS）：MRS 取决于化学位移，不同组织结构内的不同化学物质共振频率不同。换句话说，在 MRS 中看到的代谢物峰值与组织中存在的质子数相关。Story 等人报道了正常胎儿脑组织在 MRS 上的代谢数据，如表 6-2。这些代谢物的水平和比例随着胎儿胎龄的变化而变化，并且可能跟疾病有关 [57]。

表 6-2　MRS 神经元标记物

代谢产物	意义	峰值水平 /ppm
肌醇	渗透调节，营养和细胞解毒以及星形胶质细胞标记物	3.5
胆碱	髓鞘形成和膜脂代谢	3.2
肌酸	能量代谢	3.0
N- 门冬氨酸	神经细胞和少突胶质细胞	2.0
乳酸	无氧糖酵解	1.3

在早期发育过程中，N- 乙酰天冬氨酸（NAA）水平最初较低，肌醇和胆碱水平较高；然而，随着孕龄的增加，NAA 水平开始达到峰值，肌醇和胆碱水平降低。虽然已知成人脑组织中乳酸是很多疾病的发病原因，而且无氧糖酵解是组织对抗缺氧的表现。但在胎儿大脑成熟和分化的快速过程中，一些组织可能依赖于无氧糖酵解进行新陈代谢，从而可能略微增加乳酸水平 [58]。Kok 等人报道在胎儿脑积水中，发现肌醇水平降低，表明可能是低渗状态。假设损伤机制是缺氧，则应注意以下几点：NAA 水平降低，Cr 水平降低，肌球蛋白水平升高，乳酸水平升高，这些都可能表明预后不良 [59]。

③ 弥散张量成像（diffusion tensor imaging，DTI）：DTI 对水分子高度敏感，通过平均扩散率（mean diffusivity，MD）、分子扩散速率和各向异性分数（fractional anisotropy，FA）、扩散的方向偏好，可以观察脑和脑壁结构中的白质束，可以从 DTI 序列导出三个图像：FA 图、ADC 图和颜色编码图。FA 图描绘了弥散张量的形状，FA 值范围从 0 到 1。ADC 图描绘了扩散椭球的大小，ADC 值以 $10 \sim 3 mm^2/s$ 为单位。顾名思义，颜色图为色域指定颜色，红色表示左右方向，绿色表示前后方向，蓝色表示上下方向。这些图的重建产生三维束线图。目前，新生儿和儿科 DTI 图集，非常类似于增长百分位数图表，展示了不同年龄段的解剖学特征，这些都可在线获取 [60,61]。在胎儿脑积水中，与正常胎儿的 DTI 中的正常参数相互对比，评估白质纤维（white matter，WM）束和脑室壁对其确诊和预后判断是很有意义的。但也应注意在发育中的胎儿，由于中枢神经系统的含水量高和髓鞘形成过程，可能导致 DTI 参数产生偏差（如各向异性）而错误表明 WM 发育受损 [62]。

④ 功能磁共振成像（functional magnetic resonance imaging，fMRI）：当刺激产生，局部神经元活动增加，从而增加局部血流量和静脉血氧饱和度，可发现血氧水平依赖（blood-oxygen-level dependent，BOLD）效应。fMRI 利用这种效应并检测局部增加（BOLD 对比度）信号，以证明大脑某些区域的神经元激活。已有报道使用 fMRI [63] 来评估胎儿对振动声学和视觉刺激的反应并取得了一些成功，分别证明了颞叶和额叶的神经元的激活 [64]。评估胎儿正常和病理状态下的静息状态网络（resting-state network，RSN）连接可能有助于判断异常的功能结构和严重程度 [65]。虽然 fMRI 研究尚未对胎儿脑积水进行评估，但随着技术和采集时间的缩短，相信运用 fMRI 在胎儿脑积水中评估大脑发育和功能的检测中有可能发挥重要作用。

⑤ 胎儿脑积水中的脑脊液动力学变化：评估脑脊液动力学和生理学变化正成为评估脑脊液病理状况的热点，例如正常压力脑积水（normal pressure hydrocephalus，NPH）和 Chiari 畸形以及对一些治疗或干预的效果监测。可以使用相位对比磁共振成像（phasecontrast MRI，PC-MRI）和时空标记反转脉冲磁共振成像（time-spatial labeling inversion pulse magnetic resonance imaging，time-SLIP MRI）来测量和可视化 CSF 动力学变化。相位对比 MRI 结合计算流体动力学（computational fluid dynamics，CFD）可用于设计 CNS 的三维生理模型，以量化 CSF 流变动力学 [66-68]。目前还没有使用上述方法研究观察或记录胎儿脑积水中的 CSF 流量，但是在未来几年中将用于评估这些患者。

（6）MRI 检查的优劣势

优势：①非电离辐射检查，安全。②可一次评估整个胎儿情况，提供清晰的 CNS 三维全角度解剖学图像。③不受操作者水平影响。

局限性：①不能用于妊娠<17 周的胎儿。②检查价格较超声高，便捷性受影响。③狭窄空间恐惧患者，无法配合检查。④运动会产生伪影，检测时需要配合，必要时可能需要对患者镇静。⑤有组织烫伤的理论风险。

胎儿脑积水颅内结构的形态学分析常选择超声检查，但随着胎儿 MRI 时代的来临，可获得更准确与脑积水相关的广泛形态学检查异常数据。我们能够从多角度（如功能、结构、体积等）全方面评估胎儿的大脑。这些技术的应用将有助于胎儿脑积水整体的治疗评估、预后评价、治疗后效果随访等。

（二）遗传基因学检测

部分胎儿单纯性脑积水由基因异常引起的，可以仅表现为脑积水异常；另有一些患儿以胎儿脑积水为染色体异常综合征的表型之一，明确是否存在基因异常的原发病因是诊断过程中的重要程序。当发现胎儿脑室扩张，应告知家属存在染色体异常的风险；对于同时发现合并其他结构异常，就应考虑单基因异常疾病 [33]，遗传学检测更是必要。

用于产前诊断遗传异常的方法分为两类：侵入性方法和非侵入性方法。侵入性方法是羊膜穿刺术，绒毛膜绒毛取样和经皮脐带血取样。无创性产前筛查（noninvasive prenatal screening，NIPS）利用胎儿脱落细胞 DNA 的原理，即检测母亲血液中胎儿 DNA 的过程。一般来说，遗传筛查通常首先选择 NIPS 方法，如果检测到遗传异常风险增加，可以升级为侵入性方法。

侵入性方法可通过绒毛膜绒毛取样（chorionic villus sampling，CVS）或羊膜穿刺术取样检测。G 显带核型分析作为金标准，已应用有半世纪了，但存在检测通量低下、周期时间长等不足。随着分子诊断技术进展，广泛应用荧光定量聚合酶链反应（quantitative fluorescent polymerase chain reaction，QF-PCR）和荧光原位杂交（fluorescence in situ hybridization，FISH）等方法进行快速评估。但 FISH 的不足之处在于其操作比较复杂，仍需大量的手工操作，检测通量较低；而 QF-PCR 检测需联用人群多态性好、杂合度高的多个短串联重复序列基因座，目前还缺乏中国人群的遗传信息，应用可能受限。近年染色体微阵列分析（chromosomal microarray analysis，CMA）被推荐为一线检查，代替核型分析，在全基因组水平上检测出缺失或重复等染色体微小结构异常。但应注意 CMA 只能发现目标基因组相对正常基因组平均拷贝数的变化，不能检测平衡性易位、倒位、插入及其他拷贝数没有变化的染色体畸变、基因重组和点突变 [69]。

（三）其他检测

感染是胎儿脑积水的常见因素之一，需注意筛查巨细胞病毒、弓形体病、寨卡病毒等病原体感染的可能。重视孕妇的既往史，注意孕期病毒感染的征象，如发热、皮疹、淋巴结肿大等，注意有无到过疫区等。病原抗体检测也可能有助于提示感染。

近几十年来，产前检查技术的进步使不同类型的中枢神经系统先天性异常得到早期诊断。利用这些重要的信息来改善在子宫里胎儿脑积水的预后。这种持续的努力，已经取得一定成绩：①研究胎儿脑积水的严重程度；②早期诱导分娩，并实行脑积水胎儿分流术的治疗方案；③设计新生儿分流器（Ammar 分流管）；④胎儿手术；⑤审核经验；⑥制作"产前脑积水管理指南（prenatal hydrocephalus management guideline，PHMG）"[19]。

五、胎儿脑积水的治疗

胎儿脑积水的治疗仍然是全世界神经外科医生的难题。存在以下焦点问题：①产前干预是否有助于胎儿正常生长或至少改善脑积水的预后；②手术干预是否会引发胎儿出现新的问题，如出血或感染，甚至是否会引发病情恶化；③手术干预对孕妇危害程度如何。对于这些问题，世界范围内的学者在不断探索和研究。

W. Holzgreve 等在 1993 年报道了对胎儿脑积水预后的研究，包括 118 个胎儿，其中有 28 例单纯性脑积水，64 例合并有不同的发育异常，26 例脊柱裂伴有脑积水，6 例证实有染色体异常，6 例有胎儿感染。他们发现在子宫内诊断出脑积水并进行治疗后的预后比出生后诊断和治疗的脑积水更差。他们分析这一结果与出生后脑积水病例的选择性偏倚有关[70]。虽然如此，父母尤其是母亲在作出任何决定之前，应该知道这个结果。他们建议宫腔内干预治疗脑积水的目的应是预防胎儿死亡。J. K. Gupta 和 F. C. Bruce 等人在 1994 年的研究结论同样认为宫腔内手术治疗胎儿脑积水没有益处。他们还证实了前人的观察结果，胎儿脑积水的预后比产后诊断的脑积水更差[70]。A. M. Vintzileos 等在 1987 年报道了他们的研究，研究 20 例胎儿脑积水，其中 14 例（70%）与其他发育异常相关，只有 30% 单纯性脑积水。他们在产前通过频繁的超声检查，每周对胎儿的生理活动进行评估，一旦肺成熟，行剖宫产分娩胎儿。该方案的结果是 45%（9 名患者）存活，20%（4 名患者）仍然死亡，10%（2 名患者）出生后死亡，20%（4 名）流产[71]。

（一）早期诱导分娩，并实行脑积水胎儿分流术的治疗方案

基于神经系统组织和细胞的发育过程主要发生在宫内，颅内压增高和脑室扩大会影响正常发育，导致永久性神经缺陷和认知功能障碍的认识。世界上少数几个大的中心，对脑积水胎儿进行诱导早期分娩，并在胎儿出生几天内实施了脑室-腹腔（ventriculo-peritoneal，V-P）分流术[72~74]。患者纳入标准是：①父母，尤其是母亲能接受，并签署了此类治疗的知情同意书；②脑积水是唯一能被检测到的异常，没有合并其他先天性异常；③通过每 2 周一次的常规超声检查证实脑积水是进展型（2 ~ 3 次检查）；④母亲的一般状况良好；⑤胎龄介于 28 ~ 34 周。

治疗过程：①根据上述标准严格选择胎儿；②出生后或产后即刻检查确认婴儿没有其他先天性异常；③入住新生儿重症监护病房（NICU）；④第 1 天行头颅 CT 扫描；⑤在第 2 天或第 3 天行 V-P 分流术；⑥1 周后进行随访 CT 扫描；⑦10 ~ 15 天拆线后打开阀门；⑧关闭阀门随访。在 1992 年至 1994 年期间，有 18 名新生儿接受了该方案的治疗。人们注意到，在妊娠

28 周或之前分娩的新生儿在分流时易并发 CSF 吸收不良和皮肤改变（脱落和坏死）[75]。这些皮肤变化和坏死可导致分流感染、脑膜炎和偶发的败血症。为了避免这种可预防的并发症人们不断寻找更小、更柔软的适合早产儿和新生儿的分流管。

（二）胎儿脑积水外科治疗

诊断技术的提高和手术器械设备的改善，促使神经外科医生尝试胎儿手术的相关研究，从动物实验发展到人的临床研究。

在动物实验研究方面，Bors[76] 于 1925 年在动物中进行了第一次成功的胎儿手术。他在子宫内进行了几项 CNS 手术，包括胎鼠的脊髓横断，猴子胎儿皮质切除，以及绵羊的脑室-胸腔和脑室-颈静脉分流术。1984 年，P. L. Glick[77] 等利用动物脑积水模型，进行宫内分流术治疗研究发现分流后整体存活率有所改善，脑室减小，头部减压。然而，他们发现了几种并发症，如硬膜外血肿、硬膜下血肿、分流后感染、分流后阻塞，以及最重要的由脑积水导致的组织病理学脑损伤没有改善。E. Mozik 强调选择某些病例可能有利于宫内干预[78]。在动物模型中开发的概念是，子宫内脑积水的早期分流可以防止由长期增加的 ICP 引起的不可逆性脑损伤。这种恢复的可能性是因为正常细胞的弹性以及这一阶段 ICP 降低可以预防皮质缺血以及恢复突触神经递质形成和功能。

Clewell 等人在科罗拉多大学于 1982 年首次尝试了人类脑积水胎儿宫腔内分流的临床试验[18]。其中称为丹佛分流的分流术是通过超声引导经母体腹部和子宫壁进入的穿刺技术。曾经有几项宫内分流术试验，但其中大多数因并发症，如分流管异位（颅内或颅外）、阻塞、感染和错位等被终止[79]。为了克服前面提到的并发症，研究者发明了一种叫做 Al-Anazi 的特殊脑室-子宫分流管（KACTS 专利号 2289）。

Al-Anazi 脑室-子宫（ventriculo-uterine，VU）[80,81] 分流管由一个短的 25 ～ 30mm 导管组成，其纵向中心开口的内径至少 1.25mm。分流管近端有一对翼板，可将分流器固定到颅骨。管子共四个开口，每侧两个，允许 CSF 从脑室进入导管的中心开口，直到颅骨外侧分流器近端的单向阀。该阀使流体流入母体的子宫腔，并防止羊水回流到胎儿的脑室内。2005 年 1 月至 2007 年 12 月期间，Al-Anazi VU 分流器被植入到 5 例患有单纯性梗阻性脑积水的胎儿中。治疗全部获得了医院伦理委员会和父母同意许可。患者在妊娠 27 ～ 32 周，在全身麻醉和 US 引导下，通过常规下腹部切口暴露子宫，接着切开子宫 1cm，然后，在超声下确认分流管插入的适当部位。将针管对准胎儿，顺着头皮、颅骨及硬脑膜上穿出一个小开口，最后插入了 Al-Anazi VU 分流管（图 6-15）[80,81]。患者需要在医院住院 1 周，以密切监测母亲和胎儿。出院后，每周随访以评估母亲和胎儿状况。预计分娩时间后通过上述切口进行剖宫产手术，剖宫产时间由产科决定。在分娩后立即拔出分流装置，用一针线缝合头皮上的孔。宫内分流管放置时的平均妊娠时间为 30 周。在第一例中，母亲出现了胎盘早剥，产科医生决定给予术后 18h 内分娩，而其余的病例完成妊娠而没有并发症。所有患者均定期进行门诊随访。所有胎儿的分流功能均良好，脑室大小和双顶径逐渐减小。然而，所有患者均出现产科或新生儿并

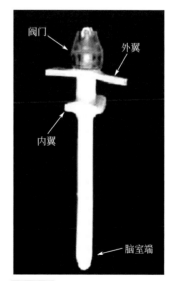

阀门
外翼
内翼
脑室端

图 6-15 Al-Anazi VU 分流管

发症，如胎盘早剥、胎膜早破、早产、分流感染等。分娩时的平均孕龄为 35.2 周，分流管在分娩时没有异常移位。尽管在分流管方面取得了技术上的成功，但大部分胎儿预后都不佳。

S. Cavalheiro 和 A. E. Moron 等在 2003 年报道了对 39 例妊娠 24 ～ 32 周的胎儿进行手术，20 例通过反复头颅穿刺术治疗，18 例接受脑室-羊膜分流，1 例接受内镜下第三脑室底造瘘术（endoscopic third ventriculostomy，ETV）。38 名患者在出生后立即接受了 V-P 分流术，随访平均 5 年（1 ～ 14 岁），显示 26 例正常，6 例有轻度至中度残疾，7 例严重残疾。他们得出结论，产前干预可能对非感染、染色体正常、孕龄在 24 ～ 32 周的病例有效 [82]。但这个结果仍存在争议，理由是没有在随机双盲对照研究的情况下得出结论，这种良好预后与否可能是产后 V-P 分流的结果。

为规范选择，国际胎儿外科中心对宫内治疗脑积水的患者制定了指南 [83]：①单胎妊娠；②没有任何其他重大异常；③进行性脑室扩张；④多专业团队的合作；⑤正常的染色体；⑥病毒培养阴性；⑦妊娠周期小于 32 周或肺部不成熟；⑧充分的后续治疗；⑨团队对治疗达成共识。

S. Cavalheiro 等 [84] 介绍了 57 例进展性脑积水胎儿的手术治疗经验，其胎龄在 24 ～ 32 周，对手术进行了分析：26 例接受了重复的脑室穿刺术，3 例患者接受内镜下第三脑室造瘘术（其中只有 1 例成功，另外 2 例术中改为脑室-羊膜分流术），30 例胎儿接受了脑室-羊膜分流术。具体操作：①脑室穿刺引流术。由超声引导重复脑室穿刺术，穿刺次数 2 ～ 5 次不等，缓慢释放脑脊液体积在 20 ～ 120mL，整个过程中连续监测胎心率，一旦胎心率减慢，立即停止手术引流。胎儿在证实肺发育成熟后进行了分娩。脑室穿刺术后 4 例发生早产。②脑室-羊膜分流术。超声引导下经皮进行脑室 - 羊膜分流，导管的一端留在胎儿侧脑室中，另一端留在羊膜腔中。由于分流系统的移位或阻塞，5 个胎儿进行了两次手术。其中 10 个病例分流管漂移到子宫腔内，而 6 个完全移位到脑室内。对导管已移位到脑室内的胎儿，在出生后通过神经内镜进行第三脑室造瘘术并将导管取出。胎儿出生后，取出脑室-羊膜分流管，新生儿接受脑室-腹腔分流或内镜下第三脑室造瘘术。③第三脑室底造瘘术。在胎儿麻醉下进行第三脑室底造瘘术，在母亲的腹部皮肤上用一把 11 号手术刀进行小切口，用直径 2.5mm 的针头，在超声引导下，从胎儿颅骨囟门边缘刺入，进入侧脑室，拔除中心导丝，脑脊液流出即可，接着通过针头插入直径为 2.3mm 的神经内镜，该镜头连接 300W 氙气照明系统，识别 Monro 孔，并将内镜插入第三脑室，进行第三脑室底造瘘，可以看到胎儿基底动脉。用 2-F Fogarty 导管充分扩大开口，并将内镜与针一起取出，最后将敷料贴于母亲腹部保护切口。在 3 例胎儿中尝试了内镜下第三脑室造瘘术，但由于技术和解剖学问题，它只能在其中 1 例胎儿中实现。

出生后所有进行脑室-腹腔引流术病例，使用的分流系统均是低压型 Pudens（Codman's Accuo-Fluo），没有储液囊和 4 ～ 5cm 直角脑室导管。18 名患者在出生后接受内镜下第三脑室造瘘术，其中 11 例不需要分流。对 39 例患者进行了 3 年以上的随访，并对其智力系数进行了评估，结果如下：26 例被认为是正常的（智商高于 70）；6 例有轻度或中度障碍（智商在 35 ～ 70）；7 例严重残疾（智商低于 35）。

对胎儿脑积水治疗还有一种方法是经腹-脑室持续外引流术，目前病例数有限。该治疗的目的是：①降低颅内压（ICP）；②减小头围使胎儿可从阴道分娩。A. Ammar[19] 等 1997 年报道了应用该方法成功治疗胎儿脑积水病例。然而，第 2 个病例结果却失败了，婴儿出生时已死亡。当时成立了专门委员会对所有案例进行了研究，并审查了所有议定书和结果，并提出了以下建议，得出以下结论：①没有明确的证据表明产前干预为这些胎儿和新生儿的发育提供了更好的机会；②母亲的心理压力是一个严重的问题，应予以考虑；③此类治疗存在伦理问题；④早期分娩的并发症可能很严重，分流相关感染和功能障碍发生率高；⑤胎儿脑积水发展的病理生理学机制目前尚不清楚。脑室扩大和产前脑积水可能是由多种原因引起的；一些是发育过程中变异，例如导水管狭窄或由遗传改变引起的综合征。因此，需进一步研究，包括染色体和遗传研究。而且应该根据这些经验来制定相关的指南。

如何更好地处理产前脑积水，还面临着许多问题，在病例选择和治疗时，要考虑以下专业与伦理角度：①根据母亲的健康状况和患方意愿决定。应首先保障身体健康安全；在此基础上，怀孕的女士有权知道有关胎儿和所患脑积水的相关病情。应与她讨论不同的治疗方案，父母亲共同做出决定。父母作为共同决策者，尤其是母亲应有绝对的权利做出最终决定。②胎儿状况和病情。注意鉴别具有正常染色体和遗传特征的有正常脑室-脑细胞的胎儿病例，与其他先天性异常的产前脑积水病例区分开来。③在有足够条件和治疗经验的中心治疗，提供优质的检查方法、手术技术和产后护理。如果产前或产后护理存在任何缺陷，应将孕妇转介到可提供医疗服务的中心。④还应考虑父母、家庭和社会伦理、价值观、文化等。⑤医保、教育和社会援助系统和未来的经济支撑都是需要考虑的因素。

（三）产前脑积水管理指南（PHMG）[19]

（1）明确该患儿是脑积水的病例。一旦检测到脑室扩张，应每2周进行一次超声检查或MRI检查。随着脑室大小的逐渐增加和进展，可以非常确定地诊断脑积水。排除其他CNS和一般先天性异常。如果脑室的大小没有增加，那么很可能是由脑萎缩引起的脑室扩大。

（2）确诊的脑积水病例应采样羊水样本进行染色体分析。

（3）如果有明显的染色体异常并且该病例被认为是某些综合征，则不应进行宫内干预。根据染色体异常的严重程度、超声影像发现以及其他异常可以考虑堕胎。

（4）如果没有明显的染色体异常、没有任何其他中枢神经系统及先天性异常，可以考虑采用以下形式之一进行产前干预：①妊娠32周通过剖宫产出生。出生后必须立即进行仔细的神经系统和常规检查。应在第1天进行头颅CT扫描以确认诊断，然后进行V-P分流或V-A分流，并进行完整的胎儿遗传学检查。②通过内镜辅助进行宫内干预（分流或引流）。③应认真进行随访和定期胎儿检查。

六、胎儿脑积水的预后

胎儿脑积水是一种严重的畸形，在脑室扩大后隐藏着大量不同的缺陷。它们中的每一个具有不同的演化取决于引起脑积水的疾病类型[85]。在胎儿时期，各种病损引发脑积水的具体时间，也是评估产前预后时要考虑的最重要因素之一。在妊娠最后3个月发生的胎儿脑积水比在妊娠早期的具有更令人满意的发育。动物模型的实验研究表明，胎儿脑积水的治疗越早，它就越有效。由于胎儿受到各种各样的疾病的影响，在日常临床实践中未验证这种类型的结果。在畸形性脑积水的情况下，许多患者合并多种相关的畸形，这会影响预后。胎儿脑积水的实际发病率可能被低估了，因为许多妊娠初期的胎儿死亡病例及因患脑积水的胎儿而堕胎的病例经常没有汇总在内。

G. Pagani 和 B. Thilaganathan 等在2014年报道了单纯性脑积水的神经发育结构的研究，发现近7.9%有异常发育[21]。但是，C. Scala 等在2016年报告单纯性脑积水异常神经发育的发生率仅为 5.9%[86]。T. H. Chiu 等在 2014 年报道在台湾轻度脑室扩大而无其他异常的病例预后良好（无宫内干预）且无神经功能缺损[87]。

A. Drugan 等在 1989 年研究有关孕期检测到胎儿脑积水的自然史，这些病例并未接受任何宫内治疗。他们分析了 43 例病例的结果后得出结论，脑室扩大病例中，与其他中枢神经系统异常（严重脑积水）相关的预后较差，而单纯性非进展性脑积水预后较好，但对进展性脑积水的预后差异较大[88]。对于单纯性非进展性脑室扩大的病例，宫内治疗甚至产后治疗的价值存在争议，这可能是 von Koch CS 和 N. Gupta 等在 2003 年所指出的正常变异所致[7]。

Oi S[15,89] 等学者研究了胎儿脑积水的病理生理和产后结局，以及影响宫内脑积水预后的因素和宫内手术的争议。他们通过 4 例经腹阴道头颅穿刺术和 1 例经腹头颅穿刺术研究，发现此类病例的颅内压都高，不管是出生后接受 V-P 分流术还是未手术患者。他们研究的因素有：①脑积水的类型；②潜在的病情；③相关的异常；④诊断和分娩的时间；⑤已分娩的患儿在胎儿期时的情况；⑥出生时脑积水的程度和头围情况；⑦治疗开始时胎儿或新生儿的年龄。他们发现影响结果的唯一重要因素是治疗开始前诊断脑积水的胎儿时期。他们呼吁进行精确的病理生理学评估，并强调需要开发创伤小、可靠的宫内手术技术。此外，G. H. Davi 在 2003 年回顾了胎儿手术的结果，建议尽可能宫内干预每位没有染色体异常的单纯性脑积水胎儿。他同意脑积水的自然病史尚未完全了解。他强调胎儿脑积水是一个动态过程，因此轻度脑积水可能发展为中度或重度脑积水，中度脑积水可能会变为轻度或甚至是脑室大小正常[90]。因此，每次检查时应计算并测量和准确计算脑室大小。

胎儿脑积水对孕妇的生理和心理影响是巨大的。应仔细研究和考虑这些孕妇接触不同干预方法的情况。遗憾的是，没有关于外科手术引起的瘢痕子宫的短期和长期后果的研究。

在正常脑和异常大脑的情况下，非常需要更多的研究来了解宫内 CNS 发展、CSF 动态变化、ICP 和扩大的脑室变化。选择案例的干预措施和指征应该标准化。虽然有很多不同的干预方法，然而没有明确证据表明哪种方法优于其他方法。

胎儿脑积水在产科常规超声体检中时常被忽略，没能及时发现，到孕晚期和分娩前才被检测到异常。目前，对于如何处理子宫内确诊的胎儿脑积水病例尚未达成全球协议或达成共识，主要是由于这些手术结果的不确定性。父母及其家庭的道德和价值，他们所属的社会和习俗都是要考虑的因素。这些因素可能会影响产前干预的决定。处理产前脑积水的每个选项都有几个预防措施和某些因素，在做出任何决定之前应该考虑这些因素。胎儿心脏、泌尿系统或膈疝的外科修复试验取得了一些成功。这鼓舞了神经外科医生在产前期间开展脊柱裂修复和扩张的脑室分流治疗。由于与脑积水的病理生理学相关的几个明显原因，脊柱裂修复比治疗脑积水的试验治疗更多见。支持产前干预的神经外科医生根据他们的管理研究表明脑积水的进展可能对胎儿的生长产生严重影响，随后儿童的心理、神经和认知功能也可能受到影响。因此，假设早期降低 ICP 和减少扩张的脑室中 CSF 积累可能改变进展，产前脑积水的治疗可以改善预后。其他大的团队认为其实问题比扩张的脑室本身应该更加严重和复杂，它包括胎儿的遗传谱和神经细胞以及组织的功能。还有人认为孕妇其实不需要接受不必要的风险，因为没有足够的证据证明这样治疗对婴儿的长期是否有益，这是一个非常严重的道德问题。

脑积水的病理生理学、发展和进展是非常复杂的过程，我们对比尚未完全了解。因此，除非存在显著的遗传异常，否则在大多数病例中无法预测具有脑积水的胎儿的结果和预后。对于胎儿脑积水发生的预测可能情况有：多个 CNS 异常，严重的扩张的脑室和非常薄的皮质，或缺乏脑组织的某些部分和相关的遗传改变。在其他类型的轻度或中度脑室扩张的单纯性脑积水中，可以考虑通过产前干预。几乎没有可靠研究显示宫内检测到的先天异常（如脊柱裂或脑积水）能有效得到解决，因为未能提供有效解决的有力证据。

一般而言，患有脑积水的胎儿的病死率直接随着中枢神经系统外畸形的存在和严重程度而变化，而神经系统的预后由潜在的中枢神经系统畸形决定。F. A. Cherwenak 等人[91] 报告了 50 例胎儿脑积水，72% 在新生儿期即死亡，84% 有一个或多个主要中枢神经系统异常和（或）中枢神经系统外异常（49%）。整体未修正的病死率为 67%，其中所有伴有多处中枢神经系统外畸形的胎儿死亡，57% 的胎儿中枢神经系统异常[92]。

随着影像学技术的进步，胎儿脑积水诊断已无困难，已能较精确地评估胎儿脑积水病情及可能合并的神经系统畸形。随着外科技术的进步，已能开展妊娠期胎儿脑积水的外科治疗，但在治疗方面仍面临许多问题，还需今后不断探索。

（林志雄　首都医科大学三博脑科医院；刘智强　福建三博福能脑科医院；

马云富　郑州大学第三附属医院）

参考文献

[1] Drake J M, Sainte-Rose C. The shunt book[M]. Cambridge: Blackwell Science, 1995: 3-12.

[2] Bruner J, Davis G, Tulipan N. Intrauterine shunt for obstructive hydrocephalus—still not readyp[J]. Fetal Diagn Ther, 2006, 21: 532-539.

[3] Clewell W H, Johnson M L, Meier P R, et al. A surgical approach to the treatment of hydrocephalus[J]. N Engl J Med, 1982, 306(22): 1320-1325.

[4] 代礼，周光萱，缪蕾，等. 1996 至 2004 年中国围产儿先天性脑积水的发生状况分析[J]. 中华预防医学杂志，2006, 40(3): 180-183.

[5] Diemert A, Diehl W, Glosemeyer P, et al. Intrauterine surgery-choices and limitations[J]. Dtsch Arztebl Int, 2012, 109(38): 603-638.

[6] Dukanac Stamenkovic J, Steric M, Srbinovic L, et al. Fetal ventriculomegalies during pregnancy course, outcome, and psychomotor development of born children[J]. Clin Exp Obstet Gynecol, 2016, 43(1): 63-69.

[7] von Koch C S, Gupta N, Sutton L N, et al. In utero surgery for hydrocephalus[J]. Childs Nerv Syst, 2003, 19(7-8): 574-586.

[8] Murshid W, Imma Dad M, Jarallah J. Epidemiology of infantile hydrocephalus in Saudi Arabia: birth prevalence and associated factors[J]. Pediatr Neurosurg, 2003, 32: 119-123.

[9] Awary B, El Lardi A, El Najashi S, et al. Prevalence of hydrocephalus, myelomeningocele, Dandy Walker Syndrome and anencephaly in Saudi Arabia[J]. Pan Arab Neurosurg J, 1997, 1: 31-35.

[10] Dolk H, Loane M, Garne E. The prevalence of congenital anomalies in Europe[J]. Adv Exp Med Biol, 2010, 686: 349-364.

[11] Xie D H, Yang T B, Liu Z Y, et al. Epidemiology of birth defects based on a birth defect surveillance system from 2005 to 2014 in Hunan Province, China[J]. PLoS One, 2016, 11(1): e0147280.

[12] O'Rahilly R, Müller F. Ventricular system and choroid plexuses of the human brain during the embryonic period proper[J]. Am J Anat, 1990, 189(4): 285-302.

[13] Hans J, Lammens M, Hori A. Clinical neuroembryology: development and developmental disorders of the human central nervous system[M]. New York: Springer, 2014.

[14] Oi S, Sato O, Matsumoto S. A new classification for congenital hydrocephalus and postnatal prognosis (Part I). A proposal of a new classification of fetal/neonatal/infantile hydrocephalus based on neuronal maturation process and chronological changes[J]. Jpn J Neurosurg(Tokyo), 1994, 3: 122-127.

[15] Oi S, Matsumoto S, Katayama K, et al. Pathophysiology and postnatal outcome of fetal hydrocephalus[J].

Childs Nerv Syst, 1990, 6: 338-645.

[16] Michejda M, Queenan J T, McCullough D. Present status of intrauterine treatment of hydrocephalus and its future[J]. Am J Obstet Gynecol, 1986, 155: 873-882.

[17] Shapiro K, Fred F, Marmarou A. Biomechanical and hydrodynamic characterization of hydrocephalic infant[J]. J Neurosurg, 1985, 63: 69-75.

[18] Clewell W H, Johnson M L, Meier R P, et al. A surgical approach to the treatment of fetal hydrocephalus[J]. N Engl J Med, 1982, 306: 1320-1325.

[19] Ammar A. hydrocephalus: What do we know?and what do we still not know? [M] Springer, 2017.

[20] Duan H L, Zhu X Y, Zhu Y J, et al. The application of chromosomal microarray analysis to the prenatal diagnosis of isolated mild ventriculomegaly[J]. Taiwan J Obstet Gynecol, 2019, 58: 251-254.

[21] Pagani G , Thilaganathan B, Prefumo F. Neurodevelopmental outcome in isolated mild fetal ventriculomegaly: systematic review and meta-analysis[J]. Ultrasound Obstet Gynecol, 2014, 44: 254-260.

[22] Melchiorre K, Bhide A, Gika A D, et al. Counseling in isolated mild fetal ventriculomegaly[J]. Ultrasound Obstet Gynecol, 2009, 34(2): 212-224.

[23] Zhao D, Cai A, Wang B, et al. Presence of chromosomal abnormalities in fetuses with isolated ventriculomegaly on prenatal ultrasound in China[J]. Mol Genet Genomic Med, 2018, 6(6): 1015-1020.

[24] D'Addario V, Rossi A C. Neuroimaging of ventriculomegaly in the fetal period[J]. Semin Fetal Neonatal Med, 2012, 17(6): 310-318.

[25] Iwamoto H, Muroi A, Sekine T, et al. Unusual form of obstructive hydrocephalus in association with 6q terminal deletion syndrome: a case report and literature review[J]. Pediatr Neurosurg, 2019, 54(6): 419-423.

[26] Gaglioti P, Oberto M, Todros T. The significance of fetal ventriculomegaly: etiology, short- and long-term outcomes[J]. Prenat Diagn, 2009, 29: 381-388.

[27] Sethna F, Tennant P W G, Rankin J C, et al. Prevalence, natural history, and clinical outcome of mild to moderate ventriculomegaly[J]. Obstet Gynecol, 2011, 117: 867-876.

[28] Wang Y, Hu P, Xu Z. Copy number variations and fetal ventriculomegaly[J]. Curr Opin Obstet Gynecol, 2018, 30: 104-110.

[29] Van den Veyver I B(2019) Prenatally diagnosed developmental abnormalities of the central nervous system and genetic syndromes: a practical review. Prenat Diagn. https: //doi. org/10.1002/pd.5520.

[30] Gezer C, Ekin A, Ozeren M, et al. Chromosome abnormality incidence in fetuses with cerebral ventriculomegaly[J]. J Obstet Gynaecol, 2014, 34(5): 387-391.

[31] 李顺.基于下一代测序技术的拷贝数变异检测方法研究[D].长沙：湖南大学，2016: 7.

[32] Hu P, Wang Y, Sun R, et al. Copy number variations with isolated fetal ventriculomegaly[J]. Curr Mol Med, 2017, 17(2): 133-139.

[33] Etchegaray A, Juarez-Peñalva S, Petracchi F, et al. Prenatal genetic considerations in congenital ventriculomegaly and hydrocephalus[J]. Childs Nerv Syst, 2020.

[34] Kousi M, Katsanis N. The genetic basis of hydrocephalus[J]. Annu Rev Neurosci, 2016, 39: 409-435.

[35] Shaheen R, Sebai M A, Patel N, et al. The genetic landscape of familial congenital hydrocephalus[J]. Ann Neurol, 2017, 81(6): 890-897.

[36] Cavalcanti D P, Salomao M A. Incidence of congenital hydrocephalus and the role of prenatal diagnosis[J]. J Pediatr(Rio J), 2003, 79(2): 135-140.

[37] Oi S. Classification of hydrocephalus: critical analysis of classification categories and advantages of "Multi-categorical hydrocephalus classification" (Mc HC)[J]. Childs Nerv Syst, 2011, 27: 1523-1533.

[38] International Society of Ultrasound in Obstetrics & Gynecology Education Committee. Sonographic examination of the fetal central nervous system: guidelines for performing the 'basic examination' and the 'fetal neurosonogram' [J]. Ultrasound Obstet Gynecol, 2007, 29(1): 109.

[39] Malinger G, Lev D, Lerman-Sagie T. Normal and abnormal fetal brain development during the third trimester as demonstrated by neurosonography[J]. Eur J Radiol, 2006, 57(2): 226-232.

[40] Chudleigh T, Smith A, Cumming S. Obstetric & gynaecological ultrasound: how, why and when[M]. Amsterdam: Elsevier Health Sciences, 2016.

[41] Salomon L J, Alfirevic Z, Bilardo C M, et al. ISUOG practice guidelines: performance of first-trimester fetal ultrasound scan[J]. Ultrasound Obstet Gynecol, 2013, 41(1): 102.

[42] Endres L K, Cohen L. Reliability and validity of three-dimensional fetal brain volumes[J]. J Ultrasound Med, 2001, 20(12): 1265-1269.

[43] Malinger G, Svirsky R, Ben-Haroush A, et al. Doppler-flow velocity indices in fetal middle cerebral artery in unilateral and bilateral mild ventriculomegaly[J]. J Matern Fetal Neonatal Med, 2011, 24(3): 506-510.

[44] Degani S. Evaluation of fetal cerebrovascular circulation and brain development: the role of ultrasound and Doppler[J]. Semin Perinatol, 2009, 33(4): 259-269.

[45] Kurjak A, Chervenak F A. Donald School textbook of ultrasound in obstetrics and gynecology[M]. New Delhi: Jaypee Brothers Publishers, 2011.

[46] Haratz K K, Oliveira P S, Rolo L C, et al. Fetal cerebral ventricle volumetry: comparison between 3D ultrasound and magnetic resonance imaging in fetuses with ventriculomegaly[J]. J Matern Fetal Neonatal Med, 2011, 24(11): 1384-1391.

[47] Rizzo G, Capponi A, Persico N, et al. 5D CNS+ software for automatically imaging axial, sagittal, and coronal planes of normal and abnormal second-trimester fetal brains[J]. J Ultrasound Med, 2016, 35(10): 2263-2272.

[48] Kurjak A, Stanojević M, Predojević M, et al. Neurobehavior in fetal life[J]. Semin Fetal Neonatal Med, 2012, 17(6): 319-323.

[49] Hata T. Current status of fetal neurodevelopmental assessment: four-dimensional ultrasound study[J]. J Obstet Gynaecol Res, 2016, 42(10): 1211-1121.

[50] Clouchoux C, Limperopoulos C. Novel applications of quantitative MRI for the fetal brain[J]. Pediatr Radiol, 2012, 42(S1): 24-32.

[51] Prayer D. Fetal MRI. 1st ed[M]. Berlin: Springer, 2011.

[52] Levine D, Hatabu H, Gaa J, et al. Fetal anatomy revealed with fast MR sequences[J]. AJR Am J Roentgenol, 1996, 167(4): 905-908.

[53] Mailath-Pokorny M, Kasprian G, Mitter C et al. Magnetic resonance methods in fetal neurology[J]. Semin Fetal Neonatal Med, 2012, 17(5): 278-284.

[54] Saleem S N. Fetal MRI: an approach to practice: a review[J]. J Adv Res, 2014, 5(5): 507-523.

[55] Boyer A C, GonÇalves L F, Lee W, et al. Magnetic resonance diffusion-weighted imaging: reproducibility of regional apparent diffusion coefficients for the normal fetal brain[J]. Ultrasound Obstet Gynecol, 2013, 41(2): 190-197.

[56] Erdem G, Celik O, Hascalik S, et al. Diffusion-weighted imaging evaluation of subtle cerebral microstructural changes in intrauterine fetal hydrocephalus[J]. Magn Reson Imaging, 2007, 25(10): 1417-1422.

[57] Story L, Damodaram M S, Allsop J M, et al. Proton magnetic resonance spectroscopy in the fetus[J]. Eur J Obstet Gynecol Reprod Biol, 2011, 158(1): 3-8.

[58] Evangelou I E, Du Plessis A J, Vezina G, et al. Elucidating metabolic maturation in the healthy fetal brain using 1H-MR spectroscopy[J]. Am J Neuroradiol, 2016, 37(2): 360-366.

[59] Kok R D, Steegers-Theunissen R P, Eskes T K, et al. Decreased relative brain tissue levels of inositol in fetal hydrocephalus[J]. Am J Obstet Gynecol, 2003, 188(4): 978-980.

[60] Shetty A N, Gabr R E, Rendon D A, et al. Improving spectral quality in fetal brain magnetic resonance spectroscopy using constructive averaging[J]. Prenat Diagn, 2015, 35(13): 1294-1300.

[61] Deshpande R, Chang L, Oishi K. Construction and application of human neonatal DTI atlases[J]. Front Neuroanat, 2015, 9: 138.

[62] Kasprian G, Brugger P C, Weber M, et al. In utero tractography of fetal white matter development[J]. Neuroimage, 2008, 43(2): 213-214.

[63] Gowland P, Fulford J. Initial experiences of performing fetal fMRI[J]. Exp Neurol, 2004, 190: 22-27.

[64] Jardri R, Houfflin-Debarge V, Delion P, et al. Assessing fetal response to maternal speech using a noninvasive functional brain imaging technique[J]. Int J Dev Neurosci, 2012, 30(2): 159-161.

[65] Schöpf V, Kasprian G, Brugger P C, et al. Watching the fetal brain at 'rest' [J]. Int J Dev Neurosci, 2012, 30(1): 11-17.

[66] Battal B, Kocaoglu M, Bulakbasi N, et al. Cerebrospinal fluid flow imaging by using phase-contrast MR technique[J]. Br J Radiol, 2014, 84(1004): 758-765.

[67] Öztürk M, Sığırcı A, Ünlü S. Evaluation of aqueductal cerebrospinal fluid flow dynamics with phase-contrast cine magnetic resonance imaging in normal pediatric cases[J]. Clin Imaging, 2016, 40(6): 1286-1290.

[68] Yamada S, Tsuchiya K, Bradley W G, et al. Current and emerging MR imaging techniques for the diagnosis and management of CSF flow disorders: a review of phase-contrast and time-spatial labeling inversion pulse[J]. Am J Neuroradiol, 2015, 36(4): 623-630.

[69] 朱宇宁.胎儿染色体异常与适宜产前诊断技术研究 [D].杭州：浙江大学，2015: 137-140.

[70] Gupta J K, Bryce F C, Lilford R J. Management of apparently isolated fetal ventriculomegaly[J]. Obstet Gynecol Surv, 1994, 49(10): 716-721.

[71] Vintzileos A M, Campbell W A, Weinbaum P J, et al. Perinatal management and outcome of fetal ventriculomegaly[J]. Obstet Gynecol, 1987, 69(1): 5-11.

[72] Bruner J P. Intrauterine surgery in myelomeningocele[J]. Semin Fetal Neonatal Med, 2007, 12(6): 471-476.

[73] Meiniel A. The secretory ependymal cells of the subcommissural organ: which role in hydrocephalus? [J] Int J Biochem Cell Biol, 2007, 39(3): 463-468.

[74] Mrozik E. Problems of and possibilities in fetal surgery[J]. Geburtshilfe Frauenheilkd, 1985, 45(8): 503-510.

[75] Ammar A, Nasser M. Long term complications of buried valves[J]. Neurosurg Rev, 1955, 18: 65-67.

[76] Bors E. Bie methodic der intrauterine operation am uberlebenden saugerties foetus[J]. Arch EntwckIngsmechn Organ, 1925, 105: 655-666.

[77] Glick P L, Harrison M R, Halks-Miller M, et al. Correction of congenital hydrocephalus in utero II: efficacy of in utero shunting[J]. J Pediatr Surg, 1984, 19(6): 870-881.

[78] Mrozik E. Problems of and possibilities in fetal surgery[J]. Geburtshilfe Frauenheilkd, 1985, 45(8): 503-510.

[79] Micheida M. Intrauterine treatment of hydrocephalus[J]. Fetal Ther, 1986, 1: 75-79.

[80] Al-Anazi A. Al-Mejhim F, Al-Qahtani N. In uteroventriculo-amniotic shunt for hydrocephalus[J]. Child's Nervous System, 2008, 2: 193-195.

[81] Al-Anazi A R. In-utero ventriculouterine shunt treatment of fetal hydrocephalus: preliminary study of Al-Anazi ventriculouterine shunt[J]. Neurosurg Q, 2010, 20: 1-4.

[82] Cavalheiro S, Moron A E, Zymberg S T, et al. Fetal hydrocephalus-prenatal treatment[J]. Childs Nerv Syst, 2003, 19(7-8): 561-573.

[83] Harrison M R, Filly R A, Golbus M S, et al. Fetal treatment[J]. N Engl J Med, 1982, 307: 651-652.

[84] Cavalheiro S, Fernandes A M, Almodin C G, et al. Fetal hydrocephalus[J]. Childs Nerv Syst, 2011, 27: 1575-1583.

[85] Manning F A, Harrison M R, Rodeck C. Catheter shunts for fetal hydronephrosis and hydrocephalus: report of the international fetal surgery registry[J]. N Engl J Med, 1986, 315: 336-340.

[86] Scala C, Familiari A, Pinas A, et al. Perinatal and long-term outcomes in fetuses diagnosed with isolated unilateral ventriculomegaly: systematic review and meta-analysis[J]. Ultrasound Obstet Gynecol, 2017, 49(4): 450-459.

[87] Chiu T H, Haliza G, Lin Y H, et al. A retrospective study on the course and outcome of fetal ventriculomegaly[J]. Taiwan J Obstet Gynecol, 2014, 53(2): 170-177.

[88] Drugan A, Krause B, Canady A, et al. The natural history of prenatally diagnosed cerebral ventriculomegaly[J]. JAMA, 1989, 261(12): 1785-1788.

[89] Oi S Z, Yamada H, Kimura M, et al. Factors affecting prognosis of intrauterine hydrocephalus diagnosed in the third trimester-computerized data analysis on controversies in fetal surgery[J]. Neurol Med Chir(Tokyo), 1990, 30(7): 456-461.

[90] Davis G H. Fetal hydrocephalus[J]. Clin Perinatol, 2003, 30(3): 531-539.

[91] Cherwenak F A, Duncan C, Ment L R, et al. Outcome of fetal ventriculomegaly[J]. Lancet, 1984, 2: 179-181.

[92] Nyberg D N, Mac L A, Hirch J, et al. Fetal hydrocephalus[J]. Radiology, 1987, 163: 187-191.

先天性脑积水

先天性脑积水也是脑积水中的一种常见类型，随着分子生物学和基因检测技术的发展，已经明确部分先天性脑积水患者的遗传性因素。其临床表现应注意可能并存的发育畸形表现。在病因筛查中，除注意遗传性因素外，也应注意继发性病因的查找。结合病因的差别，治疗应采用个体化治疗。

先天性脑积水（congenital hydrocephalus，C-HCP）主要指于出生后 12 个月之前诊断的脑室内脑脊液异常蓄积伴脑室扩张[1]，并产生一系列相应中枢神经系统临床症状。先天性脑积水分三种情况：出生前诊断（胎儿脑积水）、出生后诊断（婴儿脑积水）、不明确时期诊断（非特殊型脑积水）[2]。据报道美国先天性脑积水发病率为 0.2‰～0.8‰[3]，而我国 2005 年至 2012 年期间围生儿先天性脑积水的发病率为 1.18‰～6.14‰，年流行率呈下降趋势（每 10000 名新生儿中 7.52 个降至 5.98 个，$P<0.001$）[4]。由于先天性脑积水的治疗相对困难、并发症较多、可合并多器官发育异常等原因，治疗效果不甚理想。有报道称约有 75% 以上的先天性脑积水患儿，虽经积极救治，但仍然遗留有比较严重的神经系统症状，残疾率达 30% 左右[5-9]。因此需要的治疗及康复费用昂贵，给家庭及社会造成很大的经济负担。本章将从遗传学、病理生理学、临床表现、影像学特征及手术治疗等方面进行阐述。

一、遗传学背景与分子生物学

随着分子生物学和基因检测技术的发展，对先天性脑积水遗传学因素的认识在逐步提升。在此主要讨论与遗传和发育异常相关脑积水的遗传学背景，包括复杂脑发育畸形，如神经管闭合不全、X 连锁遗传性脑积水和 Dandy-Walker 畸形等染色体畸形和其他遗传性疾病。染色体畸形最多见于 13、18、9 三体综合征，此疾病常表现为多器官发育畸形并存。而隐性遗传性 X 染色体基因缺失产生的脑积水是由中脑导水管狭窄或阻塞所致，在 1949 年由 Bicker 和 Aclams 首先发现[10]，是最常见的先天遗传性脑积水，约占非综合征先天性脑积水中的 25%，多见于男性，男女比率为 3000∶1。至 1992 年 X 连锁遗传性脑积水被第一次报道系因 L1CAM（也可称为 L1）基因突变[11]，此组基因学研究取得了一系列进展。L1 是一种跨膜糖蛋白，系细胞黏附分子免疫球蛋白基因超家族成员，主要在发育期的神经元细胞表达，在神经元黏附、轴突延伸和形成中起作用，在功能上与学习和记忆有关。*L1* 基因位于人类的 X 染色体上，共有 28 个外显子。其由 3825 个碱基对组成，编码一个由 1257 个氨基酸组成的蛋白质。*L1* 基因的突变被认为与许多 X 连锁遗传性疾病有关，如 X 连锁遗传性脑积水、X 连锁胼胝体发育不良、X 连锁痉挛性下肢瘫及 MASA 综合征（表现为智力发育障碍、拇指内收、曳行步态、失语）等。因而，有人提出把这一系列疾病归于 L1 综合征[12]。最新的 *L1* 基因突变数据库显示，在 254 个无相互关联的 L1 综合征的家庭中，发现了 211 个突变[13]。在各 X 连锁遗传性脑积水家族中，*L1* 基因变异位点和形式不尽相同。研究人员还发现了基因型和表现型之间的一些相关性。所有的具有 *L1-LF* 基因变异的患者都表现为脑室的极度扩大，并伴有严重的发育迟缓及智力障碍[14]。*L1* 基因变异引起脑室扩大可能的机制是引发的细胞黏附效应及迁移能力的下降，此二者可同时起作用[15]。由此引起：大脑白质的弹性变差使脑室系统更容易受到脑脊液压力的影响；中线结构的发育异常导致脑脊液循环通道变得狭窄。

Dandy-Walker 畸形发生率约 1∶25000，在脑积水中约＜5%。其病因尚不明确，与家族遗传、染色体异常相关。它可以是中枢神经系统畸形或多器官系统畸形综合征中的一部分，如 Walker-Warburg 综合征、Meckel-Gruber 综合征和 Joubert 综合征等，其具体基因异常还未明确，但 13、18 三倍体是最多见的染色体异常[16]。

还有与前脑无裂畸形相关的染色体异常如 13、18 三倍体。神经管闭合不全的病因有多种，包括基因突变、染色体畸形、环境因素（致畸剂和营养不良）等，环境因素影响的基因可有多个，人类基因组序列检查将有助于识别。脑膨出的发生可能与遗传、环境因素相关，但具体基因尚不明确。其他的还有软骨发育不全的发生与成纤维细胞生长因子受体 3 突变相关；神经纤维瘤病与 NF 基因突变相关；结节硬化症与 *TSC1* 和 *TSC2* 基因相关[16]。

T. N. Munch 等报道 1978 到 2008 年 1928666 个新出生婴儿中有 1193 例孤立性先天性脑积水（0.062‰），其高危因素可能与第一胎（0.72‰）和孕期使用抗抑郁药（1.5/‰）有关；合并综合征的先天性脑积水危险因素与男性、多倍体和妊娠期糖尿病相关[17]。

二、病理生理过程

先天性脑积水多由叶酸缺乏、宫内感染、血管性病变等多因素引起的神经系统发育异常（比如神经管闭合不全等）造成。结构发育异常、感染、颅内出血等造成中枢神经系统原发损害，并存脑积水出现的持续高颅压对患儿神经系统的正常发育形成二次伤害。宏观改变上，脑室扩张使邻近结构牵拉扭曲，白质受压、灰质变薄，灰质可薄至 1～2mm，结构受损。结构受损除机械牵拉损伤，也可因脑血管受压影响血供引起间接损伤。脑室覆盖的室管膜结构受损，室管膜细胞失去纤毛和微绒毛，细胞层被拉伸、断裂、丢失，最后被胶质细胞取代，此表现称为室管膜剥蚀（ependymal denudation）。近年来的研究认为其在先天性脑积水病情进展过程中起着至关重要的作用。在脑积水大鼠的脑室壁上发现成熟的带纤毛室管膜细胞大量减少，暴露出其下方的脑白质及室管膜下结构，使得这些组织直接暴露于脑脊液环境中。进一步的研究表明，室管膜剥蚀的发生远早于脑室的扩大，且最早发生于中脑，然后才逐渐进展至侧脑室系统[18]。这一系列动物实验的发现与临床上先天性脑积水常见病因中的中脑导水管狭窄相吻合。但其具体影响路径目前还不清楚。在脑积水发生早期，脑室扩大使脑室旁结构受到压迫及牵拉，导致局部缺血缺氧。这些病理性改变对中脑导水管旁组织的损伤尤为严重[19]。随着颅内压力的持续增高，神经系统会出现代谢受损、神经炎性反应、神经元退行性变、神经轴突胞浆转运减缓、髓鞘细胞脱髓鞘改变等，影响血脑屏障的完整性，造成细胞毒性反应及突触结构的变性，最终导致细胞的不可逆性损伤。有趣的是少突胶质细胞，特别是脑室旁的白质结构较大脑皮质的神经元更容易出现组织间水肿、缺氧及凋亡。其具体病理过程目前还不是很清楚[20]。

三、临床分型

综合脑积水的临床特征、神经系统发育情况和对脑脊液循环动力学影响分为以下三种亚型[16]：

（1）原发性　病变主要仅限于脑脊液循环通路上，包括交通性和单纯性脑积水，如室间孔梗阻、导水管狭窄、蛛网膜颗粒发育不良及其他。

（2）基因异常　脑积水伴中枢神经系统基因缺陷，包括积水性无脑畸形、前脑无裂畸形、无脑回畸形、Dandy-Walker综合征、神经管闭合不全、Chiari畸形、延髓-脊髓空洞症、蛛网膜囊肿等。

（3）有继发病因的先天性脑积水　在胎儿期存在潜在继发性病因，包括肿瘤、出血、感染、血管性疾病和其他等，注意少部分脊髓栓系患者也可能合并脑积水。

四、影像学表现

孕期和小于18个月前囟未闭的幼儿能使用头部B超早期筛查，及时发现先天性脑积水，但因对第三脑室和第四脑室评估困难，在脑积水的病因分析和精确诊断上独立评估困难[21]。

头颅正侧位X线平片在先天性慢性脑积水患者的诊断中有一定的价值。这类脑积水患儿X线片会有典型的"指压迹"（copper beaten cranium）表现，这是慢性颅高压，使得大脑皮质的沟回对患儿颅骨内壁压力长期不均造成的。

目前对于脑积水的CT和磁共振影像学诊断标准很多，比较常用的有以下两种：

（1）Evan's指数（FH/BPD）>0.3；

（2）侧脑室颞角（temporal horns，TH）宽度≥2mm伴脑室额角横径比>0.5（FH/ID）（图7-1）。

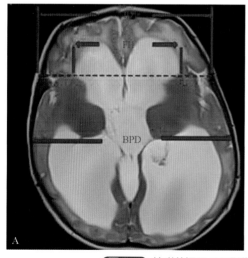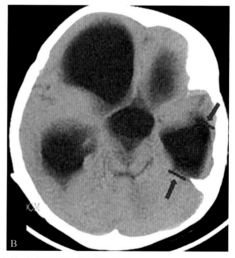

图7-1 核磁共振及CT影像上的脑室结构线性测量示意

BPD，biparietal diameter，最大横径；FH，frontal horns，侧脑室额角；ID，internal diameter，内径；
TH，temporal horn，脑室颞角

这两个影像学标准只是针对 3 岁及以上脑积水患者的，目前尚没有适用于新生儿或者婴儿先天性脑积水的影像学指标。但磁共振影像学检查对于明确患儿是否有脑积水以及脑积水的病因学评估还是具有不可替代的作用的（图 7-2）。在影像学诊断实践中，应注意与脑萎缩的区别，脑积水的头围变化与脑室扩张一致并共同增长，而脑萎缩中脑室大小常是稳定的。>2 岁的儿童，脑积水常伴有外部脑脊液空间（蛛网膜下腔）的压缩，当然在交通性脑积水中这些空间可正常，而在外部性脑积水中这些空间可扩张。进展性脑积水中脑脊液跨室管膜再吸收，CT 影像上可见脑室周围的低密度，MRI T1 加权像上表现为脑室周围的低信号，T2 加权像上表现为高信号。

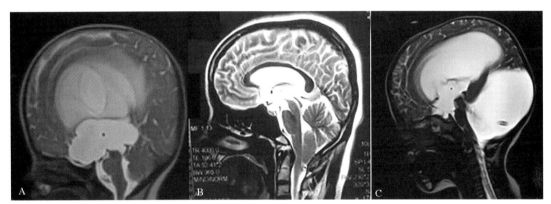

图 7-2 磁共振影像学检查显示不同病因造成的先天性脑积水

A. 中脑导水管梗阻；B. Chiari 畸形；C. Dandy-Walker 畸形

五、临床表现

除了脑积水的常见表现，如颅高压性头痛、呕吐以外，先天性脑积水常在婴儿期或者幼儿期出现症状，其临床表现及体征还会有一些婴幼儿特征性表现。

（1）前囟饱满、隆起，骨缝增宽，特别是在孩子直立体位时的前囟饱胀应引起足够的重视。

（2）落日征 中脑顶盖部（mesencephalic tectum）的视上丘及邻近的动眼神经核受压，造成眼球的运动功能受损，患儿除落日征外，还会有眼球上视障碍。

（3）头皮静脉充盈明显 由颅内高压导致颅内静脉反流而表现出头皮静脉充盈。

（4）患儿容易哭闹，头部直立及控制困难。

（5）Macewen 征 轻扣翼点位置可及空响声（脑室扩大、脑实质减少）。

（6）视盘水肿 常见于慢性脑积水患儿，严重的会造成视力损害甚至失明。

（7）头围（head circumference，HC）增长曲线斜率增加 比如 HC 增长>1.25cm/周（图 7-3）。（测量方法：绕前额和枕部（包括耳朵）测量三次，取最大值。）

（8）展神经麻痹 外展神经由于行走路径最长，很容易受到因颅高压而移位的脑内组织结构的影响。外展神经麻痹后会出现复视。

（9）呼吸节律不规则及夜间呼吸暂停样表现。

（10）肢体肌张力的增高。

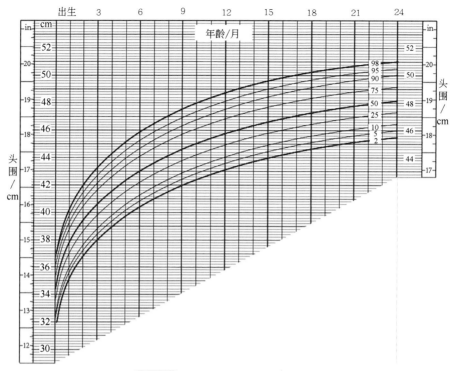

图 7-3 两岁内男孩的头围生长曲线

六、病情评估

胎儿脑积水的病因调查包括宫内感染血清学检测、染色体分析、MRI 检查等。发现颅内出血时应检测抗血小板抗体。罕见的情况，如胎儿缺血性脑梗死，难于诊断[22]。

对于疑有先天遗传性因素存在的脑积水患儿需行遗传学方面的检查，以确认是否存在着基因缺陷。在产前和出生后进行 *L1* 基因检测已应用于临床中。因胎儿期 XLH 有着不良预后，孕妇有 L1 突变，孕男孩中患有严重脑积水的概率为 50%，因此对一个有 *XLH* 基因家庭进行产前咨询及基因检测是有意义的。

胎儿组织或细胞取样分离方法：孕 10 ～ 12 周从绒毛膜取样分离，15 ～ 16 周通过羊膜穿刺术，胚胎细胞在体外培养，然后提取 DNA 进行测序[23]。

动态头围曲线的描记对判断婴幼儿是否有颅高压异常重要。特别是当婴儿头围曲线的斜率在一个月内跨越 25% 百分位时应引起足够重视。这一量化指标对早期判断婴幼儿脑积水非常有帮助。

超声具有便捷及无创等特点，能在孕 20 ～ 24 周探测胎儿脑室系统，在出生前筛查诊断脑积水。对于前囟未闭的婴幼儿期检查有明显优势，能早期发现新生儿脑室内出血、外部性脑积水、实性病变及随访评估婴幼儿脑积水。

颅骨 X 线平片可能会发现蝶鞍侵蚀表现及颅骨内壁的"指压迹"。但值得注意的是，严重的颅缝早闭也会有类似颅骨"指压迹"表现。但颅缝早闭患儿的头围一般都不是太大。

磁共振影像对于确诊、提供病因信息和制订治疗方案是非常重要的[24]。MRI 提供超声无法获得的与预后相关的髓鞘发育情况，还有一些其它有用的信息供父母参考产前干预和产后治疗[25,26]。MRI 能精确反映患儿是否伴有 Chiari 畸形、小脑或中脑导水管旁占位等病因，也能显示是否存在着导水管脑脊液流空影（aqueduct flow void phenomenon in T2W images）或者脑室室管膜下的脑脊液渗出。这些影像学指标能帮助临床医师来判断脑积水病因及是否存在着高颅压。

急性脑积水 CT/MRI 诊断要点：

（1）Evan's 指数大于 0.3（详见前文的"影像学表现"章节）；

（2）侧脑室颞角宽度大于 2mm（正常情况下侧脑室颞角极小），外侧裂、大脑纵裂和脑沟消失；

（3）CT 显示脑室周围低密度或磁共振 T2 加权序列清晰地显示脑室旁室管膜下高信号影；

（4）双侧侧脑室的额角呈现"气球样"（bollooning）表现，即所谓的米老鼠样脑室（mickey mouse ventricles），往往提示为中脑导水管狭窄；

（5）CT/MRI 显示胼胝体弓背向上抬高，往往也提示为急性脑积水。

慢性脑积水 CT/MRI 特点：

（1）第三脑室向蝶鞍下疝样表现；

（2）胼胝体有萎缩；

（3）可有蝶鞍侵蚀（sella turcica erosion），有时可导致空蝶鞍，也可有鞍背侵蚀；

（4）侧脑室的颞角表现可能没有急性脑积水那么明显；

（5）头围可能会有大于 98% 百分位；

（6）婴儿可见颅缝分离、前囟闭合延迟。

其他的检查如脑电图等（electroencephalography，EEG）则需视患儿是否有癫痫史等而定。

七、治疗

（一）保守治疗

有以下几种情况考虑保守治疗：①部分患儿呈静止性脑积水，需综合临床资料，部分患者仅需临床观察；②有些患儿呈进展性脑积水需有创干预，但全身情况尚不稳定或有凝血障碍等手术禁忌证，尚不适合手术治疗，在手术治疗前给予药物过渡性治疗，为手术准备创造机会；③部分患儿脑积水呈暂时性，如出血后脑积水有可能自行缓解。

1. 观察治疗

良性外部性脑积水多数患儿随着神经系统发育可渐自行缓解，可临床观察；出血后脑积水有可能是一过性的，在急性脑室扩张期度过后，脑积水自行缓解后静止期可观察治疗；无神经功能损害及临床症状的静止性脑积水可观察治疗。临床观察者应密切随访以下项目：①有无视盘水肿、Parinaud 综合征阳性、神经系统体征出现；②有无新发头痛等与颅高压相关阳性症状，认知功能障碍加重；③动态复查 MRI 影像，有无脑积水进展表现，必要时需外科干预。

2. 药物治疗

乙酰唑胺（acetazolamide，一种碳酸酐酶抑制剂）以及呋塞米（furosemide，髓袢利尿药）这两个药物都能在脉络丛水平上减少脑脊液的分泌。如果同时使用的话，药物的协同作用将比较明显。乙酰唑胺按每天 25mg/kg 始，渐增加到最大剂量每天 100mg/kg。但应注意长期使用乙酰唑胺可引起酸碱平衡紊乱、昏睡、呼吸过快、腹泻；用药过程中监测血电解质。酸中毒合并血钾降低可予以柠檬酸钾，若合并血钠降低则改为碳酸氢钠纠正酸中毒。呋塞米按每天

1mg/kg。长期应用呋塞米，会增加肾钙质沉着症的发病率。

目前认为，药物治疗先天性脑积水只能作为一种临时性措施，常会被用于治疗脑出血后脑积水，也应用于在患儿还不具备手术条件时，是为赢得手术治疗时机而采取的过渡性治疗。

（二）有创干预

1. 临时措施

（1）囟门穿刺　常选择前囟穿刺，在穿刺前必须要有影像学检查，采用 CT/MRI 对脑积水病因进行初步排查，排除穿刺路径存在明显血管畸形、占位性病变等，排除严重凝血机制异常，针对性适当纠正凝血功能。前囟穿刺操作时需有生命体征监护设备，包括心率及氧饱和度的监测。穿刺引流时，每分钟引流量不能大于 10mL，每次穿刺引流总量不能大于 60mL。穿刺过程中一旦出现每分钟心率下降超过穿刺前基准值的 30 次时，操作必须停止。

（2）腰穿　腰穿可以作为新生儿脑出血后脑积水治疗的一个临时性措施。反复穿刺引流血性脑脊液可以明显降低进展性脑积水发生的概率；同时也能为手术治疗赢得时间。但要注意的是对于非交通性脑积水，腰穿是禁忌的。

（3）脑室外引流　适用于非交通性脑积水、脑脊液与腰大池不循环；有腰椎内、皮肤病变禁忌腰穿者；不适合或不能配合腰穿。

① Ommaya 储液囊引流装置。Ommaya 储液囊引流装置的优点：a. 避免反复穿刺脑组织引起损伤、出血；b. 可反复穿刺；c. 易于护理，感染概率相对较小。缺点：脑室内有大血块，或脑室内感染重、蛋白含量高时易堵管。Ommaya 储液囊皮下放置位置一般为前额部无发处帽状腱膜下，利于护理，降低感染概率。避免置于发际内，头发长出后，难以护理，增加感染概率。

② 侧脑室外引流系统。侧脑室外引流的优点：a. 在引流脑脊液同时可监测颅内压；b. 引流管内径较粗，相对 Ommaya 储液囊引流装置不易堵管，更适用于脑室内出血量大，脑脊液蛋白含量高的脑积水患儿；c. 可经引流系统脑室内注药，促进血凝块溶解、纤维蛋白原降解，控制脑室内感染。缺点：置管时间避免过长，长期置管有易诱发感染的概率。为降低感染概率，在置管时皮下潜行隧道达 10cm，每 3 天应更换引流管口敷料。置管时间一般不超过 3 周，最长不超过 1 个月，必要时仍需引流，更换另一侧引流，或病情适合 Ommaya 储液囊引流装置，可改 Ommaya 储液囊引流装置。

脑室外引流应注意每日脑脊液引流量，避免过度引流。过度引流可能引起颅内出血、脑室粘连，出现脑室内分隔。脑室外引流也是一种临时措施，若脑积水稳定并缓解了，部分患者可临床观察；对于必要手术的患儿，为其做好手术准备，创造手术机会。

2. 手术

（1）手术治疗的目标并不是将扩大的脑室缩小至正常水平。手术唯一的目的在于神经功能的恢复以及良好的头颅外观。

（2）手术指征的选择　有临床症状和神经功能损害的先天性脑积水；影像上呈进展性脑积水；合并中枢感染的先天性脑积水，感染已治愈，脑积水仍进展；合并中枢神经系统出血的先天性脑积水，在出血吸收后脑积水仍进展。

（3）手术方式

① 脉络丛切除术（choroid plexectomyor choroid plexus coagulation）：1918 年 Dandy 首次报道了应用此技术来治疗交通性脑积水[27]。但由于整个神经系统脑脊液的分泌只有部分由脉络丛分泌，其他部位也参与分泌，如脑室的室管膜上皮细胞等。所以仅切除脉络丛只能减少脑脊液

的分泌，而无法完全治疗脑积水。再加上脉络丛切除术系开颅手术，手术造成的病死率和致残率较高，使其应用受到限制。1990 年，英国的 Griffith 医生报道了 23 例使用内镜技术电灼脉络丛来治疗儿童脑积水的方法。在他的病例报道中，有超过 50% 的成功率[28]。最近日本学者也报道了 18 例应用内镜脉络丛电灼术加上第三脑室底造瘘来治疗婴儿脑积水，随访期长达 5 年以上，成功率也在 50% 左右[29]。

② 内镜手术 常用的包括内镜下第三脑室底造瘘术、内镜下中脑导水管成形术或扩张术。

内镜下第三脑室底造瘘术（endoscopic third ventriculostomy，ETV）的适应证主要是：a. 存在第三脑室后部起至第四脑室出口梗阻病变的先天性脑积水；b. 分流感染后分流装置移除后的一个治疗选择；c. 也有学者将 ETV 用于治疗脑积水分流术后的裂隙脑综合征[30]。

目前 ETV 总的成功率为 60% 左右，对中脑导水管狭窄所致脑积水的治疗效果较佳，有效率可达 80% ～ 90%。而对肿瘤所致脑积水、以往有分流手术史、脑出血后脑积水以及颅内感染后脑积水的治疗效果则欠佳。临床实践中发现个别婴儿导水管狭窄行 ETV 手术，术后出现双侧蛛网膜下腔严重积液，持续临床观察，孩子的头围保持稳定，一般发育情况良好，大脑结构逐渐发育，双侧脑外积水在逐渐减少。这些患儿给我们的启示是即便患儿有严重的脑外积液，但只要头围稳定，一般发育情况正常，随着患儿蛛网膜下腔颗粒的发育逐渐成熟，脑外积液会逐渐消失，可以临床观察。有学者提出对于 ETV 造瘘成功后可在侧脑室内植入 Ommaya 储液囊，以便在手术失败时有一个脑脊液紧急引流出口。但这一做法目前并没有获得广泛的认可[31]。

内镜下第三脑室底造瘘操作技巧：（详见脑积水的内镜治疗章节）。

③ 导水管支架（aqueductal stent）：最近有学者将导水管支架（一小段分流管）用于治疗儿童中脑导水管狭窄型脑积水及孤立第四脑室，也取得了一定的短期治疗效果[32]。这项技术的长期随访效果如何，目前还不得而知。

④ 脑脊液分流术：最常用的方式是脑室-腹腔分流术（V-P shunt）。其他还有腰大池-腹腔分流术（L-P shunt）、脑室-矢状窦分流术、脑室-心房分流术（V-A shunt）、Torkildsen 分流术、脑室-帽状腱膜下分流术（V-Sg shunt）等。脑室-帽状腱膜下分流术仅应用于那些不能耐受常规分流手术的新生儿，特别是低体重早产儿。手术是在帽状腱膜下建立一个临时性储液空间，在颅外形成一个额外的"脑室"聚集脑脊液，每当这个空间储存有一定量的脑脊液时，医生予以帽状腱膜下穿刺引流。一般需每周操作一次。待患儿发育达到一定体重时（3kg 以上），再将 V-Sg 分流术转成 V-P 分流术。V-P 分流术仍是目前最常用的治疗方式，能有效治疗脑积水，但注意的问题是并发症的发生和需长期密切随访。M. Preuss[33] 等报道 69 例 V-P 分流治疗先天性脑积水长期随访的结果，平均观察年龄已达到 32 岁，到 20 岁时，82% 的患者需要至少一次分流翻修手术，到 30 岁时 100%；21.7% 的分流阀门（Spitz-Holter）保持完好无需更换，至2015 年达 35 年（平均值功能完好无损 23 年）；4.3% 的患者发生分流感染。

除良性外部性脑积水、部分出血后脑积水在度过急性进展期后有可能转变成稳定性脑积水甚至缓解，可临床观察。其他多数先天性脑积水的治疗需依赖于外科手术治疗，分为胎儿期和出生后不同时期手术。前者多数主张在妊娠 18 ～ 30 周实施胎儿手术[34]，但远期疗效如何尚需观察。婴儿期手术治疗主要选择脑室 / 囊肿-腹腔分流术，ETV 不易达到治疗效果的可能性大。可能原因为：① ETV 主要用于治疗非交通性脑积水，对依赖于主要吸收途径的患儿才有效[24]。胎儿、新生儿和小婴儿脑脊液吸收主要通过次要途径，由蛛网膜颗粒组成的主要吸收途径从婴儿期才逐渐发展。②脑脊液进入静脉窦需要 ICP 和矢状窦之间有 5 ～ 7mmHg 的压力梯度[35]，颅缝、囟门未闭的婴儿，颅内压与外界大气界沟通难以维持此压力梯度影响脑脊液吸收。V-P

分流管应选择可调压分流管，逐渐下调分流阀门压力，有利于避免过快分流引起硬膜下积液、出血等并发症。且婴幼儿的颅内压在颅缝闭合后可能会有变化，需定期复查，多次调压，以保证治疗效果。

八、预后

预后因素与颅内和颅外异常、异倍体、潜在的病因和脑室扩大的程度相关[36,37]。Chiari Ⅱ畸形少有染色体异常，高位脊髓病变和脑室扩大的程度取决于其预后[38,39]。胎儿期先天性脑积水多普勒检查大脑中动脉异常频谱，呈缺失或舒张期逆转提示不良预后，围生期病死率显著增高[40]。

先天性脑积水常合并脏器发育畸形，就诊时应全面检查了解各重要脏器有无异常畸形，针对性治疗，提高预后。但也常因合并脏器发育畸形其总体预后并不理想，应注意于产前检查排除遗传性疾病，减少孕期不良因素引发的胎儿畸形，降低先天性疾病发病率，预防重于治疗。

九、典型病例

患儿，女，1岁，因"生长发育迟缓9个月"就诊。

患儿于出生后各种运动发育延迟，生后3个月不能抬头，8个月不能爬，1岁时独自站立，到当地医院就诊，行头颅CT平扫示"幕上脑室系统、枕大池小脑上池明显扩张"。入院查体：神志清楚，前囟未闭，膨隆张力偏高。头围52cm。双眼下视，双侧瞳孔直径2.5mm，对光反应灵敏。颈软，四肢肌力5级，肌张力无明显异常。双侧babinski征（+）。

辅助检查：头颅MRI平扫（图7-4A）示：颅后窝巨大囊性病变，小脑发育不良，小脑扁桃体下疝，幕上脑室明显扩张。MRI脑脊液电影成像（图7-4B）示：导水管区域脑脊液循环减弱，第四脑室出口、桥池脑脊液流动良好。

入院诊断：①颅后窝巨大囊肿；②小脑扁桃体下疝；③进展性梗阻性脑积水。

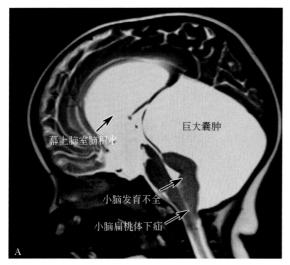
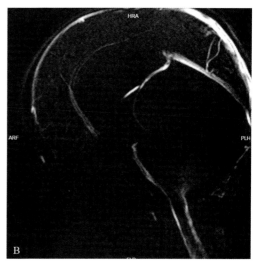

图7-4 影像学检查结果

行全麻下颅后窝囊肿-腹腔分流术，选用可调压分流管。术后 1 个月复查，影像学检查结果见图 7-5。

术后头围缩小，前囟张力下降。

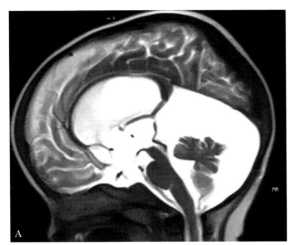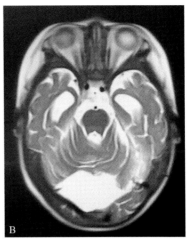

图7-5 术后影像学检查结果

A、B 示术后 1 个月复查颅后窝囊肿较前缩小，小脑较前受压减轻，有所发育，小脑扁桃体下疝缓解

（林志雄　首都医科大学三博脑科医院；刘智强　福建三博福能脑科医院；

肖波　上海市儿童医院神经外科）

（手工制图：陈金桃　福建三博福能脑科医院神经外科）

参考文献

[1] Moritake K, Nagai H, Miyazaki T, et al. Nationwide survey of the etiology and associated conditions of prenatally and postnatally diagnosed congenital hydrocephalus in Japan[J]. Neurol Med Chir, 2007 , 47(10): 448-452.

[2] Moritake K, Nagai H, Miyazaki T, et al. Analysis of a nationwide survey on treatment and outcomes of congenital hydrocephalus in Japan[J]. Neurol Med Chir(Tokyo), 2007, 47(10): 453-460.

[3] Chi J H, Fullerton H J, Gupta N. Time trends and demographics of deaths from congenital Hydrocephalus in children in the US: National Center for Health Statistics Data, 1979 to 1998[J]. J Neurosurg, 2005, 103(2 Suppl): 111.

[4] Yi L, Wan C M, Deng F D, et al. Changes in prevalence and perinatal outcomes of congenital hydrocephalus among Chinese newborns: a retrospective analysis based on the hospital-based birth defects surveillance system[J]. BMC Pregnancy Childbirth, 2017, 17: 406.

[5] Fernell E, Hagberg G, Hagberg B. Infantile hydrocephalus in preterm, low-birthweight infants e a nationwide Swedish cohort study 1979-1988[J]. ActaPaediatr, 1993, 82: 45-48.

[6] Lacy M, Pyykkonen B A, Hunter S J, et al. Intellectual functioning in children with early shunted posthemorrhagic hydrocephalus[J]. Pediatr Neurosurg, 2008, 44: 376-381.

[7] Moritake K, Nagai H, Miyazaki T, et al. Analysis of a nationwide survey on treatment and outcomes of congenital hydrocephalus in Japan[J]. Neurol Med Chir(Tokyo), 2007, 47: 453-460.

[8] Villani R, Tomei G, Gaini S M, et al. Long-term outcome in aqueductal stenosis[J]. Child's NervSyst, 1995, 11: 180-185.

[9] D'Amore A, Broster S, Le F W, et al. Two-year outcomes from very low birth weight infants in a geographically

defined population across 10 years, 1993-2002: comparing 1993-1997 with 1998-2002[J]. Arch Dis Child Fetal Neonatal Ed, 2011, 96: F178-F185.

[10] 王忠诚.王忠诚神经外科学[M].第2版.武汉：湖北科学技术出版社，2015: 918.

[11] Rosenthal A, Jouet M, Kenwrick S. Aberrant splicing of neural cell adhesion molecule L1 mRNA in a family with X-linked hydrocephalus[J]. Nat Genet, 1992, 2(2): 107-112.

[12] Jouet M, Rosenthal A, Armstrong G, et al. X-linked spastic paraplegia(SPG1), MASA syndrome and X-linked hydrocephalus result from mutations in the L1 gene[J]. Nat Genet, 1994, 7(3): 402-407.

[13] Vos Y J, de Walle H E, Bos K K, et al. Genotype-phenotype correlations in L1 syndrome: a guide for genetic counselling and mutation analysis[J]. J Med Genet, 2010, 47(3): 169-175.

[14] Fransen E, Van Camp G, D'Hooge R, et al. Genotype-phenotype correlation in L1 associated diseases[J]. J Med Genet, 1998, 35(5): 399-404.

[15] Kamiguchi H, Hlavin M L, Yamasaki M. Adhesion molecules and inherited diseases of the human nervous system[J]. Annu Rev Neurosci, 1998, 21: 97-125.

[16] Cinalli G, Sainte-Rose C, Maixner W J, Pediatric hydrocephalus[M]. Verlag Italia, Milano, Springer, 2005: 95-108.

[17] Munch T N, Rasmussen M L, Wohlfahrt J, et al. Risk factors for congenital hydrocephalus: a nationwide, register-based, cohort study[J]. J Neurol Neurosurg Psychiatry, 2014, 85(11): 1253-1259.

[18] Ferland R J, Batiz L F, Neal J, et al. Disruption of neural progenitors along the ventricular and subventricular zones in periventricular heterotopia[J]. Hum Mol Genet,2009, 18: 497-516.

[19] Del Bigio M R. Neuropathology and structural changes in hydrocephalus[J]. Dev Disabil Res Rev, 2010, 16: 16-22.

[20] Khan O H, Enno T L, Del Bigio M R. Brain damage in neonatal rats following kaolin induction of hydrocephalus[J]. Exp Neurol, 2006, 200: 311-320.

[21] Fudge R A. About hydrocephalus-a book for families[M]. San Francisco: University of California, 2000.

[22] Nomura M L, Barini R, De Andrade K C, et al. Congenital hydrocephalus: gestational and neonatal outcomes[J]. Arch Gynecol Obstet, 2010, 282(6): 607-611.

[23] Ammar A. hydrocephalus[M]. Verlag Italia, Milano, Springer, 2017: 56.

[24] Oi S, Inagaki T, Shinoda M, et al. Guideline for management and treatment of fetal and congenital hydrocephalus: Center Of Excellence—Fetal and Congenital Hydrocephalus Top 10 Japan Guideline 2011[J]. Childs Nerv Syst[J]. 2011, 27(10): 1563-1570.

[25] Blaicher W, Prayer D, Mittermayer C, et al. The clinical impact of magnetic resonance imaging in fetuses with central nervous system anomalies on ultrasound scan[J]. Ultraschall Med, 2005, 26(1): 29-35.

[26] Patel T R, Bannister C M, Thorne J. A study of prenatal ultrasound and postnatal magnetic imaging in the diagnosis of central nervous system abnormalities[J]. Eur J Pediatr Surg, 2003, 13(Suppl 1): S18-S22.

[27] Dandy W E. Extirpation of the choroid plexus of the lateral ventricle in communicating hydrocephalus[J]. Ann Surg, 1918, 68: 569-579.

[28] Griffith H B, Jamjoom A B. The treatment of childhood hydrocephalus by choroid plexus coagulation and artificial cerebrospinal fluid perfusion[J]. Br J Neurosurg, 1990, 4: 95-100.

[29] giwara H, Uematsu K, Morota N. Obliteration of the choroid plexus after endoscopic coagulation[J]. J NeurosurgPediatr, 2014, 14(3): 230-233.

[30] Reddy K, Fewer H D, West M, et al. Slit ventricle syndrome with aqueduct stenosis: third ventriculostomy as definitive treatment[J]. Neurosurgery, 1998, 23(6): 756-759.

[31] Xiao B, Roth J, Udayakumaran S, et al. Placement of Ommaya reservoir following endoscopic third ventriculostomy in pediatric hydrocephalic patients: a critical reappraisal[J]. Childs Nerv Syst, 2011, 27(5): 749-755.

[32] Kim H M, Kim K H. Clinical experience of infantile posthemorrhagic hydrocephalus treated with ventriculo-peritoneal shunt[J]. Korean J Neurotrauma, 2015, 11(2): 106-111.

[33] Preuss M, Kutscher A, Wachowiak R. Adult long-term outcome of patients after congenital hydrocephalus shunt therapy[J]. Childs Nerv Syst, 2015, 31(1): 49-56.

[34] Golwa F H, 雷霆, 李龄. 胎儿神经外科与胎儿脑积水治疗进展[J]. 中华小儿外科杂志, 2006, 27(4): 209-211.

[35] McCormick J M, Yamada K, Rekate H L, et al. Time course of intraventricular pressure change in a canine model of hydrocephalus: its relationship to sagittal sinus elastance[J]. Pediatr Neurosurg, 1992, 18(3): 127-133.

[36] Graham E, Duhl A, Ural S, et al. The degree of antenatal ventriculomegaly is related to pediatric neurological morbidity[J]. J Matern Fetal Med, 2001, 10(4): 258-263.

[37] Gaglioti P, Danelon D, Bontempo S, et al. Fetal cerebral ventriculomegaly: outcome in 176 cases[J]. Ultrasound Obstet Gynecol, 2005, 25(4): 372-377.

[38] Peralta C F, Bunduki V, Plese J P, et al. Association between prenatal sonographic findings and post-natal outcomes in 30 cases of isolated spina bifida aperta[J]. Prenat Diagn, 2003, 23(4): 311-314.

[39] Shaer C M, Chescheir N, Schulkin J. Myelomeningocele: a review of the epidemiology, genetics, risk factors for conception, prenatal diagnosis, prognosis for affected individuals[J]. Obstet Gynecol Surv, 2007, 62(7): 471-479.

[40] Obeidat N, Sallout B, Albaqawi B, et al. The impact of fetal middle cerebral artery Doppler on the outcome of congenital hydrocephalus[J]. J Matern Fetal Neonatal Med, 2018, 31(4): 413-417.

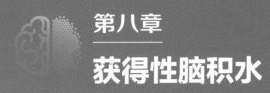

第八章

获得性脑积水

本章导读

获得性脑积水是一组病因明确的继发性脑积水，常见的病因有外伤、感染、出血、肿瘤等。病因的差别使发生脑积水的病理机制有其复杂性和特殊性。对脑积水的处理要充分考虑原发病因，具体情况具体分析，针对性地个体化治疗。如有些出血后、肿瘤相关性脑积水，在暂时性的脑积水进展期，应用临时措施控制脑积水，病因去除后，暂时性脑积水有可能自行缓解。有些获得性脑积水需分阶段治疗，应用临时措施暂时控制脑积水进展，避免脑损害，必须等病因去除后，才能后续针对脑积水，进行永久性的治疗。如感染后脑积水，是临床上最常见、治疗上非常棘手的一类获得性脑积水。颅内感染发生后要尽快明确感染的致病原因，根据病原学检查结果选择敏感抗菌药物控制感染，在此基础上进行积极的早期脑脊液管理，预防或控制感染后脑积水的发生与发展。如已出现了脑积水并发症，需要尽早进行脑积水的临时治疗，包括腰大池引流、脑室外引流或脑室内 Ommaya 储液囊置管引流等，利于病情的改善和减轻脑积水对脑功能继发损害。早期的临时治疗措施可为后续的脑积水永久性治疗方法，如内镜手术和脑脊液分流术，创造良好治疗条件。

获得性脑积水的治疗要有全程管理的理念，从原发病因的诊疗，到脑积水诊治的全程管理，到康复的全过程进行干预。

第一节　外伤性脑积水

一、定义及分类

外伤性脑积水（posttraumatic hydrocephalus，PTH）是指继发于颅脑创伤后，由脑脊液分泌和（或）吸收和（或）循环障碍，导致脑室系统或蛛网膜下腔部分或全部异常扩大的一类临床疾病。PTH 是颅脑创伤后的常见合并症，尤其是重型颅脑损伤去骨瓣减压术后的发生率逐渐增高，成为影响预后的主要因素之一。但由于在辅助诊断技术、诊断标准以及对颅脑损伤的救治水平等方面存在差异，文献报道 PTH 的发生率差异巨大，为 0.7% ～ 45%[1,2]。

PTH 继发于颅脑损伤后，按照国际脑积水和脑脊液疾病学会（International Society for

Hydrocephalus and Cerebrospinal Fluid Discorders，ISHCSF）专家共识，PTH 均属于梗阻性，梗阻部位可在室间孔、第三脑室、导水管、第四脑室、正中孔、外侧孔、脊髓和皮质蛛网膜下腔、蛛网膜颗粒和颅内静脉回流的任何部位，可以部分或完全性的梗阻。导致 PTH 常见的梗阻因素有脑室内出血、脑室内占位性病灶（血肿、水肿、梗死等）、蛛网膜粘连和蛛网膜颗粒纤维化等。

临床上常按 PTH 的发生时间、压力、部位和病程进展进行不同的分类。①根据 PTH 发生时间分为急性（伤后≤ 3 天）、亚急性（伤后 4 ～ 13 天）和慢性（伤后≥ 14 天）。②根据腰穿压力分为高压性（＞180mmH$_2$O）、常压性（80 ～ 180mmH$_2$O）、低压性（＜80mmH$_2$O）。而吴雪海[3] 等则将脑积水依压力分为 4 类：高压性（＞200mmH$_2$O）、常压性（70 ～ 200mmH$_2$O）、低压性（0＜ICP＜70mmH$_2$O）、负压性（≤ 0mmH$_2$O）。③根据脑脊液聚集部位分为脑室内 PTH（即脑脊液只聚集于脑室内、脑室扩大）和脑室外 PTH，后者指脑脊液聚集于硬膜下腔，以额颞部多见，也可见于大脑半球间的纵裂内，可伴有 / 无脑室扩大，因其在发生机制、临床表现和诊治等诸多方面有其特殊性，国内外更多采用硬膜下积液来命名。④根据脑积水进展程度分为活动性（指有脑积水的临床和影像学表现，且进行性加重）、静止性（指脑脊液积聚和脑室增大已经停止）、隐匿性（指脑室增大但无脑积水的临床表现）。

二、病理生理机制

PTH 确切的发生机制和病理生理发展过程目前仍未阐明，其病理生理机制的复杂性，来源于颅脑创伤的复杂性，以及创伤后神经损伤与修复的多样性。综合国内外文献，PTH 的病理生理机制的主要假说包括以下方面[4-12]。

（一）在功能上

颅脑创伤后可能发生脑脊液的重吸收障碍，可导致脑脊液在脑室系统或蛛网膜下腔的异常积聚。颅脑创伤所伴发的大脑皮质挫裂伤、创伤性蛛网膜下腔出血、矢状窦附近的颅骨骨折、颅内静脉窦损伤、硬膜下血肿、外科手术创伤等，在创伤后重塑和恢复过程中，可形成蛛网膜下腔的广泛粘连、蛛网膜颗粒纤维化或失功能导致其对脑脊液的吸收功能显著下降。血性脑脊液的累积可能加重该功能失活，脑脊液经蛛网膜颗粒再吸收减少，脑脊液在硬膜下腔异常积聚形成硬膜下积液，在脑室系统积聚导致脑室扩大脑积水。另一方面，脑脊液在脑室系统内亦日益累积，久而久之对脑室壁的压力增加，脑脊液异常扩散致脑室周围组织间隙形成影像学上可见的脑室周围水肿征象，当脑组织顺应性下降后，脑室系统进一步异常增大。

（二）在结构上

颅脑创伤伴发的脑室内积血、中线部位脑组织损伤及脑水肿、小脑出血等，在急性期可因其占位效应直接压迫室间孔、第三脑室和第四脑室出口，造成脑室系统的变形、移位而梗阻，导致脑脊液循环通路受阻形成急性脑积水。而在慢性期，损伤修复所带来的组织粘连、新生隔膜形成，可能造成脑室系统特别是室间孔、中脑导水管、第四脑室出口等部位的粘连和狭窄，形成脑积水。而对于部分伴有 TBI 后中枢神经系统感染的患者，炎症因素进一步加重颅内各腔室、间隙间的组织粘连，是造成脑积水的重要因素。

（三）在脑脊液动力学方面

有的学者认为颅脑创伤后的脑脊液动力学改变也可能是脑积水形成的重要因素。去骨瓣减压手术往往会应用于治疗重型颅脑创伤后的难治性颅内压增高，手术破坏了颅腔的密闭性，颅骨缺损侧直接暴露于大气压下，脑脊液循环动力学因此发生改变，促进了硬膜下积液和脑积水的形成。另一方面，随着现代影像学技术特别是 MRI 技术的进步，磁共振时间-空间标记反转脉冲（time-SLIP）技术和相位对比（phase-contrast，PC）成像技术可以无创、动态、在体显示脑脊液流动的信息，为脑脊液循环的研究提供了良好工具。有学者采用这些磁共振技术发现脑积水患者双侧侧脑室和第三脑室之间脑脊液流动性消失，且桥池脑脊液的脉冲反应性发生改变，这提示脑脊液循环动力减弱可能是发生继发性脑积水的重要因素，对于理解外伤性脑积水的发生机制也有一定的借鉴[12]。

三、危险因素

（一）年龄

颅脑创伤且存活下来的高龄患者，发生 PTH 的可能性更高[8,13~17]。但也有学者提出不同的的看法，认为儿童颅脑创伤患者出现脑积水的概率更高，这可能与更剧烈的致伤力量、更饱满没有萎缩的脑组织等因素有关[15]。当然，这并不意味着年龄较小的患者不会发生脑积水，PTH可发生于任何年龄段，只不过对于高龄颅脑创伤患者，应更加警惕 PTH 的发生。

（二）GCS 评分

有研究发现，入院时的 GCS 评分越低的患者，其发生外伤性脑积水的比率越高，入院时GCS 小于 6 分可以是预测外伤性脑积水发生的危险因素[16]。PTH 与患者的原发伤情有关，伴有颅内压增高的患者，术前昏迷时间越长，其发生率亦越高[5]。

（三）蛛网膜下腔出血或脑室内出血

蛛网膜下腔出血和脑室内出血是造成蛛网膜下腔和脑室系统特别是室间孔和中脑导水管等结构粘连、蛛网膜颗粒纤维化的重要因素，继而影响正常的脑脊液循环通路，是外伤性脑积水发生发展的重要危险因素。研究表明，首次 CT 显示脑室内出血或蛛网膜下腔出血的颅脑创伤患者，发生脑积水的风险更高[7,15,16]。

（四）手术的影响

去骨瓣减压手术被广泛应用于重型颅脑创伤难治性颅内压增高的治疗，但也有不少报道，行去骨瓣减压手术的患者，发生 PTH 的风险更高，这可能与颅骨缺损后造成正常脑脊液循环功能紊乱、组织粘连等有关，也不排除原发伤情较重的因素[15,18~20]。而对于行双侧去骨瓣减压术的患者，其发生脑积水的风险要高于单侧去骨瓣者。双侧去骨瓣减压术是外伤性脑积水的重要危险因素[16]。另外，有学者对去骨瓣窗边缘与中线的距离进行了研究，发现该距离<25mm 是外伤性脑积水发生的独立危险因素[4,7]。部分研究发现，去骨瓣术后颅骨修补手术的时机也可能会影响外伤性脑积水，与晚期颅骨修补比较，早期（伤后 3 个月）颅骨修补发生分流手术依赖性脑积水的可能性更低，但也有学者提出异议，目前对骨瓣术后颅骨修补的最佳手术时机仍无

统一意见 [21,22]。对于接受两次手术或多次手术的患者，其出现脑积水的概率较单次开颅手术的患者更高 [18]。

（五）硬膜下积液

硬膜下积液是颅脑创伤特别是接受去骨瓣减压手术患者的常见合并症，有报道其发生率高达 23%～63% [23]。有研究报道，外伤后去骨瓣减压术引起对侧硬膜下积液和纵裂积液，是脑积水发生发展的独立预测因子 [24-26]。有一项研究发现，伴有纵裂积液的患者中有 65% 的患者最终发展成为脑积水 [8]。因此，对于合并对侧硬膜下和纵裂积液的患者，应给予更密切的关注和随访 [27,28]。

（六）颅内感染

颅内感染可导致蛛网膜下腔的广泛粘连，是继发脑积水的重要因素。颅脑创伤患者如果合并颅内感染，其发生脑积水的风险则增加 [23]。

四、临床表现及影像学特征

（一）临床表现

对于轻型或恢复良好的颅脑创伤患者，合并 PTH 时的临床表现与其他类型脑积水相似，急性期和亚急性期伴有颅内压增高时可表现为头痛、呕吐、视盘水肿征象和意识障碍加重等，在慢性期可出现认知功能障碍、步态不稳和尿失禁等典型三联征中的一种或一种以上表现。而对于重型颅脑创伤的患者而言，PTH 的症状和体征可能被患者本身的其他更严重脑损伤所掩盖，当患者伤后曾出现临床意识障碍改善，而后又复出现意识障碍加重或神经功能恶化表现，或患者的神经功能障碍持续时间较长，或出现阵发性交感神经过度兴奋表现，或伴有损伤灶解剖功能上无法解释的肌张力增高和痉挛，或术后去骨瓣减压窗再次逐渐膨隆等情况时，应考虑到合并脑积水的可能，并进行进一步的检查和评估 [29]。

（二）影像学特征

头颅 CT 平扫是诊断脑积水最快捷、最简单的影像学检查方法，MRI 因其功能强大的多种检查序列，所以是临床确诊和手术评估最常用的影像学检查技术。PTH 与其他类型脑积水一样，其影像学特征包括以下 4 个方面 [5,7,30,31]。

（1）脑室系统扩大

① 幕上侧脑室额角增宽，有两个参数可供参考，双侧脑室额角间最大距离（FH）与同一水平两侧颅骨内板内径（ID）比值＞0.5 提示有脑积水；另外一个指标是 Evan's 指数，即 FH 与同一层面两侧颅骨内径最大值的比值，Evan's＞0.3 提示脑积水。

② 正常情况下侧脑室颞角很小或不显示，当双侧颞角宽度≥2mm 时提示脑积水。

③ 第三脑室扩大、变圆钝或呈气球样扩张。

④ 一般的外伤性脑积水第四脑室扩大较少，但当合并颅内感染导致导水管侧壁室管膜粘连时，可出现第四脑室扩大，形成孤立第四脑室。

⑤ 部分患者由于脑损伤后局部软化灶，可出现双侧侧脑室不对称地增大，表现为损伤侧侧脑室增大程度较对侧明显，也可能与脑室孔粘连堵塞致双侧侧脑室不通有一定关系。

（2）脑室周围可见间质性水肿的征象。在 CT 平扫上显示为脑室周围低密度，在 MRI 上表现为 T1 加权成像低信号、T2 加权成像上脑室周围高信号，这可能与脑脊液外渗有一定关系。利用磁共振 DTI 扩散张量成像有助于通过脑室周围白质和尾状核内异常的存在与脑萎缩所致的脑室扩大相鉴别，并可作为评估分流手术必要性和有效性的临床指标。

（3）双侧大脑半球特别是额顶叶脑沟变浅或消失，大脑纵裂变小，矢状位 MRI 上可显示胼胝体向上弯曲或萎缩。

（4）磁共振时间-空间标记反转脉冲（time-SLIP）技术和相位对比（phase-contrast，PC）成像技术，可以无创、动态、在体显示脑脊液流动的信息，是脑积水研究的良好工具。脑脊液相位对比电影成像序列（cine-MR），可检测中脑导水管脑脊液流速、流向和流量，判断中脑导水管通畅与否，交通性脑积水的中脑导水管流量是正常的 10 倍、流速明显增快。三维稳态构成干扰序列（3D-CISS）利用重 T2WI 效果，清楚地显示脑室、脑池系统内导水管隔膜、室间孔隔膜、Liliquist 膜以及其他病理性膜性结构，为梗阻性脑积水的梗阻部位、梗阻原因及选择相应的治疗方案提供依据。

五、辅助评估方法

（一）神经功能量表评估

颅脑创伤往往导致各种不同程度的意识障碍和认知功能受损，有时候往往难以区别是原发性脑损伤的后遗症还是外伤性脑积水的表现，或者两者兼而有之。可以采用神经功能量表对疑似 PTH 的患者进行评估，有助于确定诊断和治疗方案。常用的评估量表有修订版昏迷恢复量表（coma recovery scale-revised，CRS-R）、简易精神状态检查（mini-mental state examination，MMSE）量表、蒙特利尔认知评估（montreal cognitive assessment，MoCA）量表等。一般而言，对于昏迷或微意识状态等不能配合的患者，可采用 CRS-R 进行评估，而对于能够配合的患者，则采用 MMSE 量表或 MoCA 量表进行评测。不管是采用哪种神经功能量表，均应强调动态的评定，即间隔一段时间（通常是 3～7 天，根据病情决定）多次、反复评估，观察评估结果的变化，对辅助判断患者的病情演变具有更为重要的意义。另外，这些评估方法可与腰穿放液试验或腰大池持续外引流试验相结合，有助于 PTH 的诊断和分流手术方案的选择。

（二）步态试验

对于合并有步态异常的部分 PTH 患者，可在腰穿放液前后分别进行步态试验，以评估脑积水分流手术后的有效性。具体方法有以下几种。① 10m 行走试验：让患者沿直线独立或辅助行走 10m，测量其行走的步宽、步数和所需时间。② 5m 折返行走试验（up and go test）：请患者从带扶手的椅子上站起，沿直线独立或辅助行走 5m，转身后再原路返回，重新坐在椅子上，评定该过程所用的步数、时间、转身时间，以及患者的步宽、步态和转身动作敏捷程度等[32]。步态试验只适用于能够独立或辅助下行走的患者，对伴有较重神经功能障碍的外伤性脑积水患者则不适用，其应用具有一定的局限性。

（三）腰椎穿刺术和腰大池外引流术 [33~36]

腰椎穿刺术对于确定 PTH 的诊断和辅助评定外科手术治疗方案具有重要意义，有学者提出应作为 PTH 的常规检查项目[33]。腰椎穿刺的目的有以下几种。①测定颅内脑脊液压力：一般脑脊液压力若大于 180mmH$_2$O，则认为是高压性脑积水，压力在 80 ~ 180mmH$_2$O 时是正常压力脑积水，而小于 80mmH$_2$O 的是低压性脑积水。有学者提出，对于外伤性低压性脑积水，手术治疗的效果较不理想。②脑脊液检查：留取一定量的脑脊液标本进行常规、生化、细胞学、细菌病原学涂片和培养等相关检查，以评估脑脊液是否正常，为分流手术的选择和疗效判定提供依据，并作为能否进行手术的重要指标。③放液试验：通过单次腰椎穿刺术每次释放脑脊液 30 ~ 50mL，或直至脑脊液流不出来为止，观察放液前后患者的反应程度、肌张力改变、神经功能量表评分等，评估分流手术后患者临床症状改善概率。对于单次腰椎穿刺放液试验结果阴性者，可在 1 周后重复检查。

腰大池置管行脑脊液持续外引流可作为单次腰穿放液试验的补充，一般持续引流 3 天，每天释放脑脊液约 150 ~ 200mL，亦可评估置管前后患者临床症状、体征和神经功能评分改善情况。

六、诊断依据

迄今为止国内外文献仍缺乏统一的 PTH 诊断标准，临床上主要根据颅脑损伤病史、临床表现和影像学特征作出诊断。临床表现和影像学检查是诊断 PTH 的重要条件，评估检查对辅助确诊、手术方案的选择具有重要价值。

（1）病史 有明确的颅脑创伤病史，这是必要前提。

（2）临床表现 包括颅内压增高症状如头痛、呕吐、视盘水肿和意识障碍加重等，脑积水三联征如认知功能障碍、步态不稳和尿失禁等当中的一种或多种表现，以及患者意识障碍程度由好转再度恶化，或出现肌张力增高、阵发性交感神经过度兴奋表现，或术后去骨瓣减压窗再次逐渐膨隆等。

（3）影像学检查 如前所述，头颅 CT 或 MRI 提示脑室系统扩大，伴脑室周围水肿的征象，且进行性加重者。

（4）评估 神经功能量表评估和腰椎穿刺或腰大池持续引流放液试验提示有改善者，有助于临床诊断外伤性脑积水，并确定行手术治疗。若放液试验无改善，则当考虑为疑似脑积水或稳定性脑积水，可继续随访或重复进行放液试验的评测。

七、鉴别诊断

PTH 主要应与脑损伤后脑萎缩相鉴别，后者常继发于弥漫性轴索损伤，影像学上也表现为脑室扩大伴脑沟脑池增宽，但无脑室旁间质水肿影像特征；在 CT、MR 冠状位上双顶夹角小于 120°为 PTH，而脑萎缩此夹角常大于 140°；CT 和 MRI 均可见脑室扩大，但脑萎缩时外侧裂及脑沟均增大，而 PTH 往往显示大脑凸面的脑沟和蛛网膜下腔变窄。一些 PTH 患者可合并脑萎缩，但其海马萎缩和海马旁沟增宽均较轻；MR 电影相位对比技术检查，PTH 显示中脑导水管口脑脊液流速及流量明显增加，反之则可能系脑萎缩；另外在发生时间上 PTH 多在伤后 3 个月内，而脑萎缩则在伤后 6 个月后或更长时间发生。诊断性放液试验是有创性鉴别手段，其具有确切的指导意义。

八、治疗

静止性和隐匿性 PTH 应首先选择随访观察。对于去骨瓣减压术后并发 PTH 或顽固性硬膜下积液患者，可以考虑先修补缺损的颅骨以重建颅腔密闭系统，改善脑脊液循环动力学，并定期复查、随访，脑积水、硬膜下积液可能逐渐消失（如典型病例 1）。但对于低压 / 负压性脑积水患者，局部皮瓣明显塌陷，需遵循低压 / 负压性脑积水处理原则，不宜立即修补缺损颅骨，否则可能导致局部皮质静脉性出血、梗死等灾难性后果（详见第十章低压性脑积水）。对于明确诊断且腰穿放液试验等辅助评估提示改善者，应尽早进行外科手术干预 [32,30~38]（如典型病例 2）。

（一）药物治疗

可尝试使用抑制脑脊液分泌的药物或利尿药，但药物治疗的效果不理想，多数不能控制病情的进展。

（二）暂时性脑室外引流术

暂时性脑室外引流术包括腰大池置管持续外引流术、侧脑室穿刺置管外引流术或皮下 Ommaya 储液囊植入术等，可通过引流脑脊液在短时间内达到缓解颅内高压、引流血性或感染的不正常脑脊液、促进脑脊液廓清等目的，进而缓解脑积水症状。一般作为永久性脑室分流手术或第三脑室底造瘘手术的前期准备，具有一定的应用价值，但不能从根本上解决脑积水的问题，停止外引流后可导致原有脑积水的症状反复。值得注意的是对低压 / 负压性脑积水患者，持续低位的脑室外引流是必需的，直至脑顺应性恢复，脑室内不再低压 / 负压后，才可考虑行脑室-腹腔分流术或颅骨修补术，其间禁止行腰大池外引流（详见第十章低压性脑积水）。

（三）侧脑室分流手术

侧脑室分流手术是治疗 PTH 最为重要的技术手段，其中以侧脑室-腹腔分流术应用最广泛，其他分流术式包括侧脑室-矢状窦分流术、侧脑室-心房分流术等，对部分有腹部手术史、腹腔感染的患者，是可以尝试的选择。近年来，许多学者开展了腰大池-腹腔分流术治疗 PTH，获得不错的效果，其可作为脑室-腹腔分流手术的补充 [38,39]。

（四）脑脊液颅内转流术

以神经内镜下第三脑室底造瘘术最为常用，其他颅内转流术还包括中脑导水管成形术、透明隔造瘘术、终板造瘘术和脑室内新生隔膜造瘘术等。随着内镜手术设备和技术技巧的进步，有学者已开展软质神经内镜下脑积水相关的手术探查和治疗，部分复杂病例达到不错的效果，具有良好的应用前景 [40~42]。

九、疗效评估和预后

PTH 的疗效评估包括意识状态、认知功能、日常生活能力等临床评估和影像学随访等，评估的实施可从外科手术后 2 ～ 4 周开始，根据病情每 3 ～ 6 个月复诊，通常要 1 年以上的长时间随访，以评价患者从治疗上的获益情况。其中以临床表现评估最为重要，也最能体现患者直接的治疗效果。影像学上脑室的变化并不完全可靠，部分患者可因脑组织顺应性的改变，即使在行脑室分流手术后，脑室系统也仍不见缩小或改变不明显。脑室周围水肿征象的减轻，可能是分流手术有效性的更可靠指标 [43]。

PTH 是颅脑创伤后的常见合并症，不仅发生于重型颅脑创伤后，也可见于轻型颅脑创伤后，故对所有颅脑创伤的患者均应留意在康复过程中出现 PTH 的可能。有研究发现，受伤当时 CT 上基底池消失、长时程的昏迷（大于 2 个月）、血浆纤维蛋白原水平是 PTH 的重要预后影响因素。PTH 是一类可以治疗的疾病，且在早期如果处理得当，其治疗仍然可达到较好的效果[44]。

十、典型病例

病例 1　患者胡某，男，55 岁，头部外伤行左侧额颞去骨瓣减压术后左额颞减压窗进行性膨隆 2 周（图 8-1）。

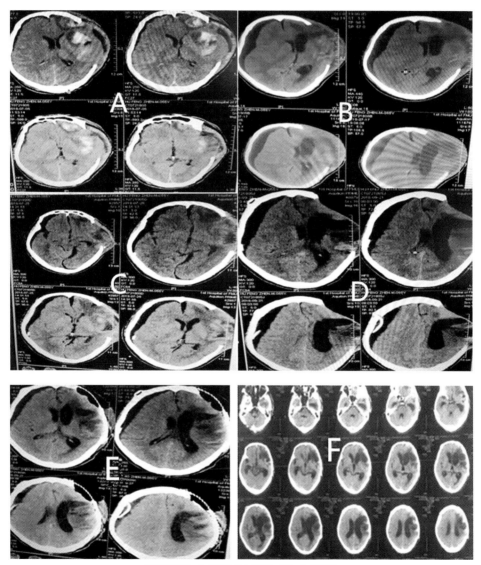

图 8-1　左侧额颞去骨瓣减压术后影像

A. 左额颞叶脑挫裂伤，左额颞去骨瓣减压术后 1 周，右额颞少量硬膜下积液；B. 1 周后右额颞硬膜下积液明显增多伴左侧减压窗膨隆，出现头痛、呕吐等颅高压症状；C. 行钻孔左额颞硬膜下积液外引流术后，积液减少；D. 拔除引流管后积液重新增多，改置入 Omaya 囊持续引流，局部骨窗膨隆回缩，但对侧硬膜下积液仍存在；E. 行左侧额颞颅骨缺损修补术后 1 天，对侧硬膜下积液减少；F. 颅骨修补术后 1 个月对侧硬膜下积液消失病例2　患者刘某，男性，37岁，2017年6月因"车祸后不省人事3h"急诊入院。外伤后头颅CT（图8-2）提示"双侧额叶、左颞顶多发脑挫伤合并血肿，左顶部硬膜外血肿，蛛网膜下腔出血"。入院查体：GCS E1V2M5=8分，烦躁不安，呼吸喘促，双侧瞳孔等大等圆，直径约3mm，对光反射迟钝，四肢可见活动，双侧巴氏征阴性。入院后急诊行"左侧颞顶部开颅硬膜外血肿清除＋双额开颅右额血肿清除＋颅内压传感器置入术"，术中测得颅内压8mmHg，遂回纳骨瓣。术后第9天CT（图8-3）提示左侧颞顶部硬膜外血肿及右侧额叶脑内血肿清除满意，患者病情逐渐恢复，意识转清楚。住院14天后转康复中心继续治疗。出院时情况：神志清楚，GCS E4V5M6=15分，对答切题，四肢肌力、肌张力正常。

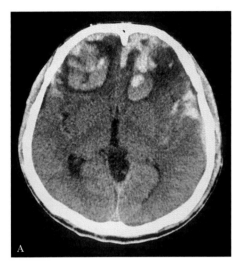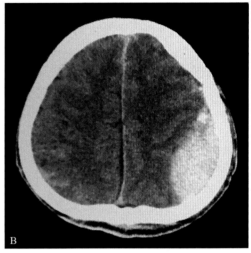

图8-2　外伤后头颅CT

A. 双侧额叶、左侧颞叶多发脑挫伤合并脑内血肿；B. 左侧颞顶部硬膜外血肿，蛛网膜下腔出血

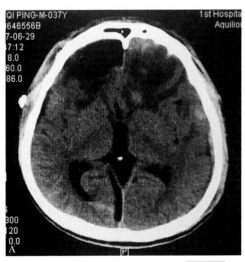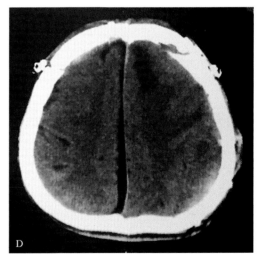

图8-3　伤后9天头部CT

A. 颅内多发脑挫伤合并血肿逐渐吸收；B. 左侧颞顶部硬膜外血肿已清除，出现纵裂积液

出院后随访，患者病情渐稳定，但于伤后3个月开始出现不爱说话，表达反应较慢，回答问题尚正确，家属未给予注意。术后6个月余言语迟缓更加明显，并行走不稳、大小便失禁。查MRI提示"外伤性脑积水"（图8-4），经评估检测MMSE评分14分，步态不稳，腰椎穿刺

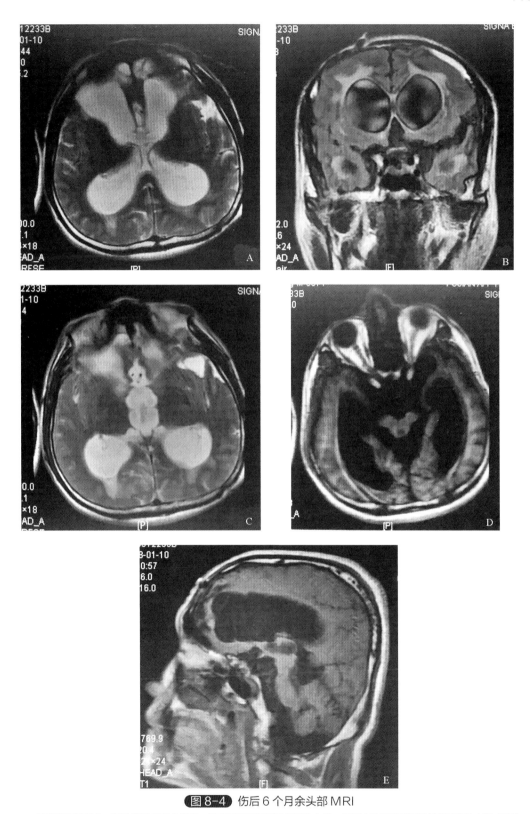

图8-4 伤后6个月余头部MRI

A、B示脑室系统扩大，幕上侧脑室额角增宽，脑室周围可见明显间质性水肿，双侧大脑半球特别是额顶叶脑沟变浅或消失；
C. Evan's 指数＞0.3，第三脑室扩大、变圆钝或呈气球样扩张；D. 双侧颞角宽度≥2mm；E. 双侧大脑半球特别是额顶叶脑沟变浅或消失放液试验后第2天MMSE评分18分，步态行走较腰穿前好转。予以行右侧脑室-腹腔分流手术，术后第1天复查CT（图8-5）示脑室端引流管位置良好，术后患者言语增加，反应较前好转，效果满意。

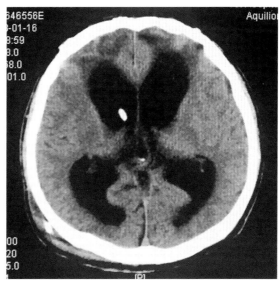

图8-5 行右侧侧脑室-腹腔分流术术后第1天CT

脑室端引流管位置良好，术后症状较前好转

（方文华、梅文忠、康德智　福建医科大学附属第一医院神经外科）

（英文审校：邱献新　上海市质子重离子医院）

参考文献

[1] Mazzini L, Campini R, Angelino E, et al. Posttraumatic hydrocephalus: a clinical, neuroradiologic, and neuropsychologic assessment of longterm outcome[J]. Archives of physical medicine and rehabilitation, 2003, 84(11): 1637-1641.

[2] Weintraub A H, Gerber D J, Kowalski R G. Posttraumatic hydrocephalus as a confounding influence on brain injury rehabilitation: incidence, clinical characteristics, and outcomes[J]. Arch Phys Med Rehabil, 2017, 98(2): 312-319.

[3] Wu X H, Zang D, Wu X, et al. Diagnosis and management for secondary low-or negative-pressure hydrocephalus and a new hydrocephalus classification based on ventricular pressure[J]. World Neurosurgery, 2019, 124(12): 510-516.

[4] De Bonis P, Sturiale C L, Anile C, et al. Decompressive crani-ectomy, interhemispheric hygroma and hydrocephalus: A timeline of events?[J]. Clin Neurol Neurosur, 2013, 115(8): 1308-1312.

[5] Honeybul S, Ho K M. Incidence and risk factors for posttrammtic hydrocephalus following decompressive craniectomy for intractable intraeranial hypertemion and evacuation 0f mass lesions[J]. J Neurotramm, 2012, 29(10): 1872-1878.

[6] Honeybul S, Ho K M. Long-term complications of decompressive craniectomy for head injmy[J]. J Neuretmuma, 2011, 28(6): 929-935.

[7] De Bonis P, Pompucci A, Mangiola A, et al. Post-traumatic hydrocephalus after decompressive craniectomy: an underestimated risk factor[J]. J Neurotrauma, 2010, 27(11): 1965-1970.

[8] Kaen A, Jimenez-Roldan L, Alday R, et at. Interhemispheric hygroma after decompressive craniectomy: does it predict posttraumatic hydrocephalus? [J]J Neurosurg, 2010, 113(6): 1287-1293.

[9] Rahme R, Weil A G, Sabbagh M, et al. Decompressive craniectomy is not an independent risk factor for communicating hydrocephalus in patients with increased intracranial pressure[J]. Neurosurgery, 2010, 67(3): 675-678.

[10] Reddy G K, Bollam P, Caldito G. Long-term outcomes of ventriculoperitoneal shunt surgery in patients with hydrocephalus[J]. World Neurosurg, 2014, 81(2): 404-410.

[11] De Bonis P, Mangiola A, Pompucci A, et al. CSF dynamics an-alysis in patients with post-traumatic ventriculomegaly[J]. Clin Neurol Neurosur, 2013, 115(1): 49-53.

[12] Yamada S, Kelly E. Cerebrospinal fluid dynamics and the pathophysiology of hydrocephalus: new concepts[J]. Semin Ultrasound CT MR, 2016, 37(2): 84-91.

[13] Tian H L, Xu T, Hu J, et al. Risk factors related to hydrocephalus after traumatic subarachnoid hemorrhage[J]. Surgical neurology, 2008, 69(3): 241-246.

[14] Zhou L X, Li S Z, Tian W, et al. Influencing factors for posttraumatic hydrocephalus in patients suffering from severe traumatic brain injuries[J]. Chin J Traumatol, 2007, 10(3): 159-162.

[15] Low C Y, Low Y Y, Lee K K, et al. Post-traumatic hydrocephalus after ventricular shunt placement in a Singaporean neurosurgical unit[J]. J Clin Neurosci, 2013, 20(6): 867-872.

[16] Di G, Hu Q, Liu D, et al. Risk factors predicting posttraumatic hydrocephalus after decompressive craniectomy in traumatic brain injury[J]. World Neurosurg, 2018 , 116: 406-413.

[17] Kim H, Lee H S, Ahn S Y, et al. Factors associated postoperative hydrocephalus in patients with traumatic acute subdural hemorrhage[J]. J korean neurosurg Soc, 2017, 60(6): 730-737.

[18] Choi I P H, Chang J. Clinical factors for the development of posttraumatic hydrocephalus after decompressive craniectomy[J]. Journal of Korean Neurosurgical Society, 2008, 43(5): 227-231.

[19] Chen H, Yuan F, Chen S W, et al. Predicting posttraumatic hydrocephalus: derivation and validation of a risk scoring system based on clinical characteristics[J]. Metabolic Brain Disease, 2017, 32(5): 1427-1435.

[20] Shi S S, Zeng Tao, Lin Y F. Posttraumatic hydrocephalus associated with decompressive cranial defect in severe brain-injured patients[J]. Chinese Journal of Traumatology, 2011, 16(6): 243-347.

[21] Waziri A, Fusco D, Mayer S A, et al. Postoperative hydrocephalus in patients undergoing decomperessive hemicraniectomy for ischemic or hemorrhagic stroke[J]. Neurosurgery, 2007, 61(3): 489-494.

[22] Cho B R, Lee H J, Lee, et al. Risk factors for the post-traumatic hydrocephalus following decompressive craniectomy in severe traumatic injury patients[J]. Korean J Neurotrauma, 2012, 8: 110-114.

[23] Vedantam A, Yamal J M, Hwang H, et al. Factors associated with shunt-dependent hydrocephalus after decompressive craniectomy for traumatic brain injury[J]. J Neurosurg, 2018, 128(5): 1547-1552.

[24] Ki H J, Lee H J, Lee H J, et al. The risk factors for hydrocephalus and subdural hygroma after decompressive craniectomy in head injured patients[J]. Journal of Korean Neurosurgical Society, 2015, 58(3): 254.

[25] Su T M, Lee T H, Huang Y H, et al. Contralateral subdural effusion after decompressive craniectomy in patients with severe traumatic brain injury: clinical features and outcome[J]. The Journal of trauma, 2011, 71(4): 833-837.

[26] Kurland D B, Khaladj-Ghom A, Stokum J A, et al. Complications associated with decompressive craniectomy: a systematic review[J]. Neurocritical care, 2015, 23(2): 292-304.

[27] Yuan Q, Wu X, Yu J, et al. Subdural hygroma following decompressive craniectomy or non-decompressive craniectomy in patients with traumatic brain injury: Clinical features and risk factors[J]. Brain injury, 2015, 29(7): 971-980.

[28] Nasi D, Gladi M, Di Rienzo A, et al. Risk factors for post-traumatic hydrocephalus following decompressive

craniectomy[J]. Acta Neurochir(Wien), 2018, 160(9): 1691-1698.

[29] Seel R T, Sherer M, Whyte J, et al. Assessment scales for disorders of consciousness: evidence-based recommendations for clinical practice and research. Archives of physical medicine and rehabilitation[J]. 2010, 91(12): 1795-1813.

[30] Missori P, Miscusi M, Formisano R, et al. Magnetic resonance imaging flow void changes after cerebrospinal fluid shunt in post-traumatic hydrocephalus: clinical correlations and outcome[J]. Neurosurgical review, 2006, 29(3): 224-228.

[31] Osuka S, Matsushita A, Yamamoto T, et al. Evaluation of ventriculomegaly using diffusion tensor imaging: correlations with chronic hydrocephalus and atrophy[J]. Journal of neurosurgery, 2010, 112(4): 832-839.

[32] 中华医学会神经外科学分会，中华医学会神经病学分会，中国神经外科重症管理协作组.中国特发性正常压力脑积水诊治专家共识（2016）[J].中华医学杂志，2016, 96(21): 1635-1638.

[33] 中华神经外科分会神经创伤专业组，中华创伤学会分会神经创伤专业组.颅脑创伤后脑积水诊治中国专家共识[J].中华神经外科杂志，2014, 30(8): 840-843.

[34] Mihalj M, Dolić K, Kolić K, et al. CSF tap test - obsolete or appropriate test for predicting shunt responsiveness? A systemic review[J]. J Neurol Sci, 2016, 362: 78-84.

[35] Thakur S K, Serulle Y, Miskin N P, et al. Lumbar puncture test in normal pressure hydrocephalus: does the volume of CSF removed affect the response to tap? [J] AJNR Am J Neuroradiol, 2017, 38(7): 1456-1460.

[36] Ryding E, Kahlon B, Reinstrup P. Improved lumbar infusion test analysis for normal pressure hydrocephalus diagnosis[J]. Brain and Behavior, 2018, 8(11): e01125.

[37] Kowalski R G, Weintraub A H, Rubin B A, et al. Impact of timing of ventriculoperitoneal shunt placement on outcome in posttraumatic hydrocephalus[J]. J Neurosurg, 2018, 23: 1-12.

[38] Sun T, Yuan Y, Zhang Q, et al. One-year outcome of patients with posttraumatic hydrocephalus treated by lumboperitoneal shunt: an observational study from China[J]. Acta Neurochir(Wien), 2018, 160(10): 2031-2038.

[39] Nakajima M, Miyajima M, Akiba C, et al. Lumboperitoneal shunts for the treatment of idiopathic normal pressure hydrocephalus: a comparison of small-lumen abdominal catheters to gravitational add-on valves in a single center[J]. Oper Neurosurg(Hagerstown), 2018, 15(6): 634-642.

[40] Isaacs A M, Bezchlibnyk Y B, Yong H, et al. Endoscopic third ventriculostomy for treatment of adult hydrocephalus: long-term follow-up of 163 patients[J]. Neurosurg Focus, 2016, 41(3): E3.

[41] Jiang L, Gao G, Zhou Y. Endoscopic third ventriculostomy and ventriculoperitoneal shunt for patients with noncommunicating hydrocephalus: A PRISMA-compliant meta-analysis[J]. Medicine(Baltimore), 2018, 97(42): e12139.

[42] De Bonis P, Tamburrini G, Mangiola A, et al. Post-traumatic hydrocephalus is a contraindication for endoscopic third-ventriculostomy: isn't it? [J] Clin Neurol Neurosurg, 2013, 115(1): 9-12.

[43] Wen L, Wan S, Zhan R Y, et al. Shunt implantation in a special sub-group of post-traumatic hydrocephalus-patients have normal intracranial pressure without clinical representations of hydrocephalus[J]. Brain Inj, 2009, 23(1): 61-64.

[44] Yoon J E, Lee C Y, Sin E G, et al. Clinical feature and outcomes of secondary hydrocephalus caused by head trauma[J]. Korean J Neurotrauma, 2018, 14(2): 86-92.

第二节 感染性脑积水

获得性脑积水指因脑室出血、颅内感染、颅脑外伤、肿瘤占位等疾病继发形成的脑积水。感染性脑积水，又称感染后脑积水（postinfectious hydrocephalus，PIH）是由各种不同病原的颅内感染所继发的一种后续病理生理结果。感染性脑积水由各种中枢神经系统感染性疾病所继发，包括细菌、病毒、真菌或者寄生虫等引起的颅内炎性疾病，如脑膜炎、脑炎、脑室炎、脑脓肿等，其病理机制复杂，多数情况下为混合性脑积水，可同时表现为脑脊液循环通路梗阻和（或）吸收功能障碍，合并存在蛛网膜粘连、蛛网膜下腔积液、硬膜下积液等，是临床上最常见、治疗上非常棘手的一类获得性脑积水。由于儿童患者血脑屏障未发育完善，颅内感染发病率高，加之儿童患者脑脊液循环系统脆弱，颅内感染后并发脑积水发病率非常高。文献报道在非洲乌干达地区，感染性脑积水在儿童脑积水中的占比高达60%以上，且大部分就诊年龄小于1岁[1]。儿童感染性脑积水可严重影响儿童神经系统的发育，因此有关其诊断和治疗上的问题近年来愈发引起国内外学者的重视及探讨。无论在发达国家及发展中国家，儿童感染性脑积水均为棘手的临床问题，并可对患者家庭造成严重的经济负担，早期诊断和积极的治疗干预是增加感染性脑积水患儿存活率并减少其神经系统后遗症的关键。

一、病因

（1）化脓性脑膜炎、脑室炎 指因化脓性细菌感染所致的脑膜炎、脑炎、脑室炎，好发于婴幼儿及儿童。化脓性细菌感染所致的脓性、高蛋白渗出物可造成脑脊液循环通路和蛛网膜下腔、蛛网膜颗粒的阻塞，造成脑脊液循环受阻及吸收障碍，少数化脓性感染后脓性渗出物机化后纤维化，可在脑室内形成纤维分隔，导致脑室分隔成多个囊腔（图8-6），形成包裹性积液或孤立性脑室，这种多囊腔脑积水常由革兰氏阴性菌感染所致[2]。据文献报道，在北美地区新生儿脑膜炎的病例统计中，B族β溶血性链球菌和大肠埃希菌所致的脑膜炎约占2/3，其所致脑膜炎的病理过程与年龄较大的儿童及成人相仿，此外B型流感嗜血杆菌、脑膜炎球菌和肺炎链球菌所致的脑膜炎常见于老人，而在新生儿中较为少见[3]。

（2）结核性脑膜炎 结核性脑膜炎为结核病最严重的一种表现形式，好发于儿童，有着较高的病死率，存活者往往遗留有严重的神经功能障碍，脑积水为其最常见的并发症。据报道，有48%的结核性脑膜炎患者合并有脑积水，其原因为结核性渗出物可阻塞蛛网膜颗粒，以及基底池等蛛网膜下腔而导致交通性或梗阻性脑积水[4]。部分结核性脑膜炎可发展为严重梗阻性脑积水，其发生机制可能为第四脑室渗出物阻塞或瘢痕形成所致。据报道，在结核性脑膜炎所致的感染性脑积水中，交通性脑积水比梗阻性脑积水更为常见[5, 6]。

（3）真菌性脑膜炎 真菌性脑膜炎是由真菌侵犯脑膜所引起的炎症，常与脑实质感染同时存在，属于深部真菌病。引起中枢神经系统真菌感染的有致病性真菌和条件致病菌。前者有新型隐球菌、环孢子菌、皮炎芽生菌、副球孢子菌、申克孢子丝菌、荚膜组织胞浆菌等；后者有念珠菌、曲霉菌、接合菌、毛孢子菌属等。真菌所致的中枢神经系统感染多见于新生儿期，常见于早产儿、低出生体重儿，患儿可在孕母产道或新生儿病房中感染，并导致慢性中枢系统炎

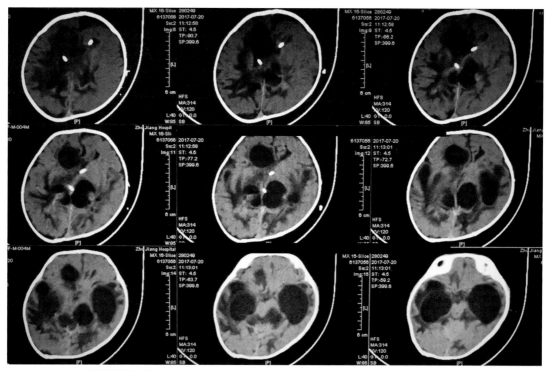

图 8-6 感染性脑积水致多囊腔脑室（患儿，男，3 个月，脑室炎治疗后）

症性疾病，大龄儿童以及成人中枢神经系统真菌感染更多与造血及器官移植和自身免疫性疾病治疗中使用的免疫抑制和免疫调节疗法有关[7, 8]。随着抗生素、激素、免疫抑制剂特别是器官移植后的大剂量和长期应用，艾滋病发病率增加以及家庭饲养动物的增多等因素的影响，中枢神经系统真菌感染的发病率有增加趋势。儿童中枢神经系统真菌感染与青壮年不同，后者以新型隐球菌感染最为常见[9, 10]，但其在儿童中枢神经系统感染中较少，在艾滋病感染所致免疫缺陷的儿童中也同样如此。曲霉菌、毛霉菌、球孢子菌等真菌所致的中枢神经系统感染也较少见于儿童患者[11]。念珠菌感染较常见于新生儿，可引起脑膜脑炎、脑室炎等，并导致感染渗出物沉积于患儿蛛网膜下腔或脑室系统内，从而导致脑积水[11~13]。

（4）宫内感染与病毒性脑炎 宫内病毒感染常伴有胎儿大脑结构异常，可导致大脑钙化和脑积水[14]。不明原因的宫内感染，如肠道病毒、淋巴细胞性脉络丛脑膜炎病毒、巨细胞病毒感染和弓形虫病等均与胎儿先天性脑积水有关，但其造成脑积水的机制尚未明确[15]。妇女在妊娠期间感染的肠道病毒 EV71、塞卡病毒等，均可导致胎儿出现中枢神经系统损害症状及脑积水的发生[16, 17]。柯萨奇病毒感染所致脑膜炎而产生的蛛网膜粘连也是脑积水的病因之一。在先前的动物实验中，提到急性或慢性脑脊液通路阻塞可由病毒所致的炎症反应或病毒诱导的肿瘤的发生而引起，而在中枢神经系统的慢性病毒性感染中，常有脑室代偿性扩大和脑积水的发生[18]。

（5）颅内寄生虫感染 寄生虫性脑积水是由颅内寄生虫及虫卵造成脑脊液循环障碍而形成的脑积水。在寄生虫性脑积水中脑囊虫所致者较为多见。虫体常飘浮在脑室内，出现堵塞间孔、中脑导水管等，如虫体阻塞室间孔或中脑导水管，便会形成机械性梗阻，脑脊液循环受到障碍。随着体位的变化若虫体离开堵塞的部位，梗阻自然解除，脑脊液循环恢复。如此反复，虫体呈"离合样活塞"，使脑积水症状反复发作。

（6）其他 神经梅毒临床较少见，但近些年发病率升高。当苍白密螺旋体侵犯了软脑膜和脑实质并导致持续感染，即称为脑梅毒或神经梅毒[19]。

二、诊断

（一）临床表现

1. 早期颅内感染疾病相关临床表现

常见颅内感染疾病因病因不同而症状表现各异，分述如下。

（1）脑炎　是指病原体侵犯脑实质而引起的炎症，常见的脑炎包括细菌性脑炎、病毒性脑炎、真菌性脑炎、寄生虫性脑炎。病因明确的病毒性脑炎有流行性乙型脑炎、森林脑炎、单纯疱疹性脑炎。早期表现为头痛、恶心和呕吐，伴体温急剧上升，可达 39～40℃，部分患者有嗜睡或者是精神倦怠，并有颈项的轻度强直；治疗不及时，上述症状可迅速加重，继发广泛性脑组织坏死、软化、出血、肿胀，颅内压增高，出现明显意识障碍，由嗜睡、昏睡直至昏迷。昏迷越深，持续时间越长，病情越严重。

（2）脑膜炎　临床上常见的脑膜炎有急性化脓性脑膜炎、结核性脑膜炎、病毒性脑膜炎、真菌性脑膜炎。不论何种病原体所致的脑膜炎，头痛是患者最突出的临床表现。脑膜炎引起头痛主要是由脑膜受炎症侵犯，引起牵涉性头痛。脑膜炎的头痛一般先有发热或者头痛与发热同时出现，头痛在急性期和严重时最剧烈，表现为弥漫性痛，可呈胀痛、跳痛、敲击痛、撕裂样痛，摇头、咳嗽或震动身体都可使头痛加剧，可伴有喷射性呕吐、颈痛、颈项强直。

（3）脑脓肿　多数出现头痛。一般而言，病原菌以葡萄球菌、链球菌、肺炎球菌多见。患者多见于青少年及儿童；有全身感染症状，如有畏寒、发热、血中白细胞计数及中性粒细胞比例增高；有剧烈头痛、恶心、呕吐、视盘水肿等高颅压的表现；有偏瘫、同向偏盲、复语或肌张力减退、共济失调、眼球震颤或表情淡漠、记忆力减退、个性改变等神经精神症状；有耳部或身体其他部位的化脓性感染史。

（4）脑囊虫　是指因猪带绦虫寄生于脑部所致的疾病。临床表现为反复头痛，主要是由于颅内压增高、颅内的炎症，脑膜受到刺激、蛛网膜粘连进而刺激、牵拉有关神经根，如三叉神经根、颈神经根。

（5）脑梅毒　脑梅毒可以表现为不同程度的脑膜炎或反应性颅底蛛网膜炎，临床可分为梅毒性脑膜炎、脑膜血管梅毒、麻痹性痴呆等。常见的症状为头痛，尤其是梅毒性脑膜炎和脑膜血管梅毒两型，有明显的头痛，并伴呕吐及脑膜刺激征，头痛较为剧烈，呈搏动性胀痛，可同时有偏瘫、偏身感觉障碍，如麻木、痛觉减退等，同向偏盲、失语，或有局限性癫痫、脑积水。

2. 脑积水相关症状

在成人和颅缝已闭合儿童患者中，化脓性颅内感染合并急性脑积水除了发热、意识障碍等颅内感染疾病相关症状，最主要症状为颅内压增高表现，出现头痛、呕吐、视物模糊、视盘水肿，偶伴复视、眩晕及癫痫发作，严重时患者出现脉搏变慢、血压升高、呼吸紊乱、瞳孔改变等生命体征改变，部分患者有可能出现眼球运动障碍、锥体束征、肌张力改变及脑膜刺激征，亦可合并其他症状，如呕吐、便秘、肠道出血等。慢性脑积水常发生在颅内感染性疾病治疗后期，出现智力低下或痴呆、步态障碍和大小便不能控制等现象。脑膜炎急性期后常合并蛛网膜炎，蛛网膜呈弥漫性或局限性增厚，与硬脑膜、软脑膜、脑组织、脑神经发生粘连，又称粘连性蛛网膜炎[20,21]。由于神经、血管、脑膜的粘连，或脑脊液吸收、循环障碍，可形成交通性或梗阻性脑积水，可引起头痛，多为持续性的慢性头痛，颅内压增高明显时，头痛加重。还可伴恶心、呕吐、视盘水肿。

婴儿脑积水常常表现为头围异常增大、易怒、呕吐、前囟膨出或颅缝分离[22]。在婴儿期以后，儿童脑积水通常表现为以下一系列的症状，包括头痛、呕吐、发育迟缓、复视（通常由外展神经麻痹引起）或视盘水肿[22]。而颅内感染后所致的脑积水，在诊断时还需明确出生时有无脑积水、头围是否正常、脑积水发生前是否有癫痫或发热病史，以及影像学表现是否提示有脑室炎的病史[23]。

（二）脑脊液及血清检查

脑脊液的获取方法有腰椎穿刺、腰大池引流、脑室穿刺、内镜检查等，婴幼儿的脑脊液样本还可通过前囟穿刺获取。在感染性脑积水早期，病原学检查时间较长及存在假阳性或假阴性的可能，因此反复、动态进行的脑脊液细胞和生化学检查，可有助于判断脑脊液是否处于感染或炎性状态。

与其他类型脑积水患者相比，感染性脑积水患者脑脊液的白细胞计数和蛋白水平均较高（表 8-1、表 8-2）。在先前的研究中，提示新生儿脑脊液中白细胞计数$>100\times10^6$/L 表示之前或现在存在化脓性感染，若白细胞计数$<100\times10^6$/L 但高于正常值提示存在病毒性脑膜炎的可能[23-25]。在儿童急性细菌性脑膜炎时，其白细胞计数常$>1000\times10^6$/L，分类以中性粒细胞为主[26,27]。脑脊液蛋白含量同样为提示中枢神经系统炎症性病变的一个敏感指标，新生儿脑脊液蛋白含量在生后 6 ～ 8 个月将达到成人的水平，其脑脊液蛋白含量高于 150mg/dL 可提示颅内感染[28]。而在儿童急性细菌性脑膜炎时，其脑脊液蛋白质总量可达 100 ～ 500mg/dL。此外，外周血 CRP 水平的增高也可提示颅内感染的可能[29]。近年来，有研究表明脑脊液乳酸含量也可提示儿童细菌性脑膜炎，Mudasir 等人进行的一项前瞻性研究[30]得出结论为脑脊液乳酸含量对鉴别细菌性脑膜炎和病毒性脑膜炎具有较高的敏感性和特异性，指出当脑脊液乳酸含量>3mmol/L 时，提示细菌性脑膜炎可能性大；当脑脊液乳酸含量<2mmol/L 时，提示可有病毒性脑膜炎的发生。

（三）影像学检查

1. 超声检查

B 超是观察婴幼儿脑积水最简单、方便、无创及可重复的方法，它能精准测量两个额角及整个侧脑室的大小，目前出生前的胎儿行宫内超声检查脑积水仍是一种有效的早期诊断方法。在感染性脑积水中，许多患者通过超声检查发现存在脑室间隔，可提示患者有脑室炎的病史。此外，超声检查能更好地评估多房性脑积水，尤其是婴儿，因为其较明显的前囟可以使超声更好地显示囊肿和进行定位。此外超声为无创性检查，可在开颅手术中实时进行多个平面的动态成像观察，用于判断术野的暴露是否充分。

2. CT 和 MRI 检查

目前，CT 和 MRI 检查仍是脑积水诊断的基石。当考虑感染性脑积水时，应重视 CT 或 MRI 增强系列的扫描，有利于全面评估中枢神经系统感染的情况，是否存在脑室炎、脑脓肿等严重感染情况，避免若选择分流治疗感染性脑积水时，感染未愈过早分流。感染的治愈是感染性脑积水进行后续治疗的基础。感染性脑积水患者行头颅 CT 和 MRI 检查常显示脑室扩大，而脑室扩大的位置及程度常取决于脑积水的类型，若为梗阻性脑积水需根据各脑室的大小及其余

皮下隧道，继发颅内感染发生率小，引流管不易拔出。护理得当置管时间可以足够长，可以留置数周甚至更长时间。其次，由于有分流阀门控制，患者体位改变不至于导致过度引流，患者可以带管下床活动或出院治疗。

4. 脑室内 Ommaya 储液囊置管引流或间断脑脊液抽吸术

腰大池引流、脑室外引流术能早期、快速有效地引流颅内感染性炎性脑脊液，但由于留管时间有限，一般不宜超过 2 周，否则继发二重感染的可能性显著增大，儿童患者术后引流管管理非常困难，而且会增加患者留院时间。Ommaya 储液囊脑室内置管引流或间断脑脊液抽吸，相比于传统的脑室外引流，有着创伤小、留置时间长、系统更为密闭等优点，加之 Ommaya 储液囊可反复穿刺，使操作者更方便地进行穿刺抽液减压及留取脑脊液标本等。Ommaya 储液囊最初应用于真菌性脑膜炎的治疗，其中以用于治疗隐球菌性脑膜炎多见[31]。有报道指出，连续经 Ommaya 储液囊穿刺获取脑脊液，并经 Ommaya 储液囊脑室内两性霉素 B 注药并结合多种全身抗真菌药物治疗隐球菌性脑膜炎是一种安全有效的治疗方法[32]。在儿童结核性脑膜炎合并脑积水中，脑室 Ommaya 储液囊的置入也被证实为是一种安全、有效的治疗方式，其并发症比腰椎穿刺更少[33]。在化脓性脑膜炎中，国内有报道称对化脓性脑室管膜炎合并脑积水的婴幼儿行 Ommaya 储液囊置入间断穿刺引流 + 鞘内注射万古霉素治疗，直至连续 3 次脑脊液常规生化检查正常和脑脊液培养阴性后，再行对侧侧脑室分流术可取得满意的临床效果[34]。

对于儿童而言，脑室炎、脑膜炎等中枢神经系统感染性疾病所致脑积水往往病情较重，加之炎症易反复迁延，常需较长时间的脑脊液引流和抗感染治疗。即使颅内感染控制后，脑脊液炎性状况（高蛋白、低糖、低氯化物）仍需很长时间才能恢复正常，可以积极采用 Ommaya 储液囊脑室置管并间断抽吸脑脊液方法进行脑脊液管理（图 8-9、图 8-10），在继续抗感染疗程基础上同时廓清脑脊液，并减轻脑积水发生程度以及因此带来的神经发育或功能障碍。反复穿刺获取的脑脊液可以进行动态的脑脊液分析，指导治疗过程并更好地控制中枢神经系统感染的进展，以避免患者行永久性分流术或为后续分流术创造脑脊液条件。对于 Ommaya 储液囊脑室置管术后病情已经稳定的患者，可嘱患者定期至门诊或当地社区医院穿刺抽液，随后每周进行门诊回访并行脑脊液分析，可显著减少患者滞院时间与院内感染的风险。

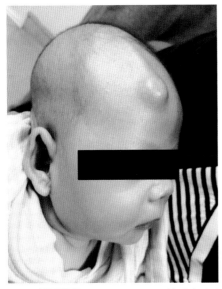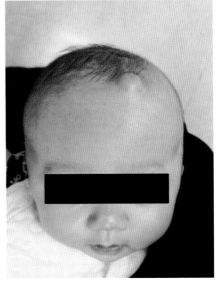

图 8-9 患儿 Ommaya 储液囊脑室置管后可见前额部发际缘凸起的储液囊

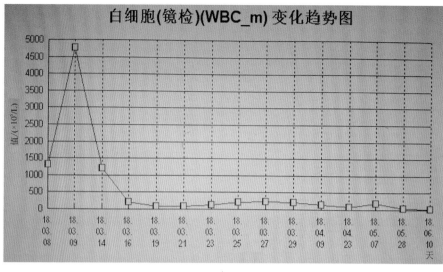

A

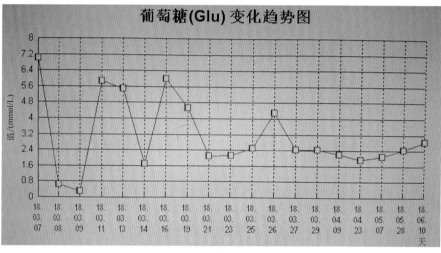

B

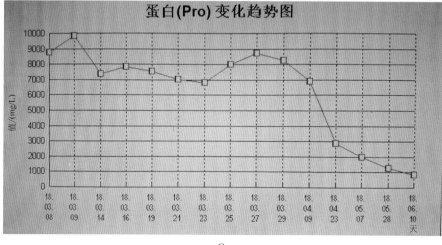

C

图 8-10 Ommaya 储液囊脑室置管术后患者脑脊液动态分析结果

病例 患者，男，12 岁，脑积水术后高热、意识不清 1 个月余。患儿本次入院前 40 天，因"间断性头痛、呕吐 1 周"在当地医院行 MR 检查诊断为梗阻性脑积水，予全麻下行脑室镜第三脑室底部造瘘术，术后 1 周出现高热、意识不清，腰穿脑脊液分析提示颅内感染，培养为阳性球菌（具体不详）。予"万古霉素＋头孢曲松"抗感染治疗，因脑积水无改善，再次行脑室外引流术，继续抗感染治疗 20 天，仍有发热，脑室引流管每日引流脑脊液 230～280mL，夹闭引流管 12h 患儿出现颅内压增高表现合并意识障碍，故转院要求进一步治疗。入院后经引流管取脑脊液分析提示：WBC 1315×10^6/L，Glu 0.4mmol/L，Pro 8786mg/L，改用"利奈唑胺"抗感染治疗，细菌培养提示"鹑鸡肠球菌，利奈唑胺敏感"，治疗 1 周患者体温正常，动态脑脊液分析提示 WBC 迅速下降，予患者拔除脑室外引流管。同时予对侧脑室 Ommaya 储液囊置管，术后每 6h 间断抽吸脑脊液 30mL，改口服利奈唑胺抗感染并予出院门诊治疗 4 周。患者在当地医院门诊经 Ommaya 储液囊抽吸脑脊液，每日 2～3 次，动态行脑脊液分析，提示各项脑脊液化验指标逐渐接近正常，多次脑脊液培养阴性。3 个月后脑脊液检验结果完全正常，停止抽液后患者出现头痛、呕吐加重，再次住院全麻下行脑室-腹腔分流术，术后随访脑积水症状完全缓解，脑室形态结构回复正常。

5. 帽状腱膜下分流 (ventriculo-subgaleal shunt, VSS)

头皮帽状腱膜下间隙属腱膜下疏松结缔组织，是位于帽状腱膜与颅骨膜之间的薄层疏松结缔组织。帽状腱膜下间隙具有良好的临时吸收功能，帽状腱膜下分流术是一种将脑室内脑脊液临时引流到帽状腱膜下间隙吸收的分流方法。帽状腱膜下分流模式见图 8-11。目前临床主要用作早产儿、新生儿脑积水的暂时分流方法，术式简单，床边即可操作，感染风险小；避免常规穿刺抽液，可减少对皮肤损害和感染风险；更为生理，皮肤有弹性、张力可调节，更容易保持一定的颅压；便于家庭照顾，减少对医院的依赖。

缺点：脑室端管不能长期留置，有切口愈合不良、脑脊液漏可能。

方法[35]：选择患儿前囟后外侧颅骨缘做 1cm 头皮小切口，顶部头皮帽状腱膜下注射生理盐水，沿切口帽状腱膜下间隙向侧方和下方广泛解剖分离，形成一个直径为（8×10）cm 的囊袋样腔隙（干净无血的腱膜下腔隙吸收脑脊液的能力较强）。于前囟外侧角穿刺同侧侧脑室，脑脊液引流畅通及彻底止血后，将脑室分流管远端 5～6cm 长的一段置入该腔隙，并用缝线固定在骨膜上，切口分二层严密缝合。

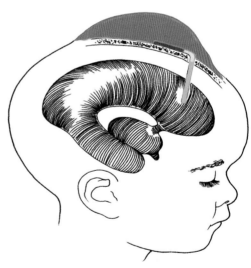

图 8-11 帽状腱膜下分流模式

（三）永久性治疗

颅内感染后脑积水即使经过上述早期抗感染和积极脑脊液管理，发生率仍然居高不下，尤其在婴幼儿患者中，一旦临时性治疗措施无法避免感染后永久性脑积水的发生，最终都不得不考虑根治性治疗方法，不外乎神经内镜治疗和脑脊液分流术。

1. 内镜治疗

自 20 世纪 90 年代起，内镜成为微侵袭神经外科的重要工具。脑积水是神经内镜治疗最重要、最好的适应证，神经内镜下第三脑室底造瘘术（ETV）可使脑脊液的引流更接近生理通路，据统计约 70% 的脑积水患者可以因此避免分流术。目前 ETV 已被公认为是梗阻性脑积水的首选治疗方法。脑积水内镜治疗常见的手术方式包括 ETV、脉络丛烧灼术、透明隔造瘘术、中脑导水管成形术等，其中 ETV 最常用，已在发达国家的小儿神经外科中心常规开展，在非洲等众多落后地区，如乌干达等地，鉴于当地的财政及后勤保障方面的落后，加之儿童脑积水的高发病率，对存在长期分流管依赖的脑积水患儿而言，分流管故障及分流感染发生的概率显著增加，因此内镜治疗脑积水对于众多的发展中国家而言是一种更为可行的治疗方式。

感染性脑积水的病理机制复杂，多数情况下表现为一种混合性脑积水，同时存在脑脊液循环通路梗阻和（或）吸收功能障碍，合并有蛛网膜粘连、蛛网膜下腔积液、硬膜下积液等现象，是临床上最常见、治疗上非常棘手的一类获得性脑积水。单纯的 ETV 治疗在感染性脑积水治疗中效果往往不尽人意，更多时候内镜治疗作为控制和改善感染性脑积水条件的一种辅助手段。感染性脑积水行 ETV 术时，需术中判断脑室感染情况，术中要反复冲洗清除脑室壁菌斑及脓苔，并根据实际情况决定是否行脑室灌洗或脉络丛烧灼术等。严重的感染性脑积水在炎症迁延未愈时，脑脊液反复波动，内镜治疗有利于判断脑室内感染情况，术中能发现脑室菌斑及脓苔，借内镜可帮助清除菌斑及脓苔，并行脑室灌洗，利于感染控制。但仍有明显感染未愈，脑室系统有菌斑及脓苔情况时，不建议马上做 ETV，建议应待感染控制后再二期行 ETV，否则感染有经鞍上池、桥池扩散可能，而且容易形成局部粘连堵塞造瘘口，导致 ETV 手术失败。对于因颅内感染导致的多房性脑积水，分流手术较难实施及存在着引流效果不佳、分流管移位及梗阻的风险。因此，对严重的多房性脑积水等难治性脑积水而言，内镜治疗为首选的治疗方式，尤其在婴儿感染性脑积水中 [36-39]。同时，严重的颅内感染导致的脑室系统解剖异常将极大地增加手术难度，因此需要内镜治疗经验丰富的神经外科医师操作从而保证治疗效果。对于严重颅内感染引起的多分隔脑积水或严重脑室系统粘连，有条件的单位应选择内镜软镜系统操作，利于术中打通脑室系统内的多囊分隔及粘连，使其多分隔连通成一个腔室系统，利于感染的控制，将来若选择分流治疗脑积水，可减少分流管脑室端的植入数量，降低感染率和分流失败率。脉络丛烧灼术（CPC）主要目的为减少脑脊液的产生，常用方法为从双侧侧脑室前角置入脑室镜，行脉络丛烧灼，或在一侧侧脑室内镜手术中行透明隔造瘘并行双侧侧脑室脉络丛烧灼术。该手术方式早期单独应用于交通性脑积水的治疗当中，并在婴儿期缓慢进展型的交通性脑积水中取得了较好的疗效 [40]。目前，该方法常与第三脑室底造瘘术同时应用。然而关于脉络丛烧灼术是否能增加第三脑室底造瘘术的成功率尚无明确定论。在 2005 年乌干达地区进行的一项前瞻性研究当中 [41]，其结果显示<1 岁的小儿中，感染性脑积水患儿 ETV+CPC 治疗组与单纯 ETV 治疗组的治疗成功率对比没有统计学差异。2017 年北美所发表的一项多中心研究显示 [42]，在婴儿脑积水的治疗中，ETV+CPC 对比 ETV 的疗效无显著差异，但由于北美地区感染性脑积水的发病率相对较低，关于其具体病因导致的脑积水的疗效对比有待进一步研究。

2. 脑脊液分流术

感染性脑积水的病理生理机制上表现为一种复杂混合性脑积水，一方面慢性蛛网膜炎可导致蛛网膜颗粒吸收功能减弱或丧失，另一方面慢性蛛网膜炎可致蛛网膜下腔或脑沟、脑池纤维瘢痕粘连形成梗阻，因此脑积水的发生合并存在吸收障碍和梗阻两种因素。单纯性脑室镜手术很难从根本上解决感染性脑积水问题，大多数患者最终依赖脑脊液分流手术。因此，脑脊液分流术目前仍然是感染性脑积水最常用的永久性治疗方法，客观上说，它只是一种姑息性治疗方法。尽管分流术后脑积水及相关症状可以得到持久性改善，但只要分流系统在起作用就不能视为脑积水治愈，因为一旦分流系统故障脑积水可以随时再次发生，所以脑脊液分流术不能称为脑积水根治方法。

临床上针对脑积水治疗，存在多种脑脊液分流手术方式，包括脑室-脑池分流、脑室-腹腔分流、脑室-心房分流、脑室-输尿管分流等，目前脑室-腹腔分流仍作为首选的分流方式。近年来尽管分流手术的操作技术及分流系统材质不断提升，抗生素的应用也较以前更为普遍，但术后感染仍是脑积水分流手术最严重、最麻烦的并发症。分流术后感染可分为早期感染（发生在分流术后 6 个月内）和晚期感染（发生在分流术 6 个月后）[43]。有研究表明，在分流感染中62% 发生在分流术后第一个月，其中 72% 为术中感染。而晚期的分流感染多由分流管的细菌定植所致，其发生率为 0.8% ～ 30%[44-46]。

如何选择感染性脑积水的分流时机与分流方式仍然是个大问题。感染性脑积水行脑脊液分流手术必须满足两个基本条件，首先是确保颅内感染已完全控制，需反复脑脊液病原学检查结果阴性；其次脑脊液常规、生化检查正常或接近正常。感染性脑积水的脑脊液要达到上述两个条件并不容易，需要一个相对漫长的治疗和恢复过程，常需 1 ～ 2 个月甚至更长时间。只有脑脊液这些指标都恢复正常后，特别是脑脊液葡萄糖含量正常以后，脑脊液分流手术才是相对安全的。即便如此，感染性脑积水的脑脊液分流术仍然较其他非感染性脑积水有较高失败率，包括术后堵管、分流后感染再拔管率等。脑脊液分流术后另一常见并发症为分流系统阻塞，也是分流失败的常见原因之一，在儿童首次放置分流管的 2 年内的发生率高达 40%。对感染性脑积水而言，特别是在脑脊液尚未完全廓清时，高蛋白性状脑脊液也是术后堵管的主要原因。除了术前严格掌握脑脊液分流条件，感染性脑积水患者由于存在长期发热体质消耗，应用抗生素后肠道菌群失调，营养状况差，免疫力低下等因素，围手术期管理、手术操作细节更需要格外重视，一旦出现再次感染后果严重，后续治疗会变得更加棘手。

对于感染性脑积水的分流控制标准及手术时机，笔者认为应符合以下条件：①完整有效抗感染治疗后，患者一般状况改善，体温正常。②动态的脑脊液分析。病原学检验结果 3 次阴性以上，脑脊液外观清亮，及脑脊液白细胞<15×10^6/L，蛋白<500mg/L，葡萄糖>2.8mmol/L，其中需注意密切注意糖及蛋白指标。对于脑脊液培养阴性且细胞数正常的患者，往往仍存在脑脊液蛋白含量高、糖及氯化物含量较低的现象，提示感染虽已控制，但脑脊液仍处于炎性状态，若马上行分流手术，则有可能造成分流管堵塞或感染再发等问题，并因此导致分流失败。此时可通过脑室内 Ommaya 储液囊置管反复穿刺引流脑脊液并视感染严重情况与否行鞘内注射抗生素治疗，待蛋白、糖及氯化物等指标降至正常范围后，再结合患者的脑积水进展情况及影像学检查、智力发育等综合评估，决定是否行分流手术治疗。该方法可作为感染性脑积水分流手术围手术期管理的重要环节，降低分流失败率，从而减轻感染性脑积水患儿及其家庭的负担。目前，有关 Ommaya 储液囊置入术与其他分流手术，以及 Ommaya 储液囊置入术与分流术、脑室外引流及 Ommaya 储液囊在不同年龄组之间感染性脑积水的疗效对比等尚缺乏研究比较。

近年来，临床上针对脑脊液分流术后感染的预防，从分流手术流程、分流管预处理方面做了许多相关研究，取得了以下进展。

（1）标准分流程序的研究　在 2011 年，美国脑积水临床研究网络中心（HCRN）提出了一套新的分流标准流程以降低脑积水的分流感染率[47]，该标准流程包括术前应用抗生素、术前标准的洗手方式、参加手术人员佩戴双侧手套等 11 个步骤。该方案在其中 4 个脑积水中心的患儿中实施，最终显示其儿童脑积水分流感染率从实施该方案前的 8.8% 下降至 5.7%，研究结果显示有统计学意义。2015 年，该研究团队尝试将抗生素涂层分流导管纳入该标准流程中，并修正了原来的标准流程（如往分流管储液囊内注入万古霉素或庆大霉素等）[48]，在该研究网络的8个中心的儿童脑积水患者中展开研究，但实施该流程后分流感染率与实施原方案的患者无明显差别。2019年，有日本学者对上述方案进行了改进并旨在建立适用于儿童和成人的分流标准程序[49]，包括了将分流设备浸润在用500mg万古霉素配成的50mL盐水中等步骤，最后实施该标准的患者未见分流感染，而未施行该标准的感染率为7.3%，结果显示该方案疗效显著。

（2）抗生素浸润分流导管　抗生素浸润分流导管（AISC）也为近年来治疗脑积水的新方式，同样旨在降低分流感染的发生率。目前常用于浸润分流管的抗生素为0.15%的克林霉素及0.054%的利福平，主要针对表皮葡萄球菌和金黄色葡萄球菌，两者均为常见的导致分流感染的凝固酶阴性葡萄球菌[50]。有研究表明，该抗生素组合在体外可发挥抗菌作用达56天，在体内可达127天[51]。有研究表明[52]，抗生素浸润分流导管可使婴儿及新生儿脑积水的分流感染率显著降低，特别是在由早产儿、颅内感染、脑出血或放置外引流管感染所致脑积水的患儿中疗效显著。2014年，有学者对MEDLINE数据库和Cochrane数据库中国的抗生素浸润分流导管在儿童中的使用进行了回顾，选择符合纳入标准的研究结论并编制了一份证据表，总结了各研究结论及其证据的质量（分为Ⅰ～Ⅲ级），并采用随机效应模型进行Meta分析，然后根据文献的质量和Meta分析的结果，提出了分为Ⅰ、Ⅱ或Ⅲ级的推荐等级，并得出结论：在儿童脑积水中，AISC与传统的分流设备相比可能有降低分流感染发生率的作用。该结论被列为Ⅲ级证据，Ⅲ级推荐，临床确定性尚不明确。

3. 两种治疗疗效比较

在脑积水治疗方法上，内镜治疗与分流手术的疗效对比仍存在较大争议。内镜治疗为一种并发症相对较少的手术方式，其总体并发症平均发生率为8.5%，包括其感染的发生率为1.81%，永久的神经系统并发症发生率为1.44%，病死率为0.21%[53]。FENG的研究指出，第三脑室底造瘘术的并发症有75%发生在术后前6个月[54]。2010年Kulkarni等[55]建立了一套用于预测第三脑室底造瘘术成功的评分系统（ETVSS）并对其进行了验证，其根据年龄、脑积水的病因以及是否曾行分流术等因素，用于预测ETV在脑积水患儿术后6个月中的成功率。ETVSS评分越高，ETV早期成功的概率越大，研究结果显示ETV早期手术失败的风险比分流手术高，术后3～6个月后其风险逐渐降低。2013年Kulkarni等报道在以成人和2岁及以上儿童为主的患者中，ETVSS评分对ETV成功率的评价效果较差，并指出既往曾行脑脊液分流术和患者年龄与患者行第三脑室底造瘘术（ETV）预后较差无关，而脑出血后脑积水和感染性脑积水会导致ETV的成功率显著降低。对于感染性脑积水而言，ETVSS评分往往较低，其原因可能为炎症导致的瘢痕组织形成并梗阻于蛛网膜下腔及蛛网膜颗粒而导致的交通性脑积水[56, 57]。目前认为，除2岁以上儿童及成人梗阻性脑积水常用ETV作为治疗方式外，脑室-腹腔分流术（V-PS）仍作为常规治疗的标准方式。但近年来有研究表明，ETV也可作为交通性脑积水的有效疗法，并可考虑作为分流故障及分流依赖患者的替代治疗方式[58, 59]。

四、预后与康复

对感染性脑积水患者而言，特别是儿童患者，颅内感染及继发性脑积水两方面均会对患者产生不同程度的神经功能损害，包括认知障碍、运动能力以及脑神经后遗症等，其恢复均需依赖后续长时间康复治疗过程。脑积水导致儿童患者神经发育迟滞会严重影响患儿的成长及造成脑瘫等后遗症，因此神经发育评估对感染性脑积水患儿的治疗方式及效果评定尤为重要。2017年，在非洲乌干达地区进行的一项随机对照研究，旨在比较因感染性脑积水接受 ETV-CPC 治疗的婴儿和接受 V-PS 治疗的婴儿在术后 12 个月时的神经功能认知的结果，其结果均用第 3 版的贝氏婴幼儿发展量表评定，研究结果显示，两种治疗方式在术后 12 个月的神经功能认知评定结果对比上无统计学差异[60]。该研究同时指出，接受脑室-腹腔分流术（V-PS）治疗的患儿对比接受第三脑室底造瘘术（ETV）治疗的患儿有着更为显著的大脑体积增长率及脑脊液的减少量。目前，对于脑积水的治疗的评估常集中于脑室大小、脑脊液量等方面，但脑积水治疗的最终目标应为大脑的健康发育。近年来有学者提出结合大脑体积和脑脊液体积进行儿童大脑发育的评价比单独的大脑体积或脑脊液体积在鉴别脑积水患者的神经认知结果方面更有优势[61]。对儿童感染性脑积水而言，目前较多的研究仍集中于脑积水的治疗方式对比及手术并发症中，如何早期地进行脑脊液管理及积极地干预，包括积极地抗感染治疗及持续引流以达到控制感染或阻止脑积水发生、发展的目的，各种手术方式治疗的适应证的标准，及其预后上仍有待进一步的研究和探讨。

治疗者必须明确，脑脊液分流术只是脑积水的一种姑息治疗，术后脑积水及症状持续改善不代表脑积水的治愈。对儿童感染性脑积水，以及其他类型的脑积水而言，其治疗更需要贯彻全程管理的理念，即对脑积水的发生、发展、诊治到患儿发育成长、康复的全过程进行干预，需从简单的手术诊疗管理提升到患儿脑积水康复的全程管理，并最终延伸为脑积水患儿的终身健康管理。其管理的关键在于从患病的开始到终身这个阶段，需包括：①颅内感染早期的脑脊液管理，其目的在于抗感染基础上早期置换炎性改变的脑脊液，暂时缓解颅内高压、引流异常脑脊液、动态的脑脊液分析，以减少永久性脑积水的发生。②围手术期的管理，主要针对感染后脑积水的手术条件及手术适应证选择与控制，手术过程的细节管理以及术后管理。③动态的术后分流系统管理，儿童脑脊液分流术建议选择精细调压分流管，术后分流系统实施动态调节，兼顾脑的发育，减少分流并发症及长期分流管依赖的发生。④终身的术后随访与成长管理，包括精神运动发育评估、影像学评估、神经康复治疗、脑发育正常后主动性分流阀压力上调，促进患者颅内脑脊液循环系统的发育与建立，终期目标为自身脑脊液循环的恢复与建立、分流管功能停止，方能认为脑积水根本治愈。

（文焕韬、张旺明　南方医科大学珠江医院神经外科）

参考文献

[1] Warf B C. Hydrocephalus in Uganda: the predominance of infectious origin and primary management with endoscopic third ventriculostomy[J]. J NEUROSURG, 2005, 102: 1.

[2] Deopujari C E, Padayachy L, Azmi A, et al. Neuroendoscopy for post-infective hydrocephalus in children[J]. Child's Nervous System, 2018, 34: 1905-1914.

[3] Kimberlin D W. Meningitis in the neonate[J]. Curr Treat Options Neurol, 2002, 4: 239-248.

[4] Figaji A A, Fieggen A G. Endoscopic challenges and applications in tuberculous meningitis[J]. WORLD NEUROSURG, 2013, 79: S24-S29.

[5] Rajshekhar, Vedantam. Management of hydrocephalus in patients with tuberculous meningitis. Neurology India, 2009, 57(4): 368.

[6] Rizvi I, Garg R K, Malhotra H S, et al. Ventriculo-peritoneal shunt surgery for tuberculous meningitis: A systematic review[J]. J NEUROL SCI, 2017, 375: 255-263.

[7] Caceres A, Avila M L, Herrera M L. Fungal infections in pediatric neurosurgery[J]. Childs Nerv Syst, 2018, 34: 1973-1988.

[8] Singhi P, Saini A G. Fungal and parasitic CNS infections[J]. INDIAN J PEDIATR, 2019, 86: 83-90.

[9] McCarthy M W, Kalasauskas D, Petraitis V, et al. Fungal Infections of the central nervous system in children[J]. J Pediatric Infect Dis Soc, 2017, 6: e123-e133.

[10] Schwartz S, Kontoyiannis D P, Harrison T, et al. Advances in the diagnosis and treatment of fungal infections of the CNS[J]. LANCET NEUROL, 2018, 17: 362-372.

[11] 王忠诚. 王忠诚神经外科学[M]. 武汉：湖北科学技术出版社, 2015.

[12] Chapman R L, Faix R G. Persistently positive cultures and outcome in invasive neonatal candidiasis[J]. The Pediatric Infectious Disease Journal, 2000, 19: 822-827.

[13] Benjamin D J, Stoll B J, Fanaroff A A, et al. Neonatal candidiasis among extremely low birth weight infants: risk factors, mortality rates, and neurodevelopmental outcomes at 18 to 22 months[J]. PEDIATRICS , 2006, 117: 84-92.

[14] Cordeiro C N, Tsimis M, Burd I. Infections and brain development[J]. OBSTET GYNECOL SURV, 2015, 70: 644-655.

[15] Tully H M, Dobyns W B. Infantile hydrocephalus: a review of epidemiology, classification and causes[J]. EUR J MED GENET, 2014, 57: 359-368.

[16] Chow K C, Lee C C, Lin T Y, et al. Congenital enterovirus 71 infection: a case study with virology and immunohistochemistry[J]. CLIN INFECT DIS, 2000, 31: 509-512.

[17] Melo A S, Aguiar R S, Amorim M M, et al. Congenital zika virus infection: beyond neonatal microcephaly[J]. JAMA NEUROL, 2016, 73: 1407-1416.

[18] Johnson R T. Hydrocephalus and viral infections[J]. Developmental Medicine & Child Neurology, 1975, 17: 807-816.

[19] Abdool K, Seegobin K, Ramcharan K, et al. Neurosyphilis with normal pressure hydrocephalus and dementia paralytica: serial clinical, laboratory and radiological correlations in the 21st century[J]. Neurol Int, 2016, 8(3): 6812.

[20] Borenstein D G, Jacobs R P. Aqueductal stenosis: a possible late sequela of central nervous system inflammation in systemic lupus[J]. SOUTH MED J, 1982, 75: 475-477.

[21] Louveau A, Smirnov I, Keyes T J, et al. Structural and functional features of central nervous system lymphatic vessels[J]. NATURE, 2015, 523: 337-341.

[22] Kahle K T, Kulkarni A V, Limbrick D D, et al. Hydrocephalus in children[J]. The Lancet, 2016, 387: 788-99.

[23] Chatterjee S, Chatterjee U. Overview of post-infective hydrocephalus[J]. Child's Nervous System, 2011, 27: 1693-1698.

[24] 常立文, 王卫平, 孙锟. 儿科学[M]. 第 9 版. 北京：人民卫生出版社, 2018.

[25] Morgenlander J C. Lumbar puncture and CSF examinationp[J]. POSTGRAD MED, 1994, 95: 125-131.

[26] Richard G C, Lepe M. Meningitis in children: diagnosis and treatment for the emergency clinician[J]. Clinical Pediatric Emergency Medicine, 2013, 14: 146-156.

[27] Brewster P D. Feigin & cherry's textbook of pediatric infectious diseases[M]. J PAEDIATR CHILD H, 2011: 319-320.

[28] Conly J M, Ronald A R. Cerebrospinal fluid as a diagnostic body fluid[J]. AM J Med, 1983, 75: 102-108.

[29] Lan C C, Wong T T, Chen S J, et al. Early diagnosis of ventriculoperitoneal shunt infections and malfunctions in children with hydrocephalus[J]. J Microbiol Immunol Infect, 2003, 36: 47-50.

[30] Nazir M, Wani W A, Malik M A, et al. Cerebrospinal fluid lactate: a differential biomarker for bacterial and viral meningitis in children[J]. J PEDIAT-BRAZIL, 2018, 94: 88-92.

[31] 杨凯, 韩珊, 刘世勤, 等. Ommaya囊在神经外科治疗中的研究进展[J]. 现代生物医学进展, 2016, 16: 3183-3186.

[32] Jiang P, Yu H, Zhou B, et al. The role of an Ommaya reservoir in the management of children with cryptococcal

meningitis[J]. CLIN NEUROL NEUROSUR, 2010, 112: 157-159.

[33] Lin J, Zhou H, Zhang N, et al. Effects of the implantation of Ommaya reservoir in children with tuberculous meningitis hydrocephalus: a preliminary study[J]. Child's Nervous System, 2012, 28: 1003-1008.

[34] 叶磊，车武强，宋志杰，等. Ommaya囊植入外引流术在婴幼儿脑室内感染合并脑积水中的应用[J]. 临床研究, 2016, 24: 192-193.

[35] Di Rocco C, Pang D. Rutka J T, et al. How to perform a ventriculo-subgaleal CSF shunt[M]. Springer International Publishing, Textbook of Pediatric Neurosurgery, 2018: 1-9.

[36] Akbari S H, Holekamp T F, Murphy T M, et al. Surgical management of complex multiloculated hydrocephalus in infants and children[J]. Childs Nerv Syst, 2015, 31: 243-249.

[37] Cinalli G, Salazar C, Mallucci C, et al. The role of endoscopic third ventriculostomy in the management of shunt malfunction[J]. NEUROSURGERY, 1998, 43: 1323-1327, 1327-1329.

[38] Lewis A I, Keiper G J, Crone K R. Endoscopic treatment of loculated hydrocephalus[J]. J NEUROSURG, 1995, 82: 780-785.

[39] Zuccaro G, Ramos J G. Multiloculated hydrocephalus[J]. Childs Nerv Syst, 2011, 27: 1609-1619.

[40] Pople I K, Ettles D. The role of endoscopic choroid plexus coagulation in the management of hydrocephalus[J]. NEUROSURGERY, 1995, 36: 698-701, 701-702.

[41] Warf B C. Comparison of endoscopic third ventriculostomy alone and combined with choroid plexus cauterization in infants younger than 1 year of age: a prospective study in 550 African children[J]. J NEUROSURG, 2005, 103: 475.

[42] Kulkarni A V, Riva-Cambrin J, Rozzelle C J, et al. Endoscopic third ventriculostomy and choroid plexus cauterization in infant hydrocephalus: a prospective study by the Hydrocephalus Clinical Research Network[J]. Journal of Neurosurgery: Pediatrics, 2018, 21: 214-223.

[43] Erps A, Roth J, Constantini S, et al. Risk factors and epidemiology of pediatric ventriculoperitoneal shunt infection[J]. PEDIATR INT, 2018, 60(12): 1056-1061.

[44] Tunkel A R, Hasbun R, Bhimraj A, et al. 2017 Infectious Diseases Society of America's clinical practice guidelines for healthcare-associated ventriculitis and meningitis[J]. CLIN INFECT DIS, 2017, 64: 34-65.

[45] Vinchon M, Lemaitre M P, Vallee L, et al. Late shunt infection: incidence, pathogenesis, and therapeutic implications[J]. NEUROPEDIATRICS, 2002, 33: 169-173.

[46] Stamos J K, Kaufman B A, Yogev R. Ventriculoperitoneal shunt infections with gram-negative bacteria[J]. NEUROSURGERY, 1993, 33: 858-862.

[47] Kestle J R W, Riva-Cambrin J, Wellons J C, et al. A standardized protocol to reduce cerebrospinal fluid shunt infection: The Hydrocephalus Clinical Research Network Quality Improvement Initiative[J]. Journal of Neurosurgery: Pediatrics, 2011, 8: 22-29.

[48] Kestle J R W, Holubkov R, Douglas Cochrane D, et al. A new Hydrocephalus Clinical Research Network protocol to reduce cerebrospinal fluid shunt infection[J]. Journal of Neurosurgery: Pediatrics, 2016, 17: 391-396.

[49] Okamura Y, Maruyama K, Fukuda S, et al. Detailed standardized protocol to prevent cerebrospinal fluid shunt infection[J]. J NEUROSURG, 2019, 15: 1-5.

[50] Klimo P J, Thompson C J, Baird L C, et al. Pediatric hydrocephalus: systematic literature review and evidence-based guidelines. Part 7: Antibiotic-impregnated shunt systems versus conventional shunts in children: a systematic review and meta-analysis[J]. J Neurosurg Pediatr, 2014, 14 Suppl 1: 53-59.

[51] Pattavilakom A, Kotasnas D, Korman T M, et al. Duration of in vivo antimicrobial activity of antibiotic-impregnated cerebrospinal fluid catheters[J]. NEUROSURGERY, 2006, 58: 930-935.

[52] Raffa G, Marseglia L, Gitto E, et al. Antibiotic-impregnated catheters reduce ventriculoperitoneal shunt infection rate in high-risk newborns and infants[J]. Child's Nervous System, 2015, 31: 1129-1138.

[53] Bouras T, Sgouros S. Complications of endoscopic third ventriculostomy[J]. J Neurosurg Pediatr, 2011, 7: 643-649.

[54] Feng H, Huang G, Liao X, et al. Endoscopic third ventriculostomy in the management of obstructive hydrocephalus: an outcome analysis[J]. J NEUROSURG, 2004, 100: 626-633.

[55] Kulkarni A V, Drake J M, Kestle J R, et al. Predicting who will benefit from endoscopic third ventriculostomy compared with shunt insertion in childhood hydrocephalus using the ETV Success Score[J]. J Neurosurg Pediatr, 2010, 6: 310-315.

[56] Kulkarni A V, Riva-Cambrin J, Browd S R. Use of the ETV Success Score to explain the variation in reported endoscopic third ventriculostomy success rates among published case series of childhood hydrocephalus[J]. J Neurosurg Pediatr, 2011, 7: 143-146.

[57] Kulkarni A V, Riva-Cambrin J, Butler J, et al. Outcomes of CSF shunting in children: comparison of Hydrocephalus Clinical Research Network cohort with historical controls: clinical article[J]. Journal of neurosurgery: Pediatrics, 2013, 12: 334.

[58] Hailong F, Guangfu H, Haibin T, et al. Endoscopic third ventriculostomy in the management of communicating hydrocephalus: a preliminary study[J]. J NEUROSURG, 2008, 109: 923.

[59] Rangel-Castilla L, Barber S, Zhang Y J. The role of endoscopic third ventriculostomy in the treatment of communicating hydrocephalus[J]. WORLD NEUROSURG, 2012, 77: 555-560.

[60] Kulkarni A V, Schiff S J, Mbabazi-Kabachelor E, et al. Endoscopic treatment versus shunting for infant hydrocephalus in Uganda[J]. NEW ENGL J MED, 2017, 377: 2456-2464.

[61] Mandell J G, Kulkarni A V, Warf B C, et al. Volumetric brain analysis in neurosurgery: Part 2. Brain and CSF volumes discriminate neurocognitive outcomes in hydrocephalus[J]. Journal of Neurosurgery: Pediatrics, 2015, 15: 125-132.

第三节　出血性脑积水

一、病理生理过程

到目前为止，出血性脑积水的发生机制尚不明确，见图 8-12。传统观点认为，血凝块对脑室通道造成的压迫或者阻塞可能是导致急性脑室扩张的重要因素[8,9]，而炎症介导的蛛网膜下腔脑脊液回流通道的闭塞[10]，如蛛网膜下腔颗粒纤维化、蛛网膜绒毛纤维化，可能是引起迟发性脑积水的关键环节，但仍然缺乏有力的实验证据支持。越来越多的研究证据陆续对上述观点提出了挑战，并先后观察到脑室或蛛网膜下腔的血液代谢产物，如血红蛋白、铁、凝血酶和 TGF-β1 等同样参与了出血性脑积水的发生和发展。

红细胞进入脑室或蛛网膜下腔后会逐渐开始破裂，继而释放出大量的血红蛋白，在血红素加氧酶 -1（heme oxygenase-1，HO-1）的作用下血红蛋白被分解为铁、一氧化碳和胆绿素[11]。一项临床研究发现，PHH 新生儿 CSF 中游离铁水平要显著高于正常新生儿[12]。另外一项研究还报道，CSF 中铁蛋白（内源性铁螯合剂）水平升高与 SAH 后慢性脑积水的发生具有密切相关性[13]。因此，为了探寻血液成分在 PHH 发生中的作用，Strahle 等[14] 将血红蛋白、铁和原卟啉（不含铁的血红素前体）分别注入新生大鼠侧脑室内，24h 后 MRI 发现血红蛋白组和铁处理组大鼠均出现了明显的脑室扩张，而原卟啉组却没有脑室扩张形成。进一步研究观察到，去铁敏（铁螯合剂）治疗有效地减轻了血红蛋白诱导的新生大鼠脑室扩张，该研究结果提示：血红蛋白及其分解产生的铁参与了新生儿 PHH 的发展。该研究结论在成年 IVH 模型中也得到了印

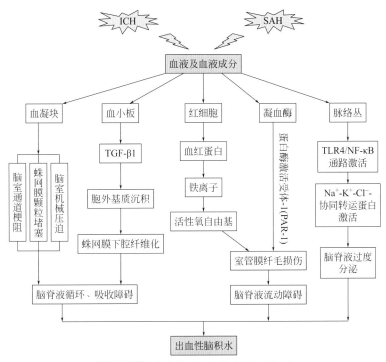

图 8-12 出血性脑积水的病理机制示意

证。Gao 等[15]分别将完整红细胞、裂解红细胞注入成年 SD 大鼠侧脑室，24h MRI 发现裂解组出现了明显的脑室扩张，HO-1 以及铁蛋白高表达，而完整组大鼠未观察到明显变化。紧接着，他们将裂解的红细胞与去铁敏混合注入大鼠侧脑室后发现，大鼠侧脑室扩张程度、脑室壁损伤程度均显著减轻。上述研究提示：血红蛋白分解产生的铁参与了出血性脑积水的进展。

凝血酶是一种丝氨酸蛋白酶，也是血液凝血级联反应中的主要效应蛋白酶，ICH 发生后很快就开始产生[16]。既往研究报道，凝血酶不仅能够加速凝血，还能通过结合蛋白酶激活受体 -1（protease-activated receptor-1，PAR-1）发挥 ICH 后的神经损伤作用[17~19]。课题组成员与密歇根大学神经外科实验室新近合作研究结果提示，凝血酶在出血性脑积水形成过程中可能也发挥了关键性的作用。该研究采用的是成年大鼠侧脑室凝血酶注射模型，24hMRI 检测发现大鼠双侧侧脑室明显扩张，伴随脑室壁室管膜细胞表面纤毛的严重脱落和损伤。将 PAR-1 拮抗剂与凝血酶共同注入侧脑室后发现，大鼠侧脑室体积明显减小，提示 PAR-1 可能介导了凝血酶诱导的脑积水形成[20]。此外，为了探寻 SAH 后脑积水发生的病理机制，有研究人员将 CSF 与凝血酶混合注入大鼠枕大池[21]。实验结果显示，术后第 10 天凝血酶注射组脑内 TGF-β1 的表达和蛛网膜下腔的纤维化程度均重于对照组，而 TGF-β1 抑制剂的使用有效地逆转了上述效应，提示 TGF-β1 可能介导了凝血酶诱导的 SAH 后蛛网膜下腔纤维化，但缺少直观的证据说明凝血酶是否同样参与了 SAH 后脑积水的形成。因此，需要更多的动物模型研究进一步阐明凝血酶与 PHH 形成的关系以及可能的干预途径，为临床 PHH 的防治探寻出新的治疗靶点。

TGF-β1 升高与 PHH 的进展具有密切相关性（见第二章中"（一）TGF-β1"）。

此外，美国科学家近期研究提示炎症引起的脉络丛上皮过度分泌脑脊液参与了出血后脑积水的发生和发展，并且揭示了出血后脑积水脑脊液过度分泌的具体分子机制[22]，为出血性脑积水的防治提供了新的研究靶点和思路。

二、临床概况

（一）脑出血后脑积水

自发性脑出血（intracerebral hemorrhage，ICH），俗称脑溢血，是指非外伤引起的成人脑部大、小动脉，静脉和毛细血管自发性破裂所致脑实质内出血。自发性脑出血是脑卒中的亚型，具有发病凶险，病情变化快，致死致残率高等特点，导致了沉重的社会经济负担，因此需要受到社会各界更多的关注。在美国、欧洲、澳大利亚等发达地区，脑出血的发病率约占脑卒中类型的 10%～15%，而在中国，脑出血约占 37.1%，部分地方甚至高达 50%。因此，在中国，自发性脑出血的形势较欧洲等发达地区更为严峻，继续系统研究其发生发展机制并寻找有效预警标志与防治策略迫在眉睫[23]。最近一项荟萃分析显示，1980—2008 年，脑出血的发病率呈上升趋势，而病死率却未见明显降低[24]。迄今为止尚无有效的干预措施及治疗药物。自发性脑出血通常会破入脑室系统导致脑室出血。据临床研究数据显示，约 40% 的成人自发性脑出血患者会合并脑室出血，这部分患者罹患脑积水的概率高达 51%～89%[1-3]。新近临床研究已经证实，脑室出血和脑积水是导致脑出血患者高病死率和预后不良的独立危险因素[7]。当脑实质中的血液进入脑室，大量的脑室积血引起的占位效应会导致脑室循环通道阻塞，造成脑脊液在脑室系统中的过度蓄积，最终引起急性脑积水。有研究显示，发生在第三脑室或第四脑室的脑出血患者中，约半数会发展成为梗阻性脑积水并导致神经系统正常功能进一步恶化、受损和预后不良，进而危及脑出血患者生命[25]。

目前，脑室外引流是治疗脑室出血后脑积水最为常用的方法，通过引出脑脊液减轻脑室扩张，降低颅内压力，可以较好较快地控制颅内高压症状。随着影像学技术、神经内镜技术的进步，以及显微解剖研究的深入，神经内镜手术得到了快速发展和普及，也开始应用于脑室出血后脑积水的救治。另一方面，脑室出血同样会造成脑脊液的正常吸收途径的破坏，引起慢性交通性脑积水的形成，导致部分脑出血患者最终需要接受分流手术治疗。

病例　患者，男，60 岁，因"突发右侧肢体无力 15h，加重伴言语不能 7h 余"于 2017-02-03 按"左侧基底节区出血"收入我科。入院时情况：自行睁眼，不能言语，不能遵嘱动作。双侧瞳孔直径 1.5mm，对光反应迟钝，左侧肢体可活动，右侧肢体刺激可轻微活动，病理征阴性。入院头颅 CT（图 8-13）示：左侧基底节区、丘脑出血，破溃入脑室；脑室系统扩张。患者于半年前因"左侧大脑中动脉次全闭塞"于我院神经内科在全麻下行左侧大脑中动脉支架置入术，术后一直口服"阿司匹林"，因此对该患者采取了保守治疗，予以止血、脱水、抗感染、神经营养等对症支持治疗。

2017-02-16 复查头颅 CT（图 8-14）示：脑室积血已基本消散，左侧基底节区和丘脑出

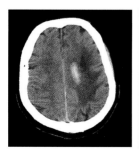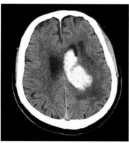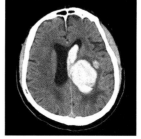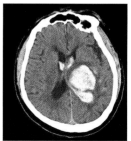

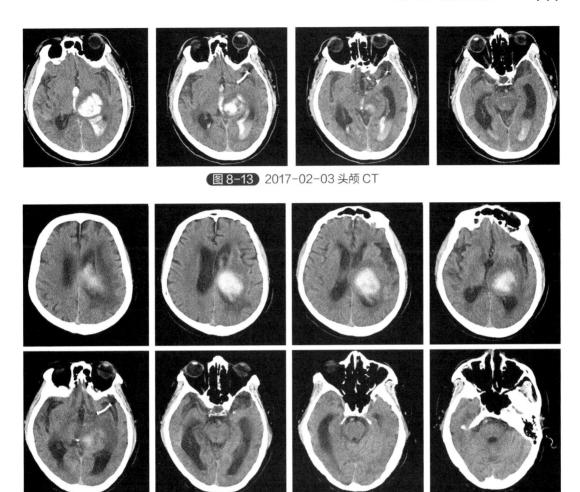

图 8-13 2017-02-03 头颅 CT

图 8-14 2017-02-16 复查头颅 CT

血已部分吸收，脑室扩张未见明显加重。患者病情相对稳定，意识清楚，诉头痛好转，遂于 2017-03-04 出院。

2017-12-14，患者因"行走不稳 1 个月"再次入住我科。入院时情况：血压 147/91mmHg，轮椅推入，意识清楚，不全性运动性失语，能遵嘱动作，双侧瞳孔等大等圆，直径 2.0mm，对光反应灵敏，左侧肌力 5 级，右侧肌力 3 级，病理征阴性。2017-12-25 本院头颅 CT（图 8-15）示：幕上脑室系统较前明显扩大，脑沟增宽。磁共振流体流速检测见脑脊液循环通畅。由于患者脑积水与脑萎缩并存，暂不考虑手术处理，予以口服醋甲唑胺抑制脑脊液分泌、阿托伐他汀稳定斑块及阿司匹林抗凝治疗，患者情况好转出院。

（二）新生儿脑室出血后脑积水

生发基质出血（germinal matrix hemorrhage，GMH）是指新生儿室管膜下生发区域未成熟血管破裂引起的出血，是引发新生儿脑室出血最为常见的疾病类型，尤其是在经历了呼吸窘迫综合征、肺不张或颅内高压的极低体重早产儿中。据文献报道，约 15% ～ 20% 出生时体重＜1500g 的早产儿会发生 GMH[26]，而 GMH 会升高颅内压，破坏神经组织，诱发脑积水导致新生儿预后不良[27]。其中急性梗阻性脑积水在 GMH 患儿中的发生率高达 8% ～ 38%，是最严重也是最致命的并发症[28~32]。儿童脑积水的治疗方法大致可分为非手术治疗和手术治疗。其中

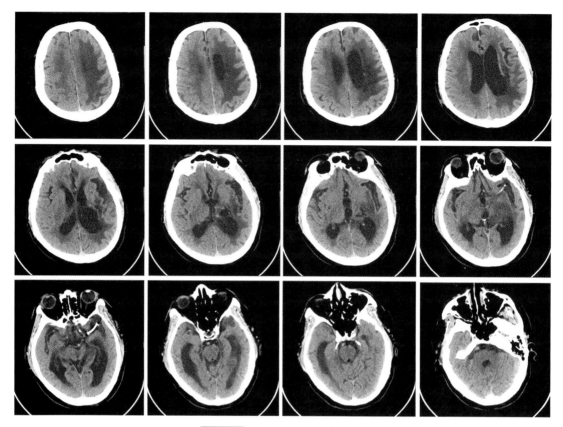

图 8-15 2017-12-25 头颅 CT

非手术治疗适用于早期或病情较轻，发展缓慢者，目的在于减少脑脊液的分泌或增加机体的水分排出。但对进行性脑积水，头颅明显增大，且临床症状比较明显者，要采取手术治疗。

儿童脑积水有其自身的特点，目前的治疗方法主要有脑室-腹腔分流术（ventriculo-peritoneal shunt，V-PS）及神经内镜下第三脑室底造瘘术（endoscopic third ventriculostomy，ETV）。V-PS 积累了百年的临床经验，且近年来可调压分流管的应用，使该术式的治疗效果有了很大的提高，成为儿童脑积水治疗的首选，但临床上仍存在很多反复分流失败的患者，无疑需寻找其他的替代治疗方法。随着内镜技术的进步，ETV 成了分流失败患者的另一选择，而且 ETV 以微创、接近生理状态的治疗方法也适合了目前临床外科治疗的理念。两种手术方式各有优缺点，临床上也仍存在一定的并发症，因此仍需不断探索新的手术方式，改进神经内镜生产技术及开发新型的分流管，使儿童脑积水的治疗效果得到进一步的提高 [33]。

（三）蛛网膜下腔出血后脑积水

蛛网膜下腔出血是临床最常见的脑血管危急重症之一，主要为颅内动脉瘤破裂所致。随着神经影像和显微手术的进步，动脉瘤破裂出血造成的直接病死率明显下降，但患者预后不佳，接近 50% 的幸存者伴有肢体瘫痪、情感或记忆障碍，丧失重新工作能力和生活自理能力。据文献记载，约 50% ～ 85% 的蛛网膜下腔出血患者继发于动脉瘤破裂出血，其中 9% ～ 67% 会演变为脑积水，其中合并脑积水的 SAH 患者临床预后更差 [4-6]。而各研究单位在脑积水诊断标准和 SAH 治疗手段等方面的差异可能造成了脑积水不同发生率的报道。Bagley 等 [34] 在 1928 年首次报道了动脉瘤性蛛网膜下腔出血后脑积水。此后，一些学者对 SAH 与脑积水之间的关系展开了进一步的系统性研究，并提出将 SAH 后脑积水初步划分为两个阶段：一个是急性期，即发生在 SAH 后数小时，而另一个则是慢性期。1989 年，一项大型的队列研究分析发现，脑室或第四脑室出口有积血的 SAH 患者更有可能发展成为脑积水。此后，大量研究陆续报道了 SAH 患者继发脑积水的多种危险因素，例如颅内高压、脑室扩张、动脉瘤、高龄、女性、Hunt&Hess 分级和 Fisher 分级、症状性血管痉挛、动脉瘤再出血以及脑膜炎等[35,36]。近期，F. Rincon 等[37] 还发现 SAH 入院患者血糖≥ 166mg/mL、CT 双尾指数≥ 0.20 均为预测脑积水发生的两项独立危险因素。

对于 SAH 后脑积水，目前临床的救治方案包括重症护理、血压管理以及并发症的防治。其中，脑室外引流是用于解决急性脑积水的常规手段，它能够在发病早期改善患者临床症状，为后续的手术治疗和血管内介入治疗的开展赢得宝贵时间，同时创造更为有利的手术条件。既往研究发现，约 20% 的 SAH 幸存患者会合并慢性脑积水[39]，进而加重患者认知和神经功能障碍，最终需要面临脑脊液分流手术。

三、临床分型

（一）梗阻性脑积水和交通性脑积水

（二）高压性脑积水和正常压力脑积水

（三）脑内脑积水和脑外脑积水

具体参考第三章脑积水的分类。

四、影像学表现

参考第七章先天性脑积水。

（1）CT 是诊断出血性脑积水的首选方法，急性期进行 CT 扫描可见脑室扩张，脑沟变浅或消失，同时可观察到蛛网膜下腔出血的患者脑沟、脑池或脑裂内较广泛高密度影。根据积血较厚的部位，可初步估计破裂动脉瘤的所在部位，同时还能显示脑出血血肿部位和大小。值得注意的是，CT 还可以作为新生儿脑室出血 Papille 分级的重要依据：Ⅰ级，仅有室管膜下出血；Ⅱ级，有脑室内出血，但没有脑室扩大；Ⅲ级，脑室内出血伴脑室扩大；Ⅳ级，脑室内出血伴脑实质血肿。

（2）MRI 主要表现为脑室扩张伴脑实质变小，侧脑室体部增大较脑室额角增大明显，间质性脑水肿表现为脑室旁条带状或片状长 T1、长 T2 信号影，多发生在脑室旁。

（3）脑血管造影（DSA） 可检出脑动脉瘤、脑动静脉畸形、moyamoya 病和血管炎等。

（4）头颅 B 超 因超声检测具有便捷、无创、无辐射、快速等优点，尤其适用于新生儿脑室出血、脑积水的早期的快速筛查和后期的跟踪随访。

五、临床表现及体征

1. 脑出血后脑积水

（1）急性脑积水特征 临床一般表现为头痛、恶心、呕吐、视力障碍等，严重者呈昏迷状态，甚至脑疝、死亡。

（2）慢性脑积水特征　临床以慢性颅内压增高为其主要特征，可出现双侧颞部或全颅疼痛、恶心、呕吐、视盘水肿或视神经萎缩、进行性精神智力障碍、步态异常及尿便障碍。

（3）偏瘫　约80%的高血压性脑出血发生在壳核和内囊区，该区域集中了全身运动和感觉的上下行神经传导束，内囊结构的破坏会引起典型的脑出血患者"三偏综合征"，表现为对侧偏瘫、偏身感觉缺失和同向性偏盲。

2. 新生儿脑室出血后脑积水

（1）头围增大　婴儿出生后数周或数月内头颅进行性增大，前囟也随之扩大和膨隆，颅骨菲薄，同时还伴有浅静脉怒张，头皮有光泽。

（2）高颅压表现　以呕吐为主，常以抓头、摇头、哭叫等表示头痛和不适，病情加重时可出现嗜睡或昏睡。

（3）"落日"征　脑积水进一步发展压迫中脑顶盖部或由于脑干的轴性移位，产生眼肌麻痹，使婴儿的眼球不能上视。

（4）破罐音　当叩诊患儿头部时，其声如同破罐或熟透的西瓜样。

（5）头颅透照性　当重度脑积水压迫致脑组织厚度不足1cm时，强光手电筒透照头皮有亮度则为阳性，而正常脑组织为阴性。

（6）视盘萎缩　婴幼儿脑积水以原发性视神经萎缩较多见。

（7）神经功能失调　脑室系统的进行性扩张会引起明显的脑萎缩，早期尚能保持完善的神经功能，晚期则可出现锥体束征、痉挛性瘫痪、去大脑强直等，智力发育也明显比同龄的正常婴儿差。第Ⅵ对脑神经的麻痹使婴儿眼球不能外展。

（8）其他　双下肢肌张力增高，膝腱反射亢进，发育迟缓或伴有严重营养不良等。

3. 蛛网膜下腔出血后脑积水

急、慢性脑积水特征性临床表现同脑出血后脑积水，其体征如下。

（1）脑膜刺激征　常在出血后1～2天出现，青壮年患者多见且明显，伴有颈背部痛。老年患者、出血早期或深昏迷者可无脑膜刺激征。

（2）脑神经损害　以一侧动眼神经损害常见，这提示存在同侧颈内动脉-后交通动脉动脉瘤或大脑后动脉动脉瘤。

（3）偏瘫　由出血或病变累及运动区皮质和传导束所致。

六、治疗进展

（一）脑出血后脑积水

目前，脑室外引流是治疗IVH脑积水最为常用的方法，通过引出脑脊液减轻脑室扩张，降低颅内压力，可以较好较快地控制颅内高压症状。但是，形成血凝块容易堵塞引流管腔导致引流失败[39]，脑室外引流本身不能促进脑室内血块的溶解，因而不能有效地降低IVH后脑积水的发生率以及交通性脑积水的严重程度[40]。近年来，加速脑室内血块溶解被认为是快速清除脑室血块缓解IVH后脑积水的重要手段[33]，但临床试验得到的结论各异。其中，最具有代表性的便是由美国约翰斯·霍普金斯大学牵头的CLEAR-IVH系列临床研究，其试验原理为通过脑室内注射组织纤溶酶原激活剂（tissue-type plasminogen activator，t-PA），激活纤溶酶原促使纤维蛋白降解，从而加速脑室内血凝块溶解打通脑室循环通道，最终减轻 IVH 后脑积水。在临床Ⅰ/Ⅱ期试验过程中，他们发现 t-PA 安全、有效地加快了脑室内血凝块的溶解和清除[41-43]，但是，Ⅲ期试验结果却显示：t-PA+EVD 尽管降低了 IVH 患者病死率，但分流依赖的脑积水发生率并未得到缓解[44]。该研究结果对 IVH 后的纤溶治疗方案造成了一定的打击。近期，Staykov 等[45]同样开展了一项 IVH 早期纤溶的前瞻性、随机对照临床试验。与上述试验方法不同的是，他们在 t-PA 彻底清除脑室积血后追加了腰大池引流。结果显示：与单纯脑室纤溶治疗相比，接受纤溶联合腰大池引流治疗的 IVH 患者出现永久性 CSF 分流的概率大幅下降（7/16 对比 0/14）。作者进一步荟萃分析得到了类似结果，且没有引起明显的并发症。

（二）新生儿脑室出血后脑积水

在过去的数十年间，大量的研究，包括使用腰椎穿刺、利尿药、脑室分流手术、内镜下第三脑室清除术和脉络丛烧灼术等，企图通过减少脑脊液产生、改善脑脊液循环、加速脑脊液清除等手段控制新生儿脑室出血后脑积水的进展[45-49]。

腰椎穿刺不仅能够获取 CSF 检测样本，同时还能通过引流出 CSF 调节升高的颅内压，因此常常应用于 PHH 的治疗早期。然而，大量研究却报道，连续性的腰穿不能有效地阻止新生儿 PHH 后脑室进行性的扩张，不能明显地降低 PHH 患儿接受脑室-腹腔分流手术的概率，甚至还有加重感染的可能[50-53]。因此，不推荐将连续性腰穿常规应用于 PHH 患者的临床救治。众所周知，第三脑室与皮质蛛网膜下腔之间的堵塞是内镜下第三脑室清除术的最佳手术适应证，但是内镜下第三脑室清除术对于蛛网膜绒毛与上矢状窦静脉水平之间的阻塞毫无意义[54]。有研究还发现内镜下第三脑室清除术外加脉络丛烧灼术可能会导致新生儿脑室出血患儿预后不良[55-57]，因此内镜下第三脑室清除术对新生儿脑室出血脑积水的救治效果还需要临床研究加以验证。

乙酰唑胺和呋塞米是临床常用的利尿药，研究者一度认为它们有望通过抑制 CSF 的产生帮助 PHH 患者避免分流手术[58,59]。早在 1998 年，"国际出血后脑室扩张药物试验小组"在 177 名产后＜3 个月的 PHH 患儿中展开了一项多中心随机对照试验，研究结果显示：与常规治疗组相比，乙酰唑胺和呋塞米治疗组接受分流手术的概率更高（RR 1.42），且残疾率也更高（84% 和 60%），研究以失败告终[60]。随后，Kennedy 等在 2001 年同样报道了乙酰唑胺和呋塞米治疗没能减少 PHH 患儿分流手术概率（64% 和 52% 对照组），而且在一定程度上上升了致残率（81% 和 66% 对照组）[61]。因此研究者不推荐利尿药在新生儿 PHH 救治中的应用。

一项小型的对照、非随机临床试验结果显示，连续一周尿激酶脑室内注射显著降低了 PHH 患儿接受分流手术的概率（37% 和 92% 历史对照）[62]。但在 2007 年，由英国布里斯托大学临床研究中心牵头的一项多中心、随机、对照临床试验（DRITF）却没能得到理想的效果。该研究共纳入 70 名在出生后脑室呈现进行性扩张的 IVH 早产儿，随机分为纤溶药物治疗组（CSF 引流＋灌注＋t-PA）和标准治疗组（CSF 引流），研究结果显示：纤溶药物治疗不仅不能有效降低分流手术率和病死率（44% 和 50% 对照组，$P>0.05$），还增加了脑室发生再出血的风险（35% 和 8% 对照组），因此不推荐纤溶药物用于新生儿 PHH 的治疗[63]。

目前，脑室-腹腔分流术是应用于新生儿脑室出血后脑积水患者救治最为常用的方法。但是，脑室-腹腔分流管需要终身安装在患儿身上，不仅需要反复调整分流器，分流管的长期放置还容易诱发感染最终导致分流手术失败。因此，探索临床疗效好、并发症少、费用低的治疗方法仍是目前小儿神经外科医师面临的一项重要挑战。

（三）蛛网膜下腔出血后脑积水

对于 SAH 后脑积水，目前临床的救治方案包括重症护理、血压管理以及并发症的防治。根据患者神经功能状态和 CT 扫描结果，可以采取临时腰大池脑脊液引流、连续性腰椎穿刺或者放置永久性的脑室分流管，但上述方法有导致颅内压下降过速再次诱发出血的风险。脑室外引流是用于解决急性脑积水的常规手段，但是，一旦引流管放置超过 3 天就有并发脑室炎的可能[64]。鉴于此，有研究人员开展了一项小型的随机、单中心试验，目的是探讨两种特殊引流材料对 SAH 后脑积水患者颅内感染的影响，研究结果显示使用抗生素或银离子包被的引流管处理脑积水时，两组患者发生感染的概率并没有统计学差异[65]。研究结果提示，采用银离子包被的引流管不仅安全，而且比抗生素包被更加经济实惠，值得临床推广使用。然而，到目前为止脑室外引流装置的植入和管理细节还没有确切的指南描述，因此亟须开展相关多中心临床试验，并且在所得证据的基础上制定出科学可行的操作指南，以最大限度地帮助蛛网膜下腔出血患者改善预后。新近临床试验还指出，腰穿引流高血红蛋白含量的脑脊液，能够有效控制颅内高压，同时防止血管痉挛发生[66,67]。但是，腰穿引流会导致脑脊液感染，此外，过度引流脑脊液还可能诱发脑疝，因此临床使用需要慎重[68,69]。除此之外，一项随机临床试验还探究了 CSF 置换与小剂量 uPA 脑室注射联用对 SAH 的疗效。研究结果显示，两组患者均无再出血事件发生，与常规治疗组患者相比，CSF 置换联合 uPA 治疗组脑血管痉挛和脑积水发生率更低，且神经功能损伤更轻微[70]，需要开展更大规模的临床试验进一步验证该方法对 SAH 后脑积水防治的有效性和安全性。

七、预后

（一）脑出血后脑积水

来自美国华盛顿大学医学院的 Michael 等人[71] 首次研究了脑积水与自发性脑出血患者预后的潜在相关性。他们发现：在最终入组的 81 例自发性脑出血患者中，有 40 名患者出现了脑积水；与未合并脑积水组相比，他们的年龄普遍更小、入院 GCS 评分更低、基底节和丘脑部位的出血更多见。进一步分析显示，脑积水组较对照组住院病死率显著升高（51% 和 2%），出院率也明显下降（21% 和 35%），最后得出结论：脑积水是预测脑出血患者病死率的独立危险因素。STICH 临床试验[72] 数据显示：在来自 27 个国家 83 个中心的 902 名脑出血患者中，377 人（42%）合并了 IVH，而这部分 IVH 患者中 208 人（55%）最终发展成为脑积水。与单纯脑出血组相比，合并 IVH 的患者出现预后良好结果的概率更小（15% 和 31%）；与单纯合并 IVH 的脑出血患者相比较，同时并发 IVH 和脑积水的患者出现预后良好的概率也明显下降（12% 和 20%）。最终提出结论：IVH 和脑积水是导致患者预后不良的两项重要危险因素，针对上述两项并发症的研究和治疗可能成为脑出血救治的新方向。

（二）新生儿脑室出血后脑积水

来自西班牙马拉加 Carlos Haya 医院的研究人员发现[73]，该中心在 2003—2010 年诊断的 271 名生发基质出血新生儿中，有 149 名出现了脑室出血伴脑室扩张，其中仅 47 名发展成为症状性的脑积水并接受了脑室–腹腔分流手术治疗。术后平均随访时间为 38.75 个月，术后感染、分流管堵塞的发生率均为 4.25%，超过 80% 的患儿被划分为良好或极好的功能状态。该研究指出，脑室-腹腔分流术作为新生儿脑室出血后脑积水的主要神经外科治疗手段，可以有效降低出血后脑积水的发病率，并取得良好的手术效果。然而，也有研究人员提出了不同的观点。由Adams 等[74] 牵头的一项涉及 6161 名极低体重早产儿的大型队列研究结果指出，与没有接受分流手术的患儿相比，那些植入了分流器的患儿在第 18 ～ 22 个月的婴儿发育量表评分更低，继而认为分流管插入对神经发育和生长结果的不良影响最大。因此，尽管脑室-腹腔分流手术是目前国际上最为公认的一种救治儿童 PHH 方法，但与患者远期神经功能发育的关系尚需进一步明确。

一些研究人员还发现，脑室出血分级与脑室出血早产儿预后也存在密切的相关性，那些被划分为脑室出血Ⅳ级的患儿预后往往更差[75]。此外，脑室周围白质损伤也被认定为是不良预后的一项决定性因素，因此，研究者建议通过早期干预来限制脑室扩张造成的白质损害，以改善患儿生长发育[76]。

（三）蛛网膜下腔出血后脑积水

来自美国弗吉尼亚大学医学院的 Gabriella 等[77] 对脑积水和动脉瘤性蛛网膜下腔出血（aSAH）患者预后的关系展开了一项回顾性分析。他们发现：该中心在 2000—2015 年期间收治的 888 名 aSAH 患者中，116 人（13%）最终发展成为分流依赖的脑积水，多变量分析结果显示年龄增大、合并 IVH、WFNS 分级升高、动脉瘤外科治疗和血管痉挛均为分流依赖脑积水形成的独立危险因素。在成功随访的 527 名 aSAH 患者中，出现预后不良（mRS 评分 0 ～ 2）与预后良好（mRS 评分 3 ～ 6）的比例分别为 82.5% 和 17.5%，其中实施分流管放置手术、出现分流术后感染的患者预后则更差。进一步分析显示：在 116 名接受脑积水分流手术的患者中，21 人（18%）出现了阀门故障、感染、脑室出血、腹膜 / 胸廓损伤和假性脑膜膨出等各种手术并发症。最终得出结论：分流依赖脑积水的出现是加重 aSAH 患者预后不良的独立危险因素，因此，应该重视对 aSAH 患者进行早期的分流依赖风险性评估，并根据评估结果采取针对性的临床救治和影像学检查，从而最大限度地预防脑积水的发生，改善患者远期预后。

八、典型病例

患者，男，54 岁，因"突发性头痛伴意识障碍 6h 余"于 2013-08-13 按"蛛网膜下腔出血"收入住院。入院时情况：血压 179/86mmHg，意识模糊，记忆力较差，时有胡言乱语，双侧瞳孔等大等圆，直径 2mm，对光反应灵敏，颈阻，四肢可活动，四肢肌力 5 级，双下肢病理征未引出。入院头颅 CT（图 8-16）示：蛛网膜下腔出血、脑室内出血。头颅 CTA（图 8-17）示：前交通动脉瘤，瘤体小，血管痉挛重。

2013-08-15，患者在全麻下行"前交通动脉瘤显微夹闭术"，手术顺利，术后复查头颅 CT（图 8-18）未见颅内继发出血，术后头颅 CTA（图 8-19）示动脉瘤夹在位良好，未见动脉瘤显影，颅内多支血管痉挛（图 8-18）。经给予抗感染、

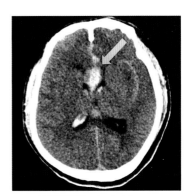

图 8-16 入院头颅 CT

以前纵裂池积血（黄色箭头所示）、蛛网膜下腔出血表现为主，合并左侧侧裂池少量积血和右侧侧脑室后角积血

神经营养、抗血管痉挛、清除自由基、抗癫痫等治疗，患者病情好转，于 2013-09-14 出院。

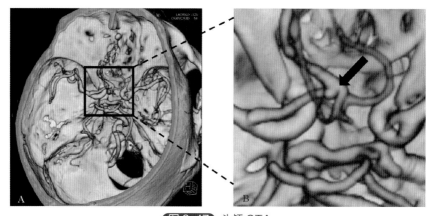

图 8-17 头颅 CTA
前交通动脉瘤（黑色箭头所示）

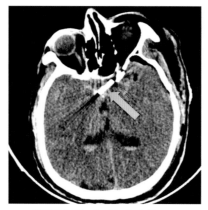

图 8-18 术后复查头颅 CT
前纵裂池积血和蛛网膜下腔积血已基本消失，未见颅内继发出血，黄色箭头示金属动脉瘤夹

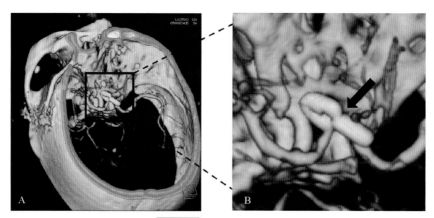

图 8-19 术后头颅 CTA
示动脉瘤夹在位良好（黑色箭头所示），未见动脉瘤显影

　　2013-10-17，患者因"前交通动脉瘤术后认知力差、大小便失禁、行走不稳 14 天"再次入院。入院时情况：意识清楚，神志不清，不能按吩咐动作，双侧瞳孔等大等圆，直径 3mm，对光反应灵敏，颈软，四肢可活动，肌力无法查，四肢肌张力正常。我院头颅 CT（图 8-20）示：脑室系统扩张明显。

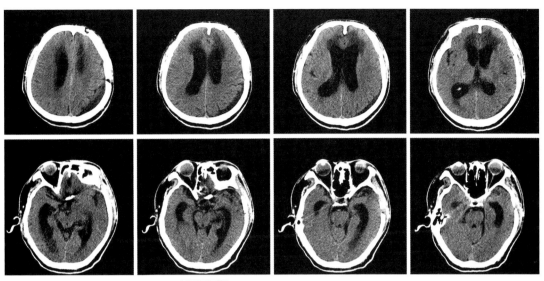

图 8-20 2013-10-17 入院头颅 CT
脑室系统出现明显扩张

2013-10-28，患者在全麻下行"脑室-腹腔分流术"，手术顺利，术后给予神经营养、清除自由基、改善神志障碍、抗感染等治疗，2013-11-08 复查头颅 CT（图 8-21）示脑积水较前好转，于 2013-11-10 出院。

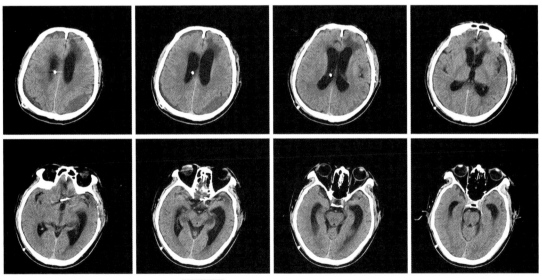

图 8-21 2013-11-08 复查头颅 CT
脑室系统扩张较分流手术前明显缓解

（陈前伟、陈志、冯华　陆军军医大学第一附属医院神经外科）

参 考 文 献

[1] Mustanoja S, Satopaa J, Meretoja A, et al. Extent of secondary intraventricular hemorrhage is an independent predictor of outcomes in intracerebral hemorrhage: data from the Helsinki ICH Study[J]. International journal of stroke : official journal of the International Stroke Society, 2015, 10(4): 576-581.

[2] Stein M, Luecke M, Preuss M, et al. Spontaneous intracerebral hemorrhage with ventricular extension and the grading of obstructive hydrocephalus: the prediction of outcome of a special life-threatening entity[J]. Neurosurgery, 2010, 67(5): 1243-1251.

[3] Mendelow A D, Gregson B A, Fernandes H M, et al. Early surgery versus initial conservative treatment in patients with spontaneous supratentorial intracerebral haematomas in the International Surgical Trial in Intracerebral Haemorrhage(STICH): a randomised trial[J]. Lancet, 2005, 365(9457): 387-397.

[4] Black P M. Hydrocephalus and vasospasm after subarachnoid hemorrhage from ruptured intracranial aneurysms[J]. Neurosurgery, 1986, 18: 12-16.

[5] Spallone A, Gaglliardi F M. Hydrocephalus following aneurysmal subarachnoid hemorrhage[J]. Zentralbl Neurochir, 1983, 44: 141-150.

[6] Vassilouthis J, Richardson A E. Ventricular dilation and communicating hydrocephalus following spontaneous subarachnoid hemorrhage[J]. J Neurosurg, 1979, 51: 341-351.

[7] Bhattathiri P S, Gregson B, Prasad K S, et al. Intraventricular hemorrhage and hydrocephalus after spontaneous intracerebral hemorrhage: results from the STICH trial[J]. Acta neurochirurgica, 2006, Supplement 96: 65-68.

[8] Pang D, Sclabassi R J, Horton J A. Lysis of intraventricular blood clot with urokinase in a canine model: part 1. Canine intraventricular blood cast model[J]. Neurosurgery, 1986, 19(4): 540-546.

[9] Mayfrank L, Kissler J, Raoofi R, et al. Ventricular dilatation in experimental intraventricular hemorrhage in pigs. Characterization of cerebrospinal fluid dynamics and the effects of fibrinolytic treatment[J]. Stroke, 1997, 28(1): 141-148.

[10] Hill A, Shackelford G D, Volpe J J. A potential mechanism of pathogenesis for early posthemorrhagic hydrocephalus in the premature newborn[J]. Pediatrics, 1984, 73(1): 19-21.

[11] Xi G, Keep R F, Hoff J T. Mechanisms of brain injury after intracerebral haemorrhage[J]. Lancet Neurol, 2006, 5(1): 53-63.

[12] Savman K, Nilsson U A, Blennow M, et al. Non-protein-bound iron is elevated in cerebrospinal fluid from preterm infants with posthemorrhagic ventricular dilatation[J]. Pediatric research, 2011, 49(2): 208-212.

[13] Suzuki H, Muramatsu M, Tanaka K, et al. Cerebrospinal fluid ferritin in chronic hydrocephalus after aneurysmal subarachnoid hemorrhage[J]. Journal of neurology, 2006, 253(9): 1170-1176.

[14] Strahle J M, Garton T, Bazzi A A, et al. Role of hemoglobin and iron in hydrocephalus after neonatal intraventricular hemorrhage[J]. Neurosurgery, 2014, 75(6): 696-705.

[15] Gao C, Du H, Hua Y, et al. Role of red blood cell lysis and iron in hydrocephalus after intraventricular hemorrhage[J]. Journal of cerebral blood flow and metabolism : official journal of the International Society of Cerebral Blood Flow and Metabolism, 2014, 34(6): 1070-1075.

[16] Gong Y, Xi G, Hu H, et al. Increase in brain thrombin activity after experimental intracerebral hemorrhage[J]. Acta Neurochir, 2008, 105: 47-50.

[17] Hua Y, Keep R F, Hoff J T, et al. Brain injury after intracerebral hemorrhage: the role of thrombin and iron[J]. Stroke, 2007, 38(Suppl 2): 759-762.

[18] Matsuoka H, Hamada R. Role of thrombin in CNS damage associated with intracerebral haemorrhage: opportunity for pharmacological intervention? [J]. CNS drugs, 2002, 16(8): 509-516.

[19] Li L, Tao Y, Tang J, et al. A cannabinoid receptor 2 agonist prevents thrombin-induced blood-brain barrier damage via the inhibition of microglial activation and matrix metalloproteinase expression in rats[J]. Translational stroke research, 2015, 6(6): 467-477.

[20] Gao F, Liu F, Chen Z, et al. Hydrocephalus after intraventricular hemorrhage: the role of thrombin[J]. Journal of cerebral blood flow and metabolism: official journal of the International Society of Cerebral Blood Flow and Metabolism, 2014, 34(3): 489-494.

[21] Motohashi O, Suzuki M, Yanai N, et al. Thrombin and TGF-beta promote human leptomeningeal cell proliferation in vitro[J]. Neurosci Lett, 1995, 190(2): 105-108.

[22] Karimy J K, Zhang J, Kurland D B, et al. Inflammation-dependent cerebrospinal fluid hypersecretion by the choroid plexus epithelium in posthemorrhagic hydrocephalus[J]. Nature medicine, 2017, 23(8): 997-1003.

[23] Qureshi A I, Mendelow A D, Hanley D F. Intracerebral haemorrhage[J]. The Lancet, 2009, 373(9675): 1632-1644.

[24] van Asch C J J, Luitse M J A, Rinkel G J E, et al. Incidence, case fatality, and functional outcome of intracerebral haemorrhage over time, according to age, sex, and ethnic origin: a systematic review and meta-analysis[J]. The Lancet Neurology, 2010, 9(2): 167-176.

[25] Diringer M N, Edwards D F, Zazulia A R. Hydrocephalus: a previously unrecognized predictor of poor outcome from supratentorial intracerebral hemorrhage[J]. Stroke, 1998, 29: 1352-1357.

[26] du Plessis A J. The role of systemic hemodynamic disturbances in prematurity-related brain injury[J]. J Child Neurol, 2009, 24(9): 1127-1140.

[27] Kazan S, Gura A, Ucar T, et al. Hydrocephalus after intraventricular hemorrhage in preterm and low-birth weight infants: analysis of associated risk factors for ventriculoperitoneal shunting[J]. Surg Neurol, 2005, 64 Suppl 2: S77-S81.

[28] Ahmann P A, Lazzara A, Dykes F D, et al. Intraventricular hemorrhage in the high-risk preterm infant: incidence and outcome[J]. Ann Neurol, 1980, 7(2): 118-124.

[29] Robinson S. Neonatal posthemorrhagic hydrocephalus from prematurity: pathophy-siology and current treatment concepts[J]. J Neurosurg Pediatr, 2012, 9(3): 242-258.

[30] Schmitz T, Heep A, Groenendaal F, et al. Interleukin-1β, interleukin-18, and interferon-γ expression in the cerebrospinal fluid of premature infants with posthemorrhagic hydrocephalus-markers of white matter damage? [J]. Pediatric research, 2007, 61(6): 722-726.

[31] Ahn S Y, Shim S Y, Sung I K. Intraventricular hemorrhage and post hemorrhagic hydrocephalus among very-low-birth-weight infants in Korea[J]. J Korean Med Sci, 2015, 30 Suppl 1: S52-S58.

[32] Murphy B P, Inder T E, Rooks V, et al. Posthaemorrhagic ventricular dilatation in the premature infant: natural history and predictors of outcome[J]. Arch Dis Child Fetal Neonatal Ed, 2002, 87(1): F37-F41.

[33] 韩刚，林志雄，何理盛. 儿童脑积水外科治疗的新进展[J]. 医学综述，2010, 16(08): 1218-1220.

[34] Bagley C Jr. Blood in the cerebrospinal fluid. Resultant functional and organic alterations in the central nervous system[J]. A Experiment data Arch Surg, 1928, 17: 18-38.

[35] Sheehan J P, Polin R S, Sheehan J M, et al. Factors associated with hydrocephalus after aneurysmal subarachnoid hemorrhage[J]. Neurosurgery, 1999, 45(5): 1120-1127.

[36] Dorai Z, Hynan L S, Kopitnik T A, et al. Factors related to hydrocephalus after aneurysmal subarachnoid hemorrhage[J]. Neurosurgery, 2003, 52(4): 763-769.

[37] Rincon F, Gordon E, Starke R M, et al. Predictors of long-term shunt-dependent hydrocephalus after aneurysmal subarachnoid hemorrhage[J]. Clinical article Journal of neurosurgery, 2010, 113(4): 774-780.

[38] Gruber A, Reinprecht A, Bavinzski G, et al. Chronic shunt-dependent hydrocephalus after early surgical and early endovascular treatment of ruptured intracranial aneurysms[J]. Neurosurgery, 1999, 44: 503-509.

[39] Carhuapoma J R. Thrombolytic therapy after intraventricular hemorrhage: do we know enough? [J]. J Neurol Sci, 2002, 202(1-2): 1-3.

[40] Naff N J, Williams M A, Rigamonti D, et al. Blood clot resolution in human cerebrospinal fluid: evidence of first-order kinetics[J]. Neurosurgery, 2001, 49(3): 614-619.

[41] Hinson H E, Hanley D F, Ziai W C. Management of intraventricular hemorrhage[J]. Curr Neurol Neurosci Rep, 2010, 10(2): 73-82.

[42] Morgan T, Awad I, Keyl P, et al. Preliminary report of the clot lysis evaluating accelerated resolution of intraventricular hemorrhage(CLEAR-IVH) clinical trial[J]. Acta neurochirurgica, 2008, Supplement 105: 217-220.

[43] Webb A J, Ullman N L, Mann S, et al. Resolution of intraventricular hemorrhage varies by ventricular region and dose of intraventricular thrombolytic: the Clot Lysis: Evaluating Accelerated Resolution of IVH(CLEAR IVH) program[J]. Stroke, 2012, 43(6): 1666-1668.

[44] Naff N, Williams M A, Keyl P M, et al. Low-dose recombinant tissue-type plasminogen activator enhances clot resolution in brain hemorrhage: the intraventricular hemorrhage thrombolysis trial[J]. Stroke, 2011, 42(11): 3009-3016.

[45] Hanley D F, Lane K, McBee N, et al. Thrombolytic removal of intraventricular haemorrhage in treatment of severe stroke: results of the randomised, multicentre, multiregion, placebo-controlled CLEAR III trial[J]. Lancet, 2017, 389(10069): 603-611.

[46] Drake J M. The surgical management of pediatric hydrocephalus[J]. Neurosurgery, 2008, 62 Suppl 2: 633-640.

[47] Horinek D, Cihar M, Tichy M. Current methods in the treatment of posthemorrhagic hydrocephalus in infants[J]. Bratisl Lek Listy, 2003, 104(11): 347-351.

[48] Roland E H, Hill A. Intraventricular hemorrhage and posthemorrhagic hydrocephalus[J]. Current and potential future interventions Clin Perinatol, 1997, 24(3): 589-605.

[49] Anwar M, Kadam S, Hiatt I M, et al. Serial lumbar punctures in prevention of post-hemorrhagic hydrocephalus in preterm infants[J]. The Journal of pediatrics, 1985, 107(3): 446-450.

[50] Behjati S, Emami-Naeini P, Nejat F, et al. Incidence of hydrocephalus and the need to ventriculoperitoneal shunting in premature infants with intraventricular hemorrhage: risk factors and outcome[J]. Child's nervous system: ChNS: official journal of the International Society for Pediatric Neurosurgery, 2011, 27(6): 985-989.

[51] Chaplin E R, Goldstein G W, Myerberg D Z, et al. Posthemorrhagic hydrocephalus in the preterm infant[J]. Pediatrics, 1980, 65(5): 901-909.

[52] Kazan S, Gura A, Ucar T, et al. Hydrocephalus after intraventricular hemorrhage in preterm and low-birth weight infants: analysis of associated risk factors for ventriculoperitoneal shunting[J]. Surgical neurology, 2005, 64 Suppl 2: S77-S81.

[53] Muller W, Urlesberger B, Maurer U, et al. Serial lumbar tapping to prevent posthaemorrhagic hydrocephalus after intracranial haemorrhage in preterm infants[J]. Wiener klinische Wochenschrift, 1998, 110(18): 631-634.

[54] Rekate H L. Selecting patients for endoscopic third ventriculostomy[J]. Neurosurg Clin N Am, 2004, 15(1): 39-49.

[55] Drake J M. Endoscopic third ventriculostomy in pediatric patients: the Canadian experience[J]. Neurosurgery, 2007, 60(5): 881-886.

[56] Sacko O, Boetto S, Lauwers-Cances V, et al. Endoscopic third ventriculostomy: outcome analysis in 368 procedures[J]. Journal of neurosurgery Pediatrics, 2010, 5(1): 68-74.

[57] Warf B C, Campbell J W, Riddle E. Initial experience with combined endoscopic third ventriculostomy and choroid plexus cauterization for post-hemorrhagic hydrocephalus of prematurity: the importance of prepontine cistern status and the predictive value of FIESTA MRI imaging[J]. Child's nervous system: ChNS: official journal of the International Society for Pediatric Neurosurgery, 2011, 27(7): 1063-1071.

[58] Libenson M H, Kaye E M, Rosman N P, et al. Acetazolamide and furosemide for posthemorrhagic hydrocephalus of the newborn[J]. Pediatric neurology, 1999, 20(3): 185-191.

[59] Huttenlocher P R. Treatment of hydrocephalus with acetazolamide: results in 15 cases[J]. J Pediatr, 1965, 66:

1023-1030.

[60] International randomised controlled trial of acetazolamide and furosemide in posthaemorrhagic ventricular dilatation in infancy. International PHVD Drug Trial Group[J]. Lancet, 1998, 352(9126): 433-440.

[61] Kennedy C R, Ayers S, Campbell M J, et al. Randomized, controlled trial of acetazolamide and furosemide in posthemorrhagic ventricular dilation in infancy: follow-up at 1 year[J]. Pediatrics, 2001, 108(3): 597-607.

[62] Hudgins R J, Boydston W R, Hudgins P A, et al. Intrathecal urokinase as a treatment for intraventricular hemorrhage in the preterm infant[J]. Pediatric neurosurgery, 1997, 26(6): 281-287.

[63] Whitelaw A, Evans D, Carter M, et al. Randomized clinical trial of prevention of hydrocephalus after intraventricular hemorrhage in preterm infants: brain-washing versus tapping fluid[J]. Pediatrics, 2007, 119(5): e1071-e1078.

[64] Hasan D, Vermeulen M, Wijdicks E F, et al. Management problems in acute hydrocephalus after subarachnoid hemorrhage[J]. Stroke, 1989, 20(6): 747-753.

[65] Winkler K M, Woernle C M, Seule M, et al. Antibiotic-impregnated versus silver-bearing external ventricular drainage catheters: preliminary results in a randomized controlled trial[J]. Neurocritical care, 2013, 18(2): 161-165.

[66] Hoekema D, Schmidt R H, Ross I. Lumbar drainage for subarachnoid hemorrhage: technical considerations and safety analysis[J]. Neurocritical Care, 2007, 7(1): 3-9.

[67] Murad A, Ghostine S, Colohan A R T. Role of controlled lumbar CSF drainage for ICP control in aneurysmal SAH[J]. Acta Neurochirurgica Supplement, 2011, 110(2): 183-187.

[68] Wang K, Liu Z, Chen X, et al. Clinical characteristics and outcomes of patients with cerebral herniation during continuous lumbar drainage[J]. Turkish Neurosurgery, 2013, 23(5): 653-657.

[69] Staykov D, Speck V, Volbers B, et al. Early recognition of lumbar overdrainage by lumboventricular pressure gradient[J]. Neurosurgery, 2011, 68(5): 1187-1191.

[70] Li Y H, Guo K, Zi X H, et al. Combining exchange of cerebrospinal fluid with small dose of urokinase injection for subarachnoid hemorrhage[J]. Journal of Central South University: Medical sciences, 2005, 30(2): 217-220.

[71] Diringer M N, Edwards D F, Zazulia A R. Hydrocephalus: a previously unrecognized predictor of poor outcome from supratentorial intracerebral hemorrhage[J]. Stroke, 1998, 29(7): 1352-1357.

[72] Bhattathiri P S, Gregson B, Prasad K S M, et al. Intraventricular hemorrhage and hydrocephalus after spontaneous intracerebral hemorrhage: results from the STICH trial[M]//Brain Edema XIII. Springer Vienna, 2006: 65-68.

[73] Romero L, Ros B, Ríus F, et al. Ventriculoperitoneal shunt as a primary neurosurgical procedure in newborn posthemorrhagic hydrocephalus: report of a series of 47 shunted patients[J]. Child's Nervous System, 2014, 30(1): 91-97.

[74] Adams-Chapman I, Hansen N I, Stoll B J, et al. Neurodevelopmental outcome of extremely low birth weight infants with posthemorrhagic hydrocephalus requiring shunt insertion[J]. Pediatrics, 2008, 121(5): e1167-e1177.

[75] Radic J A E, Vincer M, McNeely P D. Outcomes of intraventricular hemorrhage and posthemorrhagic hydrocephalus in a population-based cohort of very preterm infants born to residents of Nova Scotia from 1993 to 2010[J]. Journal of Neurosurgery: Pediatrics, 2015, 15(6): 580-588.

[76] O'shea T M, Allred E N, Kuban K C K, et al. Intraventricular hemorrhage and developmental outcomes at 24 months of age in extremely preterm infants[J]. Journal of child neurology, 2012, 27(1): 22-29.

[77] Paisan G M, Ding D, Starke R M, et al. Shunt-dependent hydrocephalus after aneurysmal subarachnoid hemorrhage: predictors and long-term functional outcomes[J]. Neurosurgery, 2017.

第四节　肿瘤性脑积水

颅内肿瘤是获得性脑积水常见的病因之一，其引起脑积水的病理生理涉及脑脊液分泌过多、循环受阻和（或）吸收障碍等。根据脑积水发生的时机，肿瘤性脑积水分为手术前脑积水和手术后脑积水两种情况。大部分手术前脑积水，可通过手术切除肿瘤而治愈或缓解；而手术后脑积水，则需要脑室-腹腔分流、腰大池-腹腔分流、第三脑室底造瘘术等治疗，从而缓解脑积水的相关症状，进而提高患者的生命质量。

一、病理生理

手术前肿瘤性脑积水，大部分为肿瘤位于中线部位附近的脑脊液循环通路上，尤其是第三脑室、第四脑室、松果体区等中线部位，导致梗阻性脑积水。如第三脑室内颅咽管瘤、中脑顶盖胶质瘤、松果体区肿瘤、第四脑室室管膜瘤、小脑蚓部髓母细胞瘤等。部分肿瘤可同时伴有脑脊液分泌增多加重脑积水，如脉络丛乳头状瘤。转移性肿瘤可导致脑脊液循环障碍引起交通性脑积水。

手术后肿瘤性脑积水，是指肿瘤切除术后出现的急性和慢性脑积水（包括梗阻性脑积水和交通性脑积水）。前者常因中线术区周围水肿或者粘连，阻塞脑脊液循环通路而引起，后者则常常因蛛网膜下腔阻塞、脑脊液吸收障碍而引起，两者均需要手术治疗。造成肿瘤切除术后仍存在脑积水或是新发生脑积水的危险因素主要有以下几种：患者年龄小、手术入路、肿瘤病理性质、术后颅内感染、再次手术等。

肿瘤切除术后脑积水的发生，主要与手术质量有关，涉及诸多方面：①肿瘤切除不彻底，肿瘤仍存在残留，如第四脑室室管膜瘤，侧隐窝处存在肿瘤残留；②肿瘤切除过程中，无瘤切除观念不强，造成肿瘤组织在脑室脑池系统、蛛网膜下腔播散种植；③肿瘤切除过程中，吸除出血不利，造成血流播散至蛛网膜下腔；④手术结束时，止血不彻底，造成术后相应脑区出血、血肿，中线移位，脑室系统受压梗阻，或者造成脑室系统出血、脑室铸型，出现急性梗阻性脑积水；⑤手术各个环节，无菌观念不强，术后出现颅内感染，严重者出现化脓性脑室炎等等。肿瘤切除术后，颅内出血和（或）感染是肿瘤术后脑积水发生的主要原因。

肿瘤切除术后脑积水的发生也与手术前后的临床管理不当有关。如术后 CT 发现脑室内出血，却没有及时行脑室外引流术。有的医生，虽然积极施行脑室外引流术，但却存在引流管时常梗阻、引流管拔除过早、引流相关性感染等情形，使用头架不当，术中或术后出现颅后窝血肿，第四脑室受压移位、梗阻，幕上脑室扩张，却心存侥幸，没有及时二次开颅清除血肿等。这些临床管理的不当行为，也是肿瘤切除术后脑积水发生的常见原因。

肿瘤切除术后脑积水的发生也与肿瘤的具体病理性质、生物学特征等存在关联性。髓母细胞瘤、部分生殖细胞性肿瘤，常出现脑脊液播散种植，进而发展为颅内以及椎管内多发病变。软脑膜多发种植转移、脑膜癌变等，也是肿瘤术后脑积水的常见原因。

不同性质的肿瘤、脑脊液性状特点与肿瘤术后脑积水的发生，三者之间存在怎样的关系值得探索研究。

二、临床表现

肿瘤术前脑积水患者的临床表现主要包括两方面：①脑积水症状，如头痛、呕吐、视盘水肿、视力下降、下肢无力、起步或步态站立不稳、尿失禁、共济失调、反应迟钝、进行性自主语言、躯体活动减少等。婴幼儿可出现进行性头围增大，囟门张力高等表现。②肿瘤所引起的症状和体征，如第三脑室内颅咽管瘤可表现为生长发育迟缓、视力视野障碍、尿崩等；松果体区肿瘤可表现为眼球上视不能、剧烈头痛等；小脑蚓部髓母细胞瘤和第四脑室室管膜瘤可表现为平衡功能障碍、眼震等。

肿瘤术后脑积水，根据发生原因的不同，可表现为：①急性梗阻性脑积水、急性颅高压症状，如头痛、呕吐、视力下降、意识障碍等；②正常压力脑积水的表现，如慢性进展性步态障碍、尿便障碍、认知障碍等。

三、影像学表现

在 CT 和 MRI 上均表现为病变部位以上的脑室和脑池扩张，如中脑导水管阻塞，可造成两侧侧脑室和第三脑室的扩张；基底池的阻塞，可造成整个脑室系统的扩张。脑积水的脑室扩张，以侧脑室的角部和第三脑室较为明显和典型，尤其是侧脑室的颞角和额角，在扩张的同时，变钝、变圆，有时犹如一充气的气球，其扩张力由内向外。第三脑室扩张，首先殃及视隐窝和漏斗隐窝，矢状面 MRI 显示为上述隐窝的尖角变钝，然后呈球形扩张，最后为隐窝消失，整个第三脑室前下部变得圆钝，第三脑室的前后壁也分别向前后膨隆。侧脑室的枕角扩张，通常出现较晚，但一旦出现，对脑积水的诊断意义较大。

在脑积水时，扩张的侧脑室旁、脑白质内常可见到间质性水肿，在 CT 上表现为不规则的低密度，但由于 CT 分辨率和部分容积效应的关系，此征象有时可不明显。在 MRI 上则较为明显，表现为 T1 加权图像上呈低或等信号，T2 加权图像上呈高信号，以 T2 加权图像显示最清楚[1]。

四、治疗策略

肿瘤性脑积水的治疗，关键在于提高肿瘤切除的手术质量。全切肿瘤、止血彻底、无菌操作、减少肿瘤细胞播散等，这些措施将有助于避免肿瘤术后脑积水的发生。

肿瘤术后脑积水的治疗干预时机，主要依发生原因、临床表现而定，具体情况具体分析。如系肿瘤术后脑室内出血所致，表现为急性梗阻性脑积水，则应积极行开颅血肿清除或脑室外引流术。另外，有些患者出现的肿瘤术后脑积水，影像上虽有脑室系统扩张，但临床症候学却很轻微，此时定期门诊随访、定期影像随访，也是可取的。

肿瘤性脑积水的外科治疗，主要有以下四种方式。

（1）手术切除肿瘤　针对肿瘤术前引起的脑脊液循环障碍、分泌过多，手术切除肿瘤可从病因上解除脑积水。但手术需保护周围结构，尤其是静脉系统，避免造成术区脑水肿，脑脊液循环梗阻，导致脑积水加重。

（2）内镜下第三脑室底造瘘（ETV）　对于术前存在梗阻性脑积水的肿瘤患者，或者考虑到可能引起术后梗阻性脑积水的肿瘤患者，可在术前行 ETV 或者在切除肿瘤同时行第三脑室底造瘘。对于术后由术区粘连所引起的梗阻性脑积水，再次手术行 ETV 亦可改善症状。对于第三脑室底较厚者，术前评估桥池、脚间池，定位乳头体、基底动脉非常重要。而对于第三脑室底菲薄，半透明者，解剖结构清晰，是 ETV 的理想条件[2]。

（3）脑脊液分流术　是将脑室或者腰大池的脑脊液分流到其他体腔，可以治疗梗阻性脑积水和交通性脑积水。目前临床上最常用的是脑室-腹腔分流术（V-P shunting）及脑室-心房分流术（V-A shunting）[3]。

（4）脑室外引流（external ventricular drainage，EVD）　对于术前或者术后出现的急性脑积水，可采用脑室外引流方式迅速缓解颅高压，避免出现脑疝、呼吸心跳搏停[4]。

五、预后

肿瘤性脑积水的发生率及预后，在成人患者与儿童患者间存在明显差异。有文献报告，儿童第四脑室肿瘤术前即出现脑积水的比例相对较高（75%），术前或者术中采用第三脑室底造瘘，可以明显减少肿瘤切除术后再次行手术的必要（6% 对比 26.8%）。未施行 ETV 的患者中，有 22 例患者需要再次手术解除脑积水，其中大部分需要行分流手术（16/22），小部分采用再次 ETV 方式缓解积水（6/22）[5]。而成年人第四脑室肿瘤术前即出现脑积水的比例相对较低（21.4%）。对于成人，大部分肿瘤性脑积水，可以通过切除肿瘤的方式得以缓解，术后仍存在脑积水或者新发生脑积水的可能性较低（5.7%，2.1%）[6]。

对于患者的远期预后，则主要与患者的肿瘤性质相关，多数患者死于肿瘤复发、播散、转移，少数死于分流手术并发症。通过对儿童颅后窝肿瘤伴脑积水的治疗方案进行分析，ETV 和分流手术两者间的失败比例无明显差别（21% 对比 29%，P=0.105），但 ETV 分流失败早于分流手术 [0.82 个月（IQR 0.2 ～ 1.8）对比 4.7 个月（IQR 0.3 ～ 5.7），P=0.03]。然而，ETV 的术后并发症要明显少于分流手术（17% 对比 31%，P=0.012）[7]。

六、典型病例

患者，男，11 岁，因"突发头晕、头痛 7 天，加重伴呕吐 3 天"就诊。

7 天前患者无明显诱因出现头痛，以双侧顶枕部为主，无呕吐，无昏迷，无四肢抽搐及大小便失禁；就诊于当地医院，予以补液及对症处理（具体不详），患者症状未见改善，并呈进行性加重，3 天前患者出现剧烈头痛伴呕吐，并逐渐出现意识障碍，就诊于当地医院，行头颅 CT 检查提示：小脑蚓部类椭圆形高密度占位，其内可见斑点钙化影，周围水肿，幕上脑室扩张。

入院查体可见 T 36.5℃，P 65 次 / 分，R 21 次 / 分，BP 110/74mmHg。神经系统查体：神志模糊，双侧瞳孔等大等圆，直径3.0mm，对光反应迟钝，四肢肌张力无异常，四肢肌力5级，余查体不合作，双侧 babinski 征可疑。

辅检资料：头颅 CT 平扫（图 8-22）。

头颅 MRI 平扫 + 增强（图 8-23）。

入院诊断：①颅后窝占位：髓母细胞瘤？②梗阻性脑积水。

入院第 2 天，行右额 Ommaya 储液囊置入术 + 脑脊液外引流（图 8-24A），术中 Ommaya 储液囊脑室端引流管置入右侧侧脑室额角。

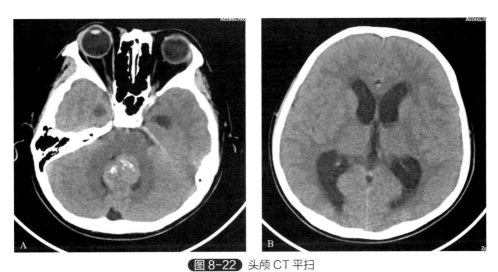

图8-22 头颅 CT 平扫

A. 小脑蚓部一向第四脑室内突入生长等密度类类椭圆形占位，中心部分见点、小斑片高密度钙化；
B. 幕上脑室轻度扩张，伴脑肿胀

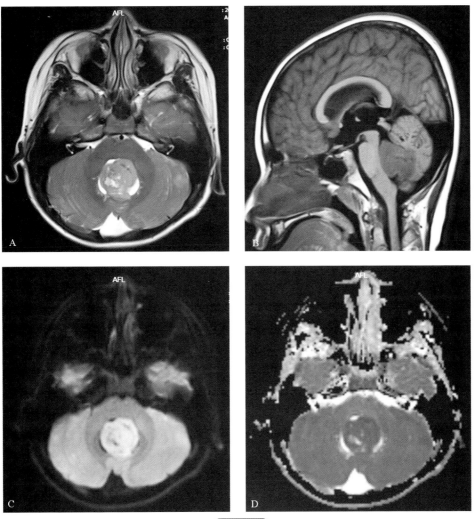

图8-23

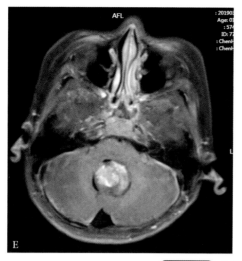
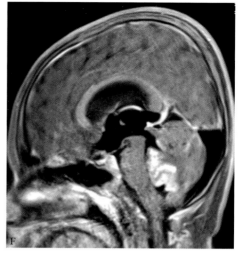

图 8-23 头颅 CT 平扫 + 增强

A. T2WI 示小脑蚓部一向第四脑室突入生长稍短 T2 类椭圆形占位，中心部分小范围囊性样变长 T2 信号改变；
B. T1WI 示病变呈稍长 T1 信号改变；C. DWI 示病变呈高信号，弥散受限；D. 病变 ADC 值降低；
E. 水平位 T1 增强示病变明显增强；F. 矢状位 T1 增强示病变明显增强

入院第 3 天，全麻下行后正中入路小脑蚓部肿瘤切除术（图 8-24B），术后病理提示经典型髓母细胞瘤。

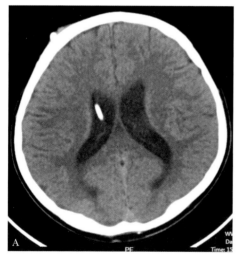
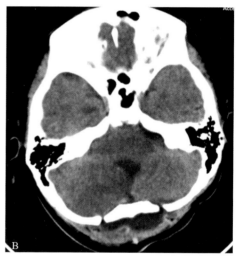

图 8-24 术中及术后颅脑 CT

A. 右额 Ommaya 储液囊安置术后复查 CT 示脑室端引流管置入右侧侧脑室额角；
B. 小脑蚓部肿瘤切除术后复查 CT 示第四脑室内占位已切除

肿瘤全切后 3 周出现头痛伴呕吐，精神变差。复查头颅 CT 平扫（图 8-25A）示：幕上、下脑室扩张，脑肿胀明显，脑积水进展。

完善脑脊液检查排除感染及分流禁忌证后，行左侧侧脑室-腹腔脑脊液分流术（图 8-25B）示，术中分流管脑室端顺利置入左侧侧脑室额角，术后患者头痛、呕吐等症状缓解，一般情况改善。

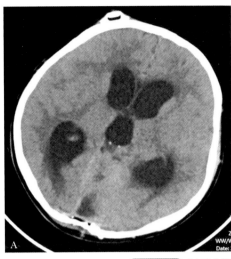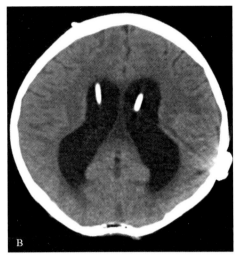

图 8-25 肿瘤全切术后及分流术后颅脑 CT

A. 头颅 CT 示双侧侧脑室、第三脑室明显扩张，脑积水表现，并明显脑肿胀，脑皮层沟回消失；B. 头颅 CT 示右侧侧脑室额角
见 Ommaya 储液囊脑室端引流管，左侧侧脑室额角内见 V-P 分流管脑室端，脑皮层质沟回可见，脑积水脑肿胀减轻

[李健　中南大学湘雅医院；赵英杰　解放军总医院第六医学中心（原海军总医院）；
吴赞艺　福建医科大学附属第一医院]

参 考 文 献

[1] Krishnan P, Raybaud C, Palasamudram S, et al. Neuroimaging in pediatric hydrocephalus[J]. Indian J Pediatr, 2019, 86(10): 952-960.

[2] Di Vincenzo J, Keiner D, Gaab M R, et al. Endoscopic third ventriculostomy: preoperative considerations and intraoperative strategy based on 300 procedures[J]. J Neurol Surg A Cent Eur Neurosurg, 2014, 75(1): 20-30.

[3] Hosainey S A M, Lassen B, Hald J K, et al. Risk factors for new-onset shunt-dependency after craniotomies for intracranial tumors in adult patients[J]. Neurosurg Rev, 2018, 41(2): 465-472.

[4] Papo I, Caruselli G, Luongo A. External ventricular drainage in the management of posterior fossa tumors in children and adolescents[J]. Neurosurgery, 1982, 10(1): 13-15.

[5] Sainte-Rose C, Cinalli G, Roux F E, et al. Management of hydrocephalus in pediatric patients with posterior fossa tumors: the role of endoscopic third ventriculostomy[J]. J Neurosurg, 2001, 95(5): 791-797.

[6] Marx S, Reinfelder M, Matthes M, et al. Frequency and treatment of hydrocephalus prior to and after posterior fossa tumor surgery in adult patients[J]. Acta Neurochir(Wien), 2018, 160(5): 1063-1071.

[7] Dewan M C, Lim J, Shannon C N, et al., The durability of endoscopic third ventriculostomy and ventriculoperitoneal shunts in children with hydrocephalus following posterior fossa tumor resection: a systematic review and time-to-failure analysis[J]. J Neurosurg Pediatr, 2017, 19(5): 578-584.

本章导读

　　正常压力脑积水（NPH）是指以步态障碍、认知障碍和尿失禁为临床表现，影像学可见脑室扩大，而脑脊液压力在 70 ～ 200mmH$_2$O 的一组临床综合征。NPH 分为特发性 NPH（iNPH）和继发性 NPH（sNPH）。iNPH 是一种老年疾病，常见发病年龄在 60 岁以上，患病率为 0.5% ～ 1.5%，且有逐渐增高的趋势，70 ～ 79 岁人群发病率高达 182/10 万人。目前约有 80% 的 iNPH 患者没有得到正确的诊断，如能得到及时的手术治疗，大多数的 iNPH 患者的症状能显著改善。iNPH 的发病机制目前还不清楚。有多项关于步态、平衡、神经心理评估、排尿功能检测指标，目前尚缺乏统一的共识，但目前大多认为步态改变对于判断诊断性放液和分流手术的反应更明确及迅速。磁共振呈现"DESH 征"这一较为特异的影像学表现，即蛛网膜下腔不成比例扩大的脑积水。通过腰椎穿刺释放一定量的脑脊液后观察临床症状有无改善，是目前辅助诊断 iNPH 有效方法。外科手术治疗是 iNPH 目前最为有效的治疗措施，以各种分流手术尤其是脑室-腹腔分流术（V-PS）最多见。绝大多数的 iNPH 患者能从手术治疗中获益。

第一节　概述

　　正常压力脑积水多发于老年患者，随着我国进入老龄化社会，NPH 的发病率逐渐提高。20 世纪 60 年代末期才初步提出了 NPH 的概念，而且在其诊治问题上有很大争议，有关 NPH 方面的临床和相关试验研究较少。但由于对该病的认识不足，有较高的漏诊、误诊率，此外误诊为 NPH 所致的过度医疗也增加了患者和社会的负担。随着科学的进步和人口的老龄化，NPH 患者认知功能障碍的可逆性越来越受到重视。

　　NPH 的临床症状为步态不稳、进行性认知功能障碍、尿失禁（Hakim 三联征）[1,2]。NPH 分为特发性 NPH（idiopathic normal pressure hydrocephalus，iNPH）和继发性 NPH（sNPH）。继发性 NPH 的常见原因有蛛网膜下腔出血、脑室出血、脑外伤、脑膜炎等。iNPH 是一种老年疾病，常见发病年龄在 60 岁以上，目前文献及临床诊断所指的正常压力脑积水多指 iNPH。我国 2016 年出版了《中国特发性正常压力脑积水诊治专家共识》。目前约有 80% 的 iNPH 患者没有得到正确的诊断，美国大概有 75 万 iNPH 患者，然而每年只有 6000 例左右接受治疗[3]，如能得到及时的手术治疗，大多数的 iNPH 患者的症状能显著改善。值得一提的是大概有 1.6% ～ 5.4%

的痴呆患者与 iNPH 相关[4]，手术能明显提高他们的生活质量，同时也减轻家庭和社会的负担。因此本病被称为"痴呆中你不想错过的诊断"或者"帕金森综合征中你不想错过的诊断"，因为"可治"，所以不想错过！

目前的流行病学调查多来源于德国、瑞典、挪威、日本、美国等发达国家，在 60 岁以上的人群中，iNPH 的患病率在 0.5% ～ 1.5%，且有逐渐增高的趋势[5~9]。iNPH 的发病率随年龄增高，70 ～ 79 岁人群发病率高达 182/10 万人。高龄的患者往往因活动受限或者其它严重疾病等不能及时就医，此外因高龄而致的手术风险可能大于获益，从而放弃诊治，因此该病的实际患病率很可能高于统计。我国预计病例数高达 100 万～ 200 万，且因社会的老龄化进程，上述数字可能进一步增加。

iNPH 的发病机制目前还不清楚，Adams 和 Hakim 基于脉络丛产生脑脊液与蛛网膜颗粒重吸收的平衡理论提出流体压力理论[1]，这在当时被广泛接受。流体压力理论认为脑脊液由侧脑室脉络丛产生，经过室间孔流入第三脑室，继而第四脑室、蛛网膜下腔，最后经由蛛网膜颗粒吸收。他们认为蛛网膜颗粒对脑脊液的吸收障碍导致了回流受限，脑室扩大后颅内压力恢复正常符合 Psacal 法则。脑脊液对脑表面产生直接作用力，但是随着脑室的扩大，间接导致了这种作用力不能持续均衡，遂缓慢下降，达到新的平衡。1962 年，Bering 成功建立了交通性脑积水的模型，提出了脑脊液波动性压力对脑室大小的影响。在健康人中，基底动脉具有一定的弹性，其搏动可动态改变颅内血容量和血管体积进而影响脑容量，这种脑容量波动性变化可保持在一定范围内。在每个动脉收缩期中，只需要 0.03mL 脑脊液通过导水管即可代偿脑容量的暂时性增加，而血管扩张导致的脑容量增加则可通过枕骨大孔处脑脊液流出增多和瞬时压迫桥静脉导致静脉回流增加而代偿。但如果基底动脉管壁因动脉硬化等弹性变差而引起脑容量在动脉收缩期进一步升高，蛛网膜下腔仍可由脑脊液通过枕骨大孔流出，而脑室周围却无这种代偿机制，则会引起脑室扩大，且这种扩张不需要持续性的脑室内压力升高。此外也有研究认为脉络丛的搏动也会在脑积水的形成中发挥作用，仍需进一步完善。总之，iNPH 的发生机制无论在大体水平还是细胞水平上都仍不明了。

第二节　临床表现及诊断内容

iNPH 的起病时间、病程及进展速度具有较大的差异性。iNPH 的主要症状为步态异常、认知功能障碍和尿失禁（三联征），但仅有一半左右的患者同时表现出三种症状，几乎所有的 iNPH 都有步态不稳的表现，单独表现为步态不稳的患者占 11%，较少单独表现为认知功能障碍或尿失禁[10]。

一、临床症状

（1）步态异常　行走速度减慢、步伐加快、步态多样（碎步、拖地行走）。患者行走时步高降低，前脚背伸不足，双脚拖地行走，也称"磁性步态"[11]。经放液试验或手术后部分患者步态有所改善。患者在行走中一旦受到外界干扰就容易失去平衡，因此部分患者甚至是因摔伤入院发现该病。部分患者也有起步困难和转弯困难。与帕金森病患者相比，NPH 患者仍有较正常的摆臂动作。值得注意的是在 iNPH 早期，步态不稳隐匿，不易察觉，患者常感觉头昏、平衡障碍。此外有些老年患者的下肢关节疾病、盆底功能不全也需与 iNPH 的步态异常慎重鉴别。

（2）尿失禁　典型的症状有尿频、尿急，患者因行走缓慢不能及时如厕也会加重症状，晚期表现为完全性尿失禁，严重者甚至大便失禁[12]。患者较少表现为排尿困难。iNPH 引起的尿失禁在病理上由神经源性膀胱所致，95% 的患者可以观察到逼尿肌过度活跃。

（3）认知功能障碍　iNPH 引起的患者认知功能障碍主要表现为反应迟缓、情感淡漠[12]。患者仍有智力，但处于一种混沌模糊状态，缺乏与外界沟通的意愿。患者往往不能立刻回答问题，但经过努力后仍能给出一个延迟的正确答案。iNPH 引起认知功能障碍的机制仍不清楚，可能与额叶-纹状体系统、皮质下结构和脑室周围投射纤维受累有关。iNPH 引起的认知功能障碍与阿尔茨海默病、脑血管病等引起的认知功能障碍容易混淆。

（4）其他症状　头痛常出现在 iNPH 中，常表现为"颅内一种压迫感"，但部分学者认为头痛不是 iNPH 的症状[13]。精神障碍是 iNPH 的并发症，抑郁、躁狂、偏执等是较常见的症状，其病理生理机制仍不清楚。但现在越来越多的学者强调精神症状在 iNPH 诊疗中的重要性[14,15]。睡眠时间延长，患者的睡眠时间通常比健康人长，但缺乏相应数据支持。这可能和患者对外界事物缺乏兴趣有关，这种症状可在分流后得到改善[16]。此外，近 90% 的 iNPH 患者合并有心血管疾病、糖尿病、帕金森病、阿尔茨海默病等并发症，目前很难明确 iNPH 和这些并发症之间的关系，提示它们可能有相似的致病途径。

二、影像学表现

（1）CT 断层扫描检查　CT 是 iNPH 诊断和随访的常规检查。iNPH 的典型 CT 特点为脑室扩张、呈疏松块状，其中额角的扩张程度甚于枕角，第三脑室扩张但仍为卵圆形。Evan's 指数是指 CT 扫描的侧脑室中央截面，双侧脑室的最宽距离比上同一层面中两侧颅骨内板之间的最大横向距离。Evan's 指数大于 0.3 表明存在脑积水。该指数能较好地反映 iNPH 患者脑室形态的变化，且该指数测量计算方便（图 9-1）。但其缺点在于计算结果会因扫描的角度不同而改变，因此不能用于比较。此外，为了鉴别 iNPH 和一些难以检测的功能性导水管狭窄，注意第三脑室的宽度以及第三脑室和第四脑室宽度比很重要。

（2）磁共振检查（MRI）　技术的进步使 MRI 能为我们提供相对于 CT 更多的信息，且 MRI 能够更好地呈现"DESH 征"这一较为特异的影像学表现，即蛛网膜下腔不成比例扩大的脑积水（disproportionately enlarged subarachnoid space hydrocephalus，DESH），表现为 Evan's 指数大于 0.3（图 9-2），在冠状层面可见侧裂池以上及中线两侧脑沟、蛛网膜下腔变窄，多见于额叶后部及顶叶，与之形成鲜明对比的是侧裂池、大脑凸面下部（侧裂池以下）及腹侧脑沟脑池增宽，形成本病特有的"蛛网膜下腔不成比例扩大的脑积水"（图 9-3），有小部分患者不显示 DESH 征，还有部分患者可在中线旁观察到孤立分布的单个或多个椭圆形或类圆形脑沟扩大征象。脑室旁白质和深部白质也常见缺血性改变。此外，Cap 距离是指颅骨内表

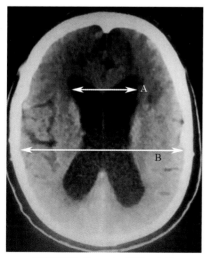

图 9-1 Evan's 指数 =A/B

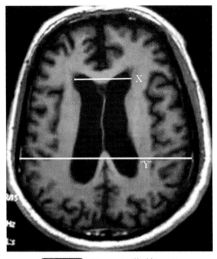

图9-2 Evan's 指数 =x/y

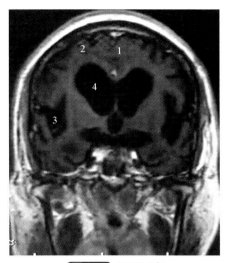

图9-3 DESH 征
1—中线蛛网膜下腔变窄；2—脑图面蛛网膜下腔
变窄；3—侧裂池扩大；4—脑室扩大

面到大脑皮质的距离，iNPH 患者的 CaP 距离较正常对照是缩小的，脑脊液放液试验等治疗后该距离会有所增加（图9-4）。

此外有些特殊的 MRI 序列能提供其他的信息，尤其在了解导水管和脑脊液流动情况时，已有学者通过测定脑脊液流过导水管的速度来检测 iNPH[17]。而磁共振的弥散张量成像（DTI）也被用来鉴别对分流手术有效的 iNPH 患者和阿尔茨海默病患者[18]。

（3）SPECT 检查 SPECT 技术对 iNPH 患者脑血流量进行评估尚处于研究阶段，缺乏高级别的证据。有研究显示 iNPH 表现为脑血流量明显减少，以大脑前动脉供血区域减少更为明显，胼胝体周围、侧裂及额叶呈低灌注，顶部皮质、中线旁额顶叶脑血流量相对升高。

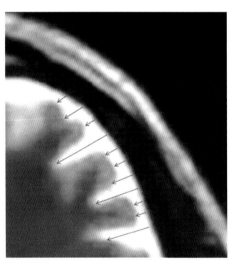

图9-4 CaP 距离 = 颅骨内表面到大脑皮质的距离

三、鉴别诊断

值得注意的是，许多其它疾病的症状可能与特发性 iNPH 相混淆，因此鉴别诊断在 iNPH 的诊疗中至关重要。对于怀疑 iNPH 的患者，即使有其它合并症的存在，也不应轻易排除 iNPH。

（1）慢性梗阻性脑积水 iNPH 的影像学检查可见脑脊液循环通路无梗阻，而慢性梗阻性脑积水通常由导水管狭窄或第四脑室流出道梗阻所致。它们均有可能表现为步态异常、认知功能障碍和尿失禁，需要仔细询问病史，完善影像学检查并仔细阅片才能鉴别诊断。腰穿试验适用于各种交通性脑积水，考虑梗阻性脑积水时应慎重。

（2）帕金森病 也是一种老年性疾病，它影响运动和运动控制功能，其机制可能是黑质的多巴胺能神经元的退变导致的多巴胺缺乏。帕金森病的主要症状为震颤、行动迟缓、强直和姿势不稳。震颤和肌张力异常在临床症状上帮助鉴别 iNPH，尤其帕金森病患者在行走时缺少摆臂动作，而 iNPH 患者行走时仍保留摆臂。此外，诊断性服用左旋多巴有效也可用于鉴别。

（3）阿尔茨海默病　好发于老年人，是临床导致认知功能障碍最常见的疾病，是一种原因不明的具有特诊性神经病理和神经化学改变的退行性疾病。患者脑脊液中的生物标志物如 Tau 蛋白和 β 淀粉样蛋白有助于鉴别，MRI 检查有助于排除导致认知功能障碍的其他原因。阿尔茨海默病主要表现为记忆力、学习能力、定向力、注意力的下降，而 iNPH 的认知功能障碍主要表现为精神运动迟缓，而边缘性人格障碍主要表现在注意力、专注力和执行力方面。

（4）血管性痴呆　是由微血管变性导致脑白质损害所致。精神运动迟缓是血管性痴呆最明显的临床表现。MRI 可见脑深层白质和脑室周边白质改变。而 iNPH 可见脑室扩张。

（5）脊髓型颈椎病　步态障碍多发于老年人，可有共济失调和小便障碍，结合影像学和动态脑脊液检查，在大多数情况下可和 iNPH 相鉴别。

四、无创诊断方法

iNPH 有多项关于步态、平衡、神经心理评估、排尿功能检测指标，目前尚缺乏统一的共识，但目前大多认为步态改变对于判断诊断性放液和分流手术的反应更明确及迅速。iNPH 的患者大多为老年人，而步态检查及神经心理评估等检查需要被检查者配合，而有些老年人配合较困难。

（一）评估病史

询问病史时需要仔细询问患者本人及家属，尤其是小便情况，部分患者可能因为羞于启齿而不提及，在评估神经心理状态时需多与患者家属沟通了解，他们可能比患者更了解行为、记忆、注意力、情感等改变。

（二）临床检查

1. 评估步态异常

步态异常是 iNPH 最重要的临床特征，也是治疗后改善最明显的症状，是最为敏感的评价指标。

（1）步长　用患者的步长比脚长（如步长 =1/2 脚长），有一定的个体差异，仅作为其他检查的补充。

（2）转身　请患者以最快的速度完成 180°或 360°转身。正常值：180°需 2 ~ 3 步，360°需 4 ~ 5 步。易重复、完成快，可用于随访。

（3）10m 行走试验　按照日常行走的状态或者辅助状态，测定 10m 直线行走所需或者分流后的时间和步数。放液试验后若 1 个参数改善 20% 以上，或 2 个参数均改善 10% 以上为阳性。易完成，重复性好，目前临床使用多。

（4）5m 折返行走试验　请坐着的患者起身并步行 5m 后转身，回到椅子再坐下，测定所需的时间和步数。脑脊液引流或术后，折返行走测试改善 10% 以上为阳性。易完成，重复性好，目前临床使用多。

（5）录像记录步行状态　录像是有价值的，尤其对于观察腰穿放液或手术治疗后的步态的细微差别。

idiopathic normal pressure hydrocephalus: a pragmatic, randomized, open label, multicentre trial(SVA-SONA)[J]. J Neurol Neurosurg Pschiatry, 2013, 84: 850-857.

[34] KEhler U, Langer N, Gliemroth J, et al. Reduction of shunt obstructions by using a peel-away sheath technique? A multicenter prospective randomized trial[J]. Clin Neurol Neurosurg, 2012, 114: 381-394.

[35] Farber S H, Parker S L, Adogwa O, et al. Effect of antibiotic-impregnated shunts on infection rate in adult hydrocephalus: a single institution's experience[J]. Neurosurgery, 2011, 69: 625-629.

[36] Greitz D. Radiological assessment of hydrocephalus: new theories and implications for therapy[J]. Neurosurg Rev, 2004, 27: 145-165.

[37] Larsson A, Wikkelso C, Bilting M, et al. Clinical parameters in 74 consecutive patients shunt operated for normal pressure hydrocephalus[J]. Acta Neurol Scand, 1991, 84: 475-482.

第十章

低压性脑积水

本章导读

低压性脑积水是指腰穿压力低于 80mmH$_2$O 甚至为零或负压，并出现进行性脑室增大及脑积水症状，常发生在脑积水 V-P 分流术后一段时间，也可继发于颅脑外伤、蛛网膜下腔出血、颅内感染、脑肿瘤术后等。其病理生理机制可能系各种病因致侧脑室内-蛛网膜下腔形成压力梯度差，使脑脊液循环动力学、脑脊液循环血流动力学和脑顺应性的改变所致，但确切机制尚未明确。治疗原则为采取各种措施恢复脑室-蛛网膜下腔压力平衡，重塑脑顺应性。其中一项重要措施为侧脑室置管持续负压外引流，禁忌腰穿或腰穿置管。

一、概念

低压性脑积水（low pressure hydrocephalus，LPH）的确切概念目前还未获得统一认识。1994 年 Pang 等 [1] 报道了一组 12 例的病例回顾，这些病例均因各种原因导致脑积水而接受了固定阀门的 V-P 分流，术后脑积水均得到缓解，但之后又逐渐出现脑积水症状和影像学表现。在排除分流管堵塞的前提下，均按常规更换了阀门（中压到中压，无效后再中压到低压），然而这些病例并未像通常的脑积水患者那样得到缓解，而是临床症状进行性加重、脑室体积进行性增大，但 ICP 则在之前引流阀的正常范围甚至更低。此时通过治疗策略改变，进行了负压脑室外引流使症状和影像学表现均得到改善，从而提出低压性脑积水（LPH）的概念及诊断标准：

① 中等压力分流情况下患者出现神经功能恶化；

② 脑室扩大；

③ 颅内压在正常或正常偏低的范围内脑室持续扩大；

④ 采取"负压引流"后脑积水的临床和影像学表现改善；

⑤ 排除导致引流后临床表现不改善的其他因素，如引流过度和分流装置或脑室外引流管出现故障等。

此后，相继有多位国内外学者报道了类似的病例，国内周孟等 [2] 于 2012 年首次报道了 7 例 LPH 病例的临床分析。吴雪海 [3] 等将脑积水按腰穿压力不同分为四类：高压性（＞200mmH$_2$O）、常压性（70～200mmH$_2$O）、低压性（0＜ICP＜70mmH$_2$O）、负压性（≤0mmH$_2$O）。综合国内外文献，LPH 是基于不同病因，但又具有相似临床过程的一组病例提出的，其特点可归纳如下：

① 各种病因引起的脑积水，在早期经过常规中压 V-P 分流可长期缓解；

② 随着时间延长或由于某些病因，上述分流稳定状态被打破，再次出现脑积水表现，包括临床症状和影像学的脑室扩大；

③ 更换分流阀门甚至到低压范围，上述脑积水表现仍进行性加重；

④ 腰穿压力低于正常范围（80mmH$_2$O）甚至为零或负压；

⑤ 予以负压脑室外引流，才可缓解症状、逆转脑室大小，且可使 ICP 回升至正常范围。

二、发病率

LPH 发病率不详，有报道显示脑积水分流患者及蛛网膜下腔出血患者中发生 LPH 的概率分别各占 0.3%[4]。澳大利亚做过一个社区的统计，LPH 约有 1/380 的发病率[5]。国内仅有散发病例报道，尚无发病率的统计数据。综合国外文献的回顾性统计分析来看，LPH 的发病率并不高。但周良辅[6]认为由于 LPH 易出现漏诊或误诊的情况，甚至确诊贯穿于临床治疗过程的始终，随着临床医生对其重视程度的增加而逐渐增多。如果能做到早期发现、早期诊断，其预后就会很好；延误诊断及不正确的处理，预后则会较差。

三、常见病因

随着人们对 LPH 的重视加深，发现几乎颅内所有病变均可成为 LPH 的病因。LPH 既可直接发病于原发疾病，也可于分流术后缓慢发展而来。常见病因如脑脊液漏、颅脑外伤后、蛛网膜下腔或脑室出血后、脑膜炎后、脑肿瘤（尤其颅后窝肿瘤）术后、大脑半球切除术后和全脑放疗后等。另外如腰大池引流后、Arnold-Chiari 畸形以及 Sturge-Weber 综合征患儿等也可出现 LPH。

四、发病机制

LPH 形成的具体机制仍未阐明，存在多种不同的可能机制。如黏弹性原理[1,4]，将脑组织视为物理学上的黏弹性体，黏弹性体受力后的变形过程是一个随时间变化的过程，当压力卸载后的变形恢复过程则是一个滞后延迟的过程。在脑积水形成初始，脑室内脑脊液积聚使脑室内压力增大，使脑组织这个黏弹性体受力逐渐变形，脑室形态不断扩大，当扩大到一定程度后脑室内压力下降，类似施加在黏弹体上的压力被卸载，因黏弹体变形恢复存在滞后延迟效应，此时脑室内虽然已呈低压状态，但扩大变形的脑室未能同步恢复正常。而 Akins 等[7]认为 LPH 患者脑室系统的变化本质上类似于肺在吸 / 呼气时胸膜腔内负压的变化。

目前研究主要倾向于 LPH 与脑顺应性的改变有关，且多数认为脑顺应性的下降是 LPH 形成的重要因素。如 Hakim 等的"多孔海绵模型"[8]、周良辅的"压力梯度"机制[6]等。Hakim 等认为脑组织类似于一个具有黏弹特性的多孔海绵。在脑室的持续扩大过程中，因机械的拉伸及脑缺血缺氧、脑室周胶质细胞增生使脑室壁的通透性增加，脑组织海绵会不断地从脑室内吸入更多的脑脊液从而造成脑室内低压、LPH 的形成。而周良辅认为 LPH 的产生首先是因为蛛网膜下腔有瘘造成蛛网膜下腔压力低于脑室压力（压力梯度）；其次是存在蛛网膜下腔广泛的粘连、阻塞，造成脑脊液循环受阻，在径向力作用下脑室扩大，同时因缺血缺氧使脑组织内磷脂或蛋白丢失，脑室周胶质细胞增生，脑室壁通透性增加、顺应性下降，所以即使脑室松绑了，脑室内压力下降了但脑室仍大。认为脑组织顺应性下降是造成 LPH 的物质基础。但有人结合脑脊液循环动力学及脑脊液循环血流动力学病理生理机制，认为 LPH 形成并非是脑顺应性的下降，而是脑组织中组织间液的丧失（脑脱水）致脑组织松弛、脑顺应性逐渐增大的结果。可能的病理机制如下：当各种原因导致蛛网膜下腔粘连、狭窄，一方面由于推动脑脊液循环的原动力下降（因脑表面大动脉搏动受限致脑搏动减弱），使脑室内脑脊液搏出减少而积累、压力增高，加上脑室内-蛛网膜下腔存在的压力梯度促使径向力增加，导致脑室逐渐扩大；另一方面，蛛网膜下腔脑脊液的减少（脑脊液漏或粘连）必然启动脑脊液循环动力学的生物学机制，通过挤出脑组织的细胞间水分来代偿[9]，这时的脑组织就如同海绵被挤出水分后变得松弛了，脑组织顺应性（压力/容积指数，PVI）增大，此时 ICP 虽然得以减小，但脑组织松弛得更厉害，致使此时的脑组织依然无法抗衡已经减小后的 ICP，脑室继续扩张，脑组织内水分被进一步挤出，PVI 进一步增大，如此恶性循环继续直至脑组织内的水分已经没有多余的可被挤出，即脑组织的 PVI 不能再变大，脑组织松弛到了极限，脑室体积极度增大，而 ICP 降到最低（低于正常），从而形成 LPH。

五、临床表现

症状可与正常压力脑积水类似（典型的"三联征"——步态不稳、痴呆、尿失禁）；也可表现为与体位无关的头痛、呕吐以及运动或感觉功能障碍，严重时可出现间脑性癫痫发作、意识障碍甚至脑疝。临床症状主要是由脑顺应性的改变使脑血流的自我调节机制遭到破坏，脑血流下降，导致皮质脊髓束及第三脑室周围重要结构循环障碍所致。LPH 的临床症状可较 V-P 分流前更严重，若未能及时正确治疗，可因第三脑室周围结构受影响而致长期卧床、昏迷（病例一、二）。

六、诊断

根据病史及典型脑积水症状结合腰穿压力小于 80mmH$_2$O 即可作出 LPH 诊断。吴雪海[3]等认为临床上出现外伤、出血后脑积水经分流术后临床症状无改善或加重，去骨瓣减压窗压力低，而影像学上仍见脑室扩张、环池不清晰、脑肿胀、皮质间蛛网膜间隙消失，经储液囊穿刺测压示压力低甚至负压倒吸，需考虑低压性或负压性脑积水。但对于曾经行 V-P 分流术后的患者，则其诊断常伴随治疗过程始终，需长期动态跟踪观察症状变化并结合影像学检查多次调压或调节脑室外引流高度，直至找到一个使脑积水症状和脑室形态得到改善无反复的分流压力值点，而且该压力值在正常颅内压范围以下，方能做出诊断。

七、鉴别诊断

需与临床上其他病因导致的低颅压相鉴别。

（1）自发性低颅压综合征　该综合征是一组以体位性头痛和脑脊液压力降低为特征的临床综合征，至今病因尚不清楚。MRI 检查可资鉴别，头颅 MRI 有 5 个典型表现：硬脑膜强化、硬膜下积液、静脉系统扩张、脑下垂以及脊髓硬膜外积液。

（2）Miyazaki 综合征[10] 该综合征系脑脊液分流术后过度引流导致的低颅压伴进行性颈髓压迫症状。CT 或 MR 显示在椎管内有软组织阴影，CTA 可显示高颈位硬脊膜外静脉丛扩张，磁共振可见静脉充盈。纠正过度引流是治疗该综合征的根本方法。

（3）反常性脑疝 也称去骨瓣减压术后综合征，是单侧去大骨瓣减压术后脑脊液过度引流后出现的罕见并发症。其发生机制尚不明确，可能是开放的颅腔使颅内容物直接暴露于大气压中，颅骨缺损后由于大气压的作用及直立位时的重力牵引作用，脑组织向下移位，形成塌陷，将脑脊液挤出颅腔，而出现低颅压。医源性因素导致脑脊液过度引流，使颅内压调节进一步失灵，平衡被打破，大气压及皮瓣瘢痕的压迫作用可出现术区皮瓣塌陷。行脑室外引流、腰大池过度引流，使脑脊液不断丧失，脑脊液的"液垫"作用降低，使颅内压力梯度产生，这为反常性脑疝发生创造基础，加上体位性因素或引流量的突然变化，可进一步诱发反常性脑疝。

（4）小脑室综合征 多为脑室-腹腔分流后因过度引流导致低颅压表现，但影像学显示脑室明显变小甚至呈裂隙状可鉴别。

八、治疗原则

恢复脑室-蛛网膜下腔压力平衡，重塑脑顺应性是治疗 LPH 的根本原则。具体措施包括如下：

（1）修补脑脊液漏瘘口，但有时很困难，因为有时瘘口很隐匿或者为术后脑脊液皮下漏等。

（2）增加蛛网膜下腔压力，包括增加静脉补液，头低脚高体位，上颈围腹围增加静脉压以提高蛛网膜下腔压力，让脑组织鼓起来。

（3）侧脑室置管引流。

① 低位负压外引流：侧脑室外引流高度须由脑脊液流出而定，位于或低于外耳道水平，使脑室压力比蛛网膜下腔压力低，瘘口才能关闭。外引流至患者意识改善，且脑室缩小后，可尝试抬高引流高度，如果患者状况变差，则需重新放低；如果抬高后患者状况良好，则维持几天后继续逐渐抬高，直至产生脑室-腹腔的压力梯度后，再改成内引流。由于不同患者的脑顺应性恢复时间不同，文献报道脑顺应性恢复时间平均需 22.2 天。负压外引流疗效确切可靠，但存在引流时间过长可能并发颅内感染的风险。

② 为避免外引流并发颅内感染的风险，文献报道可行低压抗虹吸管＋阀门远端加粗、加泵（每天按压泵多次）[11] 或用抗虹吸＋无阀门分流管[5] 行 V-P 分流或行脑室-胸腔引流术，待脑室恢复正常并产生脑室-腹腔压力梯度后再改行常规 V-P 分流术。但吴雪海[3] 等认为低压或负压性脑积水不要用抗虹吸分流管，可避免脑室内压力过低而引流不足的问题。注意切忌行腰穿置管外引流，因可加重蛛网膜下腔负压而促进 LPH 进展。

③ 行第三脑室底造瘘以平衡脑室-蛛网膜下腔压力梯度，但不适用于蛛网膜下腔广泛粘连阻塞患者，且可能造成硬膜下积液。

（4）对于去大骨瓣减压术后皮瓣明显塌陷的患者，有可能合并 LPH，此时不能过早修补颅骨[8]。此类患者由于脑顺应性差，颅骨修补后可能因脑组织膨胀不起来而造成负压、静脉回流不顺，可导致静脉性梗死或出血。故一定要先解决脑顺应性问题，才能做颅骨修补，同时千万不要放机械的负压吸引。

华山医院制定的颅骨缺损并发 LPH 的诊疗流程[6] 见图 10-1。

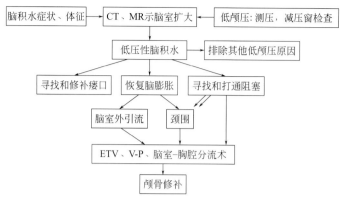

脑积水症状、体征 → CT、MR示脑室扩大 ← 低颅压:测压，减压窗检查

低压性脑积水 → 排除其他低颅压原因

寻找和修补瘘口　　恢复脑膨胀　　寻找和打通阻塞

脑室外引流　　颈围

ETV、V-P、脑室-胸腔分流术

颅骨修补

图 10-1 华山医院制定的颅骨缺损并发 LPH 的诊疗流程

九、预后

早期发现、早期治疗、正规治疗、规范治疗预后好，延误诊断、不正规治疗预后差。负压 / 低压性脑积水虽少见，但是危害性大，开展对它发病机制的研究，提高对它的识别，及时正确地诊断治疗还是现今面临的挑战。Clarke 等[12]认为脑室负压外引流或 V-P 术后调压，脑室不能快速回缩以及快速发展成 LPH 患者远期疗效不佳。

十、典型病例

病例一（图 10-2）　患儿男，14 岁，松果体区生殖细胞瘤 V-PS 及肿瘤切除术后 LPH。存在发作性间脑性癫痫、意识障碍、肌张力增高。

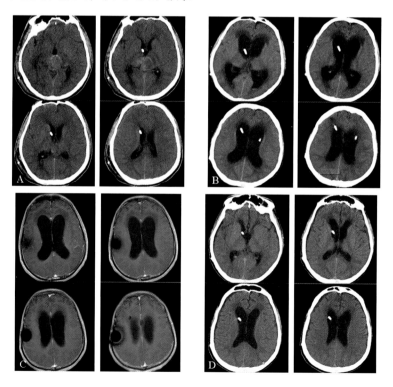

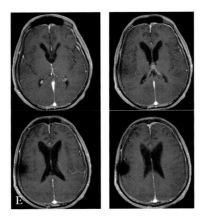

图 10-2 病例一影像学检查结果

A. 松果体区生殖细胞瘤 V-PS 后；B. V-PS 后 1 个月，肿瘤切除术后近 2 周再次出现脑积水；C. 高位引流 3 周症状、脑室均无改善；D、E. 负压持续外引流 1 个月后症状改善，意识转清，肌张力下降，可进食

病例二（图 10-3） 患儿男，9 岁，第三脑室脉络丛乳头状瘤切除术后及 V-PS 后 LPH。

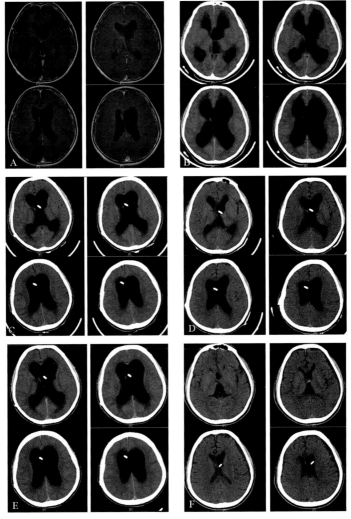

图 10-3

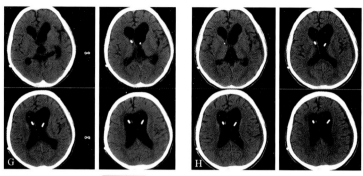

图10-3 病例二影像学检查结果

A. 第三脑室脉络丛乳头状瘤术后1年半无脑积水；B. 术后2年出现脑积水行V-PS；C.V-PS后半年，突发意识蒙眬，脑室扩大；D. 经储液囊穿刺脑室负压外引流，脑室缩小，意识改善；E. 提高引流高度后脑室再次扩大，出现意识障碍、间脑性癫痫发作伴高热、肌张力高，负压引流后症状改善；如此反复多次后，患者转昏迷；F. 持续负压引流约4个月后，脑室恢复正常，意识逐渐清醒；G、H. 再次行V-PS（抗虹吸可调压），压力设置30mmH₂O

病例三（图10-4）　患者男，54岁，颅骨修补术后继发LPH。颅骨修补术后出现脑室逐渐扩大、言语障碍、行走困难，腰穿压力50mmH₂O。

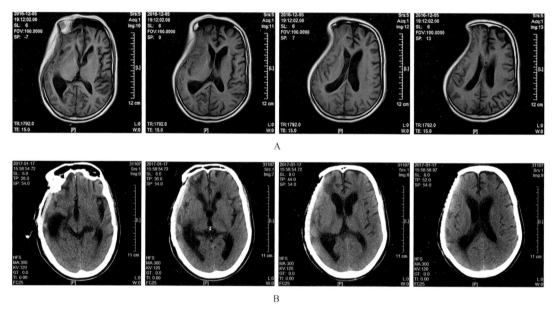

图10-4 病例三影像学检查结果

A. 颅骨修补术前脑室正常，皮瓣凹陷，患者语言、行走正常；B. 颅骨修补术后1周余，逐渐出现不能言语，行走不能，CT提示脑室系统扩大，腰穿压力50mmH₂O，考虑LPH

（梅文忠、张元隆、康德智　福建医科大学附属第一医院神经外科）

参考文献

[1] Pang D, Altschuler E. Low-pressure hydrocephalic state and viscoelastic alterations in the brain[J]. Neurosurgery, 1994, 35(4): 643-656.

[2] 周孟，陈治标，潘颖，等.低颅内压脑积水的诊断及治疗[J].中国临床神经外科杂志，2012, 17(3): 139-142.

[3] Wu X H, Zang D, Wu X, et al. Diagnosis and management for secondary low-or negative-pressure hydrocephalus

and a new hydrocephalus classification based on ventricular pressure[J]. World Neurosurgery, 2019, 124: 510-516.

[4] Lesniak M S, Clatterbuck R E, Rigamonti D, et al. Low pressure hydrocephalus and ventriculomegaly: hysteresis, non-linear dynamics, and the benefits of CSF diversion[J]. Br J Neurosurg, 2002, 16(6): 555-561.

[5] Owler B K, Jacobson E E, Johnston I H. Low pressure hydrocephalus: issues of diagnosis and treatment in five cases[J]. Br J Neurosurg, 2001, 15(4): 353-359.

[6] 周良辅.负压和低压性脑积水[J].中华神经创伤外科电子杂志，2016, 2(6): 321-327.

[7] Akins P T, Guppy K H, Axelrod Y V, et al. The Genesis of low pressure hydrocephalus[J]. Neurocrit Care, 2011, 15(3): 461-468.

[8] Hakim S, Venegas J G, Burton J D. The physics of the cranial cavity: hydrocephalus and normal pressure hydrocephalus: mechanical interpretation and mathematical model[J]. SurgNeurol, 1976, 5(3): 187-210.

[9] Tokuda T, Kida S. New findings and concepts on production and absorption of cerebrospinal fluid: reconsiderations and revisions of an unquestioningly accepted dogma of 100 years[J]. Brain Nerve, 2015, 67(5): 617-626.

[10] Caruso R, Wierzbicki V, Marrocco L, et al. A poorly known cerebrospinal fluid shunt complication: miyazaki syndrome[J]. World Neurosurgery, 2015, 84(3): 834-838.

[11] M. Yashar S, Kalani, Jay D. Treatment of refractory low-pressure hydrocephalus with an active pumping negative-pressure shunt system[J]. Journal of Clinical Neuroscience, 2013(20): 462-465.

[12] Clarke M J, Maher C, Nothdurft G, et al. Very low pressure hydrocephalus-Report of two cases[J]. J Neurosurg, 2006, 105(3): 475-478.

第十一章
复杂性脑积水

本章导读

脑积水中有一部分病例因病因的复杂性，或因感染、出血或不恰当的治疗等原因，导致脑室系统内粘连、多分隔形成、分流后裂隙脑综合征等，形成复杂性脑积水。其临床表现有脑积水表现的共性，也有其个性，如合并神经系统发育畸形、感染、分流管并发症等。此情况的发生使病情变得复杂，治疗困难。治疗中首先应重视病因的治疗。其次，有时需分阶段治疗和综合治疗，结合脑室镜和分流技术综合应用。

脑积水作为单一疾病或合并症在神经外科临床工作中相当常见，通过合理的治疗，多数能获得较好的疗效。但部分病例因病因的复杂性（如遗传病因合并中枢神经系统内多结构异常），或因感染、出血、不恰当的治疗等原因，导致脑室系统内粘连、多分隔形成、孤立性脑室、分流后裂隙脑综合征等，使病情变得复杂，出现越来越多的复杂性脑积水病例，治疗变得异常困难。患者往往经受多次手术，治疗费用巨大，即便如此仍可能产生不良预后，这也使国内、外学者对此类病例愈发重视，需要提高专科医师对复杂性脑积水的综合诊治水平，改善预后。

一、概念

我们团队在 2012 年在国内较早地对复杂性脑积水曾做过一定义，认为复杂性脑积水系各种因素导致脑脊液循环通路中多处梗阻，或并存梗阻和脑脊液吸收障碍，或脑脊液性状改变使一处脑室–腹腔（ventriculo-peritoneal，V-P）分流不能达到良好效果而使脑脊液在颅内异常蓄积 [1]。此复杂性脑积水定义指出各种原因引起多分隔性脑积水，合并梗阻性和吸收障碍、脑脊液高蛋白等脑脊液性状改变，使脑积水的病情变得复杂，单纯 V-P 分流治疗效果差甚至无效，治疗决策中需考虑这些复杂的因素是否去除。同时应注意到内镜治疗在多分隔性脑积水中的应用，避免多根分流管的应用，较早地对此类复杂性脑积水的报道，对如何合理治疗具有积极的意义。

复杂性脑积水常需多次手术治疗，复杂性预示着治疗的困难性。Nobuhito Morota[2] 团队将"复杂性脑积水"定义为：在传统治疗模式下需要多次手术治疗的脑积水。对复杂性概念的准确定义仍无法完全明朗，几个元素定义了"复杂性"：①解剖因素，如多发分隔型脑积水、孤立性第四脑室。②病理因素，如出血后、感染性脑积水。③机械因素，如脑积水伴有其他颅内病变、正常压力脑积水。④人员因素，如经验不足的外科医生、不当的手术策略、感染控制不当。从不同角度分析出易形成复杂性脑积水的因素，覆盖范围较全，但仍无法精确定义。

复杂性脑积水的发生率尚不明确，但根据最近报道[3-5]估计在 10% ～ 20%。

二、分类

几种分类方式：

（1）将复杂性脑积水简单分为原发和继发两类。原发性复杂性脑积水意味着这类脑积水的复杂性是由固有的一个或几个因素造成的。继发性复杂性脑积水意味着脑积水初期是单一起因的，但是在临床诊疗中因人为因素的管理失败和（或）并发症而转变为复杂性脑积水。

（2）因感染后脑积水易使病情变得更复杂，治疗更困难，对于感染的控制尤其重要，考虑此因素，将继发性复杂性脑积水又分类为感染性和非感染性两类。

（3）按解剖结构的分类又分为多发分隔型脑积水和非多发分隔型脑积水。多发分隔型脑积水定义为位于脑室系统内或周围的多个分离的囊性腔或空间，其中充满新鲜或变性的 CSF，被多个室内隔膜分离[6]。多发分隔型脑积水常是不同病理原因或医源性因素的并发症和后遗症，最常见原因[2]：① 脑膜炎和脑炎；②脑室内出血；③分流后感染；④分流术；⑤多发性神经上皮囊肿。

诱发因素[2]：①低出生体重；②早产，尤其是 32 周前，这增加了脑室内出血的发生率；③围生期并发症；④先天性中枢神经系统畸形。

多发分隔型脑积水的核心潜在病理学机制是炎症过程，其触发可能因感染或化学性的因素[2]，脑室系统内衬室管膜细胞的炎症反应造成损伤。其他疾病入侵中枢神经系统诱导这些炎症反应，例如脑膜炎（主要是细菌性脑膜炎），脑室内出血和分流相关感染；前两个病因占大多数情况。当室管膜表面发生炎症时，将破坏衬在脑室系统的室管膜细胞，暴露下面的室管膜下层。此外，炎症过程重新激活生发基质胶质细胞迁移的幼稚期机制。胶质细胞增殖并继续生长，形成跨越脑室的隔膜从而分隔脑室系统。隔膜也可由炎性渗出物和碎屑的积聚形成。随后，将脑室腔分成不同的孤立性腔室。脑脊液循环障碍，导致脑脊液局限在孤立的腔室内积聚，导致梗阻性脑积水，局部脑积水进展并对周围脑组织产生占位性效应。宏观上，形成的隔膜可完全或不完全延伸封闭脑室腔内空间[7]。隔膜可以是透明的、薄的和无血管的，也可能是厚的和高度血管化的。在微观上，隔膜是由纤维胶质组织和圆形的多形核细胞组成的膜。慢性脑室炎的特征往往是以室管膜下胶质增生的形式出现，胶质细胞簇通过已受损的室管膜进入脑室腔[5]。Schulz 等人试图通过在使用或不使用类固醇的情况下应用链激酶-链霉素从而阻止脑室内隔膜的形成，但该试验未获得成功[8]。我们在临床应用中观察到脑室腔内应用尿激酶有助于降解纤维素，利于炎性脑脊液的引出。

三、临床表现

复杂性脑积水的临床表现有脑积水表现的共性，如患者通常表现出颅内压增高的症状（婴儿和年龄较大的儿童表现不同），伴有局灶性神经功能缺损。婴儿的症状包括易怒、呕吐、意识障碍和巨头畸形。而在年龄较大的儿童中，症状包括头痛、呕吐和意识水平恶化。其他症状包括癫痫发作、步态共济失调、偏瘫和发育迟缓。

在体格检查中，患者可出现脑积水特征性的体征。其包括前囟门紧张，头围增加，扩张静脉的薄头皮，以及"落日征"的外观，包括眼睑下垂和向上注视受损。可能也会发现其他症状：认知障碍，精神运动迟缓，步态共济失调和癫痫发作。

临床表现中的个性：合并中枢神经系统发育异常的，在体表观察有无中线区域皮毛窦、红斑、咖啡斑、皮下脂肪瘤、纤维瘤等皮损；有无反复发热、盗汗、恶病质等严重感染或特殊病菌感染征象；行 V-P 分流治疗的患者有无合并腹部脏器异常或腹腔感染。

实际情况有很多复杂的表现形式，常见的有以下方式：

（1）多发分隔型脑积水（病例一）；

（2）脑积水合并脑室内囊肿和孤立性脑室（病例二）；

（3）难治性长期颅内感染相关脑积水（病例三、病例四）；

（4）脑积水合并脑室内肿瘤（病例五）；

（5）先天性多发中枢神经系统畸形；

（6）与脑脊液过度分泌相关的脑积水；

（7）重大腹部手术后的儿童脑积水；

（8）V-P 分流后并发症。

病例一　并存双侧侧脑室和第三脑室孤立性脑积水，经双侧侧脑室置管分流后侧脑室脑积水缓解，但第三脑室脑积水仍存在（图 11-1）。

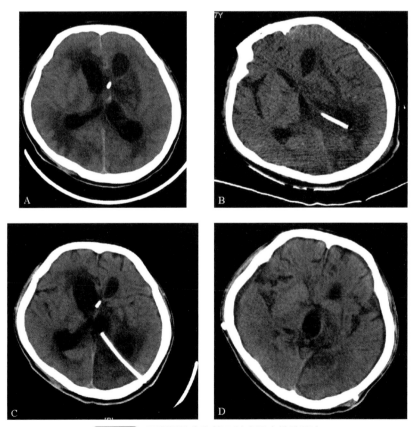

图 11-1 双侧侧脑室和第三脑室孤立性脑积水

A. 室间隔肿瘤术后颅内感染经左额安置储液囊，脑室内注药控制感染后出现脑积水；B. 左侧 V-P 分流术后 3 天脑室缩小；C. 3 个月后右侧脑室脑积水加重；D. 行右侧 V-P 分流术后第三脑室积水仍显著

病例二 室间孔堵塞致两侧脑室不相通（图 11-2）。

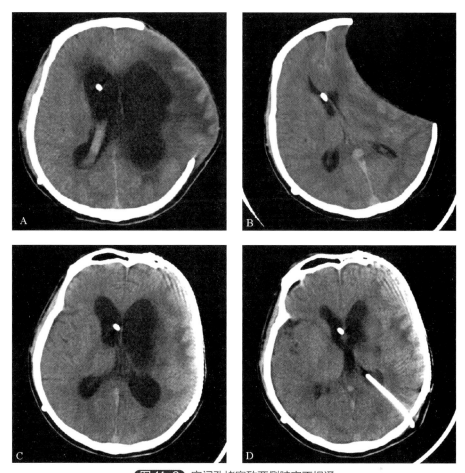

图 11-2 室间孔堵塞致两侧脑室不相通

A. 外伤性脑积水行右侧 V-P 分流术后 1 天；B. 1 个月后分流调节阀调节失灵；C. 更换调节后 3 个月左侧脑室孤立性积水；
D. 再行左侧 V-P 分流术后患者意识、言语功能明显改善

病例三 2 岁男孩，因"反复呕吐 2 周"就诊，1 岁时因脑积水行侧脑室-腹腔分流术，术后继发分流感染，拔除分流管，脑积水相对稳定，临床观察。2 周前再发反复呕吐，意识模糊。复查 MRI 示脑积水复发。

治疗：神经内镜下第三脑室底造瘘 + 终板造瘘 + 侧脑室脉络丛热灼术（图 11-3）。

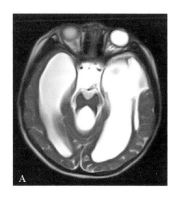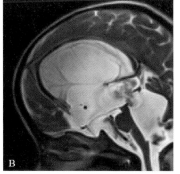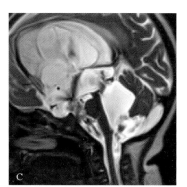

图 11-3

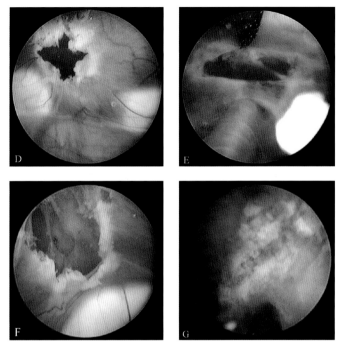

图 11-3 神经内镜下治疗及术中情况

A. MRI T2WI 轴位示双侧侧脑室颞角、枕角、第四脑室明显扩张,脑皮质受压明显变薄;B. MRI T2WI 矢状位示第三脑室、侧脑室、第四脑室明显扩张,胼胝体上抬变薄;C. 术后 MRI T2WI 矢状位示脑脊液经第三脑室造瘘口进入桥池低信号脑脊液流动表现;D. 神经内镜下第三脑室底造瘘口;E. 经第三脑室底造瘘口进入桥池区域,见基底动脉前局部蛛网膜亦增厚,予造瘘口;F. 终板造瘘;G. 侧脑室脉络丛予以热灼

病例四　49 岁女性,烟雾病引起脑室自发性急性出血,行左侧侧脑室穿刺置管脑脊液血肿外引流,术后 1 周并发颅内感染,予以抗感染控制颅内感染治疗,拔除外引流管,改腰大池外引流。3 周后脑积水加重再行右侧侧脑室外引流。发病后 2 个月行内镜下第三脑室造瘘 + 透明隔毁损 + 室间孔重建。该患者各阶段 CT 检查结果见图 11-4。

病例五　8 岁儿童,左侧基底节-侧脑室星形细胞瘤,行肿瘤切除术,术后 2 周出现左侧侧脑室孤立性脑室积水,合并轻度颅内感染。

分类:继发性复杂性脑积水。

治疗:①行左侧侧脑室脑脊液储液囊外引流,待脑脊液廓清,脑脊液细胞数正常。

②颅内感染治愈,行左侧侧脑室-腹腔分流术,安装左侧中压抗虹吸分流管。

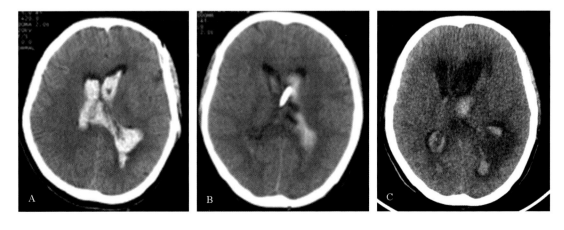

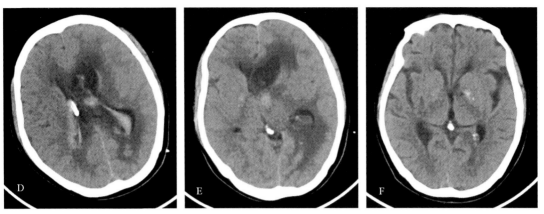

图 11-4 烟雾病引起脑室自发性急性出血各阶段的 CT 检查结果

A. CT 示双侧脑室内见自发性急性高密度出血，脑室塑型；B. 行左侧侧脑室穿刺置管脑脊液血肿外引流，CT 示侧脑室内积血减少，左侧侧脑室内见外引流管影；C. 拔除左侧侧脑室内外引流管，CT 示脑室扩张脑积水表现；D. 3 周后行右侧侧脑室外引流，CT 示双侧脑室扩张，脑积水表现暂时减轻，右侧侧脑室内见外引流管脑室端；E. CT 示左侧侧脑室额角、三角区孤立性梗阻性脑积水；F. 行内镜下第三脑室造瘘 + 透明隔毁损 + 室间孔重建术后 3 周余复查 CT 示脑积水治愈

该患者各阶段影像学检查结果见图 11-5。

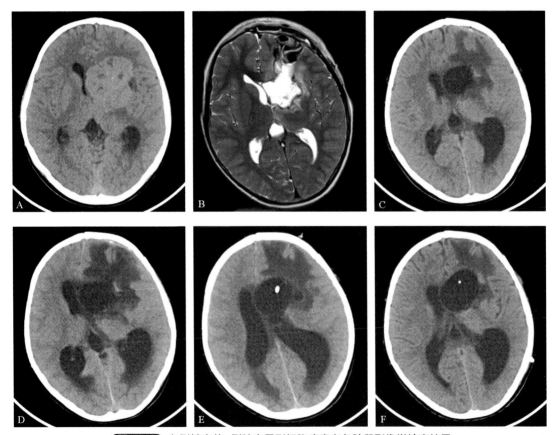

图 11-5 左侧基底节-侧脑室星形细胞瘤患者各阶段影像学检查结果

A. CT 示左侧基底节-侧脑室肿瘤侵犯左侧侧脑室内；B. 行左侧基底节-侧脑室肿瘤切除术后复查 MRI，T2WI 像示肿瘤全切；C. 肿瘤切除术后 1 周余 CT 示左侧侧脑室额角、三角区脑有扩张表现；D. 肿瘤切除术后 2 周示左侧侧脑室孤立性脑室扩张加重，脑肿胀明显，脑皮层沟回消失，脑积水加重；E. 行左侧侧脑室脑脊液储液囊外引流；F. 颅内感染治愈后，行左侧侧脑室-腹腔分流术（中压抗虹吸分流管），CT 示脑积水减轻，脑肿胀减轻，可见左侧侧裂池间隙、双侧额颞叶皮质沟回

四、治疗策略

复杂性脑积水潜在多种复杂因素，出血后及感染性脑积水往往能发展成多发分隔型脑积水，形成复杂性、难治性脑积水。应注意的是，许多复杂性脑积水是由脑积水管理不当和失败引起的。简单脑积水如果在临床诊治过程中存在不利的发展因素或管理不当则可以潜在发展成复杂性脑积水。另一方面，如果治疗妥当，潜在复杂性脑积水也可以由单一治疗方法控制住。

复杂性脑积水的治疗首先应明确是否存在继发性病因，病因的去除是影响预后的关键。尤其是感染性复杂性脑积水，结合腰大池脑脊液外引流、脑室脑脊液外引流、鞘内应用抗生素等方式使感染彻底治愈，是避免再次分流后感染的关键。

其次是治疗前对颅内解剖情况的充分了解。怀疑复杂性脑积水者，术前通过一些高分辨率特殊序列 MRI 成像、脑脊液电影成像或脑池造影充分了解脑室内有无异常分隔及脑脊液循环梗阻部位，为制订手术方案提供有力帮助。脑室内存在多分隔时需考虑将内镜和分流技术结合应用，神经内镜下打通脑室内多分隔形成脑脊液循环沟通，再于主要脑室内植入可调压脑脊液分流管分流，提高疗效，减少并发症和分流手术次数。而先天性颅脑畸形合并复杂性脑积水的病例中存在颅后窝的发育畸形，其处理可能需涉及颅后窝的减压、ETV 和颅外分流综合治疗。而在 Dandy-walker 畸形中合并中脑导水管闭塞者，可在幕上、下形成独立分隔积水[9]，其幕上积水可选择 ETV 或 V-P 分流，而颅后窝囊肿需单独应用分流管或开放颅后窝手术处理，或内镜下置入导水管导管支架沟通颅后窝囊肿与幕上脑室。在婴幼儿中颅缝、前囟闭合前后颅内压力也是变化的，需动态调节分流管阀门压力。为保证有效的分流和防止过度分流，颅外分流治疗应积极应用可调压脑脊液分流管。

再次是避免不适当的治疗造成复杂性脑积水。如不适当的分流治疗或在脑脊液外引流时过度引流改变脑室内形态，促进脑室内粘连形成分隔，一侧脑室过度快速分流可导致同侧裂隙脑室，使室间孔功能性梗阻导致对侧孤立性脑积水[10]。在临床上有一些脑积水病例，为控制感染、廓清血性脑脊液，行脑室脑脊液外引流，但引流管位置过低，每日引流量过多，使引流侧脑室壁贴合，促进局部形成粘连，出现局部包裹性积液、孤立性脑室，形成复杂性脑积水。一部分过去常认为的交通性脑积水，实则为梗阻性脑积水，梗阻常可能在于枕大池、桥池粘连。随着神经内镜的推广，许多过去认为内镜无效的，通过软镜应用打开桥池、第四脑室出口蛛网膜粘连，有效地疏通脑脊液通路，使脑积水获得治愈，避免不必要的分流手术。感染未治愈，过早行分流手术，将再次带来灾难性的后果。

脑积水患者的结局不仅取决于基础病理，也取决于治疗的决策，基于脑积水治疗一般性概念，单纯交通性脑积水选择分流治疗，单纯梗阻性脑积水优先选择 ETV[9]。但部分病例可以由初始为单纯的梗阻性、交通性脑积水发展为复杂性脑积水，或起病时即已是复杂性脑积水，只是不为我们所认识，单纯 ETV 或单处分流不能达到良好的治疗效果，处理时较为困难，有时需两项技术结合应用。

五、治疗复杂性脑积水的挑战

难以控制的感染导致复杂性脑积水常常是治疗上非常棘手的病例。感染的致病菌潜伏在深部组织间隙，有些病例需要很长时间的治疗，才可能治愈感染。治疗的第一步是使用脑脊液外引流（external ventricular drainage，EVD）和 CSF 储液囊引流脑脊液，协助控制颅内感染。EVD 导管皮下潜行越长，感染率就越低。尤其应避免部分临床医生仍将引流管直接从切口引流，此种操作易引起逆行感染、脑脊液切口漏、切口不愈合、皮下积液等并发症。有时感染的治疗需要一个较漫长的过程，所需疗程时间常常超过一个月，需彻底清除潜伏的细菌，需多次不同时间的脑脊液检查，常需行脑脊液细胞学检查，确定感染已彻底治愈，方能再考虑分流治疗。因 EVD 可能需留置较长时间，而 EVD 皮下通道的距离对于防止逆行感染至关重要[11]。因血脑屏障的因素使许多抗生素通过血脑屏障进入中枢神经系统困难，经 EVD 和 CSF 储液器向脑室注射可用于鞘内注射的敏感抗生素能使颅内感染治疗的成功率更高。严重脑室炎时常出现菌落在脑室内脉络丛、脑室壁沉积，炎症呈迁延表现或炎症反复，CSF 细菌培养成阴性，不同时间 CSF 常规检查结果波动，有时正常，有时又上升，需考虑行脑室内镜检查，有利于清除沉积在脑室系统内的菌落，彻底治愈感染。

当治疗的第二步，若仍选择分流，计划插入一个新的 V-P 分流装置时，应尽可能地简化治疗，采用一个 V-P 分流系统。对于复杂性脑积水选择分流时，术前应先明确排除存在多发分隔脑室、局限性包裹性积水，脑脊液电影成像、3D-CISS 磁共振系列检查对了解脑室内解剖情况有所帮助，必要时还可以应用造影剂进行脑室造影。当然随着脑室内镜技术的成熟，有内镜的单位推荐内镜检查，明确是否存在脑室内分隔，在分流前先行内镜打通各个腔隙，排除炎症迁延未愈情况存在，再行分流，避免分流失败。应充分利用多种外科治疗方法，包括 EVD、V-P 分流、内部分流、内镜开窗术等综合措施，最终治愈疾病。

六、总结

多数复杂性脑积水是治疗不当的脑积水的产物，预防复杂性脑积水的最佳方法是在脑积水的初次治疗中避免并发症，初次手术治疗的成功是预防复杂性脑积水的关键，尤其是在儿科人群中。

一旦病程发展到了复杂性脑积水，应该要尽一切努力避免并发症。当一种方法在诊疗过程中出现几次错误时，就要改变治疗策略和手术方法。如果内镜可用则尽量首选内镜。避免 V-P/V-A 分流是最好的选择。无论是否有内镜手术，内部分流治疗应尽量简化安装一个简单的分流系统，将有助于避免分流相关的并发症。对于复杂性脑积水的治疗，应该全方位运用知识与经验，尽可能使用已验证过有效的手术方法。

（刘智强　福建三博福能脑科医院；林志雄　首都医科大学三博脑科医院）

参考文献

[1] 刘智强，林志雄，梅文忠，等.复杂性脑积水的诊治分析[J].中国微侵袭神经外科杂志，2012, 17(5): 216-217.

[2] Ammar A. Hydrocephalus: what do we know?and what do we still not know?[M] Springer, 2017: 84, 259.

[3] Hassan S H A, Holekamp T F, Murphy T M, et al. Surgical management of complex multiloculated hydrocephalus in infants and children[J]. Childs Nerv Syst, 2015, 31: 243-249.

[4] Simon T, Hall M, Riva-Cambrin J, et al. Infection rates following initial cerebrospinal fluid shunt placement across pediatric hospitals in the United States[J]. J Neurosurg Pediatr, 2009, 4: 156-165.

[5] Spennato P, Cinalli G, Carannante G, et al. Pediatric hydrocephalus[M]. Milano: Springer, 2004: 219-244.

[6] Gangemi M, Maiuri F, Donati P, et al. Personal experience, indications and limits[J]. J Neurosurg Sci, 1998, 42: 1-10.

[7] Oi S, Abbott R. Loculated ventricles and isolated compartments in hydrocephalus: their pathophysiology and the efficacy of neuroendoscopic surgery[J]. Neurosurg Clin N Am, 2004, 15(1): 77-87.

[8] Schulz M, Bohner G, Knaus H, et al. Navigated endoscopic surgery for multiloculated hydrocephalus in children[J]. J Neurosurg Pediatr, 2010, 5(5): 434-442.

[9] Beni-Adani L, Biani N, Ben-Sirah L, et al. The occurrence of obstructive vs absorptive hydrocephalus in newborns and infants: relevance to treatment choices[J]. Childs Nerv Syst, 2006, 22(12): 1543-1563.

[10] Atalay B, Yilmaz C, Cekinmez M, et al. Treatment of hydrocephalus with functionally isolated ventricles[J]. Acta Neurochir(Wien), 2006, 148(12): 1293-1296.

[11] Khanna R K, Rosenblum M L, Rock J P, et al. Prolonged external ventricular drainage with percutaneous long-tunnel ventriculostomies[J]. J Neurosurg, 1995, 83: 791-794.

第十二章
脑脊液分流术及分流并发症的防治

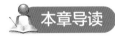 本章导读

　　脑积水病因治疗后无法改善的脑积水，脑脊液分流术是最常用的治疗方法。目前临床常用的脑脊液分流手术方式包括脑室-腹腔分流术（V-PS）、脑室-心房分流术和腰大池-腹腔分流术，其中 V-PS 是目前最常用的分流手术方式，分流管从脑室经皮下隧道置入腹腔，适合绝大多数类型的脑积水。客观上说，脑脊液分流术只是一种姑息性脑积水治疗方法，尽管分流术后脑室结构形态及脑积水相关症状都可以得到持久性改善，但只要分流系统在起作用就不能视为脑积水治愈，如果患者颅内自身脑脊液循环系统未能恢复与建立，一旦分流系统故障脑积水可以随时再次发生。

　　脑脊液分流手术技术操作并不复杂，设备条件要求也不高，但是脑脊液分流手术却是目前颅脑外科手术中并发症发生率最高的手术，脑脊液分流术后并发症可以贯穿于患者的终身治疗，包括早期发生的各种围手术期并发症、后续出现的各种脑脊液分流系统相关并发症，以及晚期相关脏器并发症等等。

　　分流术围手术期并发症包括：①颅内出血与颅内积气。②分流术后感染，是脑脊液分流术后第二位并发症，发生率可达 20%。严格掌握分流手术适应证、术中注重细节管理、严格无菌操作，是分流手术后感染预防的主要措施。③手术操作相关并发症，包括分流管留置位置不当，分流管脑室端穿刺位置偏移，导管在脑室内留置过短或过长，或导管刺入对侧脑室。皮下隧道穿刺过程粗暴，皮下隧道穿刺过浅导致皮肤损伤或破溃。术中操作不当，或皮下隧道穿刺动作粗暴，导致发生肠管破裂、肠穿孔、气胸等意外并发症。

　　脑脊液分流系统功能相关并发症包括：①分流系统机械故障，包括分流系统梗阻、硬件功能障碍。其中分流系统梗阻是分流手术失败最常见的原因或并发症。②分流系统功能性障碍。分流过度和分流不足是脑脊液分流术后最常见的功能性并发症，分流阀开放压力与患者分流所需最佳压力不匹配，是导致分流过度或分流不足的主要原因。其中分流过度更加需要引起重视，分流过度短期内可引起颅内低压、硬膜下血肿等并发症，长期的过度分流状态将导致脑室塌陷，脑组织顺应性降低以及自身脑脊液循环系统的废用，特别是儿童患者，出现裂隙样脑室或裂隙脑室综合征（SVS）、分流管依赖综合征（SDS）、中脑导水管综合征、颅缝早闭和小头畸形等诸多远期并发症。其中 SVS 表现为与体位无关的间歇性头痛症状，SDS 是由分流系统故障引起的一种特殊的 SD 病症，临床上表现为急性颅内压增高，SDS 影像学上表现为脑室正常或缩小，与长期脑脊液腹腔分流后脑室壁及脑组织顺应性下降有关。处理的策略：

SVS 是减少脑脊液分流，SDS 是重建分流。

分流术后相关脏器并发症，如 V-P 术后腹腔端感染，以及大网膜包裹导致分流故障，低级别轻度感染可引起腹腔假性囊肿或脓肿形成。其他罕见并发症还包括切口疝、皮下脑脊液漏、各种分流管移位或突出、肠穿孔、脑脊液腹水、腹股沟疝和肠扭转等。

第一节　脑脊液分流术

病因治疗是脑积水治疗的首选方法，通过治疗引起脑积水的原发性颅脑疾患，消除导致脑积水发生的病因而达到治疗目的。如颅内感染、出血等，需要尽快控制感染、早期进行引流或置换等脑脊液管理措施，恢复脑脊液正常生化状态。对梗阻性脑积水来说，解除梗阻原因是首选治疗方法，如室间孔穿通术、导水管重建术、囊肿造瘘术、梗阻部位肿瘤切除术、枕大孔减压术等。针对病因治疗后无法改善的脑积水，只能采用姑息性治疗方法，最常用的治疗手段是进行脑脊液分流术，即在体内通过建立新的脑脊液引流通道将颅内增多的脑脊液引导到身体其他部位以恢复脑脊液分泌与吸收之间的平衡，从而达到治疗目的。此外，减少脑脊液形成也是一种姑息性治疗方法，如采用侧脑室脉络丛切除或电灼术，主要用于交通性脑积水，特别是分流手术失败或不适合进行分流的患者，目前多结合内镜手术进行治疗，可以明显减少手术并发症的发生。

一、脑脊液分流术的历史沿革

19 世纪 60 年代外科手术无菌技术的发明，使得脑室内置管引流成为可能并取得了不同程度的成功，1881 年世界第一例采用无菌技术的脑室穿刺外引流手术（EVD）由 Carl Wernicke 完成，在 19 世纪后期，此种应用马鬃毛、丝绸或羊肠线等导管式装置的脑室外引流术变得十分普遍。为了解决这种开放式引流手术潜在感染风险，20 世纪初外科医生开始尝试了解脑脊液颅内引流的机制。1893 年波兰籍奥地利外科医生 Jan Mikulicz-Radecki，首次完成了人类第一例将脑室内脑脊液引流到硬膜下腔的永久性分流手术，他在一名患儿脑室内插入一束类似钉状的玻璃棉，另一端留在硬膜下腔，这名患儿不仅活了下来，后来脑积水发展也得到了有效抑制。在 19 世纪 90 年代后期，黄金管、玻璃棉条也尝试应用于这种"脑室-硬膜下腔"分流手术。1903 年，Nicholas Senn 完成了第一例有记录的使用了带侧孔橡胶管的脑脊液帽状腱膜下分流手术，这种分流管算得上是现代脑室分流管的早期前身（图 12-1）。后来外科医生在此基础上做了更多改进和尝试，包括应用玻璃管、银管甚至移植人类或牛的血管作为引流装置，但是不幸的是大多尝试都因为感染或引流装置堵塞而失败。虽然如此，但这些早期尝试却给现代分流管的

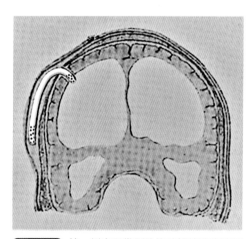

图 12-1　第一例应用带侧孔橡胶管的脑脊液帽状腱膜下分流手术 [1]

发展奠定了很好的基础，脑脊液分流手术的成熟得益于 20 世纪中期以后分流管的发展与逐渐进步 [1]。

Arne Torkildsen 是现代脑室分流术最著名的开拓者。在 20 世纪 40 年代到 50 年代，Torkildsen 分流术进一步促进了植入式导管的广泛使用，直到脑室-心房分流和脑室-腹腔分流术的出现，一直是脑脊液分流最广泛使用的方法。Torkildsen 分流使用导管简单地桥接两个脑脊液填充的腔，通过橡胶导管将脑脊液从侧脑室引至枕大池。一个最喜人的结果是非常低的导管阻塞发生率。

1957 年 Robert Pudenz 报道了成功使用硅橡胶管完成首例脑室-心房分流术。1958 年，Richard Ames 首次植入单向阀门的硅胶分流管，将脑脊液分流至腹腔，9 年后他进一步报道了 120 例以这种手术方法治疗患者的良好效果，以至于 20 世纪 70 年代，脑室-腹腔分流术成为最常用的脑积水治疗方法。1967 年，Murtagh 使用带阀门的分流管，将脑脊液从腰大池分流至腹腔，随着病例的积累，部分病例出现脊柱侧弯、继发 Chiari 畸形等并发症，故临床上使用这种分流术的次数逐渐减少。

20 世纪 70 年代以后随着现代生物医学工程技术及生物材料的进步，还有对脑脊液分流原理的进一步了解，针对脑脊液分流手术的不同类型分流管应运而生。1969 年 Kuffer 和 Strub 研制出可调压阀门，1973 年 Hakim 报道了可经体外调节压力的磁性阀门，1983 年 Marion 研究出在 60 ～ 160mmH$_2$O 的 3 档压力可调压分流管，1984 年 Hakim 研制出在 30 ～ 200mmH$_2$O 的 18 档压力可调压分流管，1984 年 Sainte-Rose 研制出自动调压阀门，1996 年出现第二代产品。可见脑脊液分流术的历史与分流管的发展息息相关。20 世纪 60 年代带阀门的组织相容性较好的分流管的问世，确立了依赖分流管的脑脊液分流手术的主导地位。

20 世纪 90 年代以后，随着神经内镜技术被重新重视，脑积水的治疗策略也发生了根本变化。目前在发达国家，60% 以上的脑积水患者可从内镜手术中获益，通过内镜下颅内建立不需要分流管的引流通道，可终身摆脱分流管并避免其后续诸多并发症，使得人们不得不重新正视和考虑依赖分流管的脑脊液分流手术 [2,3]。

二、脑脊液分流方法与选择

脑脊液分流术是脑积水最常用的治疗方法，可用于治疗各种类型的脑积水，包括少数无法切除颅内肿瘤所致的脑积水等。目的是预防或治疗脑积水后颅内压增高或脑组织结构改变引起的神经功能损伤，原则是解除病因和解决颅内脑脊液滞留，治疗上需综合考虑患者的个体因素，采取个体化方案。理想的脑脊液分流术应具备的要求包括：操作简便；创伤小；取材容易，不需特殊的引流装置；引流部位合理，不易因分流而引起分流部位组织反应或感染；引流的速度适当，能维持较恒定的颅内压力；适应证广，用于各种类型病例。

（一）脑脊液分流术的分类

1. 不依赖分流管的脑室-颅内分流术（intracranial diversion）

即通过外科技术改变颅内脑脊液自然引流通道的治疗方法，泛指各种内镜手术（详见第十四章）。

（1）内镜下第三脑室造瘘术（endoscopic third ventriculostomy，ETV）；

（2）内镜隔膜开窗术（endoscopic septostomy，ES）；

（3）内镜中脑导水管成形术（endoscopic aqueductoplasty，EAP）。

2. 依赖分流管的脑室-颅内分流术（intracranial diversion）

（1）侧脑室-帽状腱膜下分流术（ventriculo-subgaleal shunt，V-SS）；

（2）侧脑室-枕大池分流术，又称 Torkildsen 分流术（Torkildsen shunting）；

（3）侧脑室-矢状窦分流术（ventricular-venous sinus，V-VS）。

3. 依赖分流管的脑室-颅外分流术（extracranial diversion）

（1）侧脑室-腹腔分流术（ventriculo-peritoneal shunting，V-PS） 最常用；

（2）侧脑室-心房分流术（ventriculoatrial shunting，V-AS）；

（3）脑室-胸腔分流术（ventriculopleural shunting，VPLS）。

4. 依赖分流管的腰池-椎管外分流术（extraspinal diversion）

腰大池-腹腔分流术（lumboperitoneal shunting，L-PS）。

（二）脑脊液分流手术适应证和禁忌证[4]

1. 手术适应证

（1）脑积水合并有明显颅内压增高、癫痫和（或）各种脑功能损害等临床表现患者。

（2）无症状且脑室大小稳定不再增大的儿童脑积水患者，要评估儿童精神运动功能损害情况，早期积极手术治疗对改善婴幼儿精神运动发育状况有明确益处。

（3）颅内出血后和脑脊液感染后继发性脑积水，在血性脑脊液性状改善后，或颅内感染患者经抗感染治疗（脑室内或鞘内用药要根据中国药典和药品说明书）后脑脊液培养阴性、各项指标达到或接近正常后，可考虑行分流术。

（4）肿瘤伴发的脑积水，对伴有脑积水的第三和第四脑室内肿瘤，如估计手术不能全部切除肿瘤，或不能解除梗阻因素，做术前脑室-腹腔分流术有助于肿瘤切除术后安全度过围手术危险期。

（5）伴有神经功能损害的正常压力脑积水。

2. 手术禁忌证

（1）脑室系统积血、颅内出血急性期患者；

（2）颅内感染未得到有效控制者；

（3）头皮、颈部、胸部、腹部等分流通路上皮肤存在感染病灶者；

（4）腹腔内感染、腹水或严重腹腔粘连病史患者；

（5）脑脊液蛋白含量过高（>2g/L）患者；

（6）有血液疾病并有明显出血倾向的患者。

（三）脑脊液分流方式选择原则

1. 脑积水分流手术方式与选择原则

（1）脑室-腹腔分流术（V-PS） 目前最常用的分流手术方式，分流管从脑室经皮下隧道置入腹腔，适合绝大多数类型的脑积水，脑室端穿刺点常选择右侧侧脑室额角或枕角。存在未控制的腹腔内感染、腹水或严重腹腔粘连病史者为禁忌证。

（2）脑室-心房分流术（V-AS） 分流管从脑室经颈静脉置入上腔静脉，末端置入右心房，将脑室与静脉系统相连。潜在腹腔吸收功能异常患者，如广泛的腹部手术、腹膜炎、过度肥胖、腹压过高、腹水、胃肠功能易激惹不能耐受脑室-腹腔分流术的患者，建议采用 V-AS。由于分流管较短，虹吸作用较弱，有严重呼吸、循环系统疾病者为禁忌证。

（3）腰大池-腹腔分流术（L-PS） L-PS 是采用腰椎穿刺方式将专用分流管置入腰大池，连接分流阀将分流管远端经皮下隧道置入腹腔，作为 V-PS 的一种替代手术方式。由于其损伤小，不穿刺脑组织，避免了脑出血、癫痫发生风险，其皮下隧道短，手术操作时间短，出血少，适用于交通性脑积水和正常压力脑积水，尤其适用于高龄或体弱患者。存在梗阻性脑积水、小脑扁桃体下疝、脊髓蛛网膜下腔梗阻、未控制的腹腔内感染或严重腹腔粘连病史患者为禁忌证。

（4）托氏（Tolkilden）分流术 将侧脑室脑脊液分流至枕大池的分流手术方式，本分流方法仅限于幕上梗阻性脑积水时应用，内镜 ETV 手术成熟后，现已基本被弃用。

（5）内镜下第三脑室底造瘘术（ETV） 适用于梗阻性脑积水和部分交通性脑积水患者，或因脑室内条件所限（如出血、感染、脑室隔膜等）不能进行分流手术的患者。对婴幼儿（尤其是<1 岁的婴儿）和严重脑室扩大的患者，由于成功率低和极易引起严重的硬膜下积液，选择此类手术要谨慎。

（6）其他类型 历史上曾有过多种其他不同引流部位的远端置管分流手术方式，如胸膜腔、胆囊、输尿管或膀胱等，多应用于上述几种分流方式有困难或失败的患者，除非特殊情况，一般不作常规推荐使用。

2. 脑积水分流手术的再认识

永久性依赖分流管的脑脊液分流术治疗脑积水兴盛于 20 世纪 60 年代，直到 20 世纪 90 年代之前，这种手术方式仍一直占据脑积水治疗主导地位。尽管 V-P 分流在过去的半个多世纪时间里挽救了许多脑积水患者的生命，但其长期效果不容乐观，因分流管堵塞、过度分流或感染而再次手术率很高。国外文献报告，V-P 分流后 3 年内再手术率接近 50%，10 年内 85% 的病例要接受至少一次再次手术，一半以上的 V-P 分流患者一生中要经历 4 次以上相关手术 [5]。客观上说，脑脊液分流术只是一种姑息性脑积水治疗方法，尽管分流术后脑室结构形态及脑积水相关症状都可以得到持久性改善，但只要分流系统在起作用就不能视为脑积水治愈，如果患者颅内自身脑脊液循环系统未能恢复与建立，一旦分流系统故障脑积水可以随时再次发生。20 世纪 80 年代末开始，随着神经内镜技术的出现和成熟，脑积水的治疗策略也发生了根本变化。目前发达国家 60% 以上的脑积水患者可从内镜手术中获益，并因此终身摆脱分流管困扰，但剩下的 40% 的脑积水患者仍需要依靠分流管生存。对于不适于内镜手术或内镜手术失败的脑室内脑积水患者，有研究者推崇脑室-矢状窦分流作为最佳手术方法，认为脑室-矢状窦分流可从生理学水平重建脑脊液循环，使人体自身原有的抗虹吸机制继续自然发挥作用，尤其对于儿童脑积水患者该技术更有优势，避免了体格发育、身材增长可能引起的分流管问题。但是目前该治疗方式临床尚无大宗病例报告，其长期疗效与安全性仍有待检验。尽管如此，针对儿童患者进行的永久性依赖分流管手术，其治疗过程需要贯彻全程管理的理念，即对脑积水的发生、发展、诊治到患儿发育成长、康复的全过程进行干预，需从简单的手术诊疗管理提升到患儿脑积水康复的全程管理。术后需要对分流系统实行全程管理，脑脊液分流系统建议选择可精细调压分流阀门，一旦脑积水症状改善、脑室解剖形态接近正常后，可定期主动精细上调分流阀门压力，促进儿童自身脑脊液循环系统发育和功能恢复，减少分流管依赖，直至分流系统功能完全停止，才有可能达到脑积水真正治愈目标。

三、脑脊液分流手术方法与技巧

（一）常用分流手术的技术要点

1. 脑室-腹腔分流（V-P）术技术要点

V-P 分流术常用的脑室端穿刺点有侧脑室枕角、额角或三角区。侧脑室三角区由于存在潜在的脑室端脉络丛包裹堵管风险，不建议作为常规脑室端置管部位。张玉琪等[6]以脑室（枕角和额角）-腹腔分流术为例，提出了以下手术技术要点。

（1）体位　患者取平卧位，头偏向对侧，头部切口-颈部-胸部-腹部切口要在一条直线上，颈下垫衬软布卷使颈部平直，这样做便于皮下通条的通过（图 12-2）。

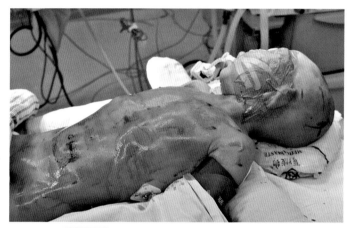

图 12-2 儿童脑室-腹腔分流手术体位与切口

（2）皮下浸润　用 20 ～ 40mL 利多卡因局麻药加入 200mL 生理盐水中做皮下浸润，目的有两个，第一利于皮下通条在脂肪层或结缔组织层通过，第二减轻通条穿过皮下时造成的疼痛反应。

（3）头皮切口

① 额角穿刺切口：冠状缝前 3cm，旁开中线 3cm。

② 枕角穿刺切口：横窦上 6cm，旁开中线 3cm，做垂直于分流管走行的小切口 2cm。

③ 三角区穿刺切口：以外耳道上、后方各 4cm 处为中点做小直切口。用弯头组织钳沿皮下通条的下方扩大皮下空腔，用于放置分流阀。脑室额角穿刺患者，如采用贝朗重力阀门时，需在耳后另做切口放置分流阀，确保重力阀门与躯干平行，患者站立时重力阀位于垂直地面方向。

（4）脑室穿刺点和穿刺方向

① 额角穿刺方向：向双侧外耳道假想连线方向垂直进入，深度约 5cm。分流管的头端位于侧脑室的额角内，同侧室间孔上方（图 12-3）。

② 枕角穿刺方向：从枕部骨孔向同侧眉弓中点上 2cm 点的方向穿刺，置管深度为 10 ～ 12cm（图 12-4）。

③ 三角区穿刺方向：穿刺针垂直刺入，深度约 5 ～ 6cm。侧脑室三角区最大，易刺中，发生移位机会不多或不严重，且该处皮质血管少。但可能伤及脉络丛而引起出血，右利手者禁经左侧三角区穿刺，因易造成感觉性失语。脑室穿刺硬膜开口的长度不能太大，2 ～ 3mm 即可，

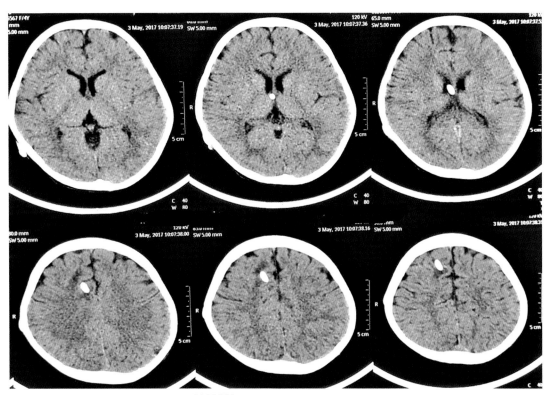

图12-3 额角穿刺位置与置管深度

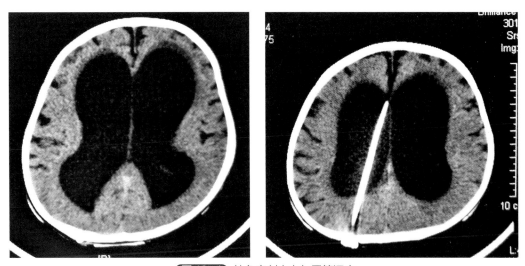

图12-4 枕角穿刺方向与置管深度

以防止脑脊液从扩大的硬脑膜间隙顺分流管和皮下隧道流出，形成皮下脑脊液漏。

（5）腹部操作　取上腹旁中线横切口（成人可以纵切口）约3cm，分层切开皮下脂肪层、腹直肌前鞘并分开腹肌，在腹直肌后鞘切一个小口，找到腹膜切2mm小口，放入分流管的腹腔端，放入的长度40～60cm。腹腔端的分流管不能固定在腹壁上，这样有利于患儿身高增长时分流管逐渐外滑。有条件的单位可以采用腹腔镜手术腹腔置管。成人患者由于大网膜发达，担心术后腹腔管大网膜包裹，可考虑将腹腔管置于肝脏膈面，多选择右上腹直切口，将分流管腹腔端置于肝脏膈面，腹腔端长度 25 ～ 30cm，固定于肝圆韧带上，采用腹腔镜手术下置管更为简单、直接。

2. 内镜下第三脑室底造瘘术（ETV）技术要点（详见相关章节）

关键点是要将第三脑室底壁和基底池的蛛网膜全部打通，同时造瘘口要大于 0.5cm。常见并发症有：下丘脑损伤、一过性动眼神经和展神经麻痹、不能控制的出血、心搏骤停、基底动脉瘤。

3. 腰大池-腹腔分流术（L-PS）技术要点

术前需进行头颅、颈椎 MRI 检查，确定有无梗阻性脑积水、小脑扁桃体下疝等表现；术前腰穿了解腰大池置管的难易程度，同时行 CSF 引流测试判断蛛网膜下腔是否通畅，并做 CSF 常规和生化检查。其技术要点[7]包括：

（1）体位　患者取侧卧位，右利手者宜将患者左侧卧位。屈颈，背部垂直于手术床，位于下方的下肢屈曲，上方的下肢自然伸直。

（2）腰大池置管　取背部中线上 L_3 ～ L_4 或 L_4 ～ L_5 椎间隙为穿刺点。首先，穿刺点局部切开约 5mm。用专用的穿刺针斜面向头端垂直于背部刺入，有突破感后，拔出针芯，见有脑脊液流出后，将专用分流管腰大池段经穿刺针向头端置入腰大池，置入长度 4 ～ 5cm，以不触及脊髓圆锥为限。拔除穿刺针的同时，保证分流管留在椎管内，将分流管经皮下隧道引至髂嵴上方切口。

（3）分流阀门的位置与连接　腰大池段直径小，经转接管与分流阀门近端连接（注意阀门的箭头方向），再将腹腔段与分流阀门远端连接，分别用丝线结扎。牵引腹腔段，将分流阀门水平置于髂前上棘上方的皮下，使分流阀门不直接暴露在切口下。

（4）腹部操作　取经外下腹（McBurney 点或反 McBurney 点）的斜行经皮纹切口，操作同脑室-腹腔分流，钝性分离皮下脂肪，切开腹外斜肌前鞘，沿肌纤维分离腹外斜肌，切开腹膜。确认进入腹腔后，将分流管腹腔段向盆腔方向置入，依次缝合腹部切口。分流阀水平置于髂前上棘上方的皮下浅层，深度尽量小于 8mm，不要深埋于皮下脂肪中，以避免体外调压困难。

（5）分流阀门的选择　尽量选择可调压分流阀门，并根据术前腰穿测压结果预先设定压力。术后再根据患者症状和影像学检查，调整阀门压力。

（二）分流管的选择

Lundkvist 等[8]研究提出近一半各种分流相关并发症都直接或间接与分流管的动力学特点选择不当有关。但目前为止，还没有研究明确指出哪种分流管明显优于其他分流管。目前临床应用的分流阀可分为差压阀（differential pressure valves，DPVs）和限流阀（flow-1imiting valves）两种类型。在应用差压阀的情况下，当阀门两端压力差超过设定值时，分流管打开，脑脊液流动。这些阀通常可以分为低压、中压或高压。对于差压阀，如果静水压力梯度（也就是脑室与分流管远端的垂直距离）超过了差压阀的开启压力，由于虹吸作用，身体位置由卧位到直立位的改变可以导致脑脊液的过度分流。为了减少这种重力依赖引流，人们研发了防虹吸设备。Boon 等[9]研究表明抗虹吸分流装置与传统分流装置相比，分流失败率虽无统计学差异，但却可有效减少患者站立引起的过度分流。虹吸作用具有个体差异，与患者身高、肥胖和怀孕与否有关，没有一种抗虹吸装置适用于所有患者，但由于其确能有效减少过度分流，建议有条件的尽可能选用抗虹吸分流管。

压力控制阀又细分为固定压力阀和可调压力阀，固定压力阀分流管调节范围较窄，无法因人而异使之调整到最适宜范围。最新进展是可调节或可编程分流阀的研发[10]，可调压式分流阀允许一定范围（20～200mmH₂O）的压力设定，这种设定取决于不同厂家产品与型号。分流阀通常采用磁力装置经皮进行调节，调整到适宜分流压力，其主要特点为术后能够及时调整压力大小，避免发生分流不足或分流过度等不良并发症，不必再次实施分流处理。可调节分流阀在正常压力脑积水的治疗中特别有用，因为分流过度和分流不足都能得到无创性处理。这种可调节分流管的一个重要缺陷是它们容易受到外部磁场的影响。虽然这种磁化率在成人日常生活中一般问题不大，但磁共振成像的磁场，甚至太接近分流管的小磁体（如厨房的磁体）都有可能改变分流阀的设定[11]。一般来说，安放可调节分流管的患者可以进行磁共振扫描，但建议做完后尽快对分流管进行重调以防止过度分流或分流不足的风险发生。

传统的分流阀只在一定范围内调压，无法做到个体化控制，因此，可能会导致部分患者分流术后症状仍得不到缓解。在临床上，每位患者脑脊液压力耐受的临界值存在差异，如果患者能耐受的最高压力低于所放置分流阀的阈值时，分流术后患者的症状将得不到好转。故强烈推荐有条件的患者可以选用可调压分流管进行精确化调压，实现调压个体化[12]。

第二节 分流术后并发症及防治

在所有颅脑外科手术中，虽然脑脊液分流手术技术操作并不复杂，设备条件要求也不高，基层医院均可开展，但是分流手术却是目前颅脑外科手术中并发症发生率最高的手术，包括早期发生的围手术期出血、分流手术相关性感染、分流管阻塞，以及后期出现的分流管断裂、颅内或腹腔内分流管异位、脑脊液引流不足、脑脊液引流过度、分流管依赖、癫痫等等。上述并发症均有可能导致手术失败或脑积水复发，并因此反复进行分流管调整或更换，极大地增加了患者的痛苦和经济负担，因此在各级医院分流手术的质控要求越来越高。

一、分流术围手术期并发症

（一）颅内出血与颅内积气

脑脊液分流术后颅内出血多发生于脑室内、脑实质和硬膜下腔（图12-5）。术后出血、颅内积气多与手术时穿刺次数过多、方向偏离所致脑损伤及分流术后颅内压骤降有关[13]。因此，除了做好术后常规镇静镇痛、血压控制、止血药物应用等处理以外，脑脊液分流术中操作细节更应受到重视。手术时尽量一次性穿刺成功，避免反复多次穿刺。也有人主张先用钢性脑穿针成功穿刺脑室后，再通过穿刺针道置入脑室端，避免直接用脑室端带针芯穿刺，因为软性带孔硅胶脑室端直接穿刺阻力大，穿刺时脑组织牵张幅度大，可能造成穿刺点脑沟回小血管撕裂出血。脑室穿刺皮质造瘘时，需要避开脑沟做造瘘，脑沟穿刺可造成走行的小血管损伤出血，选择脑回做皮质造瘘可避免此问题。此外，硬膜切口尽量小，脑室端穿刺成功后，避免短时间内过多释放脑脊液。尽量选择有抗虹吸功能的分流装置，避免过度按压阀门，如条件允许尽量选用可调压分流管，并将阀门初始压力设计在130mmH₂O以上，术后根据患者脑积水缓解情况逐步调低阀门压力，可以降低短时间内脑脊液过度引流导致的硬膜下血肿发生率，术后搬运患者时，要避免剧烈运动及头部碰撞。

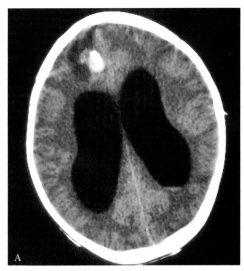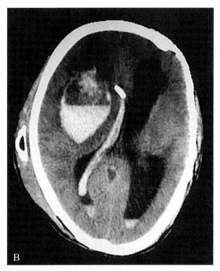

图 12-5 分流术后穿刺道出血（A）和分流术后脑内血肿与脑室积血（B）

（二）分流术后感染

感染是脑脊液分流术后第二位并发症，发生率可达 20%，仅次于分流管阻塞，但其后果非常严重，甚至是灾难性的，文献报道总体病死率高达 18%。一旦出现脑室炎，病死率可高达 30% ～ 40%[14]。即使感染得到控制，日后仍可能遗有癫痫、认知功能和精神运动障碍等诸多不良后果。Mancao 等 [15] 研究表明，在分流术后最初两个月是感染发生的高峰期，主要发生时间在围手术期，而在术后半年以上的感染发生率明显降低。感染的致病菌中以表皮葡萄球菌最常见（43% ～ 46%），金黄色葡萄球菌次之（20% ～ 37.3%）。表皮葡萄球菌是广泛存在于皮肤表面的条件致病菌，是医院内感染（包括伤口感染和置管感染）的常见致病菌。颅内感染主要表现为脑膜炎和脑室炎，也有形成硬膜下积脓的。极少数 V-PS 患者因分流管穿入肠腔可发生顽固性革兰氏阴性菌脑室炎，但腹部症状可不明显。

1. 感染分类

脑脊液分流术后感染根据感染发生部位可分为颅内感染、切口感染（图 12-6）、分流管皮下隧道感染（图 12-7）及腹腔内感染。也有研究者根据感染发生于分流系统的内外分为两类，即外周感染及内部感染。外周感染是指在分流系统腔外、分流管所通过的组织间隙的感染，尚

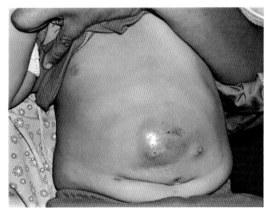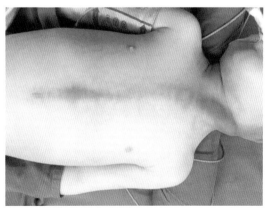

图 12-6 分流术后腹部切口感染　　　　　图 12-7 分流管皮下隧道区局部感染并脓肿

未波及脑脊液系统，局限性好。经皮肤侵蚀的外周感染，多发生于体弱患者，特别是早产儿与营养不良头皮菲薄患者，部分患者可因皮下隧道穿刺过浅所致。极少数患者也可能是少见的硅过敏，可出现与感染相似的皮肤破溃、霉菌样肉芽肿，开始时脑脊液正常但可出现后续继发性感染，需尽快更换不含硅的导管（如聚亚安酯导管）。内部感染是指分流系统的阀、管、储液囊等管腔的表面发生感染，表现为脑膜炎与脑脊液炎性改变，有导致化脓性脑室炎的危险，也称作真性分流感染，易形成分流管脑脊液细菌定植，需要尽快做拔管处理，并积极进行脑脊液管理与抗感染治疗。

2. 感染原因

分流术后围手术期感染，又称为早期感染，多数认为是由无菌操作不仔细、手术细节注意不够，细菌污染分流管所致，也与患者年龄、机体免疫力状况、分流管的异物反应有关，少数患者可因分流装置上的局部皮肤坏死或细菌穿过肠壁污染分流管导致颅内逆行感染。此外，术者对分流手术适应证掌握不严，特别是感染后脑积水患者，部分患者虽经有效抗感染治疗，脑脊液细菌培养阴性且细胞数也接近正常，但此时脑脊液仍处于炎性状态，感染未能控制彻底，若短期内行分流手术，有可能造成感染再发。

部分患者经过围手术期治疗后病情好转或稳定，但出院数月后甚至更长时间再次出现腹部及颅内感染症状致病情加重，被称为晚期感染[16]，考虑与以下因素有关：①患者机体免疫力低下、长期卧床或患有其他慢性消耗性疾病致患者营养不良，抵抗感染能力下降；②儿童或存在认知障碍患者，不能控制自己的行为，搔抓术区皮肤，致切口感染和分流管外露；③儿童患者或部分营养不良患者皮肤薄，分流管及其阀门使局部皮肤隆起，导致经常摩擦或受压，出现皮肤溃破，分流管外露而感染；④腹部炎症致颅内逆行感染，脑脊液流入腹腔后，对腹膜的刺激改变了原有的腹腔生理环境，易致腹腔内积液，形成包裹，细菌有可能透过肠壁进入腹腔，引起腹腔感染。少数抵抗力低下的患者可出现原发性腹膜炎，腹腔内炎症极易引起颅内感染[17]。

分流管作为异物被植入机体后，很快被结缔组织所包裹，结缔组织中的各种蛋白含有细菌的附着成分，特别是有助于金黄色葡萄球菌细胞壁的糖脂类的黏液成分紧密黏附在分流装置上，继而逃避抗生素及免疫宿主的攻击。显微镜下发现分流管的管腔面凹凸不平，这给侵入的细菌提供了隐蔽的场所，细菌的黏附力也极大增强，比一般表面要大近200倍，对抵抗抗生素起到很大作用。一旦发生感染会导致分流管壁细菌定植，形成慢性感染，抗生素治疗无法在局部形成有效渗透浓度，很难达到治疗目的，必须拔除分流管。

3. 预防与治疗

严格掌握分流手术适应证、术中注重细节管理、严格无菌操作，是分流手术后感染预防的主要措施。2011年，美国脑积水临床研究网络中心（HCRN）提出了一套新的分流标准流程以降低脑积水的分流感染率，该标准流程包括术前应用抗生素、术前标准洗手方式、参加手术人员佩戴双层手套等11个步骤[18]（图12-8）。

该方案在其中4个脑积水中心的患儿中实施，最终显示其儿童脑积水分流感染率从实施该方案前的8.8%下降至5.7%，研究结果显示有统计学意义。2015年，该研究团队尝试将抗生素涂层分流导管纳入该标准流程中，并修正了原来的标准流程（如往分流管储液囊内注入万古霉素或庆大霉素等）[19]，在该研究网络的8个中心的儿童脑积水患者中展开研究，但实施该流程后分流感染率与实施原方案的患者无明显差别。2019年，有日本学者对上述方案进行了改进并旨在建立适用于儿童和成人的分流标准程序[20]，包括了将分流设备浸润在用500mg万古霉素配成的50mL盐水中等步骤，最后实施该标准的患者未见分流感染，而未施行该标准的感染率

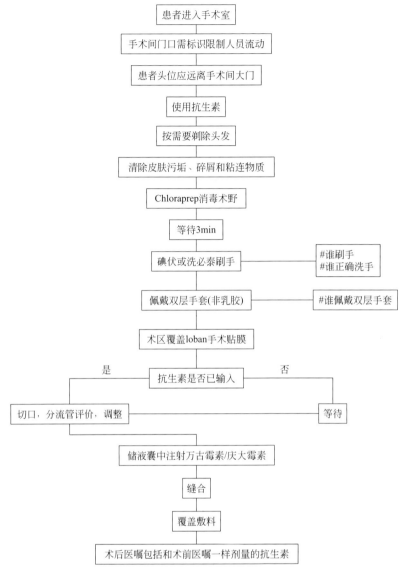

患者进入手术室

手术间门口需标识限制人员流动

患者头位应远离手术间大门

使用抗生素

按需要剃除头发

清除皮肤污垢、碎屑和粘连物质

Chloraprep消毒术野

等待3min

碘伏或洗必泰刷手 — #谁刷手 #谁正确洗手

佩戴双层手套(非乳胶) — #谁佩戴双层手套

术区覆盖loban手术贴膜

抗生素是否已输入 （是／否）

切口，分流管评价，调整 — 等待

储液囊中注射万古霉素/庆大霉素

缝合

覆盖敷料

术后医嘱包括和术前医嘱一样剂量的抗生素

图12-8 HCRN 指南 / 西雅图儿童医院（SCH）流程

为 7.3%，结果显示该方案疗效显著。

重视分流手术术中细节管理是非常必要的，术前需仔细检查分流管包装，如有破损需更换。术前建议预防性应用广谱抗生素，推荐第三代头孢菌素（头孢曲松），有研究表明预防性应用抗生素能使感染率下降 50%。充分的术前皮肤准备，术前消毒准备是整个预防感染的重要组成部分。将皮肤与手术创口隔离开及严格避免分流管和受术者的皮肤接触。现在常用的含碘手术贴膜（有称手术膜），可满足这一要求。尽量把分流手术安排在手术间每天的首台手术，并应减少手术室人员的数量与流动。抗生素浸润分流导管（AISC）的内容见第八章第二节"三、治疗"中的相关内容。

在分流术后感染的外科治疗方面，争议较多。在必要的清创和抗感染治疗的前提下，如不能有效控制感染，则需要尽早去除分流管，待感染得到有效控制后，再行相应处理。Shafer 等的研究发现：拔出感染的分流管，并实施脑室外引流的方法效果最好，而单独使用抗生素的效果最差。对于 V-P 分流术后感染的非外科处理，最早由 Mclaufin 提出，但文献表明依靠长时间抗生素治疗来控制分流术后感染，其成功率不到 50%，此非外科处理 V-P 分流术后感染的方式，最好当感染的病原微生物对抗生素治疗敏感或患者存在较多的手术风险不能耐受再次分流手术时才考虑。V-P 分流术后感染是多因素、多步骤造成的，仍需努力研究诱发 V-P 分流术后感染的高危因素，加强 V-P 分流术后感染同其他异物植入术后感染的对比性研究，努力探索预防分流术后感染的有效措施[21]。

（三）手术技术与操作相关并发症

1. 分流管留置位置不当

分流管脑室端穿刺位置偏移，导管在脑室内留置过短（图 12-9、图 12-10）或过长，或导管刺入对侧脑室。有学者认为脑室端导管过长为导管刺入对侧脑室中的原因，认为脑室端分流管不必过长，手术中截取脑室端导管的长度以双顶径的 1/2 为限，这样导管的头端就不会穿越中线结构，减少中线结构受损伤机会。另外导管进入对侧脑室与术前测量脑室大小、设计进管方向及术者技术熟练程度有关，虽然穿刺过程中也有脑脊液流出，但容易发生分流管梗阻或分流不足。目前国内外有条件单位建议借助术中导航或 B 超引导进行穿刺，会大大提高脑室穿刺成功率。

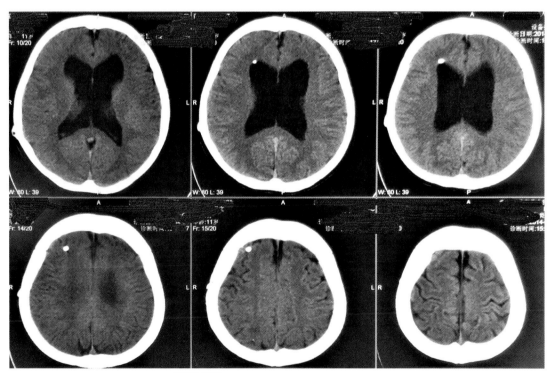

图12-9 额角穿刺分流管脑室端留置过短

2. 皮肤破损

皮下隧道穿刺过程粗暴，皮下隧道穿刺过浅导致皮肤损伤或破溃（图 12-11、图 12-12）。术中注意小心操作，尤其儿童患者，需保证切口处皮肤厚度及避免皮下隧道过浅。建议术中用 20～40mL 利多卡因局麻药加入 200mL 生理盐水中做皮下浸润，使得皮下通条在脂肪层或结缔组织层容易通过，降低皮肤损伤发生率。

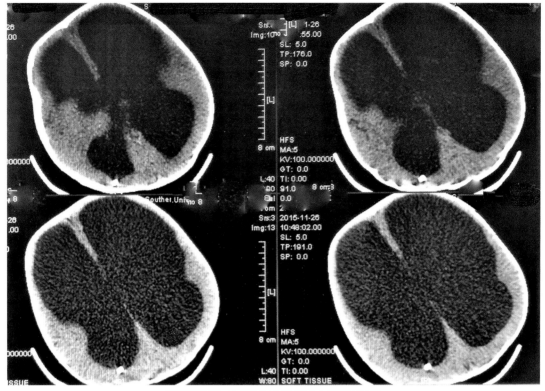

图 12-10　枕角穿刺分流管脑室端留置过短

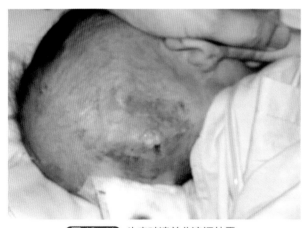

图 12-11　头皮破溃并分流阀外露

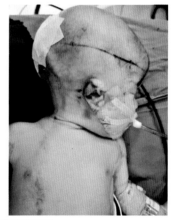

图 12-12　穿刺过浅导致皮肤损伤

3. 意外脏器损伤

术中操作不当，或皮下隧道穿刺动作粗暴，导致肠管破裂，肠穿孔致腹膜炎，或气胸等，罕见手术并发症近几年已很少报道，细心操作完全可以避免。罕见病例因颈部皮下隧道穿刺时损伤颈浅静脉，或分流管穿过颈浅静脉，因颈静脉负压吸引导致分流管移位至上腔静脉和右心房。

4. 癫痫

癫痫因分流手术做脑室穿刺而造成皮质损伤所致[22]，特别是经反复穿刺者、经侧脑室额角置管者、分流系统感染者、脑室内分流管校正次数多者，癫痫发病率高。一般脑电图显示的癫痫灶位于置管侧半球，提示与分流管有关，应用抗癫痫药多可控制。预防：穿刺手法轻柔缓慢，争取一次穿刺成功，避免反复穿刺。有些学者建议分流术后预防性抗癫痫药至少应用1年以后还需根据脑电图结果和临床情况决定是否继续用药[23]。

二、脑脊液分流系统功能障碍

常见的分流系统功能障碍包括分流系统机械故障（分流管梗阻、断开或移位）、硬件功能障碍（分流阀损坏）、功能性障碍（分流不足或过度分流），或上述几种情况并存。其中分流系统梗阻是脑室-腹腔分流术（V-PS）最常见、导致手术失败的主要因素[24]。梗阻的原因主要包括血块或脑组织碎屑堵塞分流管、分流管穿刺进入脑组织内、脉络丛包裹分流管[25]、分流后脑室缩小致分流管退缩到脑实质内、高蛋白含量或脑脊液细胞数、大网膜包裹及分流管尖端周围炎症致腹腔端堵塞等[26]。

（一）分流系统机械故障

1. 分流管堵塞

分流管堵塞是分流手术失败最常见的原因或并发症，可由脑室端、腹腔端、分流阀或整个分流装置阻塞造成。据文献报道[27]其发生率达14%～58%，可发生于分流术后任何时间，因堵管再手术者占二次手术总数的82%。术中发现大约有2/3的分流管堵塞发生于脑室端。远端堵塞报告发生率为12%～34%，脑室-腹腔分流术时为腹腔端堵塞，脑室-心房分流术时为心房端阻塞。

（1）脑室端堵塞 脑室端分流管梗阻的原因主要有脑组织碎块、血凝块、脉络丛阻塞及脑室端位置不当。脑室端导管置入位置及深度不合适，如脑室端导管相对太短，分流后由于脑室缩小，脑室端导管过短易退缩至脑组织。脑室端分流管插入过长，易刺入脑室壁，或通过室间孔进入第三脑室被脑室脉络丛包裹而使脑脊液引流受阻[28]。刘志雄等[29]认为分流管前端插入的最佳位置为无脉络丛的额角，即Monro孔的前方，这样既可避免与脉络丛粘连发生阻塞，又可避免术后因脑室缩小、分流管嵌入脑实质内造成阻塞。若分流管置入侧脑室三角区及枕角，因脉络丛包裹而堵塞者占30%，而从额角置入分流管，与脉络丛几乎成直角，接触面积小，不易包裹，分流管置入侧脑室三角区者占术后堵塞率的48.6%（图12-13），置入侧脑室体部者占36.4%，置入额角者占22.7%。术前应仔细分析患者的具体情况，通过影像学资料，了解患者的脑室形态并测量出脑室的大小、皮质厚度，计算出精确的穿刺角度及深度。

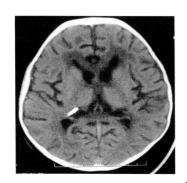 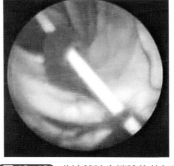 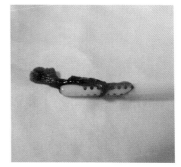

图12-13 分流管脑室端脉络丛包裹

病例 患儿，男，12岁，侧脑室三角区置管脑脊液分流术后3年，反复头痛、脑积水复发，脑室镜下探查提示脑室端脉络丛包裹，予拔管后行侧脑室额角分流。

防治或减少脑室端阻塞的关键措施包括：①术中定位要准确，宜一次性穿刺脑室成功，必要时可结合 B 超或导航引导穿刺，减少脑组织损伤产生的碎块，或出血引起的阻塞。②将分流管脑室端置入侧脑室前角，避免侧脑室三角区置管，减少脉络丛阻塞。有条件的可在脑室镜辅助下，将分流管的脑室端准确地放置于侧脑室额角，避免脉络丛包裹而堵塞分流管开口。

（2）腹腔端堵塞　腹腔端堵塞多为大网膜包裹所致，主要原因是分流管置管后引起的炎症反应及感染，不排除腹腔端分流管太长或太短，被大网膜缠绕或者是管道扭曲、成角可能。腹腔端分流管末端有许多裂隙，受管内液体静水压的作用，常处于开放状态，促使周围的脏器侧壁特别是大网膜发生纤维化将其包裹[26]。Arnell 等[30] 研究发现，分流术后初始阶段，腹腔对脑脊液（CSF）的刺激产生短暂的无菌性反应，形成假性囊肿或造成 CSF 积聚，致使分流管腹腔端发生堵塞。

防治措施：避开大网膜以及减少分流管炎症反应，是避免或减少腹腔端堵塞的关键。近年来多采用将腹腔端放置于小网膜囊或肝脏膈面，或置入盆腔以减少与大网膜囊或肠管粘连的机会，也有研究表明通过盆腔置入法可缩短导管在腹腔的行程，避开大网膜的干扰。腹腔内置管操作要轻柔，术野要干净，减轻术后腹腔无菌性炎症和管周粘连。有学者认为常规开腹置管术后不可避免地产生不同程度肠粘连，应用腹腔镜辅助腹腔端置管，可将分流管放置于大网膜不易到达的部位，甚至是不可能到达的部位（如肝膈间隙、膈肌的腹腔面和肝膈面光滑无网膜结构），这样才不易被大网膜包裹以致堵塞。腹腔镜下人工气腹使肝膈间隙显露良好，手术操作空间大的优点，使分流效果更加确切[31]。

（3）分流阀堵塞　目前公认血凝块阻塞是分流阀堵塞最常见的原因（图 12-14），脑脊液蛋白含量高可能是分流阀堵塞的另一个原因，但 CSF 中蛋白水平异常增高导致分流系统堵塞的发生尚有争议。郭德山[32] 报道 96 例 V-P 分流术后患者分流阀阻塞 3 例（32%），原因为血凝块堵塞。Baird 等[33] 研究显示，灌注液的蛋白水平对阀瓣的功能几乎不产生影响，当溶液的红细胞含量为 5000 个 /dL 时，中压阀瓣系统的变异性增加，而低压阀瓣系统所受的影响较小；当溶液的红细胞浓度增加为 50000 个 /dL 时，所有的阀瓣系统在 1 周内都发生了障碍；灌注红细胞含量为 50000 个 /dL 的稀释的全血溶液时，所有的阀瓣系统也发生了障碍。可见 CSF 中的蛋白水平对不同阀瓣的分流系统几乎不产生任何影响，CSF 中异常增多的红细胞较易造成分流装置的功能障碍，但是 CSF 中各成分共同作用能否增加分流管堵塞概率尚待进一步的研究。术中尽量减少出血可防止、减少阀门阻塞，发生分流阀梗阻者可更换分流阀。

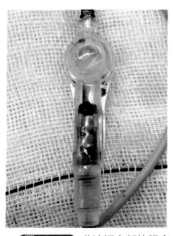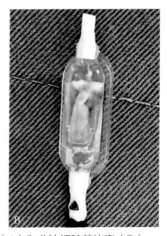

图 12-14 分流阀血凝块阻塞（A）和分流阀脓苔堵塞（B）

2.连接部位或其他位置断裂

分流管常见断裂部位位于分流管和分流阀连接处和皮下走行区，其原因包括分流管阀门连接时固定丝线结扎过紧或太松，术中结扎线过紧可使分流管撕裂和被勒断，如果结扎过松又容易发生术后分流管滑脱。其次，分流管老化或分流管周围炎性反应致分流管表面钙化，儿童患者身高增长后分流管牵拉状态、剧烈运动等诱因，有可能导致分流管断裂。主要表现为突发脑积水加重，颅内压增高等表现，部分患者分流阀或分流管皮下走行区皮下积液，用手触摸和行X线片检查，可判定分流管断裂部位（图12-15）。一旦出现分流管断裂，必须进行分流管探查，取出，如分流管滑入腹腔内可借助腹腔镜取出，重新更换分流管。

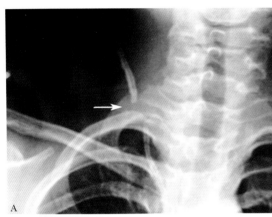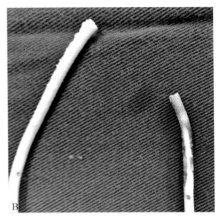

图12-15 分流管颈部走形区断裂（图A箭头所示），可见表面钙盐沉积（图B）

3.分流阀机械故障

意外碰撞可导致分流阀机械性损坏，部分不抗磁分流阀意外磁场干扰，或接受不当磁共振检查后，也可发生机械性损坏。以跳闸现象为常见。磁共振检查需要严格了解分流管类型及抗磁性能，检查后最好进行阀门压力检测，确保压力没有改变。

（二）分流系统功能性障碍

分流过度和分流不足是V-P分流术后最常见的功能性并发症。目前常用的固定压力分流管，容易出现分流管开放压力与患者所需最佳压力不匹配而导致分流过度或分流不足的问题，特别是儿童患者。

1.分流不足

儿童患者置管后第1年内分流不足的发生率约17%[34]。最常见的原因可能是分流系统的可逆性不完全梗阻，脑室端被脉络丛部分阻塞，或者由神经胶质的粘连、脑室内出血致蛋白性粘连、炎症或肿瘤细胞导致分流系统部分性梗阻、防虹吸装置被挤压而部分闭塞。其次是分流阀开放压力与患者所需最佳压力不匹配，选择的分流阀压力设置过高，也有部分患者持续性肌张力过高导致腹腔压力过高等少见原因。

（1）症状和体征 表现为进行性脑积水的症状和体征，包括急性颅内压增高的症状，如头痛、恶心、呕吐、复视、嗜睡、共济失调等表现，婴幼儿可出现呼吸暂停和（或）心动过缓、易激惹等情况，或者出现新发生、频繁或难以控制的癫痫。儿童的急性颅内压增高急性体征，可表现为上视障碍（"落日征"，Parinaud's综合征）、展神经麻痹、视野缺损或失明（脑积水导致的失明）、视盘水肿（2岁前少见），婴儿可见囟门膨出、头皮静脉怒张、头围进行性增大。

此外，可见分流管颅骨钻孔部位或分流阀安置部位皮下囊肿，脑脊液沿分流管渗漏，形成皮下脑脊液漏（图12-16）。

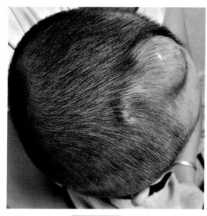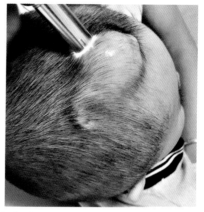

图 12-16 分流管梗阻导致额部钻孔部位皮下脑脊液漏

（2）分流管检查

① 病史和体检，明确置入分流管的原因，最近调整的时间和原因，分流系统中有无抗虹吸装置。对于儿童患者需要测量头围、绘制曲线，了解囟门张力（如未闭）情况。柔软地随脉搏而搏动的囟门是正常的，紧绷膨出的囟门提示分流管堵塞，囟门塌陷说明正常或分流过度。

② 分流泵储液囊的压迫和恢复，此方法仍有争议，挤压分流阀储液囊可能加重堵塞，特别是分流管因分流过度被室管膜堵塞后。压迫困难说明远端堵塞，恢复缓慢提示近端（脑室端）堵塞，通常情况分流阀储液囊在 15～30s 内恢复。

③ 脑脊液沿分流管外渗漏的证据，可经皮下穿刺抽吸确定。

（3）放射学检查

① 分流管 X 线平片：拍摄头颅侧位、胸部平片和（或）腹部平片，通过观察分流管全长排除分流管中断或管端移位，腹部平片必要时需要动态拍摄；注意分流管中断时可能通过管周纤维窦道仍发挥作用。

② CT 检查：最常用，可以快速确定是否存在分流不足情况，特别是复杂的分流系统的首选检查。囟门未闭的婴幼儿，超声检查是最好的检查方法。

③ MRI 影像：不易显示分流装置，不作首选检查，但有合并症时作用不可替代（可能显示脑脊液的跨室管膜吸收、脑脊液分隔等）。

④ 分流管造影：其包括碘剂造影和放射性核素造影。其中碘剂造影可选择碘苯六醇（碘苯六醇180），动态 X 线片。放射性核素造影又称放射性核素分流管造影，其步骤如下：剃发，聚烯吡酮碘消毒，患者仰卧，用 25 号蝴蝶穿刺针穿刺分流管囊，测压，抽出 2～3mL 脑脊液，1mL 送检。注入放射性核素 [成人脑室-腹腔分流，用 1mL 含 1mCi 99mTc(锝) 过锝酸盐（范围：0.5～3mCi）的液体]，注入时阻断远端管（压迫分流瓣）。用剩余的脑脊液冲洗核素。有多个脑室插管的患者需分别注入来检测分流管是否通畅。立即用 Y 照相机拍腹部片以排除同位素直接注入远端管，然后拍颅骨片证明核素进入脑室。如 10min 后仍无液体流入腹腔则患者坐起再拍片，如 10min 内仍无液体流至腹腔，就压泵，观察核素在腹腔内的扩散过程以排除分流管周围形成的假性囊肿。

（4）分流阀储液囊穿刺（详见表12-1）　多用于手术探察或怀疑感染时，穿刺分流阀储

表 12-1 穿刺分流阀储液囊的步骤[38]

步骤	相关信息
• 将针头刺入储液囊，观察有无自动回流 • 测压器测压	• 有自动回流说明近端没有完全堵塞 • 测出压力为脑室的压力（平卧放松的患者应 < 15cmH_2O）
• 如有回流，压迫远端阻塞器，再次测压	• 压力升高说明分流阀和远端引流管有一定的功能
• 无自动液流时，用注射器抽液	• 如脑脊液很容易抽出，脑室压可能接近 0 • 如脑脊液很难抽吸，说明近端管堵塞
• 若仍无流动，则小心向脑室端注射 1 ~ 2mL 生理盐水并观察是否有超过剂量的液体回流	• 有可能去除分流管内的凝块或碎片 • 如仅有注射的 1 ~ 2mL 液体回流，说明分流管不与脑室相通（可能原因：脑室端堵塞、尖端位于脑实质中、裂隙脑室）
• 查脑脊液常规、生化	• 检查有无感染
• 向测压器内注入生理盐水，同时压迫近端（入口管）阻塞器 • 打开分流阀并测量 60s 后的流动压力	• 测量向前传导的压力（近端管堵塞时，通过分流阀和腹腔端的压力），此压力应低于脑室压
• 如远端无液体流出，保持近端阻塞器处于压迫状态，并向分流阀远端注入 3 ~ 5mL 生理盐水，再次测量远端流动压力 • 向脑室内注入生理盐水的量应不超过 1 ~ 2mL，以免引起颅内压增高	• 如腹腔端位于分隔的腔中，那么注射后压力将大大增高

液囊抽取脑脊液标本，可检查有无脑室出血或脑脊液感染，或进行脑脊液脱落细胞学检查，如在颅内恶性肿瘤时检测脑脊液中的恶性细胞。也可通过穿刺分流阀储液囊，检测分流管的功能，进行脑室测压、分流系统造影分析。还有，分流管远端阻塞时穿刺分流阀储液囊抽取脑脊液可作为临时缓解症状的手段，此外，分流感染或脑室炎时可通过穿刺分流阀储液囊进行抗生素灌洗。

（5）分流管探查 有时即使全面的检查后，能检查分流管各部分功能的唯一方法仍只有手术探查，可分别检查各个部分，即使没有感染也应做脑脊液及分流装置的细菌培养。

2. 分流过度

分流过度可能引起的并发症包括颅内低压、硬膜下血肿、裂隙样脑室或裂隙脑室综合征、颅缝早闭和小头畸形，以及中脑导水管综合征等。2% ~ 10% 长期分流患者在分流术后 6.5 年内会发生以上五种并发症中的一种。目前认为分流管的虹吸作用是产生脑脊液过度引流的主要原因，脑室-腹腔分流可能比脑室-心房分流更容易发生分流过度，因为腹腔分流管更长，有更大的虹吸作用。但应用抗虹吸分流管后仍无法完全避免该并发症的出现，可能还有其他因素导致该并发症的出现，有学者认为过度分流产生的主要原因为手术指征和分流管压力选择不正确，也有学者认为手术中穿刺脑室时脑脊液释放速度过快、释放量过多，也是其发生原因。此外，脑软化、脑萎缩致使颅内压下降，从而使原来适当的分流装置出现相对的过度引流。

（1）颅内低压 又称低颅内压综合征，表现为站立位姿势性头痛，平卧位可缓解，可合并出现恶心、呕吐、嗜睡或神经症状（如复视、上视神经麻痹），有时症状与颅内压增高相似，但俯卧时可缓解。儿童多见，通常是由分流阀控制压力与患者脑室内压力不匹配或是由虹吸效应引起的分流过度所致[36,37]。导致分流过度的主要机制是患者的体位变化诱发了虹吸作用，在生理条件下，CSF 生成部位（侧脑室）与吸收部位（静脉窦）之间没有明显的流体静水压，因而CSF 循环不受体位变化的影响。然而当行 V-P 分流术后，由于重力的作用，脑室与腹腔之间产生了大约 60 ~ 80cmH_2O 压力差，从而加快了分流管内液体的流动，诱发了分流过度。分流管基于脑室内压力的变化而发挥作用。颅内压（仰卧位）＝阀门开放压＋腹内压，颅内压（坐位）＝阀门开放压＋腹内压流体静力柱压，然而平均 60 ～ 80cmH$_2$O 流体静力柱压超过了可调压分流管的调节范围（3 ～ 20cmH$_2$O），因此就诱发了分流过度。根据分流术前颅内压基线水平选择合适的分流管是预防分流过度的关键。如颅内压较高，可选择安装有抗虹吸阀的自动调压分流管，如颅内压较低或正常时，可选择不同压力阀的自动调压分流管[38]。Ullrich 等[39] 研究发现，重力辅助自动调压分流管能代偿直立位时的流体静水压作用，选用该分流管后，分流过度发生率下降为 3%，阀瓣开放压的再调整率仅为 13%。国内学者认为采用可调压式分流管治疗脑积水可显著减少分流过度或不足，及分流管梗阻等并发症的发生，能为不同类型脑积水患者个体化确定颅内压，获得最佳分流效果[40]。徐伦山等[41] 认为，合并颅骨缺损的脑积水单纯行分流术，术后易出现分流过度，尤其站立位时，建议同期行颅骨修补及脑室−腹腔分流术有利于解决矛盾。

颅内低压（确因分流过度引起）引起的体位性头痛多为自限性，如卧床休息后头痛症状持续超过 3 天，或使用镇痛药和加压腹带后头痛仍不能缓解，则应检查分流阀的压力。如果分流阀压力偏低则考虑更换高压阀。如压力不偏低，短期症状可用防虹吸装置治疗（其亦增加分流阻力）或同时改用高压分流阀，长期分流过度的患者可能暂时无法耐受将颅内压恢复正常的治疗。

（2）硬膜下积液或硬膜下血肿　硬膜下积液多因分流术后脑室缩小、大脑半球塌陷导致脑外间隙扩大引起（图 12-17）。硬膜下血肿多因分流术后大脑皮质下陷，拉断皮质表面的导血管，引起硬膜下血肿（图 12-18）。而术后颅内压急剧下降引起蛛网膜下腔与硬脑膜分离，同时脑血管系统的反跳性充血引起出血。分流过度可引起脑组织塌陷导致脑桥静脉撕裂出血，形成单纯性硬膜下血肿，血肿多为亚急性或慢性表现，分流同侧的血肿占 32%，对侧占 21%，双侧占 47%。硬膜下血肿症状常常隐匿，无 CT 的时代，分流术后硬膜下血肿的发生率被严重低估，约为 1.2%。最近的文献报道石硬膜下血肿的发生率成人 4% ～ 23%，儿童 2.8% ～ 5.4%，正常压力脑积水（20% ～ 46%）分流术后硬膜下血肿的发生率明显多于高压性脑积水（0.4% ～ 5%）。长期脑积水引起大头颅、脑实质菲薄（颅脑比例失调）时硬膜下血肿的危险性更大，且多发生于巨颅、大脑室的儿童，其硬膜下和脑室压力间存在着极其微妙的平衡。严重脑萎缩的老年患者分流后也可发生硬膜下血肿。分流术后硬膜外血肿的发生率较低。

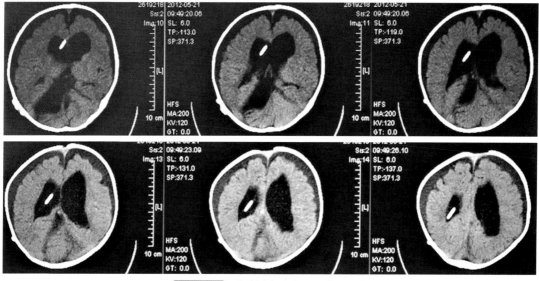

图 12-17 分流过度致术后硬膜下积液

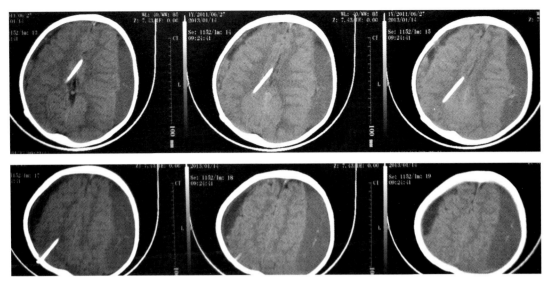

图 12-18 分流过度致术后慢性硬膜下血肿

分流术后硬膜下血肿可依据头颅大小、外观、表现（急性、慢性、混合等）选择不同的治疗方法。颅缝已闭的患者，小量（厚度<1～2cm）的无症状硬膜下血肿可观察，定期影像学检查。40% 的病例中，硬膜下血肿临床症状（与分流障碍症状相似）需针对性治疗。颅缝未闭的儿童硬膜下血肿患者提倡积极治疗以防止迟发症状和或巨颅症。治疗方法很多，包括手术治疗，如慢性血肿钻孔引流、急性血肿的开颅清除等，其次，针对分流过度可减少分流量、更换高压力分流阀，或调高可调压分流阀的压力。治疗目的是在分流不足（发生活动性脑积水的症状）与分流过度（促进硬膜下血肿的复发）之间建立微妙的平衡。术后应缓慢搬运患者以防硬膜下血肿复发。

（3）裂隙样脑室　Walker 等[42] 报道，分流术后 3%～80% 患者出现脑室呈裂隙状（图 12-19，侧脑室完全塌陷），大多患者无任何症状，仅有 11.5% 患者出现临床表现，出现裂隙样脑室综合征（slit ventricle syndrome，SVS），主要表现为间断性头痛，每次持续 10～30min，脑室窄小，分流泵按压后充盈缓慢，约 6.5%SVS 患者需手术干预。SVS 发生的主要机制为分流过度导致脑室塌陷（裂隙样脑室），引起室管膜阻塞脑室内分流管口，造成流出孔阻塞。长期裂隙样脑室状态导致脑室顺应性下降，即使稍有扩大也可导致颅压增高引起症状。SVS 发生早期当脑脊液积聚到一定程度，引起脑室扩张可使分流管管口暂时再通（因此症状为间歇性）。症状与分流障碍相似，出现与体位无关的间歇性头痛，常伴恶心、呕吐、嗜睡、激惹、精神障碍，体征可存在展神经麻痹。严重 SVS 可出现完全性分流障碍（又称正常容积脑积水），由于室管

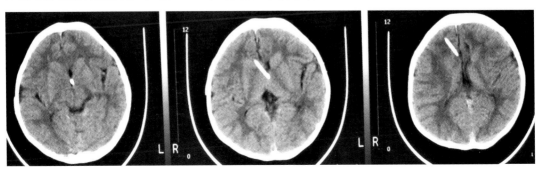

图 12-19 头颅 CT 扫描提示分流术后裂隙样脑室

膜下神经胶质增生脑室无法扩张，脑室仍呈裂隙状。裂隙脑室综合征发生机制还有一种可能，由于长期分流过度，患者自身脑脊液吸收循环功能完全丧失，蛛网膜颗粒萎缩闭塞。这种长期过度分流状态后遗症很多，因此儿童患者需要兼顾到自身脑脊液循环系统发育情况。

根据颅内压监测结果，ReKate[43]将裂隙样脑室综合征分为五种类型：①间断低压性头痛；②分流管近端间断堵塞；③分流管堵塞，但脑室窄小（又称正常容积脑积水）；④分流管通畅，颅内压低（脑积水性假瘤综合征）；⑤头痛与分流管无关。分流术后或调整术后早期即发生的间断性阻塞症状许多可能自愈，故可先观察。已出现明显分流功能障碍的裂隙样脑室综合征需行分流管调整术。宜采用个体化治疗措施，正确掌握手术适应证，颅内压增高明显的梗阻性脑积水首选内镜下第三脑室底造瘘术，分流管的调整或更换需采用抗虹吸阀或重力感应阀。Baskin等[44]报道22例裂隙样脑室综合征，5例夹闭分流管3天，监测颅内压维持在正常范围内，直接拔除分流管；其余患者拔除分流管后颅内压升高，1例行分流术，16例行内镜下第三脑室底造瘘术，术后10例病情明显好转，不需再行分流术，最终73%的患者成功拔除引流管。

（4）颅缝早闭、小头畸形和头颅畸形 婴幼儿患者分流术后可出现多种头颅改变，包括：颅底和颅盖骨增厚、向内生长、蝶鞍变小，颅骨孔变小和颅缝早闭。最常见的是矢状缝早闭引起的长头畸形。小头畸形占分流后头颅畸形的6%（其中一半为矢状缝早闭）。如发生颅内高压一些畸形是可以恢复的（除非颅缝完全闭锁）。其发生机制跟过度分流相关，因为患儿在成长过程中随着其身高增长，站立位分流管的虹吸作用增大，如果分流阀门压力维持不变，必然会导致脑脊液过度分流，如患儿长期处于脑脊液过度分流、低颅压状态，无法维持颅骨生长的自然压力，最终将引起颅骨发育畸形、颅缝早闭。因此婴幼儿脑脊液分流治疗更需要贯彻全程管理的理念，儿童脑脊液分流术建议选择精细调压分流管，术后分流系统实施动态调节，根据患儿身高增长进行主动性分流阀压力上调，兼顾脑和颅骨的发育。

（5）中脑导水管综合征 脑积水分流术后，极少部分患者出现不同程度的中脑导水管综合征，临床表现为眼球垂直凝视障碍、眼球震颤、瞳孔对光反应或近距视觉反应减弱或缺失，其症状多样复杂，有典型表现的患者并不多，初期患者存在颅压增高或低颅压症状和体征，头疼、恶心、呕吐。经过几次手术后表现为不同程度的中脑导水管综合征，如眼球垂直凝视障碍伴有运动性缄默，或仅有眼部症状，如落日征或collier's征。除具有上述眼部表现以外，还存在锥体、锥体外系症状[45]。该病诊断依据包括：①有脑积水和手术分流的病史；②有手术后分流不良的经历，表现为再次脑室扩大或脑室缩小，CT表现有裂隙样脑室或合并硬膜外血肿等；③合并不同程度的眼征、锥体和锥体外系体征和影像不相符合的意识障碍。由于缺乏对该综合征的认识，临床医生往往用脑积水术后其他并发症解释，忽略了该综合征的临床表现和意义。其发生机制尚未完全明确，倾向认为跟脑脊液过度分流相关，过度分流引起幕上下压力梯度反转，中脑导水管因此发生狭窄或闭塞，造成间脑牵拉损伤。Cinalli等[46]对7例患者在分流前后进行幕上腔和幕下腔颅内压监测，发现分流前幕上腔压力高于幕下腔，存在压力梯度，分流后幕下腔压力高于幕上腔。此前该病的病死率比较高，预后较差。近来的内镜下第三脑室造瘘术可能是缓解和治疗该综合征比较有效的方法。Cinalli等早期不得不对2例该综合征合并分流管感染的患者进行了内镜下第三脑室造瘘术，结果取得意外的治疗效果，患者的中脑导水管综合征迅速得到恢复和缓解。

（6）分流管依赖（shunt dependency，SD） 广义上可以理解为脑脊液分流术后患者正常神经功能状态的维持依赖于分流系统的正常工作，终生不能摆脱分流管，一旦分流系统故障将再次出现以颅内压增高为主要表现的脑积水相关症状。分流管依赖综合征（shunt dependency syndrome, SDS）是由分流系统故障引起的一种特殊的 SD 病症，临床上表现为突发的剧烈头痛、视物模糊、恶心、呕吐伴视盘水肿等颅内压增高表现。腰穿压力常超过 $300mmH_2O$，个别甚超过 $600mmH_2O$。颅脑影像学检查常提示脑室正常或者稍小于正常，与长期脑脊液腹腔分流后脑室壁及脑组织顺应性下降有关，缺乏特征性变化，容易被忽略，延误诊疗。关于 SDS 的报道最早出现于 20 世纪 80 年代末，迄今为止国内外报道不多，对其临床表现、影像学特征常认识不足。有关 SDS 的发生机制，目前倾向认为脑脊液分流术后 SD 是脑脊液吸收功能的废用性减退和脑室壁因长时间低颅压导致顺应性下降在分流管功能丧失后共同作用引发的。一旦分流系统故障，患者自身已减退的脑脊液循环系统无法代偿，而脑室壁因长时间低颅压导致顺应性下降无法扩张代偿，脑室系统将无法及时顺利缓解脑脊液压力，造成突发的颅内压增高。影像学上表现为脑室正常或缩小，短时间内颅内高压视乳头可不出现水肿。SDS 与裂隙脑室综合征（SVS）不同。SDS 患者的脑脊液分流系统工作正常，因脑脊液过度分流导致脑室系统完全塌陷形成裂隙状脑室，并因此堵塞脑室端分流管流出孔，引起暂时性颅内压增高，当脑脊液积聚到一定程度，脑室扩张可使分流管管口暂时再通，表现为与体位无关的间歇性头痛症状；通过提高分流阀阈值减少分流后，脑室"裂隙状"会有所改善（扩张），症状多可好转或消失。林志雄等研究表明首次分流至出现 SD 的间隔时间为 4～12 年，平均 6.3 年。因此对于脑积水行脑室腹腔分流术患者，在长期恢复过程中应细微体会或观察，一旦出现头痛，应及时就诊。处理的策略 SVS 为减少脑脊液分流，SDS 为重建分流。

SDS 治疗的关键是重建脑脊液循环通路，缓解颅高压。重新恢复脑脊液引流通道措施包括解除分流管梗阻、更换脑脊液分流系统或重新进行脑脊液分流术、腰大池-腹腔分流术。术后患者的临床症状常可以短时间内得到改善，头痛、恶心、呕吐或视盘水肿等颅高压症状迅速消失。必须明确：脑脊液分流术只是脑积水的一种姑息治疗，术后脑积水及症状持续改善并不代表脑积水的治愈；对于儿童脑积水而言，脑脊液分流术后的 SD 预防更为重要，需要进行动态的术后分流系统管理。行儿童脑脊液分流术，尽量选择精细调压分流管，以便对术后分流系统实施动态调节，一旦分流术后患儿正常脑室形态结构和神经功能状态恢复正常，建议进行主动性分流阀压力缓慢、逐级上调，以此促进患儿自身颅内脑脊液循环系统的发育与建立，减少脑脊液分流量，终期目标为患儿自身脑脊液循环的完全恢复与建立、分流管功能停止，方能认为治愈脑积水。

三、分流术后相关脏器并发症

1. 腹腔分流并发症

腹腔分流术后腹腔内并发症最常见于分流管腹腔端附近，最常见的并发症包括腹腔端感染，以及大网膜包裹导致分流故障，轻度感染可引起腹腔假性囊肿或脓肿形成，超过半数的患者需要进行手术探查修正。文献报道的其他并发症还包括切口疝、皮下脑脊液漏、各种分流管移位、肠穿孔、脑脊液腹水、腹股沟疝和肠扭转。这些并发症表现为局部腹部征象或者颅内压升高。腹腔并发症治疗中的一个关键问题是这些并发症需要得到早期正确诊断。腹腔内并发症诊断方法包括腹部 CT、MRI、超声或腹腔造影检查，明确诊断后什么情况下需要进行探查或更换分流管手术。主要腹腔并发症包括以下方面：

（1）腹腔积液　V-P 术后发生假性囊肿形成、腹股沟疝、鞘膜积液或脑脊液性腹水。腹股沟疝发生率为 17%，分流管可经腹股沟管移位至阴囊形成鞘膜积液。腹腔囊肿（或假性囊肿）或脓肿（图 12-20），常见原因为腹腔感染、也可由手术中手套滑石粉反应引起。

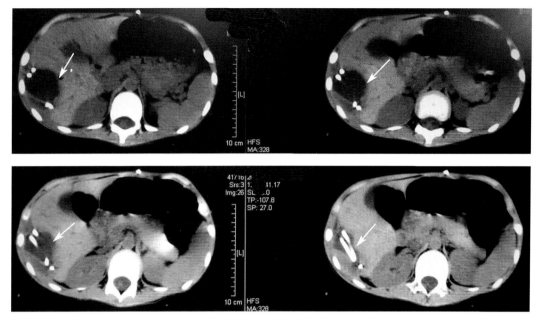

图 12-20 分流术后腹腔低级别感染致肝脏膈面脓肿形成

（2）分流管腹腔端脱出　婴幼儿时期分流管腹腔端放置过短，分流管随着身高增长可能被拔出腹腔（图 12-21），建议使用长分流管可避免换管。

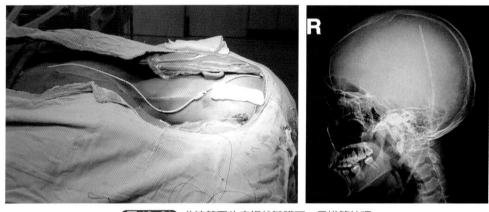

图 12-21 分流管至头皮帽状腱膜下，予拔管处理

（3）脏器穿孔　腹腔分流管可缠绕致肠梗阻、肠扭转、肠绞窄，严重时出现腹膜炎、肠穿孔、膀胱穿孔。

（4）严重腹腔粘连　分流感染引起腹膜炎，治疗后可产生腹腔粘连，减少脑脊液吸收面积。

（5）分流管移位　V-P 术后分流管腹腔端可移位至胸、腹壁及颈部皮下，或头皮帽状腱膜下。罕见病例报道腹腔端导管可移位至膀胱、心房等部位，或经口腔（图 12-22）、肛门（图 12-23）、腹壁（图 12-24）、尿道（图 12-25）、阴道脱出体表，这部分病例均与早期应用的分流管有关，跟分流管的品牌和质地可能有关，如分流管质地太韧或刚性过强。V-P 术后腹腔端导管经口脱出是一种极为罕见的远期术后并发症，最常见于儿童，但也有报道发生于成人。超过 2/3 的病例发生于 V-P 术后或最后一次分流管调整手术后 1 年内，因此在 V-P 术后的这段时间内，必须密切随访观察[47]。

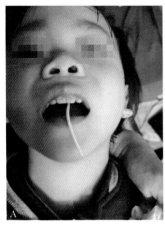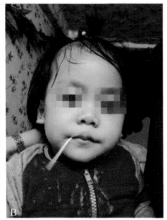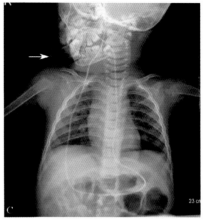

图12-22 腹腔端分流管经口腔脱出

图 A、B 示分流管腹腔端从口腔脱出；图 C 胸部 X 线正位片箭头指示 X 线下见高密度分流管经食管、口脱出体外

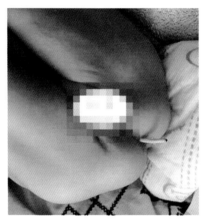

图12-23 腹腔端分流管经横结肠穿入肠道后从肛门脱出

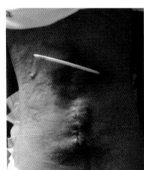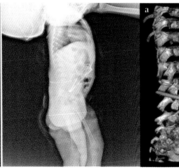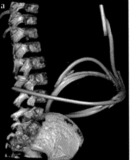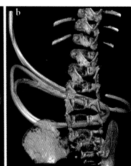

图12-24 腹腔端分流管经腹后壁脱出

　　除此之外，便秘也可引起脑室-腹腔分流术后短暂性功能障碍。Morais 等 [48] 报告了一例 6 岁女孩脊髓脊膜膨出继发性脑积水而行 V-PS 术，术后患者因间歇性头痛、呕吐、便秘、腹胀和腹痛而再次急诊就诊，CT 扫描显示脑室扩张，腹部造影显示快速灌肠以及胃肠减压后，腹胀症状改善，24h 后的 CT 扫描显示脑室缩小。便秘导致 V-PS 后功能障碍的机制可能为腹内压的间接增加或扩张的肠袢直接阻塞导管。治疗便秘可以恢复脑脊液的自由循环，避免手术干预。仔细的神经监测在这些患者中是有必要的，因为一些治疗便秘的措施会增加颅内压。该个

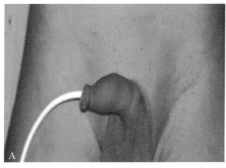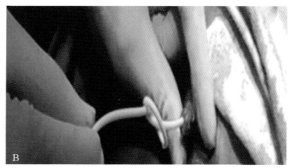

图12-25 腹腔端分流管经尿道脱出

案报告提示便秘可能是 V-PS 术后短暂性功能障碍的原因，避免进行不必要的探查手术。

2. 心房分流并发症

生长期儿童分流管长度需不断增加，感染及败血症发生率高。如分流阀功能失常可能导致血液反流到脑室（少见），分流管血栓形成，心血管并发症：穿孔、血栓性静脉炎、肺动脉微栓子可能导致肺动脉高压（发生率约 0.3%）。罕见病例可见腹腔端分流管断裂完整移位至心房中（图 12-26，广东省人民医院周东教授提供病例）。

3. 腰大池分流并发症

（1）高达 70% 的患者有进行性小脑扁桃体下疝的危险（Chiari Ⅰ畸形）；

（2）分流过度发生时很难控制，过度分流可导致双侧第Ⅵ、Ⅶ脑神经功能障碍；

（3）需更改或检查通畅程度时近端手术较困难；

（4）腰神经根激惹（神经根病）；

（5）脑脊液沿分流管周外渗；

（6）压力调节较困难；

（7）蛛网膜炎和粘连的发生率高。

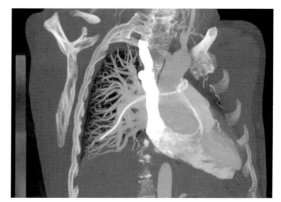

图12-26 分流管断裂，心脏内移位

（张旺明　南方医科大学珠江医院神经外科）

参考文献

[1] Weisenberg S H, TerMaath S C, Seaver C E, et al. Ventricular catheter development: past, present, and future[J]. J Neurosurg, 2016, 125(6): 1504-1512.

[2] Drake J M, Kestle J R W, Tuli S. CSF shunts 50 years on-past, present and future[J]. Child's Nerv Syst, 2000, 16(10-11): 800-804.

[3] Aschoff A, Kremer P, Hashemi B, et al. The scientific history of hydrocephalus and its treatment[J]. Neurosurg Rev, 1999, 22(2-3): 67-95.

[4] 中国医师协会神经外科医师分会. 中国脑积水规范化治疗专家共识(2013版)[J]. 中华神经外科杂志, 2013, 29(6): 634-637.

[5] Reddy G K, Bollam1 P, Caldito G. Long-term outcomes of ventriculoperitoneal shunt surgery in patients with hydrocephalus[J]. World Neurosurg, 2014, 81(2): 404-410.

[6] 张玉琪. 脑室-腹腔分流术的技术要点[J]. 中华神经外科杂志, 2008, 24(4): 307-308.

[7] 马驰原，王汉东.腰大池－腹腔分流术的技术要点[J].中华神经外科杂志，2013, 29(1): 65.

[8] Lundkvist B, Eklund A, Kristensen B, et al. CSF hydrodynamics after placement of a shunt with an antisiphon device: a long term study[J]. J Neurosurg, 2001, 94(5): 750-756.

[9] Boon A J, Tans J T, Delwel E J, et a1. Dutch normal—pressure hydrocephalus study: prediction of outcome after shunting by resistance to outflow of cerebrospinal fluid[J]. J Neurosurg, 1997, 87(5): 687-693.

[10] Matsumae M, Sato O, Itoh K, et a1. Quantification of cerebrospinal fluid shunt flow rates: assessment of the programmable pressure valve[J]. Childs Nerv Syst, 1989, 5(6): 356-360.

[11] Akbar M, Stippich C, Aschoff A. Magnetic resonance imaging and cerebrospinal fluid shunt valves[J]. N Engl J Med, 2005, 353: 1413-1414.

[12] 龙银波.正常颅压脑积水分流方式和分流管选择的探讨[D].河北：河北医科大学，2014.

[13] Gong W Y, Xu L, Yang P, et al. Characteristics of delayed intracerebral hemorrhage after ventriculoperitoneal shunt insertion[J]. Oncotarget, 2017, 8(26): 42693-42699.

[14] 黄绳跃，王开宇，黄克清.脑室－腹腔分流术治疗脑积水[J].中华神经外科杂志，1995, 11(2): 110.

[15] Mancao M, Miller C, Cochrane B, et al. Cerebrospinal fluid shunt infections in infants and children in Mobile, Alabama[J]. Acta Paediatr, 1998, 87(6): 667-670.

[16] 杜浩，秦尚振，马廉亭，等.脑室－腹腔分流术后颅内感染的原因及治疗措施[J].中国临床神经外科杂志，2004, 9(5): 335-337.

[17] 邓发斌，徐荣华，陈淳，等.侧脑室－腹腔分流术后并发症的病因及处理[J].现代预发医学杂志，2008, 35(23): 4735-4736.

[18] Kestle J R W, Riva-Cambrin J, Wellons J C, et al. A standardized protocol to reduce cerebrospinal fluid shunt infection: The Hydrocephalus Clinical Research Network Quality Improvement Initiative[J]. Journal of Neurosur: Pediatrics, 2011, 8(1): 22-29.

[19] Kestle J R W, Holubkov R, Douglas Cochrane D, et al. A new Hydrocephalus Clinical Research Network protocol to reduce cerebrospinal fluid shunt infection[J]. Journal of Neurosurg: Pediatrics, 2016, 17: 391-396.

[20] Okamura Y, Maruyama K, Fukuda S, et al. Detailed standardized protocol to prevent cerebrospinal fluid shunt infection[J]. Journal of Neurosurg, 2019: 1-5.

[21] Chatterjee S, Chatterjee U. Overview of post-infective hydrocephalus[J]. Child's Nervous System, 2011, 27(10): 1693-1698.

[22] 李龄.脑积水现代神经外科处理[M].广州：华南理工大学出版社，1999.

[23] 王键铭，陈大伟，胡国章，等.脑积水脑室－腹腔分流术后并发症及其防治[J].中华老年医学杂志，2010, 30(2): 417-419.

[24] 肖力子，杨应明.脑积水脑室－腹腔分流术后并发症的研究进展[J].中南医学科学杂，2018, 46(1): 105-107.

[25] Kulkami A V, Rabin D, Lamberti-paseulli M, et a1. Repeat cerebrospinal fluid shunt infection in children[J]. J Pediar Neurosurg, 2001, 35(2): 66-71.

[26] Del Bio M R. Biological reactions to cerebrospinal fluid shunt devices: a review of cellular pathology[J]. Neurosurgery, 1998, 42(2): 319-326.

[27] 陈真，李广庆，华扬，等.早期发现脑室－腹腔分流管阻塞的三种检测方法[J].中国脑血管病杂志，2004, 1(9): 405-407.

[28] 章翔.临床神经外科学[M].北京：人民军医出版社，2006.

[29] 刘志雄，张明宇.侧脑室－腹腔分流术治疗交通性脑积水的临床分析[J].中国医师进修杂志，2006, 29(12): 14-16.

[30] Arnell K, Olsen L. Distal catheter obstruction from non-infectious cause in ventriculo-peritoneal shunted children[J]. Eur J Pediatr Surg, 2004, 14(4): 245-249.

[31] 马骁，蔡春泉，孙宁，等.腹腔镜辅助下脑室腹腔分流术在儿童脑积水的临床应用 [J].临床小儿外科杂志, 2007, 6(6): 45-46.

[32] 郭德山.脑室-腹腔分流术96例临床分析[J].北华大学学报(自然科学版), 2003, 4(5): 419-421.

[33] Baird C, Farner S, Mohr C, et a1. The effects of protein, blood cells and whole blood on PS valve function[J]. Pediatric Neurosurg, 2002, 37(4): 186-193.

[34] Merkler A E, Chang J, Parker W E, et al. The rate of complications after ventriculoperitoneal shunt surgery[J]. World Neurosurg, 2017, 98: 654-658.

[35] 格林伯格.神经外科手册第8版 [M].赵继宗等，译.南京：江苏凤凰科学技术出版社，2017: 463-465.

[36] 王任直.神经外科手术学[M]. 2版.北京：人民卫生出版社，2004.

[37] 赵继宗.神经外科手术精要与并发症[M].北京：北京大学医学出版社，2004.

[38] Bergsneider M. Management of hydrocephalus with programmable valves after traumatic brain injury and subaraehnoid hemorrhage[J]. Curr Opin Neurol, 2000, 13(6): 661-664.

[39] Ullrich M, Johannes L, AI-ZF, et al. Clinical experience in the treatment of idiopathic normal pressure hydrocephalus using the programmable gravity-assisted value(ProGAV Aesculap)[J]. Neurosurgery, 2007, 17(1): 52-55.

[40] 郑佳平，陈国强，韩宏彦，等.可调压式分流管在脑积水治疗中的应用 [J].中国微侵袭神经外科杂志, 2008, 13(6): 277-278.

[41] 徐伦山，许民辉，邹永文.成人脑室腹腔分流术后感染的特点和预防[J].中华神经外科疾病研究杂志, 2005, 5(1): 80-81.

[42] Walker M L, Fried A, Petronio J. Diagnosis and treatment of the slit ventricle syndrome[J]. Neurosurg Clin N Am, 1993, 4(4): 707-714.

[43] Rekate H L. The slit ventricle syndrome: advances based on technology and understanding[J]. Pediatr Neurosurg, 2004, 40(6): 259-263.

[44] Baskin J J, Manwaring K H, Rekate H L. Ventricular shunt removal: the ultimate treatment of the slit ventricle syndrome[J]. J Neurosurg, 1998, 88(3): 478-484.

[45] 赵宪林，王兴鹏.脑积水分流术后引起的中脑导水管综合征 [J].中华神经外科杂志，2008, 24(1): 57-58.

[46] Cinalli G, Sainte-Rose C, Simon I, et a1. Sylvian aqueduct syndrome and global rostral midbrain dysfunction associated with shunt malfunction[J]. J Neurosurg, 1999, 90: 227-236.

[47] Ghritlaharey R K. Review of the management of peroral extrusion of ventriculoperitoneal shunt catheter[J]. J of Clin and Diag Res, 2016, 10(11): PE01-PE06.

[48] Morais B A, Cardeal D D, Andrade F G, et al. Reversible ventriculoperitoneal shunt dysfunction and chronic constipation: case report[J]. J Neurosurg Pediatr, 2018, 5: 1-4.

第十三章

分流术的生理学基础与分流管工作原理

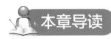 **本章导读**

本章节主要介绍脑积水分流术，特别是脑室–腹腔分流术的生理学基础。在脑室–腹腔分流术中，被分流到腹腔的液体很容易被吸收，因此，脑室–腹腔分流模型被认为是一个开放系统而不会对腹内压造成影响。在计算脑室–腹腔分流术后颅内压时，应该将站立位颅腔和腹腔的静水压力差、腹腔压力和阀门开启压都考虑到。分流管系统的关键在于分流阀，尽管分流阀的种类很多，但是按照机械压力，分流阀主要分为差压阀和静压阀两种，前者包括：硅酮裂隙阀、覆膜阀及球螺旋阀，其中球螺旋阀属于可调压阀；后者包括：抗虹吸阀、流量降低阀及可调压重力阀。分流阀的核心作用在于防止过度分流。最佳的分流系统应该具有不容易感染的、可生理调节的压力阀，拥有储液囊和整合的颅内压遥测传感器，同时是经济的，患者负担得起。

自 20 世纪初，人们开始尝试"永久性的分流手术"治疗脑积水，即利用人工流体系统将脑室与体内能吸收多余脑脊液的腔联通起来。尤其到了 20 世纪 40 年代，报道明显增多。初期的分流手术可分为：颅内的分流（脑室–蛛网膜下腔分流术）和向颅外的分流两种方式。目前脑室–腹腔分流术是最常用的标准术式[1]。但是常规分流术无效时，其他的术式包括脑室–心房分流术、腰大池–腹腔分流术或偶尔采用的脑室–胸腔分流术等[2]。

治疗脑积水的分流装置的核心是分流阀和分流管的材料，不包含分流阀的分流系统极少被应用。所以，讨论分流管的工作原理实质是探索分流阀的设计原理。目前，临床常用的不同厂家的产品，其分流阀的设计也存在不同；尽管临床观察发现带有或不带有抗重力装置的可调压分流阀存在显著的差异效果[3-5]，但是多数前瞻性对照研究并没有发现不同分流阀之间存在显著的疗效差异[6-8]。

在 20 世纪 50 年代以前，不论是各种方法的分流手术还是颅内的"生理性手术"，治疗效果应该说都不是很满意，病死率和并发症也很高。但在 20 世纪 50 年代以后，分流的原理与分流术的生理学基础的理解、分流管材料的更新以及分流管的阀门的研制，使得分流手术的优势越来越明显，而且逐渐成了脑积水的一线治疗方法。

一、分流的原理与分流术的生理学基础

我们知道在人体内，颅内压平均值为 13cmH$_2$O，峰值为 15cmH$_2$O，它是指脑室系统内的绝

对压力与外部大气压力之间的压差。脑脊液的生成及吸收情况是影响颅内压的重要因素。其产生取决于脑室系统和动脉之间的压力梯度，而其吸收则依赖脑室和静脉间的压力差。因此当静脉压力增加时，颅内压也升高。按照颅内压定义，颅内压应该与季节变化和所处位置的海拔高度有关，因为这两者影响绝对大气压值。

目前临床使用的分流系统有流入端和流出端。流出端与吸收腔（通常为腹腔或右心房）相连接，而流入端则接入脑室。在脑积水的分流手术中脑脊液的分流量取决于分流系统中分流阀的开放特性和阀门出口处的压力。所以，在脑室-腹腔分流术中，腹腔内压力对于颅内压来说非常重要。被分流到腹腔的液体很容易被吸收，因此脑室-腹腔分流模型被认为是一个开放系统而不会对腹内压造成影响。

在一个分流的液体环境中，相对静水压力而言，颅内压随着高度的增加逐渐降低，反之，越低位置越高。因此，分流患者的颅内压也取决于分流目的腔室内的压力。尽管在脑室-腹腔分流术中，置入腹腔的分流管远端的位置是无法控制的；但是，脑室-腹腔分流模型被认为是一个开放系统，其流出端的压力与分流管远端的位置关系不大，而应该与腹内压参考点（零压力点）关系密切。这就要求我们考虑腹腔内静水压力问题。

腹腔内静水压力是由腹部脏器之间的液体形成的。此外，腹内压还取决于患者的日常活动。同时，营养状况、个体解剖变异、运动或疾病均会对该压力造成影响。目前一般认为，当人处于平卧位时，腹内压的零压力平面位于上腹部皮肤。这意味着与比较瘦的患者相比，肥胖患者的腹内压零压力参考平面更高；所以，肥胖患者平卧时可能出现引流不足的问题。与平卧位相比，直立位置则要考虑充分引流并防止因此而过度分流，通常来说直立位置时的过度引流更普遍。当患者处于直立位的时候，由于重力作用，腹腔内部的流体力学也发生变化。此时，腹腔内的静水压的零压力平面移到膈区。

无论接受分流手术的患者处于什么体位，均存在一个对分流产生影响的零压力平面，该参考平面的移动距离、变化频率及持续时间对分流效果有很大影响。但是腹腔内零压力参考平面的位置不会因脑脊液引流而发生改变，其根本原因在于腹膜的吸收能力非常强大，被引流至腹腔的脑脊液不会改变腹腔压力。当腹压短暂升高时，分流系统可以在腹压下降到正常值之前，通过较高的脑脊液引流速率而避免分流不足。分流系统允许的流速高于脑脊液生成速率（平均生成速率是 20mL/h）数倍[9]。因此，临床实践就会发现腹压变化的持续时间不超过 1 ～ 2h，发生分流不足的风险并不高。反之如果腹压由于某种原因下降将导致颅内压降低。如果脑脊液的生成速率远低于分流管内的液体流速，低颅压则难以得到纠正。与脑室-腹腔分流术相反，脑室-心房分流管末端在心房内的位置对颅内压的影响非常大，因为腔静脉、右心房或右心室内的压力变化很大。因此，在进行脑室-心房分流术时，必须准确放置分流管。与脑室-腹腔分流术类似，体位改变也会对脑室-心房分流术产生影响。但需要注意的是，由于脑室-心房分流术的零压力参考点位置与脑室-腹腔分流术不同，体位变化相关的参数也不同。由于人体的解剖特点，从室间孔至右心房之间的静水压低于脑室至膈的压差，脑室-心房分流术中直立位的静水压补偿较低。

计算脑室-腹腔分流术后的颅内压，应该将站立位颅腔和腹腔的静水压力差、腹腔压力和阀门开启压都考虑到。而在水平位，静水压力差值几乎为 0，可以忽略不计。根据等式：

颅内压（ICP）＝脑室和腹腔静水压力差（HPD）＋阀门开启压（VOP）＋腹腔压力（IAP）

脑室-腹腔分流术后颅内压和阀门开启压的计算公式：

颅内压（ICP）＝阀门开启压（VOP）＋抗重力装置设定压力（GD）－脑室和腹腔静水压

力差（HPD）+ 腹腔压力（IAP）

阀门开启压（VOP）= 颅内压（ICP）+ 脑室和腹腔静水压力差（HPD）- 抗重力装置设定压力（GD）- 腹腔压力（IAP）

要强调的是阀门开启压应该设一定水平以实现水平位生理性颅内压。在站立位时，应该植入抗重力装置对抗静水压力差。对于身高在 160 ～ 190cm 范围内的患者，30 ～ 35cmH$_2$O 的抗重力装置通常已经足够了。

根据计算颅内压的公式和既定的阀门开启压，压力阀的选择已经明确，所以固定压力的阀门已经足够。但是，其他参数的数值也许以后会发生变化，例如，随着体重的增加或者便秘，腹腔压力的改变会影响颅内压。在这种情况下，就需要调节压力阀了。

总之，充分理解分流术的生理学基础对分流术后的临床管理有极大的帮助，尤其在分流系统可调压的时代。

二、分流阀的分类

随着分流手术的增多，尤其在 20 世纪 70 年代以后，人们逐渐碰到一系列新的问题，如"引流过量""引流不足""直立后过度引流""分流管机械故障"和感染等。因此又相应出现一系列的分流管机械方面的进一步改进，其中的核心是分流阀的不断改进。患者接受脑室-腹腔分流术后，颅内压由分流阀的开启性能及腹压决定，而分流阀也可通过设定的开启压力将腹内压传导至脑室。据统计，已经上市的阀门接近 150 种类型，其中包括近 500 种压力范围和 2000 多个装置配件。这些阀门在设计原理上分：球椎阀门、隔膜式阀门、裂隙式阀门。从流量控制上，由原来的单纯的防止反流的阀门，到后来陆续出现的定压阀门、自动调节阀门（流量调节）、可调节阀门（程序控制阀门）、抗虹吸阀门、重力阀门，以及抗感染阀门等。

尽管种类很多，但是按照机械压力，分流阀主要分为差压阀和静压阀两种，前者包括：硅酮裂隙阀、覆膜阀及球螺旋阀，其中球螺旋阀属于可调压阀；后者包括：抗虹吸阀、流量降低阀及可调压重力阀。可调压阀可以非侵袭性调整阀门开启压力，避免更换阀门的风险。一旦重新设定后，它又会像不可调压分流阀一样工作而不会改变阀门的流体力学特性。

分流阀装置的改进对脑积水分流的临床疗效和手术治疗效果的影响是革命性的。现代脑积水分流术的第一次革命性发展是差压分流阀被成功地用于治疗脑积水。在 20 世纪 50 年代便开始尝试使用这些分流阀[10~13]。随后具有明显的机械和流体力学方面差异的各种类型的差压阀不断被研制出来并被成功应用于临床。尽管在商业推广中，不同的厂家会强调各自产品的优点，但是，目前尚无临床证据能证实某种分流阀的设计较其他更为优越[7]。最早的差压阀是硅酮裂隙阀门，可以降低引流流速，功能与所谓的减流速装置类似[13~15]。膜式和球螺旋阀具有相似的流体力学性能，而球螺旋阀具有最可靠的性能[16,17]。硅酮裂隙阀门的特性由硅酮材料的刚度决定，现在已经很少被使用。最简单的硅酮裂隙分流阀末端是封闭的，管壁上有一个或多个狭缝。材料的管壁越厚、硬度越高、狭缝（切口）越小，则开启压力越高。更精巧的裂隙阀门，在管的末端具有十字形切口（图 13-1）。覆膜式差压阀是通过硅膜结构封闭阀座而阻止分流，其开放性能取决于膜的硬度。在分流阀内，圆形的膜覆盖阀座，属于不可调压差压阀。如果作用于分流阀座的压力超过开启压力，膜的外围与阀座分离，分流阀开放并允许脑脊液流动。不同厚度的膜适配不同的阀门开启压力。膜越硬、越厚，则开启压力越高（图 13-2）。

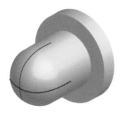 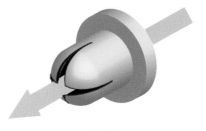

关闭状态   开启状态

图 13-1 典型的硅酮十字夹缝阀门

箭头代表脑脊液流向

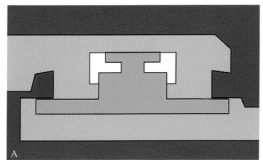 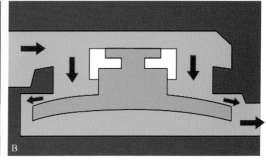

图 13-2 处于关闭及开启状态的覆膜阀门

箭头为脑脊液流向，黄色为覆膜

最新一代差压分流阀则是球螺旋阀，由金属圆柱形弹簧或片状弹簧支撑，一个金属或蓝宝石球封闭圆形的分流阀座（图 13-3）。这种分流阀门的开启压力等于弹簧力 / 被球封闭的阀座

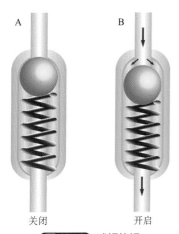

关闭   开启

图 13-3 球螺旋阀

箭头为脑脊液流向，黄色为金属或蓝宝石球，红色为圆柱形弹簧或片状弹簧

面积，即开启压力大小由弹簧力决定，而后者与阀座直径成正比。结合球螺旋与膜式双重特点的分流阀具有更高的开启压力，影响分流阀的功能的黏滞力相对很小。这种分流阀曾经在临床上有较广泛应用，并证明具有较高可靠性 [28~37]。

在脑积水分流中，脑脊液中黏性颗粒会对阀门的正常功能带来影响。此时可以选择较大面积的阀座，由于静水压及弹簧力更强而黏着力相对减小 [18]。降低堵管风险的另一个方案是缩小差压阀体积。阀内的通道内径小于分流管，脑脊液流经分流阀时流速增高，有利于减少蛋白质的沉积。然而，尚无临床证据表明在预防堵管或其他功能方面某种差压阀的设计更优。

然而，差压分流阀也存在其固有的缺点，未考虑脑积水分流术后体位改变带来的影响。无论是固定的压力阀还是可调压阀，无法同时满足平卧或直立体位的患者的要求。在使用差压分流阀 10 多年后，人们逐渐发现过度引流带来的问题并提出了解决方案 [19]，但是一些临床回顾研究认为过度引流的发病率很低，甚至被视为一种罕见的或不太重要的并发症，尤其对于儿童 [7,20]，体位改变引起的流体力学变化仍然没有被充分重视。不过，也有文献对儿童和成人的过度引流的相关并发症进行了充分的介绍 [21,22]。

连接患者脑室系统和腹腔的分流管可以被视为一个封闭的流体系统。一般对健康人来说，侧脑室室间孔处的颅内压为 0cmH₂O，接近大气压力。当患者处于直立体位时，腹腔内压力参考点位于膈膜，此处的腹压接近大气压力。此外，在各种腹腔内压力的情况下，差压阀可反映压力参考点或零压力平面的位置。那么，根据患者的身高，差压阀必须补偿从膈到脑室的高度差引起的压力差。在成人患者，压差通常约为 30 ～ 40cmH$_2$O；儿童或新生儿则会更小。

由上述的论述，我们知道开启压力 10cmH$_2$O 的差压阀，在平卧位可以维持正常的颅内压，但直立时颅内压变为负值：成人为 -30 ～ -20cmH$_2$O，儿童则为 -20 ～ -10cmH$_2$O。显然过低的颅内压不符合正常生理要求，必然存在发生硬膜下积液、脑室塌陷、出血等并发症的风险，并引发头痛等系列症状。即使临床的检查没有发生硬膜下积液并不意味着立体位时颅内压不为负值。无论采用差压阀的分流是否出现并发症，事实上患者直立时颅内压都会变成负值。因此，尽管差压阀缓解了脑积水患者的颅内压增高的严重问题，它在临床的应用却存在局限，作为临床医生必须充分认识到。

三、可调压差压阀

根据分流术的生理学基础，在计算脑室–腹腔分流术后的颅内压，应该将站立位颅腔和腹腔的静水压力差、腹腔压力和阀门开启压都考虑到。根据计算颅内压的公式和既定的阀门开启压，压力阀的选择已经明确，所以固定压力的阀门似乎已经足够。但是，其他参数的数值也许以后会发生变化，例如，随着体重的增加或者便秘，腹腔压力的改变会影响颅内压。在这种情况下，就需要调节压力阀了。所以，可调压分流阀门被设计出来。

可调压差压阀为目前最广泛使用的差压阀，可以满足多样的临床需求[23]。不可调压的差压阀具有不同的开启压力特性，不同厂家的产品设定的分流阀开启压力范围各不同。综合市面上采用的产品，阀门的开启压力一般分为极低、低、中、高和极高。极低压是指 2 ～ 4cmH$_2$O，极高压为 18 ～ 20cmH$_2$O。神经外科医生往往根据经验，选择一个自认为的最佳开启压力。这种选择并非基于科学性的临床证据。在临床上，普遍认为高开启压力有利于降低过度分流的风险，而低开启压力可降低分流不足的发生率。如果出现过度分流、分流不足（临床症状不缓解，甚至进展）或其他并发症，植入的差压阀需要被替换为更低或更高的开启压力的阀门。另外，基于流体力学的认识，抗虹吸装置的应用也越来越普遍。

为了避免分流术后更换不合适的分流阀，人们发明了非侵袭调整开启压力的可调压分流装置。在分流不足的情况下，可以调低开启压力；在过度分流的情况下，则可调高开启压力。然而，改变阀门开启压力设置后也可能带来新的问题：开启压力升高会导致患者在平卧位时出现分流不足，反之会增加直立位时发生过度分流的风险。

基于可调压分流阀理论逻辑上的优势，可调压分流阀一开始出现，就获得普遍应用[24,25]。然而，可调压分流阀的临床效果并没有显著提高。这可能是因为可调压阀具有与差压阀相似的机械性能，而整体性能仍然无法克服差压阀固有的缺陷，可调压差压阀分流装置也同样无法解决所有问题，机械性证据表明差压阀无法使脑积水患者重新建立符合生理要求的脑脊液循环。

可调压差压阀提供了从 0 到最高 20cmH$_2$O 的开启压力设置范围。对于过度分流，可将阀开启压力调整为 20cmH$_2$O。当成年患者位于直立位时，该压力值过低。分流患者硅酮导管内的静水压力可高达 40cmH$_2$O，20cmH$_2$O 的最高开启压仍无法充分抵消该静水压，故不能使颅内压维持在生理要求范围内。由于颅内压可降至 -20cmH$_2$O，硬膜下积液无法获得改善。当患者处于平卧位时该压力值设定偏高。颅内压的正常范围为 10 ～ 15cmH$_2$O。将开启压调整至 20cmH$_2$O后，长时间平卧后颅内压升高甚至达到脑积水的程度。对于正常压力脑积水患者更应警惕，因为分流不足可能使临床症状加重[26,27]。此类阀门在直立位发生严重过度引流并发症的风险较低，但平卧位分流不足的缺陷限制了其应用。临床治疗效果不佳并出现分流不足的患者可发生相反的情况，而将开启压力调整得非常低则会增加直立位时发生过度引流相关的并发症的风险。

在 20 世纪 80 年代后期，Sophysa SU8 型分流阀是第一个被引入市场的可调压阀，它能提供 4 ～ 20 cmH$_2$O 范围的 8 级压力设定。此类分流阀的最大缺点是容易被日常的外界磁场误调整[28]。调整压力时，根据所需的开启压力通过磁铁从外面使转子转动到所需的位置。最高和最低的压力设置之间转子旋转约 90°。转子的位置可通过测压工具来确定，其指针指向转子内的磁铁位置。将测压工具平行分流管放置，通过指针位置可以读取设定的压力。此外，由于转子旋转范围为 90°，存在误读的可能，不确定时可通过 X 线片来确认[29]。为了避免植入后被误调整的风险，Polaris 阀（Sophysa 公司研制）被推出，该阀的转子磁铁以轮辐的方式运动，平时两块磁铁由于磁极吸引而被拉向阀门轴，卡入阀门轴的轮齿中，转子被固定而无法转动。进行调压时，由于调压工具的磁场更强，迫使转子磁铁向外壳移动而远离阀门轴。转子被解锁而自由转动，允许开启压力被调整[30]。

此后，Codman 公司推出 Medos Codman 可编程分流阀的 Codman Hakim 可调压分流阀，其弹簧片对位于阀座的小球施加压力，而弹簧力可以通过放置在阀门上方的外部磁场来调整。在一端，弹簧压在阀座的球上，在另一端弹簧卡在转子的"台阶"上，转子可 360°旋转。随着转子的转动，弹簧一端沿台阶上升或下降，从而改变开启压力。有专用的工具用于调压。调压工具置于阀门上方，随着工具磁场方向改变，阀门压力可逐渐被调整为最低。设定压力最低时弹簧位于转子台阶的最低处，并且无法跳跃到与最低台阶相邻的最高处台阶。从最低处向高调整时，向相反的方向转动转子即可。调整一档相当于 1cmH$_2$O 的压力变化，最高设定压力为 20cmH$_2$O，最低为 3cmH$_2$O。该阀门的最大缺点是必须依赖 X 线片来确认调整后的压力[31]，另一缺点是有可能被外界磁场误调整[32-34]。个别患者的阀被意外地从最高压调整到最低而发生严重并发症。这些问题，笔者均遇见。当阀门被调整到最高压力（20cmH$_2$O）时，转子向一定的方向旋转 20°则可使设定压力降为最低的 3cmH$_2$O。这对于需要设定为最高开启压力的患者是特别危险的[35]。

调压后必须经 X 线片确认[36,37]是一件麻烦的事，为此，制造商推出了通过声学精确调整阀门设定的装置。在调压过程中，弹簧沿台阶升降时发出的每个声音都被麦克风检测到。如果检测设备捕捉到的典型的声音数量与弹簧升降的台阶数不符，必须再次调整或意味着调压不成功。尽管该调压检测装置的功能已经得到证实，但仍不能确保 100% 成功。

Strata 分流阀是 20 世纪 90 年代由 Medtronic 公司开发的另一种可调压差压阀，也由放置在阀门上方的外界磁场来调压。该阀门设有 2 ～ 15cmH$_2$O 的五档设置[38,39]，调整后无需通过 X 线片确认。通过一个具有磁敏感组件的电子设备，可以在屏幕显示转子的位置以及开启压力的设定[34,40,41]。该阀可以单独应用或适配抗虹吸单元。该阀门内有两个不同的弹簧：其中一个用来设定开启压力；另一个在无周围的磁场时将转子固定在适当的位置。调压工具的磁场可对抗相对较弱的弹簧力，将转子拉升后，转子可随外界磁场而转动。随转子的转动，弹簧力发生变化而改变阀门的开启压力。

四、分流装置中的流体静压装置及临床转化

正如上面所谈的，自从分流手术用于治疗脑积水后，过度分流逐渐引起人们的重视。此

后，不同的技术被应用于临床以提高疗效并减少并发症，特别是过度分流相关并发症。目前认为，过度分流相关并发症基于个体差异，并非分流手术的系统性不良结果。因此除非针对因过度分流而引起并发症的病例，差压阀很少与流体静压装置联合应用。静压装置是指具有消除或避免过度分流功能的分流阀或阀门组件。有报道发现 NPH 患者使用中 / 低压和可调压分流管后出现硬脑膜下积液的比例分别为 53% 和 70%。这些事实说明静水压阀门的重要性。目前临床上使用的静压阀门主要有三种类型，即所谓的抗虹吸装置阀门、流量减少阀门和抗重力阀门。

第一个静压装置为抗虹吸装置[19]（图 13-4）。

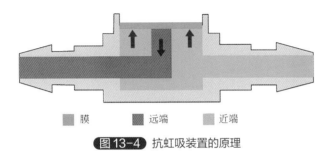

膜 ■ 远端 ■ 近端

图 13-4 抗虹吸装置的原理

膜（黄色）关闭阀座。来自脑室、作用于膜的近端压力（蓝色）比远端引流的吸力（红色）明显低时，阀门开启

该装置具有一个 1mm 直径的圆形出口，一张薄膜关闭装置的底部。远端出口吸力和近端的压力共同作用于膜，但近端压力作用的面积比远端吸力作用的面积大 18 倍。装置被关闭时，会有两个不同的力作用于膜。但是作用于膜的远端或近端力大小是不同的。近端力由颅内压作用于膜产生，面积是覆盖远端出口的膜的 18 倍。远端的分流管内液柱产生的负压会对膜施加吸力，直立位时更明显。成年患者的典型值是 –40cmH$_2$O，颅内压一般为 10cmH$_2$O。

阀门的开启力可以通过以下公式计算：

$$F_d = P_d \times \frac{1}{4} \times D^2 \times \pi$$

$$F_p = P_p \times 18 \times \frac{1}{4} \times D^2 \times \pi$$

式中，F_d 是由远端水柱引起的力；F_p 是由近端水柱产生的力或近端压力作用在封闭膜上的力（包括颅内压）；D 是由膜封闭的阀座的远端部分的横截面；P_d 是关闭阀座的远端压力；P_p 是封闭阀座的近端压力。

膜是否开放取决于对抗远端力 F_d 的近端力大小。如果 F_p 大于 F_d，则膜被开放，允许脑脊液引流。该机制可确保患者无论处于何种体位，颅内压都不会变为负值。如果颅内压变为零，则 F_p 也变为零。出口处的负压不会对颅内压造成影响。如果膜持续封闭装置，分流则停止。如果脑脊液产生过多而使颅内压升高，则 F_p 也会增高。当 F_p 高于 F_d，则阀门开放，允许脑脊液流动。在上面的例子中，直立位时静水压力以 40cmH$_2$O 来计算，则理论上抗虹吸装置的开放压力将为 40cmH$_2$O 除以 18，即 2.22cmH$_2$O。如果想将颅内压维持在 10cmH$_2$O，同时被植入的差压阀的开启压力应调整为 7.78cmH$_2$O。抗虹吸装置机制可抵消"虹吸"作用：远端分流管压力越低，分流系统的开启压力越高，从而达到抗虹吸作用。

虽然抗虹吸装置已成功地被应用于临床，但也有一个系统性的、非常严重的缺陷。除了前文所述分流装置的远端静水压的情况，皮下压力也会对分流产生影响。分流系统被周围组织包裹，产生无法预知的力作用于膜。阀门上方的瘢痕甚至会使这种情况更加严重。如果患者处于

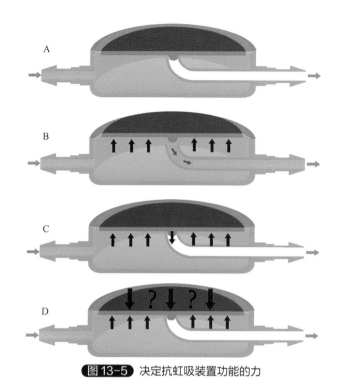

图 13-5 决定抗虹吸装置功能的力

设备关闭时，无脑脊液被排出。增加颅内压使板（膜）离开阀座，允许脑脊液引流。由于面积相对小，远端吸力几乎不会影响装置的开放；对设备影响最大的是不可预测的皮下压力，会使分流系统内产生不可预知的压力改变

卧位并压迫该装置，作用于外表面膜的力也会不可预知地增加（图 13-5）。有文献报道了适配抗虹吸装置单元的分流阀植入后出现分流不足的问题[19,42~44]。因此，抗虹吸装置同样不能重建令人满意、满足生理需求的颅内压环境[43]。针对这个问题，也有人提出了其他解决方案。事实上，导致治疗效果欠佳的原因多种多样，这种装置的效果很难与差压阀进行简单比较[7]。

除此之外，Delta 阀[45]和 Medtronic 公司的可调压差压阀 Strata 阀[46,47]等适配抗虹吸组件的分流阀需要精准放置。如果阀门的位置太低，会导致颅内压过低而出现过度分流的症状；如果位置太高，例如位于额部的骨孔旁，则颅内压可能显著高于生理值[42]。对于腰大池-腹腔分流，由于分流阀植入位置的原因，无法预防过度引流。

第二种流体静压阀是 Orbis Sigma 阀，于 1989 年问世，是一种膜性阀门，该阀门的结构是硅膜集成的一个中间有孔的蓝宝石板，膜被固定在阀门壳体上。在该方案中认为脑脊液的生成量变化不大，这种阀可以在脑脊液生成率的限制范围内控制脑脊液的分流量。壳体的中部有红宝石销封闭蓝宝石板的中孔。当入口和出口之间不存在压差时，阀门处于关闭的状态。当入口处压力大于出口处时，膜在这一压力差的作用下移动，阀门开放并允许脑脊液流动。此时的流速约为 20mL/h，相当于正常的平均脑脊液生成速率。由于红宝石销的形状，阀座开放的面积取决于膜的位置，而后者又取决于压力差。当压力增加时会自动减小阀座的开放面积。当红宝石销使硅膜中的孔缩小时压力升高，阻止了脑脊液引流的增加。约 40cmH$_2$O 的压力差可使膜到达销的末端，孔完全开放，脑脊液引流迅速增加（图 13-6）。

对于传统的差压阀，颅内压升高会增加分流量。与此相反，Orbis Sigma 阀会缩小引流通道，从而实现在压力升高的情况下稳定分流量的作用。但是，临床研究也发现差压阀与 Orbis Sigma 阀之间无明显差异[7,48,49]。其原因：首先，脑脊液的生成率并不一定是恒定的，其生成量

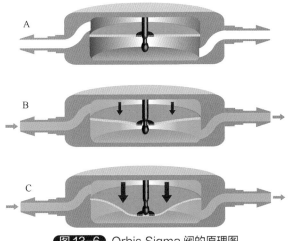

图 13-6 Orbis Sigma 阀的原理图

在一生中会发生变化，儿童的脑脊液量较成年人少。同时，脑脊液的生成速率存在个体差异，甚至同一个体在一天内也在不断变化，一般凌晨有一个高峰[50]。其次，在接受了分流手术的脑积水患者体内很难建立一个流量控制体系。目前可用的分流阀均为压力依赖性分流阀。控制分流流量意味着首先要测定脑脊液的实际生成速度以及实际吸收比率，按照平衡计算出需要分流的脑脊液量。如果脑脊液无法被吸收，同时其生成速率高于允许的 20mL/h，那么颅内压将增加，导致分流不足。相反，如果脑脊液生成率低于 20mL/h，可能导致过度分流。如果分流量超过生成量，颅内压会降低，患者会出现过度分流。因此，文献报道已经证实脑脊液减流装置可能导致过度分流或分流不足[26,48,51~53]。

SiphonGuard 阀是 Codman 开发的另一种根据需要分流的量，通过对抗弹簧力将小球压向阀座而减少流经阀门的脑脊液量的减流装置。在体位改变或脑脊液生成增多时，当流量超过某一设定值时，球关闭阀门的主要流出通道。无论何时，只要脑脊液引流被平行于主阀座的狭窄流出道而限制时，流出阻力就显著升高（图 13-7）。

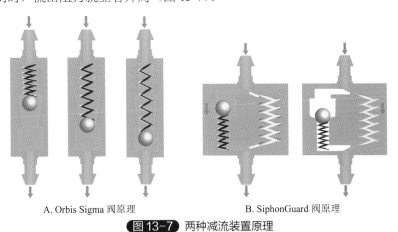

A. Orbis Sigma 阀原理　　　　　　B. SiphonGuard 阀原理

图 13-7 两种减流装置原理

该装置的功能与体位无关，仅取决于差压。直立位时静水压力最高，或阀门内的流量大于平均的脑脊液的生成速度，减流功能被启动。当生成速率高时（例如夜间深快速眼动睡眠期），阻力可能过高而导致颅内高压危象。

但是，这些减流装置在患者处于直立位时静水压力升高时，减流装置通过流出通道变狭窄来阻止脑脊液分流增加而防止过度分流的同时，也存在一个致命的缺点，即因其流出通道狭窄而容易发生阻塞或机械性闭塞。Orbis Sigma 阀，流出通道的最小半径约为 690μm，厚度约为 15μm；SiphonGuard 阀的螺旋形、高阻力通道有一长度约 15cm、直径大约为 550μm 毛细管。脑脊液内含有白细胞，其中单核细胞的直径可达到 20μm。这类分流阀堵塞而失效的最常见原因是脑脊液内的有机物质、细胞和蛋白凝聚。此外，这类分流阀针对极高压力缺乏"安全压力水平"，这同样是很大的问题。危险的颅内高压危象有 A 波或 B 波，后者可能最终导致正常压力脑积水的脑脊液不能被吸收或仅非常缓慢吸收[54]。

新的静压装置 DSV 于 1996 年问世，该产品壳体内包含两个平行的阀室，其中一个阀室被用来控制平卧位的压力，而另一个被用在直立位时[18]。DSV 可以消除体位变化带来的影响，由 Salomón Hakim[55] 设计。其主要原理是利用金属球的重量抵消体位变化带来的静水压力改变。传统的差压阀在平卧位时具有充足的开启压力，而直立位时则要求较高的压力，即室间孔至膈的距离产生的压差。两个阀室的开放由一个钽球的位移来决定，其作用类似一个开关。平卧位时，低压力阀室远端的流出通道开；而在直立位时，钽球以 60°～ 70° 的角度关闭通道。小于该封闭角度时，钽球可缩小开关底座面积而减少流量。因此 DSV 工作在两个不同的开启压力之间，分别对应平卧和直立体位，故被称为开关型重力阀。DSV 的钛壳体内有两张膜，分别成为钛金属板。在阀门的中心，小球被固定在壳体上。两根不同强度的弹簧将膜压靠在小球上，产生不同体位下不同的开放特性。该阀的植入部位是成人患者的胸部，重点是保证阀门与体轴平行以确保其正常发挥功能。如位置倾斜，可能导致过度分流相关的并发症（图 13-8）。

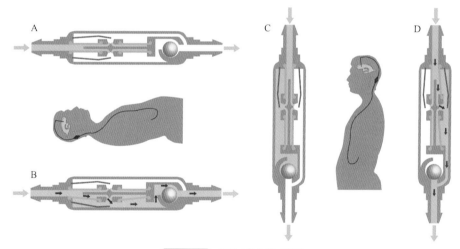

图 13-8 DSV 的工作原理

A. 卧位时，颅内压低于阀门的开启压力，设备关闭；B. 颅内压升高，阀门的水平部分开放，颅内压被控制在要求的限制范围内；C. 在直立位时，钽开关（绿色）关闭低压室的通路，针对平卧位置的阀室被封闭，此时还没有达到针对直立位的开启压力，不允许任何分流；D. 压力达到高压阀室开启压力；阀门开启，允许脑脊液流动以避免颅内压进一步增加

DSV 是临床上首款用于治疗 NPH 的重力控制阀，尽管其性能有待独立的前瞻性随机试验研究结果支持，但是目前经验性报道其临床效果优良[26,27,56,57]。临床资料表明与差压阀相比，该阀的设计有利于降低过度分流相关的并发症的发生率[27]。但重力阀的理论已被接受，其应用意味着脑积水分流技术的突破[58]。

Hakim 提出另一个重力阀的原理，即一种具有常规的球螺旋阀和第二个通过三只不锈钢球的重力来控制阀门的分流系统。阀门的壳体呈 U 形，入口和出口的连接器被设计成与阀门的轴线垂直。这种水平-垂直阀仅适用于腰大池-腹腔分流术。原因是，患者直立时由于脑脊液液柱产生静水压，需要较高的开启压力。然而，该阀门必须保持垂直才能正常发挥功能，这在腰大池-腹腔分流术中很难实现。与开关型重力阀相反，这种设计被称为模拟型，因为球的重量可在任何角度抵消静水压力。相关力以模拟角度的正弦函数的方式在变化。

在 DSV 的临床应用经验和 Hakim 理念的基础上，与可调压阀合用的 Shunt Assistant（Miethke，Potsdam，德国）以及重力补偿附件（Cordis，Biot，Valbonne，法国）被开发出来。与 Hakim 的水平-垂直阀和重力补偿附件不同，Shunt Assistant 不依赖不锈钢球发挥抗重力作用。模拟式阀的开启压由球的重量和阀的位置决定。球的重量取决于所使用的材料或者其比重。阀门的壳体要求体积小，特别是对儿童，需要在耳后菲薄的皮肤下平行身体长轴植入，因此尽量将抗重力阀的体积缩小。所以，Shunt Assistant 包含钽球以发挥抗重力作用。不锈钢比重约为 7.8kg/L，而钽的比重是 16.6kg/L。小钽球控制一个直径 4.6mm、长度为 23.7mm 的小壳体，包括连接器。儿童用的抗重力阀具有较弱的抗重力特性，直径为 4mm，几乎与标准的硅管相当。

当患者处于平卧位时，钽球重量不会增加由弹簧力控制的球螺旋阀的开启压力；当患者处直立位时，小球的重量抵消了分流系统内的静水压。Shunt Assistant 的构造包括两个不同的球：一个位于阀座上的小蓝宝石球和一个较大的钽球。钽球的重量作用于蓝宝石球，从而控制设备的开放性质。重力可以按角度的正弦公式计算，90°正弦等于 1。当患者处于直立位时，重力达到最大。最大开启压的设定应参照患者的身高，个子高的人，需要的重力补偿更高。根据重力阀应用的临床经验，阀的选择方法可归纳如下。患者身高低于 1.6m：P_{max}=15cmH$_2$O，患者身高在 1.6 ～ 1.8m：P_{max}=20cmH$_2$O，患者身高超过 1.8m：P_{max}=25cmH$_2$O。但是至今，上述建议仍缺乏临床依据。不同患者的最佳开启压力可能高于或低于上述建议。

模拟型的重力装置的正常功能依赖于严格的垂直放置，Park 等[59]报道该阀门的功能与体位有明确的相关性，相对于垂直方向倾斜超过 20°，将增加分流不足的风险。Shunt Assistant 或重力补偿附件可以与差压阀共同使用[60]。通常 Shunt Assistant 被植入在差压阀远端。

对脑室-腹腔分流术起决定性作用的是在腹腔内零压力平面的位置。该平面是参考点，通过分流阀将压力传导至脑室。该系统的抗重力部分与体位相关（从 0 到最大开启压力之间变化），而差压阀不依赖于体位变化。如果选择了可调压的差压阀，那么分流系统的这部分可以适应个体化的要求。对任何差压阀调压后，在平卧或直立位会产生相同的结果，但显然调压仅对其中一个体位有效，位于其他体位，可能会使临床表现加重。整个系统的开放特性必须考虑两个装置的开启压力的总和。因此，这种组合无法提供仅调整其中一个装置的选项。例如，只调整直立位时的开启压力，而不改变平卧位时的设置。

DSV 要求植入在胸部中、下段区域，这限制了其临床应用。重力辅助阀（gravity-assisted valve，GAV）由于其尺寸对临床应用的限制很少。两种阀都可以可靠地抵消因体位变化产生的静水压改变，尚无临床依据证明何种方案更优。开关式阀门中的 DSV 能提供强大的弹簧力和较大的膜，是非常可靠而耐用的分流阀。具有传统的球螺旋结构的 GAV 理论上可靠性差一些，但尚无实验室或临床证据证实这一点。GAV 及模拟型阀可以在倾斜体位时准确地抵消静水压，这同时也是它的不足，因为阀门对足够的开启压力和植入位置要求很高。

已证明 DSV 处在 45°～ 60°的半斜位时出现过度分流的风险并不高，理论上 DSV 在斜位时具有防止脑脊液过快引流的优势。如果将直立位的开启压力设定得很高，GAV 在任何角度都会导致分流不足，而 DSV 依然像差压阀一样工作，脑脊液引流也会比 GAV 更充分。因开关球可使流出通道缩小，因此与正常的差压阀相比通过 DSV 的脑脊液量更少，避免了过度引流的风险。但是 GAV 可以像其他分流阀一样植入患者的耳后，不过阀体必须平行于体轴。

重力阀存在的问题是如果植入位置不正确[59]，长期卧床患者可能发生分流不足[61]或分流管堵塞。可调压功能结合抗重力特性有利于进一步减少分流不足或过度分流等并发症，在临床应用上更具有优势。抗重力分流管提供两个调整选项：调整平卧位的开启压力和直立位的阀门性能。proGAV 于 2004 年问世[62]，同时具有一个可调节差压阀和一个重力阀，后者在患者处于平卧位时可以控制压力。该阀的设计改进了 Codman Hakim 阀、Strata 阀和 Sophysa SU8 阀等的不足。黄色蓝宝石球由红色弹力片压在阀座上。弹簧是 0.1mm 粗的钛丝，其弹力通过集成两块磁铁的蓝色转子来调整。钛丝弹簧以直角焊接在钛轴上，后者被轴固定在两个小孔中，可自由转动。另一个弧形钛杆也被焊接在轴上，与钛丝弹簧成 50°。弹簧力通过钛杆传导到阀门球（蓝宝石球）。该弹簧丝是最可靠、最简单的弹簧。该阀的调整通过外界磁场使转子转动来实现。

为了避免 MRI 或日常生活中的磁场造成意外调整，在没有外力作用于钛制的阀门壳体上时，转子被固定在壳体内。在调整工具产生的磁场作用下，转子被向上移动而解锁。调压工具会下压阀门的壳体而使阀门轴下移，转子与壳体分离并转动到调压工具的磁场规定的位置。已经证实该遏制转子的机制能够有效地避免高达 3T 的外部磁场引起的意外调整。

该阀门调压后的验证很方便，测压工具放置在阀门的上方，按下按钮后测压工具内的制动器释放，指示器转动到阀门转子磁铁的位置，通过这种方法即可获知调整后的压力，无需 X 线片辅助。准确的压力读取要求将测压工具准确地放置在阀门的上方。如果测压工具距阀门的中心超过 3mm，读取误差可能超过 3cmH$_2$O。另一种校验工具为上下两面为玻璃窗的圆盘，内部有一块磁铁漂浮在盘中。将此检验工具在阀门植入区域的皮肤上方滑行，圆盘中的磁铁与阀门的磁铁互相吸引，通过工具的数字可以读取调整后的压力。如果需要，调压也可以通过 X 线片确认。

从 2004 年问世以来，大量文献已经证实了抗重力分流技术具有优良的临床效果。与不可调压重力阀比较，无创的调压方式对提高脑积水治疗的效果有很大帮助[63~65]。

目前应用于临床的抗虹吸装置阀、减流阀和重力阀等三种都是静压阀。其中调压最复杂的是抗虹吸装置。Strata 阀包含抗虹吸装置和可调压差压阀。然而，尽管可调压，该装置仍无法解决以下问题：植入位置不正确时（太高或太低）可能导致分流不足或过度分流；组织或机体反应造成的皮下压力增加或抗虹吸装置性能改变以及材料特性或机械性能发生变化。抗虹吸装置允许对效果不佳的脑脊液分流术后患者进行非侵入性的压力调整。例如，通过调节薄膜的弹性来改变抗虹吸装置薄膜的特性，从而增加或减少工作或开启压力。该装置的示意图（图 13-9）。抗虹吸装置壳体内有一个带螺纹的套桶，顶端覆盖有薄膜，外界磁铁移动转子可使之转动。在一个方向上转动转子（红色）可使薄膜及套桶上下移动来改变开启压力。然而该装置目前尚未大规模应用。

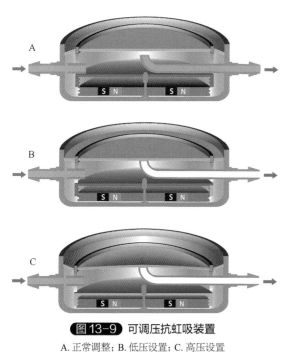

图 13-9 可调压抗虹吸装置

A. 正常调整；B. 低压设置；C. 高压设置

第二类静压阀是减流装置，尚未应用于临床[66]，可以将脑脊液引流速度控制在约 20mL/h。脑脊液引流的流量控制通过改变阀座上的流出通道的狭窄程度来实现，当作用在装置上的压差增加时通道变得更窄。脑脊液中的黏度改变、细胞颗粒比例或脑脊液的平均生成速度的改变均可能需要改变压力来避免过度分流或分流不足。

目前唯一被应用于临床中的可调静压阀是可调压 proSA 重力阀[67]。该装置的基本原理是调节用于对抗重力的弹簧力。其原理如图 13-10 所示。一个红色金属球的重量作用于另一个黄色蓝宝石球，后者封闭充满水的管出口。两球的重量可抵消管内的静水压。如果水压超过小球重量时，管道开放并允许脑脊液流出。在球重力和水压力之间平衡时水流停止。将一片质量可以忽略不计的弹簧片一端连接于接头上并可以自由转动，中间置于螺旋弹簧上，另一端位于两个小球之间。在静水压平衡未被打破的前提下，小球不需要弹簧力介入就可以补偿静水压。当弹簧力对抗金属球的重力时，静水压力相对变大。如果经调整后弹簧力等于或大于小球重力，则在管内的水柱会下降到管道的平面。金属球重力对抗静水压的机制仅在直立位时有效。在任一角度，作用于阀座的力的大小为角度乘以小球重力的正弦值。弹簧力的变化不受体位影响。在平卧位，即便调整为最低的压力小球也会被推开。将弹簧力调高时，静水压在 45°甚至更大的角度时便完全被抵消。这样，弹簧力的调整不仅可改变静水压的抵消程度，还限定了在多大的体位倾斜角度下抗重力机制被激活。

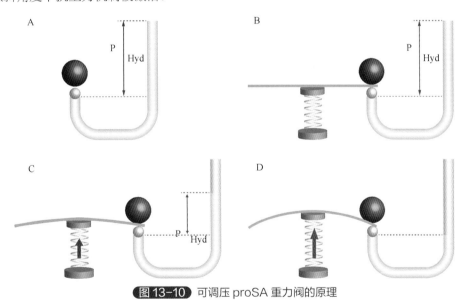

图 13-10 可调压 proSA 重力阀的原理

分流阀的钛合金外壳，可在各种环境条件下保护内部结构，并能对抗肌肉收缩产生压力而确保阀门功能精确发挥，也提高了防渗漏或防破裂能力。其近端包含球螺旋阀。蓝宝石球确保阀门的封闭，有效防止任何回流。阀门的开启压力取决于弹簧杆的弹力及与之相连的一个钽合金配重球的重量。弹簧杆和小球均连接到一个自由地绕固定轴旋转的悬臂，蓝宝石球被保持在相应位置上。开启压力可以通过转动偏心转子（凸轮）来改变弹簧力而进行调整。增加弹力会导致钽配重球有效重量的减少。proSA 阀门的结构及开启压力的角度依赖性如图 13-11。

图 13-11 演示了随体位角度而改变压力的结构。当患者仰卧时（α=0°），钽配重球使悬臂处于竖直状态，作用在蓝宝石球的力消失，阀门处于开放的状态。当患者直立时，钽配重球垂直下压悬臂而使开启压力达到最大。此外压力还可通过调整弹簧的张力来调整，调压范围是

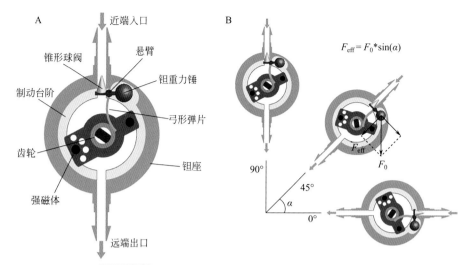

图 13-11 proSA 阀门的结构及开启压力的角度依赖性

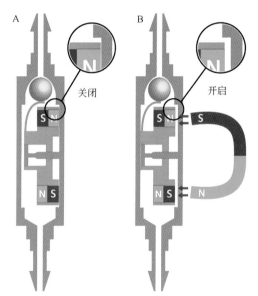

图 13-12 proSA 和 proGAV 内部的制动原理

$0 \sim 40cmH_2O$。位于中央的转子是集成磁力很强的磁铁，便于分流术后非侵入性地调压。转子的两个边缘因摩擦力而被固定于环形的台阶上，预防意外的转动。该制动机制可通过按压调压工具，使 proSA 阀底座轻微变形，转子向上移动，与台阶分离而解锁（图 13-12）。与 proGAV 相似，该阀的调整与验证可以通过调压工具进行，该工具内也装配有磁力很强的永磁铁，因此调整过程无需电能。在特殊情况下也可以通过 X 线片进行调整后的确认。Check Mate 装置（如 proGAV Check-Mate Miethke，Potsdam，德国）可以被用来在无菌手术中进行调压 [68]。Check-Mate 集成两块磁铁，在阀门壳体上方即可进行调压。调整时，转动该调压工具，将目的压力对应的数字对准阀门的入口接头并下压即可，此时转子被解锁并转动到所需位置，调压后可以进行测压确认。

对于抗重力装置，开启压力的设定随患者的体位变化而改变。例如，"调压"的目标是设定直立位的最大开启压力，但仰卧位的压力不应受影响。如果钽配重球重量完全被抵消，则开启压力变为零。在抗重力机制中，弹簧力被用来维持一个压力的"阈值"；一旦超过一定的倾斜角度则钽配重球的重量发挥作用。超过压力阈值，施加于蓝宝石球的压力会被调定的弹簧力部分抵消并按正弦变化。比如 proSA 被调整为 $10cmH_2O$ 并且在直立位具有最大开启压力，那么在任何小于 45°的角度下抗重力机制不会被激活，这有利于减少阀门在倾斜位时出现不良的后果。这种延迟启动的抗重力机制降低了分流不足的风险。阀门内脑脊液流动方向与地面之间的夹角对 proSA 开启压力起决定作用。阀门的开启特性依赖于压力调整以及阀门轴线与水平位之间的角度。proSA 的外观上下左右对称，但在各个角度阀门内部结构的相对位置可能发生变化。无论患者侧卧或是仰卧都不改变阀的功能。

差压阀与可调压的重力阀组合使用增加了新的分流管调整方式。理论上如果 proSA 与可调压差压阀（proGAV，Medos Hakim）和 Strata（无虹吸控制单元，Polaris）共同被植入，调压范围及精准度将大为提高。可以分别调整平卧和直立位的压力至最佳水平，这样的系统提供了一个独特的个体化调整方案，当两个阀门（差压阀与可调压的重力阀）均被调整为最低压力（10 cmH$_2$O），阀门便像单纯分流管一样工作；当两个阀门被调整到最高时（差压阀为 20cmH$_2$O，proSA 为 40cmH$_2$O），该系统的开启压力为平卧位 20cmH$_2$O 和直立位 60cmH$_2$O〔（20+40）cmH$_2$O〕，分流几乎被关闭。显然该系统对于复杂的病例将更有效。实践表明可调压的重力阀与不可调差压阀组合，往往比两个调节阀的组合更具普遍实用性。目前最小的差压阀是 miniNAV，仅略粗于分流管本身，miniNAV 与 proSA（重力阀）组合，可提供接近零的极低的开启压力。

因此，阀门的不断变革，特别是可调压性使得脑积水的治疗有了更多的选择，很显然，可调压分流管对一个正在成长中的孩子具有非常重要的意义和可调压分流管对正常压力脑积水及低压性脑积水的分流术后疗效甚至有不可替代的调控作用。不考虑不同调压原理之间的科学竞争问题，分流管是否可以调压以及调压的方式仍值得考虑。

五、分流管技术的发展趋势

分流管技术的每一步发展都会影响脑积水患者的治疗。最佳的分流系统应该具有不容易感染的、可生理调节的压力阀，拥有储液囊和整合的颅内压遥测传感器。遥测传感器能指导我们如何恰当地调节压力阀。

目前主要研究热点有，阀门具有可调节性的同时还要保障患者的安全（MRI 安全阀门），阀门或元件具有减少或防止过度引流的作用（和元件的可调节性），抗生素包被导管降低感染风险，以及研发新的压力遥测装置帮助医护人员获得患者在分流手术之前或之后的实时压力数据，以便进一步调压。

如何更加符合生理性控制颅内压是分流系统研究不断追求的目标。但是最后作为医生也希望不增加患者经济负担。

（声明：本章节属于分流装置的工作原理，所有的资料系不同厂家公开资料的整理，编者与厂家之间无利益关系。此外，在涉及同一成品介绍和功能操作的说明上可能与其他著作存在一些雷同而无法表明其原始出处，我们参考了《正常压力脑积水病因·诊断·治疗》（王新生主译），在这里表达感谢。也欢迎读者及厂家提供相关资料，在我们再版时予以纠正。）

（林志雄　首都医科大学三博脑科医院；王新生　首先医科大学附属北京天坛医院；
邱献新　上海市质子重离子医院）

参考文献

[1] Sgouros P, Kombogiorgas D. Cerebrospinal fluid shunts[M]. NY: Informa Healthcare USA, 2010: 438-453.

[2] Grote W. Neurochirurgie[M]. Stuttgart: Thieme, 1986.

[3] Lemcke J, Meier U, Müiler C, et al. Is it possible to minimize overdrainage complications with gravitational units in patients with idiopathic normal pressure hydrocephalus? Protocol of the randomized controlled SVASONA Trial(ISRCTN51046698)[J]. Acta Neurochir Suppl(Wien), 2010, 106: 113-115.

[4] Lemcke J, Meier U, Müiler C, et al. On the method of a randomised comparison of programmable valves with

and without gravitational units: the SVASONA study[J]. Acta Neurochir Suppl(Wien), 2012, 114: 243- 246.

[5] Lemcke J, Meier U, Müiler C, et al. Safety and efficacy of gravitational shunt valves in patients with idiopathic normal pressure hydrocephalus: a pragmatic, randomised, open label, multicentre trial(SVA-SONA)[J]. J Neurol Neurosurg Psychiatry, 2013, 84: 850-857.

[6] Boon A J, Tans J T, Delwel E J, et a l. Dutch normal pressure hydrocephalus study: randomized comparison of low- and medium-pressure shunts[J]. J Neurosurg, 1998, 88: 490-495.

[7] Drake J M, Kestle J R, Milner R, et a l. Randomized trial of cerebrospinal fluid shunt valve design in pediatric hydrocepllalus[J]. Neurosurgery, 1998, 43: 294-303.

[8] Pollack I F, Albright A L, Adelson P D, et al. A randomized, controlled study of a programmable shunt valve versus a conventional valve for patients with hydrocephalus[J]. Neurosurgery, 1999, 45: 1399-1408.

[9] Aschoff A. In-vitro-testung von hydrocepllalus-ventilen[M]. Heidelberg: Habilitationsschrift, 1994.

[10] Boockvar J A, Loudon w, Sutton L N. Development of the Spitz-Holter valve in Philadelphia[J]. J Neurosurg, 2001, 95: 145-147.

[11] Gilbertson M P. An appreciation of John Holter[SRHSBWeb site]. June 23, 2004. Available at: http// srhsb. com/achievements/an-appreciation-of-john-holter aspx. AccessedJune 2, 2013.

[12] Nulsen F E, Spitz E B. Treatment of hydrocephalus by direct shunt from ventricle to jugular vein[J]. Sung Forum, 1951, 2: 399-403.

[13] Scaff J E. Treatment of hydrocephalus: an historical and critical review of methods and results[J]. J Neurol Neurosurg Psychiatry, 1963, 26: 1-26.

[14] Aschoff A, Kremer R, Hashemi B, et al. The scientific history of hydrocephalus and its treatment[J]. Neurosurg Rev, 1999, 22: 67-93.

[15] Aschoff A, Kremer P, Hashemi B, et al. Technical design of 130 hydrocephalus valves. An overview on historical, available, and prototype valves[J]. Childs Nerv Syst, 1996, 12: 474-504.

[16] Aschoff A, Kremer P, Benesch C, et al. Overdrainage and shunt technology. A critical comparison of programmable, hydrostatic and variable-resistance valves and flow-reducing devices[J]. Childs Nerv Syst, 1995, 11: 193-202.

[17] Czosnyka M, Czosnyka Z, Whitehouse H, et al. Hydrodynamic properties of hydrocephalus shunts: United Kingdom Shunt Evaluation Laboratory[J]. J Neurol Neurosurg Psychiatry, 1997, 62: 43-50.

[18] Miethke C, Afield K. A new valve for the treatment of hydrocephalus[J]. Biomed Tech(Berl), 1994, 39: 181- 187.

[19] Portnoy H D, Schulte R R, Fox J L, et al. Anti-siphon and reversible occlusion valves for shunting in hydrocephalus and preventing post-shunt subdural hematomas[J]. J Neurosurg, 1973, 38: 729-738.

[20] Di Rocco C, Marchese E, Velardi F. A suvey of the first complication of newly implanted CSF shunt devices for the treatment of nontumoral hydrocephalus. Cooperative survey of the 1991-1992 Education Committee of the ISPN[J]. Childs Nerv Syst, 1994, 10: 321-327.

[21] Gruber R, Jenny P, Herzog B. Experiences with the anti-siphon device(ASD)in shunt therapy of pediatric hydrocephalus[J]. J Neurosurg, 1984, 61: 156-162.

[22] Faulhauer K, Schmitz P. Overdrainage phenomena in shunt treated hydrocephalus[J]. Acta Neurochir(Wien), 1978, 45: 89-101.

[23] Zemack G, Romner B. Adjustable valves in normal pressure hydrocephalus: a retrospective study of 218 patients[J]. Neurosurgery, 2002, 51: 1392-1400.

[24] Tokoro K, Chiba Y, Abe H. Pitfalls of the Sophy programmablepressure valve: Is it really better than a conventional valve and an ani-siphondevice? Hydrocephalus: Pathogenesis and Treatment Tokyo[M]. Japan: Springer Verlag, 1991: 405-421.

[25] Ringel F, Schramm J, Meyer B. Comparison of programmable shunt valves vs standard valves for communicating hydrocephalus of adults: a retrospective analysis of 407 patients[J]. Surg Neurol, 2005, 63: 36-41.

[26] Meier U, Kintzel D. Clinical experiences with different valve systems in patients with normal pressure hydrocephalus: evaluation of the Miethke dual-switch valve[J]. Childs Nerv Syst, 2002, 18: 288-294.

[27] Trost H A, Sprung C, Lanksch W, et al. Dual- switch valve: clinical performance of a new hydrocephalus valve[J]. Acta Neurochir Suppl(Wien), 1998, 71: 360-363.

[28] Schneider T, Knauff U, Nitsch J, et al. Electromagnetic field hazards involving adjustable shunt valves in hydrocephalus[J]. J Neurosurg, 2002, 96: 331-334.

[29] Bernard M, Valve for the Treatment of Hydrocephalus. S. D. Sophysa. Patent no. EP000 000 060 369B1. 29. 12. 1981 http://depatisnet. dpma. de/DepatisNet/depatisnet? action=bibdat&docid=EP000000060369B 1. Accssed on April 15, 2013.

[30] Cabaud F, Coneau P, Negre P. [FR]Valve Sous-Cutanee, F. Sophysa SA, Patent no. 11. 062004, https://depatisnet. dpma. de/DepatisNet/depa-tisnet?action=bibdat&docid=FR00002871386A1. Accessed on April 15, 2013.

[31] Rosenberg Meir U. [EN] Self adjusting hydrocephalus valve. U. COD- MAN&SHURTLEFF, Patent no. EP000001491232A2, 25. 06. 2004 http: //depatisnet. dpma. de/DepatisNet/depatisnet?action=bibdat&-docid=EP000001491232A2. Accessed on April 15, 2013.

[32] Akbar M, Stippich C, Aschoff A. Magnetic resonance imaging and cerebrospinal fluid shunt valves[J]. N Engl J Med, 2005, 353: 1413-1414.

[33] Utsuki S, Shimizu S, Oka H, et al. Alteration of the pressure setting of a Codman-Hakim programmable valve by a television[J]. Neurol Med Chir(Tokyo), 2006, 46: 405-407.

[34] Nakashima K, NakajoT, Kawamo M, el al. Programmable shunt valves: in vitro assessment of safety of the magnetic field generated by a portable game machine[J]. Neurol Med Chir(Tokyo), 2011, 51: 635- 638.

[35] Anderson R C, Walker M L, Viner J M, et al. Adjustment and malfunction of a programmable valve after exposure to toy magnets[J]. J Neurosurg, 2004, 101(Suppl): 222-225.

[36] Yamashita N, Kamiya K, Yamada K. Experience with a programmable valve shunt system[J]. J Neurosurg, 1999, 91: 26-31.

[37] Shurtleff C. A Precision and Accuracy Study of the Codman Valve Position Verification(VPV) System 2005;NCT00196196. Available at: http: //linicaltrials. gov/show/NCT00196196. Accessed June 2, 2013.

[38] Medtronic. 2013, http: //www. medtronic. com/. Accessed on April 15, 2013.

[39] Bertrand W J. Watson D A. [EN] Implantable adjustable fluid flow control valve. U. PUDENZ SCHULTE MED RES. Patent no. US000005637083A, 19. 01. 1996. http: //depatisnet. dpma. de/DepatisNet/depatisnet?action=bibdat&docid=US000005637083A Accessed on April 15, 2013.

[40] Czosnyka Z H, Czosnyka M, Richards H K, et al. Evaluation of three new models of hydrocephalus shunts[J]. Acta Neurochir Suppl(Wien), 2005, 95: 223-227.

[41] Strahle J, Seizer B J, Muraszko K M, et al. Programmable shunt valve affected by exposure to a tablet computer[J]. J Neurosurg Pediatr, 2012, 10: 118-120.

[42] Kurtom K H, Magram G. Siphon regulatory devices: their role in the treatment of hydrocephalus[J]. Neurosurg Focus, 2007, 22: E5.

[43] Drake J M, da Silva M C, Rutka J T. Functional obstruction of an antisiphon device by raised issue capsule pressure[J]. Neurosurgery, 1993, 32: 137-139.

[44] Kremer P, Aschoff A, Kunze S. Therapeutic risks of anti-siphon devices[J]. EurJ Pediatr Surg, 1991, 1: 47-48.

[45] Watson D A. The Delta Valve: a physiologic shunt system[J]. Childs Nerv Syst, 1994, 10: 224-230.

[46] Kondageski C, Thompson D, Reynolds M, et al. Experience with the Strata valve in the management of shunt overdrainage[J]. J Neurosurg, 2007, 106(Suppl): 95-102.

[47] Ahn E S, Bookland M, Carson B S, et al. The Strata programmable valve for shunt-dependent hydrocephalus: the pediatric experience at a single instiution[J]. Childs Nerv Syst, 2007, 23: 297-303.

[48] Weiner H L, Constantini S, Cohen H, et al. Current treatment of normal pressure hydrocephalus: comparison

of flow-regulated and differential-pressure shunt valves[J]. Neurosurgery, 1995, 37: 877-884.

[49] Meier U, Zeilinger F S, Reyer T, et al. Clinical experience with various shunt systems in normal pressure hydrocephalus[J]. Zentralbl Neurochir, 2000, 61: 143-149.

[50] Hara M, Kadowaki C, Konishi Y, et al. A new method for measuring cerebrospinal fluid flow in shunts[J]. J Neurosurg, 1983, 58: 557-561.

[51] Serlo W. Experiences with flow-regulated shunts(Orbis Sigma valves) in cases of difficulty in managing hydrocephalus in children[J]. Childs Nerv Syst, 1995, 11: 166-169.

[52] Hoekstra A. Artificial shunting of cerebrospinal fluid[J]. Int J Artif Organs, 1994, 17: 107-111.

[53] Saint-Rose C. Shunt obstruction: a preventable complication? [J] Pediatr Neurosurg, 1993, 19: 156-164.

[54] Bradley W G. Normal pressure hydrocephalus: new concepts on etiology and diagnosis[J]. AJNR Am J Neuroradiol, 2000, 21: 1586-1590.

[55] Hakim S. Ventricular Shunt Having a Variable Pressure Valve, H. C. LTD, Patentno. 30.01.1974. https: //depatisnet. dpma. de/Depacjs-Net/depatisnet?action=bibdat&docid=US0 00003886948A. Accessed on April 15, 2013.

[56] Meier U. Gravity valves for idiopathic normal pressure hydrocephalus: a prospective study with 60 patients[J]. Acta Neurochir Suppl(Wien), 2005, 95: 201-205.

[57] Trsunoda A, Maruki C. Clinical experience with a dual switch valve(Miethke) for the management of adult hydrocephalus[J]. Neurol Med Chir(Tokyo), 2007, 47: 403- 408.

[58] Sprung C, Miethke C, shakeri K, et al. Pitfalls in shunting of hydrocephalus-clinical reality and improvement by the hydroscacic dual-switch valve[J]. Eur J Pediatr Surg, 1998, 8(Suppl 1): 26-30.

[59] Park J, Kim G J, Hwang S K. Valve inclination influences the performance of gravity-assisted valve[J]. Surg Neurol, 2007, 68: 14-18.

[60] Zachenhofer I, Donat M, Roessler K. The combination of a programmable valve and a subclavicular anti-gravity device in hydrocephalus patients high risk for hygromas[J]. Neurol Res, 2012, 34: 219-222.

[61] Kaestner s, Kruschat T, Nitzsche N, et al. Gravitational shunt units may cause under-drainage inbedridden patients[J]. Acta Neurochir(Wien), 2009, 151: 217-221.

[62] Meier U, Lemcke J. First clinical experiences in patients with idiopathic normal pressure hydrocephalus with the adjustable gravity valve manufactured by Aesculap(proGAV(Aesculap))[J]. Acta Ncurochir Suppl(Wien), 2006, 96: 368-372.

[63] Thomale U W, Gebert A F, Haberl H, et al. Shunt survival rates by using the adjustable difierential pressure valve combined with a gravitational unit(proGAV) in pediatric neurosurgery[J]. Childs Nerv Syst, 2013, 29: 425-431.

[64] Weinzierl M R, Hans F J, Stofiel M, et al. Experience with a gravitational valve in the management of symptomatic overdrainage in children with shunts[J]. J Neurosurg Pediatr, 2012, 9: 468-472.

[65] Toma A K, Tarnaris A, Kitchen N D, et al. Use of the proGAV shunt valve in nomal-pressure hydrocephalus[J]. Neurosungery, 2011, 68 Suppl Operative: 245-249.

[66] Hooven M D. [EN] Non - invasively adjustable valve, U. CORDIS CORP, Patent no. US000004540400A, 21. 07. 1983, https: //depatisnet. dpma. de/DepatisNet/depatisnet? action=bibdat&docid=US000004540400A. Accessed on April 15，2013.

[67] Czosnyka M, Czosnyka Z, Pickard J D. Programmable shunt assistant tested in cambridge shunt evaluation laboratory[J]. Acta Neurochir Suppl(Wien), 2012, 113: 71-76.

[68] Miethke C, Miethke GmbH&Co. KG. : Accessories. 2013, http: //www. miethke. com/php/progav. php?lang=en&zusatz=vent. Accessed on April 15, 2013.

第十四章

脑积水的内镜治疗

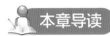

本章导读

　　脑积水既是一个经典的神经外科疾病，也是神经系统病变出现不良转归时一种常见的病理结局，病因十分复杂，脑脊液动力学机制尚不清楚。内镜抵近观察的作用，可以在脑积水发病机制研究和个体化治疗方面发挥无可替代的优势。内镜治疗脑积水的基本治疗方式包括病因治疗、疏通治疗和旁路治疗。需在个体化治疗的原则下，针对不同病例采取不同的内镜术式，或联合术式治疗。

第一节　概述

　　颅脑作为一个相对独立的腔隙器官，脑脊液在其中不断循环，参与中枢神经系统几乎所有的病理生理过程，因而脑积水既是一个经典的神经外科疾病，也是神经系统病变出现不良转归时一种常见的病理结局。脑积水的病因十分复杂，脑脊液动力学机制尚不清楚，目前针对脑积水的病因治疗仅占脑积水治疗的很少一部分，绝大多数脑积水的治疗仍然处在治标不治本的状态。临床上常用的脑积水治疗方法包括内镜手术和脑脊液分流手术两种，这两种方法最主要的区别在于后者为"终身带管"治疗，分流管相关并发症可能会伴随患者一生；另一方面，内镜治疗其实也仅为治疗方式上的不同，并无治疗上的根本性突破。但是由于内镜抵近观察的作用，可以在脑积水的发病机制研究和提供个体化治疗策略方面发挥无可替代的优势；尤其自20世纪60～70年代以来，随着神经影像学技术的发展，以及神经内镜设备及手术器械的不断进步，特别是电子软性内镜的出现，内镜治疗的优势日益突出，表现在以下几个方面。

　　（1）可以在极其微小的创伤下，灵活方便地对脑室系统及基底池进行全面探查，弥补校正神经影像学诊断（图14-1、图14-2）。

　　（2）对于脑室感染后脑积水，可在内镜下精准取材送检（图14-3），进行病原学鉴定，并通过脑室灌洗对脑室系统进行彻底"清创"，明显缩短了控制和治疗中枢神经系统感染的病程。

　　（3）新型内镜下脑室探查有助于明确脑积水的病因和预后判断，并进行个性化治疗，手术的安全性和术后疗效得到明显改善。

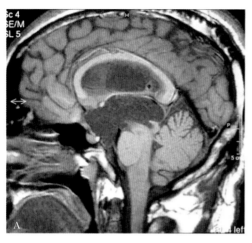
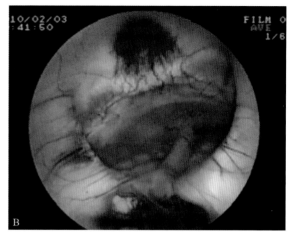

图 14-1 第三脑室底下疝的神经影像学表现及内镜探查所见

A. 头颅 MRI 矢状位所见，酷似鞍上池囊肿；B. 内镜下探查，未见囊肿，为长期脑积水所致第三脑室底下疝

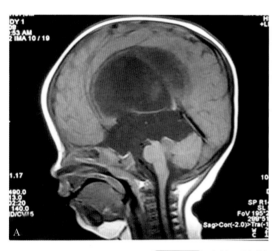
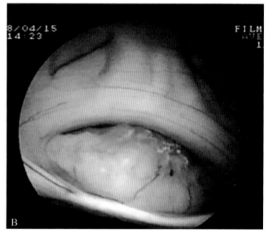

图 14-2 内镜下脑室探查，明确导水管狭窄病因

A. 头颅磁共振矢状位片提示导水管梗阻；B. 内镜下探查证实导水管内肿瘤

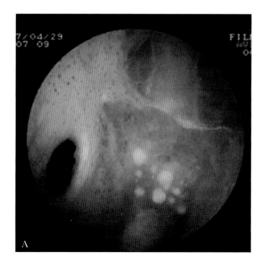
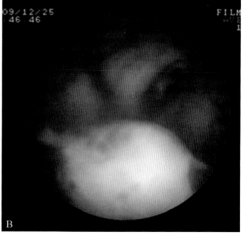

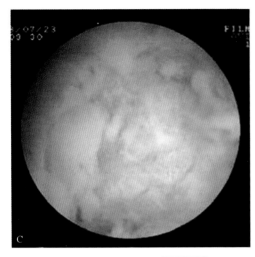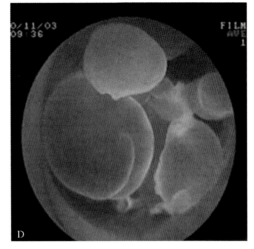

图14-3 感染后脑积水内镜下探查所见

A. 脑室壁上的菌斑；B. 脑室内结核所致干酪样坏死物；C. 脑室内真菌感染；D. 第四脑室内囊虫

（4）减少脑积水传统分流术的远期并发症。传统脑脊液分流手术陆续出现多种并发症，使得脑积水分流手术治疗的远期疗效不佳，有的并发症甚至使病情变得更加复杂，经内镜手术处理有助于得到很好的疗效。

针对脑积水患者的治疗，目前国内外越来越多的神经外科医生倾向于首先使用神经内镜进行脑室系统探查，并根据探查结果进行个性化治疗，重建脑脊液正常循环；内镜手术确实无法恢复脑脊液正常循环时，再序贯行分流手术治疗。需要特别强调的是，不管采用哪种方法，脑积水的治疗都是"终身治疗"，分流手术至今无法解决分流相关的各种并发症；内镜手术也并非一劳永逸，造瘘口也有再次闭塞的可能。脑积水患者术后一旦出现高颅压症状，首先应考虑手术失效的可能。

第二节 脑积水内镜治疗的手术方法与指征

脑积水有多种类型，病情轻重不一。临床上脑积水分为交通性脑积水和非交通性脑积水两大类，非交通性脑积水通常即指梗阻性脑积水。随着脑脊液电影成像、水成像等磁共振影像技术的应用，对多数脑积水能够定位脑脊液循环的梗阻部位，如室间孔梗阻、导水管梗阻、第四脑室流出道梗阻、基底池梗阻、蛛网膜下腔梗阻、静脉回流障碍，以及混合性梗阻等。根据梗阻部位不同，非交通性脑积水可以有多种亚型，如导水管梗阻出现幕上梗阻性脑积水；导水管和第四脑室流出道同时梗阻会导致孤立性第四脑室；双侧室间孔和导水管梗阻同时存在导致双腔性脑积水；脑室内或脑室旁多发囊肿或囊肿内多发分隔会形成复杂性脑积水等。神经内镜适宜于上述非交通性脑积水的治疗，有些情况下虽然不是唯一的治疗方法，但应该作为首选治疗方法。第三脑室底造瘘后，除脑脊液直接通过造瘘口进入基底池外，还能够将基底动脉的搏动传入脑室系统，通过改善脑脊液循环动力，对部分交通性脑积水起到治疗作用。

内镜治疗脑积水的基本治疗方式包括病因治疗、疏通治疗和旁路治疗，针对不同的患者采取上述三者不同组合的个体化治疗方式。首先是内镜下脑室脑池探查，明确脑积水的病因，明确梗阻的确切位置，同时可能弥补和校正影像学检查结果，进而根据内镜探查结果进行个体化治疗。例如，对于脑室内乏血运或边界清晰的肿瘤、脑室内囊虫，或邻近脑室的蛛网膜囊肿所引起的继发性脑积水，可通过内镜下切除肿瘤、摘除囊虫囊泡，或蛛网膜囊肿-脑室-脑池开窗造瘘术进行病因治疗。对于有明确脑脊液循环通路梗阻时，对梗阻部位进行疏通手术是最理想的治疗，包括内镜下室间孔成形、导水管成形、第四脑室正中孔成形等。不能有效疏通梗阻部位时，可以通过改变脑脊液循环通路，使脑脊液绕过梗阻部位直接或间接进入蛛网膜下腔，恢复和重建脑脊液循环通路，属于旁路性手术，如内镜下透明隔造瘘术、第三脑室底造瘘术、终板造瘘术等。针对脑室内或脑室旁多发囊肿的复杂性脑积水，可在内镜下打通各个分隔，使多囊变成单囊，再将囊肿与脑室开窗造瘘，重建脑脊液循环。在某些复杂情形下，需根据探查结果，联合采用上述多种技术，甚至内镜手术后仍然需要进行脑脊液分流手术治疗。因此，内镜治疗脑积水需要临床综合判断，需在个体化治疗的原则下，针对不同病例采取不同的内镜术式，或联合术式治疗。

一、内镜下脑积水的病因治疗

脉络丛乳头状瘤可分泌较多脑脊液，引起交通性脑积水，对于体积较小的脉络丛乳头状瘤，可以在内镜下电灼肿瘤进而离断供血血管，完整切除肿瘤，对脑积水进行病因治疗。四叠体池及鞍上池蛛网膜囊肿可压迫导水管或室间孔引起梗阻性脑积水，内镜下蛛网膜囊肿-脑室-脑池造瘘术能够使导水管或室间孔重新开放，对脑积水进行病因治疗。脑室内囊虫导致的脑积水可通过内镜下囊虫摘除术进行病因治疗。

二、室间孔狭窄（闭塞）的内镜治疗

单侧或双侧室间孔狭窄或闭塞导致一侧或双侧侧脑室积水（图 14-4），可以采用内镜下室间孔球囊成形术进行治疗，属于脑积水的疏通治疗（图 14-5）。室间孔狭窄成形困难者，可通过透明隔造瘘，使患侧脑脊液经过透明隔造瘘口，由对侧侧脑室-室间孔进行循环（图 14-6）。

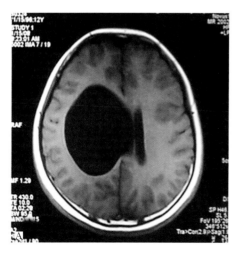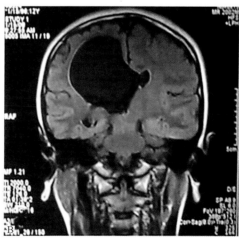

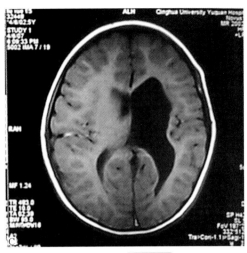
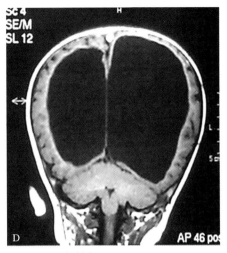

图 14-4 室间孔狭窄导致脑积水的影像学表现

A. 头颅 MRI 轴位显示右侧室间孔狭窄引起右侧侧脑室扩张，脑室中线向对侧（左侧）移位；B. 右侧室间孔狭窄导致右侧侧脑室脑积水的头颅 MRI 冠状位所见；C. 头颅 MRI 轴位显示左侧室间孔狭窄引起左侧侧脑室扩张；D. 头颅 MRI 冠状位显示双侧室间孔狭窄导致双侧脑积水

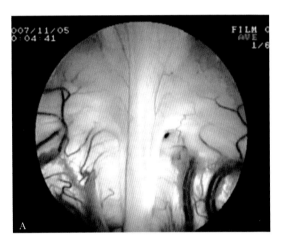
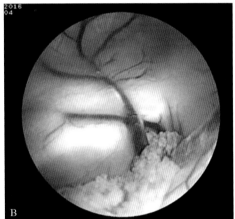
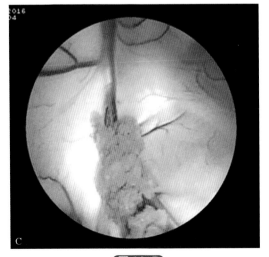

图 14-5

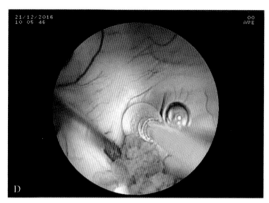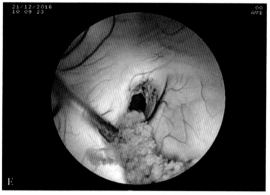

图14-5 室间孔狭窄导致脑积水的内镜手术所见

A. 内镜下可见左侧室间孔闭塞、右侧室间孔狭窄; B. 内镜下可见左侧室间孔闭塞; C. 内镜下可见右侧室间孔闭塞;
D. 内镜下行室间孔球囊成形术; E. 显示球囊扩张后重建室间孔

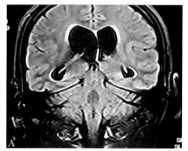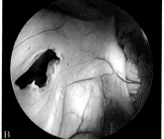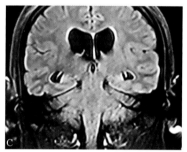

图14-6 透明隔造瘘治疗室间孔狭窄

A. MRI 冠状位片示右侧脑室扩张,压力增高,透明隔向左侧移位; B. 内镜下见右侧脑室扩张的原因为右侧室间孔膜性闭塞、
膜厚韧、室间孔成形困难,遂行透明隔造瘘,图示造瘘口满意; C. 术后 3 个月 MRI 冠状位片示透明隔居中,双侧脑室对称,
脑脊液循环通路梗阻解除

三、透明隔囊肿的内镜治疗

透明隔囊肿一般无需治疗;但当囊肿体积较大,阻塞一侧或双侧室间孔时引起梗阻性脑积水,需采用内镜下透明隔造瘘术进行治疗。造瘘后囊肿体积缩小,室间孔重新开放,脑脊液循环恢复正常;囊肿体积巨大时,为提高手术疗效,有时于囊肿底部再行囊肿-第三脑室造瘘术(图 14-7)。

四、导水管狭窄的内镜治疗

导水管节段性狭窄或膜性闭塞所致梗阻性脑积水以及孤立性第四脑室,采用导水管球囊扩张成形术(图 14-8),必要时采用支架植入术进行治疗(图 14-9)。导水管成形困难者,可采用第三脑室造瘘术进行治疗。第三脑室造瘘包括第三脑室底造瘘、终板造瘘、第三脑室-小脑上池造瘘等多种方式,使脑脊液通过造瘘口直接进入蛛网膜下腔。其中第三脑室底造瘘术在脑积水的内镜手术治疗中应用最多,第三脑室底造瘘后,除脑脊液直接通过造瘘口进入基底池外,还能够将基底动脉的搏动传入脑室系统,改善脑脊液循环动力,提高疗效。

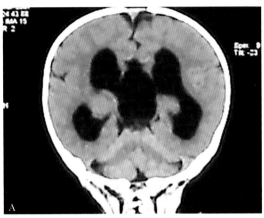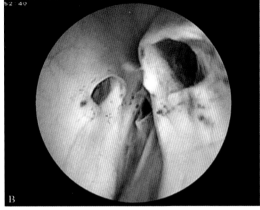

图14-7 巨大透明隔囊肿的内镜治疗

A. 冠状位 CT 显示巨大透明隔囊肿，囊肿向两侧脑室膨胀性生长，堵塞双侧室间孔引起脑积水；
B. 术中照片显示内镜下经透明隔囊肿向双侧脑室及第三脑室行囊肿-脑室造瘘口术

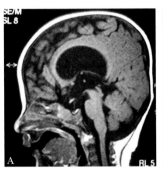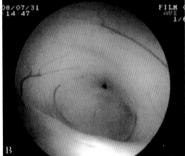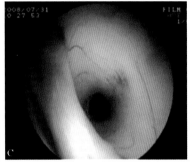

图14-8 导水管扩张成形术治疗脑积水

A. 矢状位 MRI 显示幕上脑积水；B. 内镜下探查显示脑积水的原因为导水管狭窄；C. 内镜下导水管成形，恢复脑脊液循环

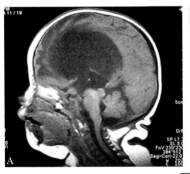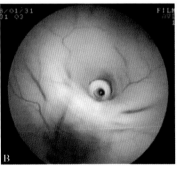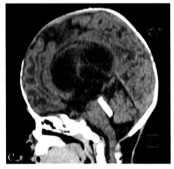

图14-9 导水管支架植入治疗脑积水

A. 矢状位 MRI 显示幕上脑积水导水管闭塞；B. 内镜下导水管支架植入；C. 术后 CT 显示支架位置良好，脑积水缓解

五、第四脑室流出道狭窄（闭塞）的内镜治疗

第四脑室流出道（包括正中孔和双侧侧孔）膜性闭塞，可采用第四脑室正中孔成形术进行治疗（图 14-10），手术有一定风险，而单纯采用第三脑室底造瘘较为安全，也可取得较好的手术效果（图 14-11）。

内镜下探查见第四脑
室正中孔膜性闭塞

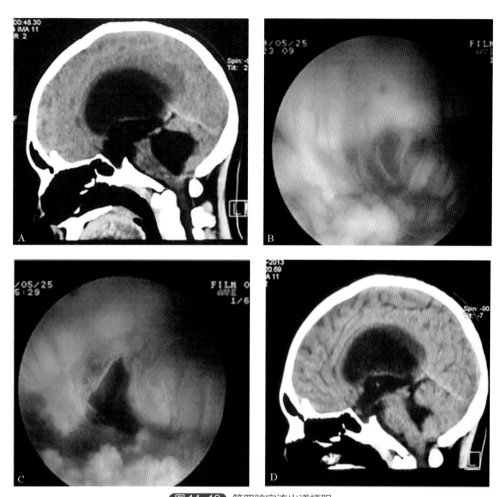

图 14-10 第四脑室流出道梗阻

A. 矢状位 CT 显示第四脑室正中孔闭塞，第四脑室明显扩张，脑干背侧受压移位；B. 内镜下探查见第四脑室正中孔膜性闭塞；
C. 内镜下行第四脑室正中孔成形术；D. 术后 10 个月复查 CT 示第四脑室明显缩小，脑干复位

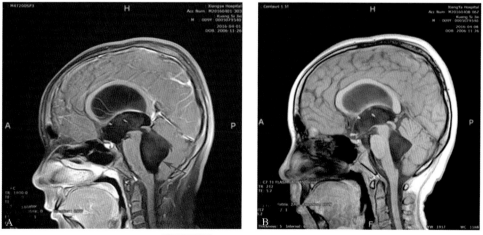

图 14-11 第四脑室流出道梗阻

A. 矢状位片示第四脑室明显扩张（红色箭头所示）；
B. 单纯行 ETV 术后 10 个月复查第四脑室明显缩小，脑积水缓解

六、多囊型复杂性脑积水的内镜治疗

针对脑室内或脑室旁多发囊肿的复杂性脑积水，可在内镜下打通各个分隔，使多囊变成单囊，再将囊肿与脑室开窗造瘘，重建脑脊液循环（图 14-12），或酌情进行第三脑室造瘘术或脑脊液分流手术治疗。对于脑室内肿瘤术后局部粘连形成局部脑室扩张，或者形成脑室内多个囊，这种局部梗阻性脑积水也应首选内镜下粘连松解或造瘘手术治疗（图 14-13）。

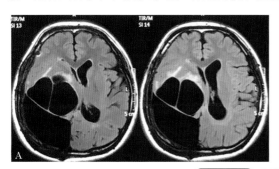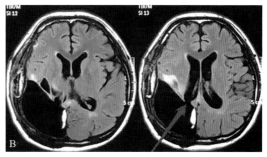

图 14-12 多囊型复杂性脑积水

A. MRI 轴位示脑室旁多发分隔囊肿合并脑积水；B. 内镜下行囊肿沟通 + 脑室开窗术（红箭头所示为开窗位置），
术后 MRI 复查提示囊肿沟通后，囊液汇入脑脊液循环，脑室受压解除，脑积水缓解

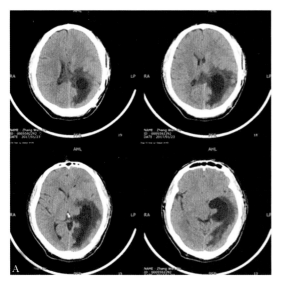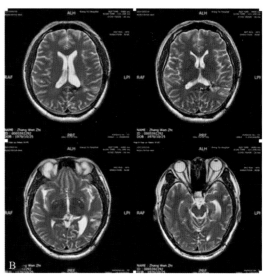

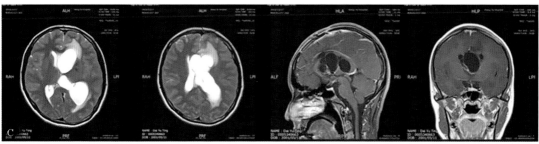

图 14-13

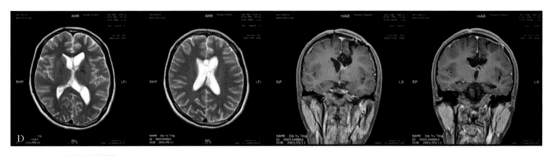

图 14-13 脑室内肿瘤手术后局部粘连导致形成脑室内局部或多发分隔型复杂性脑积水

A. CT 示脑室肿瘤术后左侧颞角扩大，间质性水肿加重；B. 内镜下松解粘连术后 1 个月，脑室恢复正常；C. 脑室内肿瘤术后，MRI 显示脑室内多发分隔形成复杂性脑积水；D. 神经内镜沿原手术通路进入，将分隔造瘘相通，术后 1 个月脑室基本恢复正常

七、Chiari畸形合并的脑积水的内镜治疗

该类患者在没有合并寰枕畸形时可以单纯行内镜下第三脑室底造瘘术，改变颅腔和脊髓蛛网膜下腔之间的压力梯度，下疝的小脑扁桃体可以还纳，脑积水得以缓解（图 14-14）。

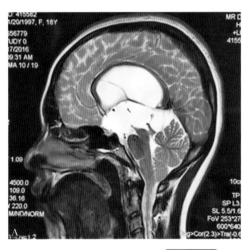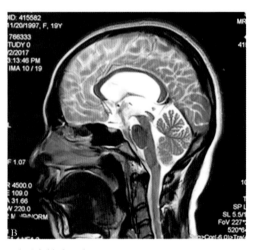

图 14-14 Chiari 畸形合并脑积水

A. 术前 MRI 矢状位片示脑积水，小脑扁桃体下疝；B. 第三脑室底造瘘术后 1 周，MRI 矢状位片示小脑扁桃体下疝减轻

八、蛛网膜囊肿相关性脑积水的内镜治疗

内镜手术治疗蛛网膜囊肿，是将囊壁开窗，使囊液汇入正常脑脊液循环系统，从而解除囊肿占位效应，从根本上解决脑积水的问题，可为多数患者一次性处理囊肿和积水（图 14-15）。蛛网膜囊肿相关性脑积水的最佳治疗，是一次性同时解决囊肿和积水问题；如不能同时解决，应首先处理囊肿，禁忌单纯行脑室-腹腔分流术，否则会加速囊肿增大。枕大池蛛网膜囊肿阻塞第四脑室流出道导致脑积水，可以由颅后窝钻孔后，在内镜下行囊肿切除或囊肿开窗将第四脑室出口成形（图 14-16）。

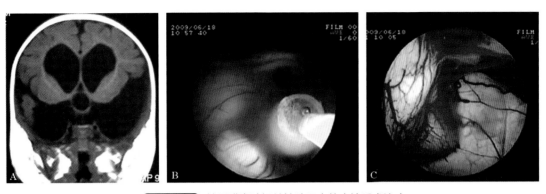

图 14-15 蛛网膜囊肿相关性脑积水的内镜手术治疗

A. MRI 轴位片显示双侧颅中窝蛛网膜囊肿合并脑积水；B. 内镜下第三脑室底造瘘；
C. 内镜下中颅窝蛛网膜囊肿-基底池造瘘

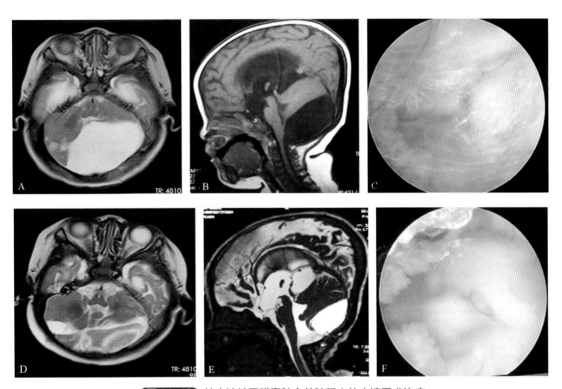

图 14-16 枕大池蛛网膜囊肿合并脑积水的内镜手术治疗

A、B. MRI 轴位和矢状位片显示枕大池蛛网膜囊肿导致幕上脑积水，第四脑室及小脑受压明显；C. 内镜术中见蛛网膜囊肿阻塞
第四脑室流出道；D、E. 内镜术后 1 个月复查 MRI 见第四脑室受压好转，脑积水缓解；F. 内镜下见囊肿大部切除后，
第四脑室流出道梗阻解除

内镜术中见蛛网膜囊肿阻塞
第四脑室流出道

内镜下见囊肿大部分切除后，
第四脑室流出道梗阻解除

九、脑室内囊肿合并梗阻性脑积水的内镜治疗

脑室内囊肿最常见的为脉络膜囊肿、室管膜囊肿、神经上皮囊肿等，通常引起脑脊液循环障碍而导致梗阻性脑积水，首选神经内镜进行囊肿切除治疗（图 14-17、图 14-18）。

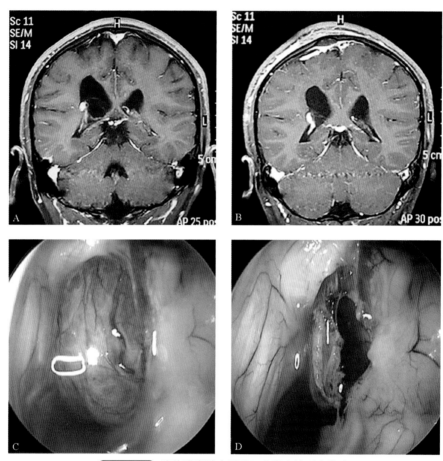

图 14-17 脉络膜囊肿合并脑积水的内镜手术治疗

A. MRI 轴位片显示右侧侧脑室内囊性病变，囊壁强化，与脉络膜关系密切，右侧脑室扩大；B. 内镜术后磁共振复查见囊肿切除，脑积水缓解；C. 内镜术中所见囊肿起自脉络膜，阻塞室间孔，囊壁上可见来自脉络膜的滋养血管；D. 囊肿切除后术中照片

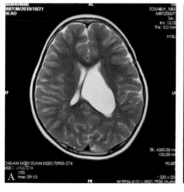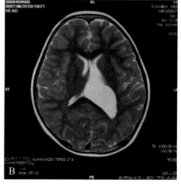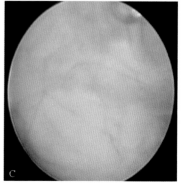

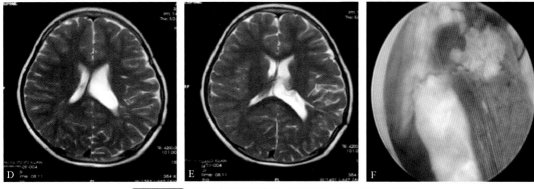

图14-18 脑室内室管膜囊肿合并脑积水的内镜手术治疗

A、B. MRI 轴位片显示左侧脑室内室管膜囊肿导致左侧脑室扩大；C. 内镜下见左侧脑室内囊肿壁；D、E. 神经内镜手术切除或囊肿造瘘术后 3 个月复查 MRI 所见脑室形态基本恢复正常；F. 囊肿大部切除后，可见残存少许囊肿附着于脉络丛上，室间孔梗阻解除

内镜下见左侧脑室内囊肿壁

第三节 脑积水内镜手术治疗的技术要点

内镜手术治疗脑积水的最大优势，是能够在内镜直视下对脑室系统进行全面探查，明确脑积水的病因及梗阻部位，并对梗阻部位通过各种手术技术进行个性化疏通，不能有效疏通梗阻部位时，可以通过改变脑脊液循环通路，重建脑脊液循环通路。前者称为疏通性内镜手术，后者为旁路性内镜手术，其中内镜下第三脑室造瘘术临床应用最多。所谓造瘘术，是指在正常解剖结构上没有通道的部位开窗，使脑脊液绕过梗阻部位进行循环，属于旁路手术，需改变脑脊液循环路径。而成形术是指通过手术解除脑脊液正常循环通路上，如室间孔、中脑导水管、第四脑室正中孔或侧孔等部位因狭窄或闭塞所导致的梗阻，属于疏通手术，不改变脑脊液原有循环路径。本节以内镜下第三脑室造瘘术为代表，介绍脑积水内镜手术治疗的技术要点。

一、手术设备和器械

单纯第三脑室底造瘘术有硬性内镜和软性内镜两种选择。硬性内镜图像清晰，有合适的工作通道和冲洗系统，其中 0°或 30°镜用于手术操作，30°镜和 70°镜用于第三脑室后部观察。软性内镜柔软纤细，可更方便地对脑室系统进行全方位探查，有助于明确脑积水病因及判断预后。对于第三脑室底造瘘困难者，可灵活选择终板造瘘或第三脑室-小脑上池造瘘。其他器械包括钝头活检钳、内镜专用的单/双极电凝或电磁刀、激光以及专用球囊导管等。大多数第三脑室底造瘘手术用时较短，不需采用支持臂来固定内镜。

二、手术技术

（1）体位与麻醉　采用仰卧位，头部抬高 20°～ 30°，气管插管全身麻醉。

（2）手术切口的选择　应综合考虑患者年龄和头皮情况。成人可采用直切口。小儿头皮和颅骨较薄，容易发生脑脊液漏，多采用弧形切口。颅骨钻孔部位根据脑室形态、室间孔的位置和大小决定。通常在冠状缝前 1 ～ 2cm，中线旁 2 ～ 3cm 处钻孔（图 14-19）。使用硬性内镜对骨孔位置要求较高，因为要以直线路径经室间孔到达第三脑室底造瘘部位，以减轻对脑组织的牵拉。软性内镜对骨孔位置要求不高，可根据大脑皮质情况灵活选择。

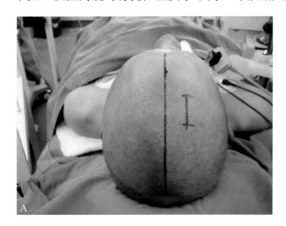
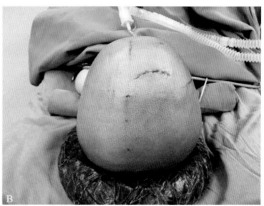
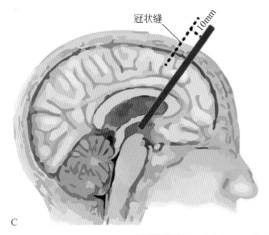
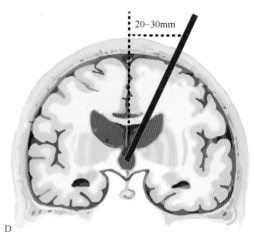

图 14-19　手术切口及经额角-室间孔-第三脑室底路径

A. 纵行切口标记线；B. 皮内缝合的弧形切口；C. 矢状位示手术路径；D. 冠状位示手术路径

（3）脑室穿刺　切开硬脑膜，电灼皮层后切开软脑膜，以内镜穿刺导鞘行侧脑室穿刺，穿刺方向为两外耳孔假想连线，稍偏向中线。

（4）置入内镜，探查脑室　内镜下可显露额角和室间孔，辨认脉络丛、丘纹静脉、室间孔、膈静脉等重要解剖结构（图 14-20）。若室间孔完全闭塞，沿静脉和脉络丛的走行方向可找到室间孔。内镜通过室间孔，到达第三脑室底，可观察到漏斗隐窝、乳头体及第三脑室底等结构（图 14-21）。入路方向偏向中线，可使内镜顺利通过室间孔，抵达第三脑室底中线处，利于行第三脑室底造瘘术。内镜进入第三脑室时，动作应轻柔，防止挫伤穹隆。

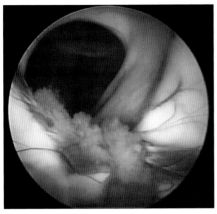

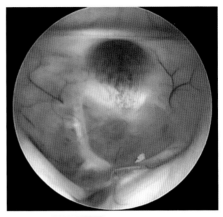

图14-20 内镜下可见室间孔周围结构　　　　图14-21 第三脑室底

　　（5）第三脑室造瘘　造瘘位置选在漏斗隐窝和乳头体之间的三角区，最薄弱的无血管处。先用内镜活检钳或单极电凝在第三脑室底进行穿刺，再将扩张球囊导管或活检钳置入穿刺孔（图14-22），扩大瘘口，通常瘘口直径不应小于5mm，以避免术后瘘口粘连闭塞。瘘口边缘少量渗血，可用双极电凝或电磁刀凝固止血。以37℃生理盐水或林格溶液冲洗瘘口，观察水流情况，检查下方的Liliequist膜，用同样方式打通该膜，以保证在镜下可清晰辨别基底动脉分叉和斜坡结构，确认瘘口通畅并与脚间池充分沟通。软性内镜下镜头可通过第三脑室底瘘口向下探查基底池直至枕骨大孔前缘（图14-23）。对第三脑室底造瘘困难或基底池粘连严重无法有效疏通者，在软性内镜下可探查终板，进行终板造瘘（图14-24）或第三脑室-小脑上池造瘘（图14-25）。

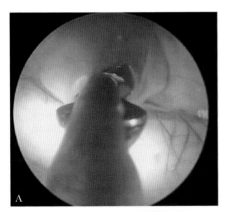

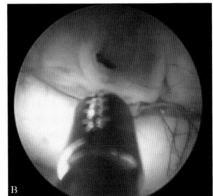

图14-22 内镜下行第三脑室底造瘘

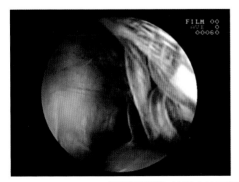

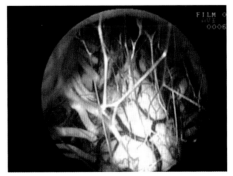

图14-23 软性内镜下探查基底池直至枕骨大孔前缘

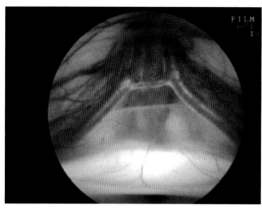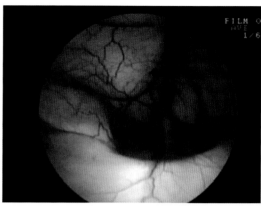

图 14-24 软性内镜下探查终板进行终板造瘘

（6）仔细冲洗脑室后撤出内镜和工作鞘，明胶海绵或胶原蛋白海绵填塞皮层隧道及颅孔，切口逐层缝合。

三、技术要点

（1）切口的设计 脑积水的治疗强调"终身治疗"，内镜手术治疗后并非一劳永逸，后期有可能因瘘口闭塞需要再次内镜手术或脑脊液分流手术，因此设计切口时应兼顾分流手术，如有需要，后期可应用原切口进行再次手术。

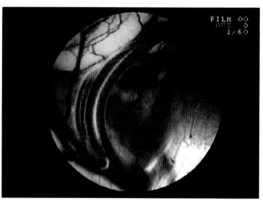

图 14-25 软性内镜下行第三脑室-小脑上池造瘘

（2）造瘘口部位的选择 为保持术后瘘口通畅，造瘘口通常选择在邻近血管部位，血管搏动有助于防止瘘口粘连闭塞。如第三脑室底瘘口下方是基底动脉顶端，终板瘘口前方是前交通动脉复合体。

第四节 脑脊液分流故障脑积水的内镜治疗

脑脊液分流手术开始进入临床应用时，因操作简单，创伤小，手术病死率低，手术近期疗效显著，很快成为脑积水治疗的主要手段。但随着时间的推移，越来越多的远期并发症陆续出现，有些患者多次行分流手术，术后并发症处理起来非常棘手，针对一些难治性脑积水，借助神经内镜手术治疗有些患者可获得良好效果，甚至摆脱分流管依赖。

一、脑室端分流管堵塞的内镜治疗

脑积水分流术后脑室端分流管堵塞是脑脊液分流手术常见的并发症，发生的原因有置管位置不佳，如分流管贴近脑室壁，或贴近脉络丛被其包裹（图 14-26）。传统的处理方法为分流管调管术和分流管更换术，手术带有一定不确定性，拔管有风险，换管增加患者经济负担。内镜直视下置管有助于将分流管置于最佳位置，减少分流相关并发症的发生。对于脑室端分流管堵塞，可应用神经内镜技术，在直视下对被脑组织或脉络丛包裹的分流管进行分离、调整或取出，还可及时处理分流管，取出术中的脑室出血，保障手术安全（图14-27）。

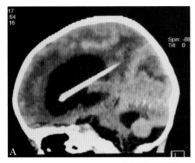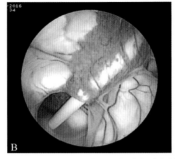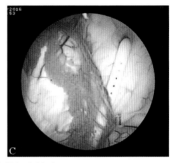

图14-26 枕角穿刺置管后分流管近端侧孔被脉络丛包裹填塞

A. 头颅CT矢状位片所见分流管；B. 分流管近端侧孔被脉络丛包裹；C. 分流管远端侧孔被脉络丛包裹

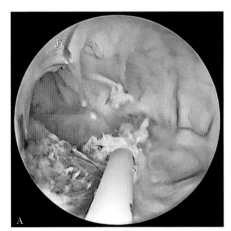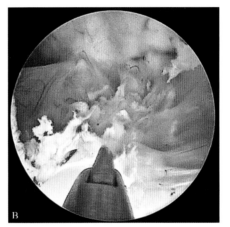

图14-27 内镜下分流管疏通术

A. 内镜下探查见分流管头端纤维包裹；B. 电凝后显微剪刀松解剔除包裹的纤维组织

二、分流压力相关并发症的内镜治疗

脑积水分流术后过度分流导致裂隙脑室，孤立性第三脑室及（或）孤立性第四脑室，单侧或双侧侧脑室颞角孤立等并发症，处理起来非常棘手，临床上可见脑室内放置多根引流管的病例，仍不能解决问题，甚至使问题更加复杂。针对这种复杂难治性脑积水，借助神经内镜技术，有些患者可获得满意效果，甚至摆脱分流管依赖。一般需首先结扎分流管，待脑室适度扩张后，在内镜下进行脑室探查，根据探查结果进行个性化手术（图14-28）。需特别指出的是，结扎分流管后要严密观察患者状况，分流管急性梗阻后，急性颅内压增高有诱发脑疝可能。

三、分流术后感染的内镜治疗

术后感染是脑脊液分流手术严重并发症之一，脑室端感染引起脑室炎，腹腔段感染导致腹

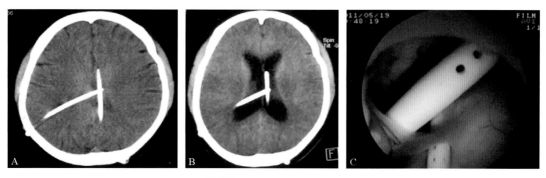

图 14-28 分流术后裂隙脑室

A. CT 显示双侧脑室-腹腔分流术后裂隙脑室；B. 分流管结扎 8h 后，CT 显示脑室扩张；

C. 内镜下脑室探查所见脑室内分流管，其中右侧脑室内分流管被脉络丛包裹

膜炎，腹腔包裹或腹腔积液。分流感染一旦确诊，需尽早取出分流管，感染控制后再行后续治疗。内镜下脑室灌洗清除脑室内积脓，对脑室系统进行一次彻底清创，借助腹腔镜对腹腔感染进行探查、灌洗引流，可明显缩短分流术后感染的治疗过程（图 14-29）。

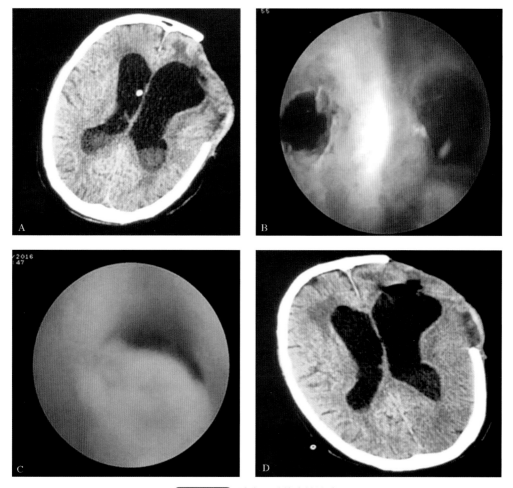

图 14-29 脑室积脓的内镜治疗

A. 头颅 CT 检查显示分流术后脑室积脓；B. 经室间孔、透明隔造瘘口清除双侧脑室及第三脑室内积脓；

C. 清除导水管内积脓，经导水管清除第四脑室内积脓；D. 术后头颅 CT 示脑室内积脓减少

第五节 脑积水内镜手术治疗的效果评估与并发症防治

一、脑积水内镜手术治疗的效果评估

根据术后临床表现及影像学的改变，综合评估手术疗效。临床症状与体征好转，影像学检查显示脑室扩张较术前缩小；或扩张的脑室无变化或变化不明显，但临床表现有明显好转，均为有效。临床表现的改善为主要指标，而影像学表现为辅助指标。术后行 MRI 脑脊液电影检查，有助于判断造瘘口是否通畅。即使瘘口通畅，脑室可无明显变化，若患者临床表现明显缓解，为手术有效。如果术后患者临床表现及脑室大小均无改善，甚至加重者，被认为手术疗效不满意，可行脑室-腹腔分流术。

2006 年开始，国际小儿神经外科学会（ISPN）和国际神经内镜联盟（IFNE）曾对小儿脑积水内镜手术治疗效果进行过多中心前瞻性随机对照临床试验研究。研究设计为利用 10 年时间，严格筛选入组病例，大体结果是经过内镜手术治疗后，临床表现及影像学检查明显好转者占 1/3，临床表现有好转但神经影像学检查变化不明显者占 1/3，临床表现及影像学检查均无改善者占 1/3，故脑积水内镜手术治疗总有效率为 2/3。随着内镜设备及技术的不断改善与提高，脑积水内镜手术治疗效果仍在逐步提高。

二、脑积水内镜手术并发症防治

按照发生时间顺序，脑积水内镜手术并发症分为术中并发症、近期并发症和远期并发症。其中术中并发症包括术中出血、周围结构损伤、心率改变等；近期并发症包括术后发热、低颅压、硬膜下积液、脑脊液漏与皮下积液、间脑发作等；远期并发症主要是瘘口闭塞或瘘口远端形成新的梗阻，使手术失效。

（1）术中出血 第三脑室底造瘘术中最严重的并发症。术中损伤膈静脉、丘纹静脉、基底动脉及其分支，可造成严重残疾，甚至死亡。手术野的渗血，经过冲洗多自行停止；小的出血可使用双极电凝或电磁刀凝固止血。如果有较大血凝块存在，则需放置脑室外引流管，利于术后引流残留血性脑脊液或者血凝块。对于较汹涌的出血，术中不能控制，则需行开颅手术，故术前应做好开颅手术准备。术中应注意：①操作轻柔，避免粗暴动作。②术中持续冲洗，始终保持术野清晰，避免误伤。③在乳头体与漏斗隐窝之间无血管区进行造瘘，若第三脑室底部较厚或狭窄，操作应谨慎，动作应更轻柔。若术中发现难以造瘘，不可勉强，应及时改行脑室-腹腔分流术。④术中遇到出血，不可退出内镜，应对出血点持续冲洗，直到术野清晰为止。

（2）周围结构损伤 术中操作不当可损伤丘脑、穹隆、丘纹静脉，甚至大脑内静脉，常导致严重的后果。造瘘位置不当，瘘口过于偏前，术后可出现短暂的尿崩；过于偏后或电凝时损伤乳头体，可引起记忆力缺失；过于偏外，可导致动眼神经麻痹；术中打通 Liliqueist 膜时，沿斜坡操作可损伤动眼神经和展神经。

（3）心率改变 包括心动过速、心动过缓或心搏骤停。术中下丘脑受牵拉可发生心动过速、心动过缓或心搏骤停，术中切忌动作粗暴，适当控制冲洗液速度和冲洗量，一般可避免。

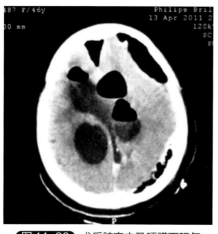

图 14-30 术后脑室内及硬膜下积气

（4）术后发热　多为一过性，体温在 38℃ 左右，经对症处理，短时间内即可缓解。术后发热可能与术中冲洗刺激下丘脑体温调节中枢或血性脑脊液有关。为减少术后发热，术中应适当控制冲洗液速度及流量，避免过度冲洗，并保持冲洗液温度在 37℃ 左右。退出内镜前，缓慢持续冲洗脑室，将血性脑脊液及脑室内的组织碎屑冲洗干净。

（5）一些患者术后出现头痛、呕吐等低颅压表现，CT 显示脑室内或硬膜下积气（图 14-30），可能与术中头位不当或造瘘术后脑压下降有关。气体多在短期内吸收，一般不需特殊处理。手术结束时，向脑室内注满液体，可减少气颅的发生。

（6）硬膜下积液　多见于患慢性梗阻性脑积水的婴幼儿，造瘘术后脑压下降所致。由于婴幼儿的脑室严重扩张，皮质很薄，术后易出现脑组织塌陷，形成硬膜下积液。手术结束时，脑室内应注满冲洗液，避免皮质塌陷。少数先天性梗阻性脑积水患儿的脑室极度扩张，术后难以避免发生硬膜下（硬膜外）血肿或硬膜下积液。硬膜下积液大部分无症状，无需特别处理，少数需行积液-腹腔分流术。一旦出现急性硬膜下/硬膜外血肿，常需急诊开颅清除血肿。

（7）脑脊液漏与皮下积液　少数患者，尤其是婴幼儿，术后可出现脑脊液漏或皮下积液，主要与术后早期颅内压仍较高，脑脊液漏出有关，随颅内压的逐渐降低，皮下积液也逐渐消退，局部可进行加压包扎。对于这类患者，可以小骨瓣开颅，硬膜弧形切开，内镜手术通道填塞明胶海绵或胶原蛋白海绵，术后严密缝合硬膜，一般可避免脑脊液漏和皮下积液。

（8）间脑发作　间脑发作是第三脑室造瘘术后比较严重的并发症，如不及时抢救常因急性肺水肿导致患者死亡。发作特点是术后 2～3h 内出现症状，如无意外于 24～48h 内可缓解，突出表现为呼吸浅快，最高呼吸频率达 120 次/分；心率加快，常高达 220～240 次/分；血压升高，体温升高或正常，个别患者可出现癫痫大发作。婴幼儿病例更为多见，可能与婴幼儿间脑功能尚不成熟有关；合并第三脑室内肿瘤行病变活检者，术后间脑发作的发生率似乎更高，其原因尚需进一步研究；第三脑室底造瘘同时行终板造瘘者，出现间脑发作的机会偏高，其原因可能是第三脑室底造瘘同时行终板造瘘时脑脊液动力学的改变更显著，从而对间脑功能的影响更大。大剂量药物镇静，必要时呼吸机控制呼吸，是有效的抢救措施。

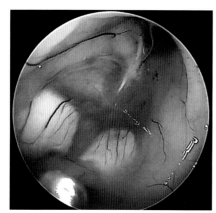

图 14-31 第三脑室底造瘘口瘢痕闭合导致再次造瘘困难

（9）造瘘口闭合　造瘘口闭合的情形相对少见，多见于颅内感染或脑出血后脑积水造瘘的患者，闭合的原因通常为造瘘口小，或 Liliequist 复层膜未充分打通，内镜下探查可见造瘘口瘢痕愈合（图 14-31），再次造瘘困难，且风险增加，此种情况建议选择脑脊液分流手术治疗。

综上所述，脑积水的治疗需特别强调其"终身治疗"这一特点，脑脊液分流手术后的分流管梗阻问题始终困扰着神经外科医师，而内镜手术治疗也并非一劳永逸，术后也可能发生瘘口闭合或瘘口远端形成新的梗阻使手术失效。不管采用哪种手术方式，脑积水术后患者一旦出现高颅压表现，首先要考虑脑积水复发，需解除脑脊液循环梗阻。

（肖庆　中国医科大学航空总医院；刘景平　中南大学湘雅医院；

任铭　首都医科大学三博脑科医院）

（手工制图：陈金桃　福建三博福能脑科医院神经外科）

参考文献

[1] Dong X W, Zheng J P, Xiao Q, et al. Surgical techniques and long-term outcomes of flexible neuroendoscopic aqueductoplasty and stenting in infants with obstructive hydrocephalus: a single-center study[J]. World Neurosurgery, 2019, 130(10): 98-105.

[2] Zheng J, Chen G, Xiao Q, et al. Endoscopy in the treatment of slit ventricle syndrome[J]. Exp Ther Med, 2017, 14(4): 3381-3386.

[3] 神经内镜技术临床应用专家共识编写组. 神经内镜手术技术治疗脑室脑池系统疾病中国专家共识[J]. 中华神经外科杂志, 2016, 32(8): 757-766.

[4] Chen G Q, Xiao Q, Zheng J P, et al. Endoscopic transaqueductal removal of fourth ventricular neurocysticercosis: report of three cases[J]. Turk Neurosurg, 2015, 25(3): 488-492.

[5] 肖庆，陈国强，郑佳平，等. 脑囊虫病的软性神经内镜治疗[J]. 中国微创外科杂志, 2012, 12(3): 272-274.

[6] 肖庆，陈国强，郑佳平，等. 软性内镜下个性化手术治疗第四脑室流出道梗阻[J]. 中华神经外科杂志, 2011, 27(4): 428-430.

[7] 郑佳平，陈国强，肖庆，等. 导水管成形术后中脑导水管脑脊液动力学研究[J]. 中华神经外科疾病研究杂志, 2011, 10(3): 230-233.

[8] 郑佳平，陈国强，肖庆，等. 磁共振相位电影对比法在内镜下导水管成形术中的应用[J]. 中华神经外科杂志, 2011, 27(4): 435-438.

[9] 郑佳平，陈国强，肖庆，等. 可调压分流治疗颅内静脉异常回流所致高颅压性脑积水[J]. 中华神经外科杂志, 2011, 27(4): 448-450.

[10] 肖庆，陈国强，郑佳平，等. 第四脑室囊虫的内镜治疗(附二例报告)[J]. 中华神经外科杂志, 2010, 26(12): 1121-1123.

[11] 肖庆，陈国强，郑佳平，等. 内镜下脑室灌洗治疗脑室感染[J]. 中华神经外科杂志, 2010, 26(8): 706-708.

[12] 郑佳平，梁晖，陈国强，等. 导水管梗阻所致巨大脑室脑积水的内镜治疗[J]. 中华神经外科杂志, 2010, 26(5): 441-444.

[13] 肖庆，陈国强，郑佳平，等. 婴儿出血后脑积水的内镜诊断与治疗[J]. 中华神经外科杂志, 2009, 25(7): 596-598.

[14] 肖庆，陈国强，郑佳平，等. 脑积水分流故障的内镜治疗[J]. 中国内镜杂志, 2009, 15(7): 704-705, 708.

[15] 陈国强，肖庆，郑佳平，等. 神经内镜下导水管成形术治疗导水管梗阻性脑积水[J]. 中华神经外科杂志, 2009, 25(2): 155-157.

[16] 肖庆，陈国强，郑佳平，等. 第三脑室造瘘术后间脑发作的诊断及治疗[J]. 中国微侵袭神经外科杂志, 2008, 13(7): 328.

[17] 陈国强，肖庆，郑佳平，等. 儿童后颅窝囊肿伴梗阻性脑积水的内镜治疗[J]. 中国内镜杂志, 2008, 14(9): 948-951.

[18] 张亚卓. 神经内镜手术规范化培训教程[M]. 北京：人民卫生出版社, 2018.

[19] 张亚卓. 内镜神经外科学[M]. 2版. 北京：人民卫生出版社, 2017.

[20] 张亚卓. 神经内镜手术技术[M]. 北京：北京大学医学出版社, 2004.

第十五章

脑积水的临床观察及护理

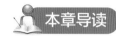本章导读

　　脑积水是神经外科常见的病症，是由多种原因导致的脑脊液积聚，脑室扩张和颅内压异常增高。脑积水可对脑组织造成挤压和损害，从而引起头痛，步态不稳，尿失禁等一系列临床症状和体征，严重者可出现脑疝，危及生命。不同类型脑积水的临床表现有所不同，成人和儿童脑积水的症状、体征亦存在较大差异。提高脑积水早期症状、体征的辨识能力，强化其风险因素的识别，有助于脑积水的积极诊断和处理。脑积水治疗阶段的临床观察，掌握相关护理技能要点有利于减少并发症，改善预后。对分流手术后患者的长期随访跟踪和心理干预同样十分重要。

第一节　脑积水常见的临床表现及观察要点

一、成人高颅压性脑积水的观察护理

（一）成人高颅压性脑积水的常见临床表现

　　高颅压性脑积水通常认为是由脑脊液循环通路上的脑室系统或脑表面的蛛网膜下腔阻塞，引起脑室内平均压力或搏动性压力增高产生脑室扩大，以致不能代偿[1]。不同部位病变产生的脑积水可表现出不同的临床表现，主要的症状、体征有：头痛、恶心、呕吐，共济失调和视物不清、视力丧失、复视等。头痛主要以双额部疼痛最为常见，随着病情的进展可出现全头持续性疼痛，进而发生神志改变，并发脑疝危及生命。颅骨缺损患者可表现为骨窗处膨出，皮肤张力增大。

（二）护理措施要点

　　（1）抬高床头30°以上，改善脑脊液回流，以减轻颅高压症状[2]。严密观察患者的生命体征，神志、瞳孔的变化，有无头痛、呕吐、视盘水肿以及库欣反应出现，留置ICP监测患者可以通过ICP值进行颅内压力的监测，给予吸氧，保持呼吸道通畅。早期发现脑疝危象及时报告医生，并积极配合做好急诊手术治疗的准备。

　　（2）遵医嘱使用脱水药物，观察脱水效果。临床常用20%甘露醇0.25～1.0g/（kg·次）静脉滴注，间隔时间4～12h[3]，注意保持输注速度，以保证脱水效果。也有甘露醇+呋塞米+

白蛋白联合应用进行脱水以达到最佳效果，应注意合理安排用药排序。

（3）由于大量使用脱水治疗，应监测血电解质、血细胞比容、酸碱平衡及肾功能的情况。及时发现过敏、血尿、低钾血症、心力衰竭和肾衰竭等并发症。同时遵医嘱补充因脱水失去的水分。

（4）患者随着脑积水的加重，颅高压症状加重，意识障碍进一步加深，压力性损伤风险也随之升高，应及时进行皮肤的压力性损伤风险评估，给予相应的预防措施；加强患者的生活照护，协助进行体位的定时转换，骶尾部、后枕部等重点受压部位给予使用泡沫敷料等局部减压，严格交接班。

（5）观察患者自主排尿情况。随着病情的加重可导致患者意识障碍进一步加深，同时并发尿潴留。定时触诊患者下腹部耻骨联合上方至脐周部位是否膨隆，有条件者进行膀胱 B 超扫描检查，当膀胱尿液大于 600mL 仍不能排尿者，应给予间歇导尿或留置尿管。

（6）做好患者的饮食管理。进行吞咽功能评估，洼田饮水试验 3 级以上者给予留置鼻胃管，全流饮食。2 级以上患者应进行进食指导：取端坐位，缓慢进食，注意进食的速度与方法。嘱患者吞咽完成后进行空吞，以确认没有残留食物后再继续进食。用餐结束后及时漱口，保持口腔清洁不留食物残渣。

二、成人正常压力脑积水的观察护理

（一）成人正常压力脑积水的主要临床表现

正常压力脑积水与高颅压性脑积水不同，它是指脑室内压力正常，但脑室扩大，并有一系列特征性临床表现的一组综合征。其主要的临床表现有：①步态不稳、记忆力障碍和尿失禁。多数患者症状呈进行性逐渐发展，在发现症状时病程已数月或数年。步态不稳常是首要症状，抬腿困难，不能做抗重力活动，步幅小，步距宽，走路失衡，不能两足先后连贯顺序活动，常有摔倒病史。②近期记忆丧失是最为明显的特点，患者常表现为呆滞，自发性或主动性活动下降，兴趣爱好减弱，表现为淡漠、冷淡、孤僻、焦虑、幻想、语无伦次。③对排尿知觉或尿起动作感觉减退，尿失禁。

（二）护理措施要点

（1）生活护理 患者随着病情的进展，生活自理能力下降，护理人员应做好生活护理，提高患者生活质量。运用基本生活活动能力评定量表（Barthel 指数评估量表）了解患者基本生活自理能力，筛选出完全不能自理及部分不能自理的患者，确定提供帮助和照护的程度，在提供护理的同时，鼓励患者参与其中，促进患者自理能力的恢复，预防废用综合征的发生。

（2）预防跌倒 患者步态不稳，双下肢功能障碍，抬腿困难，同时常伴有头晕、头痛，存在跌倒风险[4]。根据病情及时进行跌倒风险筛查（Morse 跌倒风险评估量表），并根据评估结果结合患者的自身实际情况给予预防跌倒安全指导，并落实安全防范措施。预防跌倒措施应围绕环境安全和舒适考虑。着重注意落实以下措施：①使患者熟悉环境及病区医用设备，如床旁、浴室呼叫铃的使用；②保持病室光线充足，病室及卫生间地面平坦、干燥、防滑且无障碍物，走廊及卫生间均设扶手，降低患者发生跌倒的风险；③将个人物品放置在患者安全可及范围，方便患者拿取；④鞋子、衣、裤大小合适；⑤头晕及头痛的患者应尽量卧床休息，活动时要求有医护人员或家属陪同；⑥卧床时应加床挡予以保护，病床脚刹锁住，轮椅静止时将轮椅轮子锁住；⑦加强巡视，满足患者生活需求；⑧做好患者及家属安全知识宣教，共同协助预防跌倒、坠床等安全事件。

（3）预防走失 正常压力脑积水患者认知功能减退表现在注意力下降、近期记忆力丧失、遗忘及反应迟钝等，因此患者在住院期间容易走失。根据简易精神状态检查（MMSE）评分量表评估患者的认知功能，根据评估的结果采取适合患者的针对性护理措施。①告知患者或家属，患者存在走失风险，要求 24h 贴身陪伴；②床旁设立"防走失"警示标识，为患者佩戴特殊颜色的手腕带、防走失袖带，或穿防走失病号服，同时在患者身上佩戴联系人电话等，有条件的可给予使用定位手环；③护士做好交接班工作，对此类患者加强巡视和关注，对其外出做任何检查均应有记录及追踪；④患者外出检查时，应安排人员陪同。

（4）尿失禁的护理 患者入院时常规询问排尿情况，评估患者排尿自制力。根据尿垫试验，评估漏尿量[5]。检查患者是否存在失禁性皮炎，其主要表现为：皮肤表面的红斑、水肿、水泡、糜烂或皮肤的二次感染。做好患者、家属或陪护的健康教育，告知保持皮肤完整性的重要性，指导患者家属协助做好预防性护理措施，包括选用吸收性好的纸尿片、纸尿裤，及时清洗、保持局部皮肤的清洁，合理选用尿套。对严重的患者可在清洁、润肤后对局部皮肤使用皮肤保护制剂进行保护。对已形成的皮炎，在做好皮肤清洁的同时，可使用皮肤保护粉加保护膜，促进修复，并指导患者进行盆底肌康复锻炼和疾病治疗改善排尿功能。

三、儿童脑积水的观察护理

1. 儿童脑积水的临床表现

儿童脑积水多为先天性和炎症性病变所致。与成人相比，儿童脑积水的临床表现是根据患者的发病年龄而变化的。婴儿急性脑积水，通常颅高压症状明显，骨缝裂开，前囟饱满，头皮变薄和头皮静脉清晰可见，并有怒张（图 15-1A），用强灯照射头部时有头颅透光现象。患儿易激惹、表情淡漠、饮食差。双眼球呈下视状，眼球下半部沉落到下眼睑缘，上睑巩膜下翻露白，称"日落现象"[1]（图 15-1B）。还伴有凝视麻痹、眼震等，随着疾病的加重可出现眼球运动障碍。此外，运动异常的临床表现为肢体痉挛性瘫，以下肢为主，症状轻者双足跟紧张、足下垂，严重时呈痉挛步态，亦称"剪刀步态"。儿童脑积水的典型体征是头大脸小、眼球下落、常有斜视。头颅 MRI、CT 可见脑室明显扩张，见图 15-1C、D。

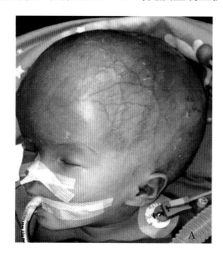

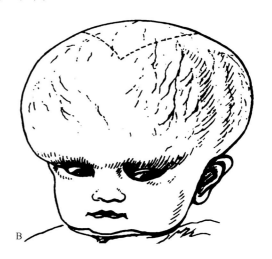

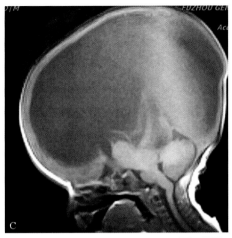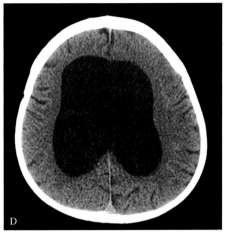

图 15-1 婴儿急性脑积水

A. 头皮变薄和头皮静脉清晰可见，并有怒张；B. 双眼球呈下视状，眼球下半部沉落到下眼睑缘，上睑巩膜下翻露白，
称"日落现象"；C. 头颅 MRI T1WI 示幕上脑室明显扩张；D. 头颅 CT 轴位像示双侧侧脑室明显扩张

2. 护理措施要点

（1）病情观察。患儿的神志变化观察有异于成人，要对患儿生命体征、表情、眼球运动、肢体活动、囟门张力、肌张力及哭闹的变化进行观察。新生儿前囟饱满或前囟凸出，为颅高压的典型表现，应报告医生，遵医嘱给予降低颅压的处理，如甘露醇脱水等，小儿根据年龄每分钟 5 ～ 7mL[6]；有脑室穿刺外引流者应做好引流管的护理。

（2）皮肤压力性损伤的预防。患儿头围增大，头重，皮肤角质层薄而血管丰富，由于长期卧床，受到不良刺激和受压时易引起损伤。应评估患者头围及皮肤角质情况。定时给予患儿翻身，尤其是头部位置的更换，注意枕部、耳郭等容易受压部位的皮肤，可局部使用无黏胶的加压敷料保护。

（3）使用甘露醇脱水的患儿，应早期给予建立中心静脉导管，预防输液外渗损伤患儿的皮肤。

（4）密切观察病情，若有癫痫发作征象，报告医生，对症处理，必要时遵医嘱服用抗癫痫药物。癫痫发作时应将患儿平放在床上，头偏一侧，必要时使用毛巾或儿童牙棒，防止咬伤舌头。注意保持呼吸道通畅，给予氧气吸入。

（5）预防误吸。进食后给予竖立上身，轻拍背。若患儿呕吐频繁，应尽量让其侧卧，准备好吸痰装置。进食量减少时，记录 24h 出入量。

第二节 脑积水各种治疗手段的护理

一、脑积水行脑室穿刺外引流的护理

脑积水患者在未行分流手术前，为了解决颅高压症状和预防脑疝的发生，常用的治疗手段是进行脑室穿刺外引流或腰大池穿刺外引流术，将无法进入正常循环吸收的脑脊液引流到体外。但长期留置引流管存在一定的风险，因此做好引流管的护理尤其重要[7]。

（1）妥善固定，适当限制患者头部的活动范围。为了防止引流管的逆行感染和脱管，术者一般会将引流管做一小段的皮下潜行，并以缝线固定，由于皮肤的弹性，可以很好地固定引流管。但随着留置的时间延长，若管道反复被拉扯，仍易导致管道出口渗液、脱管的发生。因此要合理妥善地固定管道并适当限制患者头部活动范围，避免牵拉引流管。对清醒患者要做好宣教，取得配合。对意识不清、躁动的患者采取有效约束，必要时遵医嘱给予药物镇静，避免发生非计划性脱管。

脑室引流管 U 型固定法：选长 15cm、宽 5cm 的带黏胶弹力绷带（优力抒）顺着引流管方向 U 型固定，覆盖双管。固定时要注意引流管有无扭曲，引流管走向最好低于引流管出口（见图 15-2）。

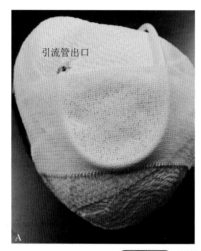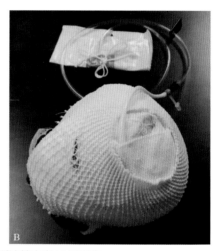

图 15-2 顺着引流管方向 U 型固定

A. U 型双管粘贴固定；B. 2 人操作，套好网帽

（2）标识清楚　引流管应具备两个标记牌：一是注明引流管的名称及置管日期；二是注明引流的高度要求，根据医嘱调整引流管高度后，应及时更新标记。

（3）引流管不受压、扭曲、折叠、成角，保持引流通畅（脑室引流管中脑脊液随患者呼吸、脉搏等上下波动示通畅[8]）。密切观察引流液量、性质和颜色，每班记录并交接班。正常脑脊液呈无色透明状，其比重为 1，呈弱碱性。

（4）脑脊液生成的速率为 0.3mL/min，日分泌量在 450 ～ 500mL，正常成人脑室内脑脊液总量为 100 ～ 150mL[1]，故要严格控制脑室引流液的引流速度。防止过度引流引发患者出现低颅压反应，严重的导致脑室塌陷引发出血。一般每日引流量不超过 350mL，多数控制引流量在 200mL 左右，颅内感染者引流量会增多。

（5）加强引流高度管理　脑室外引流管的引流高度决定了引流速度和量。为保证引流安全，要严格管理引流高度。脑室引流管（图 15-3）：脑室引流瓶应悬挂于床头，引流管最高点高于侧脑室平面 10 ～ 15cm（平卧位——外眦与外耳道连线中点的水平面；侧卧位——以正中矢状面为基线）。测量时请使用标尺及红外线装置，没有条件可应用水平尺测量。外出检查、注食（经鼻饲管给予流质饮食）及特殊治疗可能短时间影响引流高度时应予以暂时夹闭，待恢复正常体位后开放。

（6）腰大池引流管的引流高度及引流量的管理同脑室引流管　穿刺点使用无菌敷料粘贴后再用透明敷贴扩大固定，引流管沿后背中线向肩部走行（推荐：图 15-4A），以 3M 弹力胶布固定，中间最好不要有连接口。对肩部引流管进行盘旋 2 周以透明敷贴固定。也有的单位经腰侧

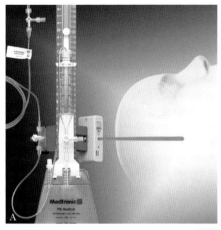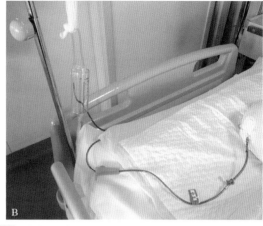

图 15-3 脑室引流管

A. 脑室引流管最高点高于侧脑室平面 10 ～ 15cm；B. 脑室引流瓶应悬挂于床头，并固定好，避免脱落

方引出（图 15-4C、D）。固定过程中注意进行管道塑型，减张粘贴（方法见图 15-4）。由于引流管固定于后背，受到体位转移的摩擦及皮肤对胶布过敏瘙痒的影响，容易引起卷边、脱落。要严格交接班，观察管道固定情况、各个接口有无脱落，注意检查腰大池引流穿刺引流出口处有无脑脊液渗漏，引流管各个接口有无脑脊液渗漏的发生。

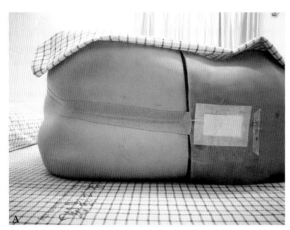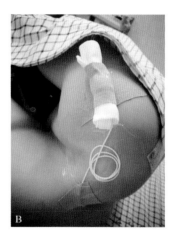
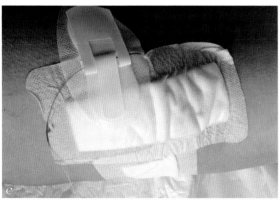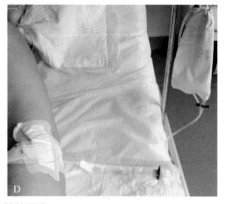

图 15-4 腰大池引流管的固定

A. 腰大池引流管沿后背中线向肩部走行，以 3M 弹力胶布固定；B. 对肩部引流管进行盘旋 2 周以透明敷贴固定；

C、D. 另一方法，可经腰侧方走行引出

（7）防止感染　密切观察伤口敷料是否清洁干燥，如果潮湿应判断是汗液还是脑脊液，并通知医生进行更换。严格无菌操作，严防脑脊液逆流、颅内积气。引流管各个接头处须严格消毒，局部用无菌敷料包扎，防止逆行感染。更换引流袋、倾倒引流液时均应先夹闭引流管，在无菌条件下更换，并妥善固定。

（8）密切观察患者的生命体征　患者有不明原因的头痛、发热和血象增高，脑脊液出现呈黄色、乳白色絮状物时应警惕颅内感染。配合医生进行脑脊液化验检查及有效使用抗生素等治疗控制感染，为行脑脊液内引流做好准备。

（9）做好患者的生活照护和心理护理　留置脑室引流管的患者，原则上卧床休息。患者自理能力下降，疾病给患者的日常生活带来困难。大多患者对疾病缺乏认识，治疗过程中病情的反复、愈后等，均给患者造成不同程度的心理压力，产生恐惧、焦虑、忧郁、烦躁、敌对等心理，甚至对治疗失去信心[8]。护士要做好宣教和心理安抚，可通过讲解脑积水相关疾病知识，介绍目前的治疗方案及可能需要的时间，通过成功案例鼓励患者及家属树立战胜疾病的信心。

二、脑积水行Ommaya储液囊植入抽吸术的护理

Ommaya 储液囊是一种脑室或囊腔的引流装置，由一个埋在头皮下的扁平状的储液器和一根插入脑室或囊腔的引流管相接而成[9]。脑室引流管、腰大池引流管长期留置都存在感染的风险。由于 Ommaya 储液囊引流可以反复穿刺，间断或持续引流且不易感染等优点，其越来越多地应用于各种原因导致暂时无法行脑脊液分流术患者的前期。尤其是新生儿脑积水由于脑室内出血早期脑脊液中血液代谢产物高，行脑室-腹腔分流术时易发生管道堵塞、感染，导致手术失败；早产儿由于体重低，大多数不能耐受分流管及阀门植入[10]。另外，部分患儿脑脊液循环可能恢复正常，并不需要终身采用分流术治疗。因此，暂时性脑脊液引流是较好的治疗手段。做好 Ommaya 储液囊植入（图 15-5）围手术期及日常抽吸的护理观察是保证其发挥正常功能，避免颅内感染的重要环节。

（一）围手术期护理

1. 术前准备

（1）加强营养支持　患者由于脑积水导致意识障碍，经口进食量减少，高颅压导致频繁呕吐等都直接影响到患者机体营养代谢问题。术前要对患者进行营养状态评估，要增强机体体质之后再行手术，以提高患者尤其是患儿对手术的耐受性。机体太过消瘦的患者头部术区皮肤菲薄也易造成储液囊壁对皮肤造成张力性损伤。

（2）手术区域皮肤的准备　手术预理置的部位皮肤不能有外伤口，或有毛囊炎等问题。如果存在皮肤问题要及时处理干预。术前剃除术区毛发，最好采用专用备皮工具，以避免损伤皮肤。之后应用洗发液清洗干净后，再使用含有聚氯己定的皮肤清洁剂清洗皮肤。

（3）做好心理护理　无论手术大小都具有一定的风险，向患者及家属讲解该手术只是作为一种暂时的替代手段，对手术可能存在的出血、感染、堵管等风险在告知的同时要给予心理支持和安慰理解，尽可能减轻患者顾虑，积极配合治疗。

2. 术后护理

（1）密切观察生命体征、意识、瞳孔及肢体运动的变化　警惕并发颅内出血等严重并发症。Ommaya 储液囊植入术创伤小，但也有出现穿刺引流通道小静脉撕裂出血等案例。

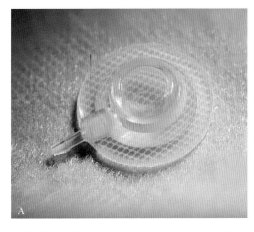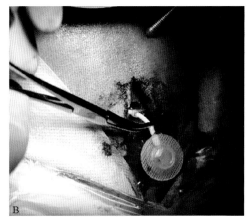
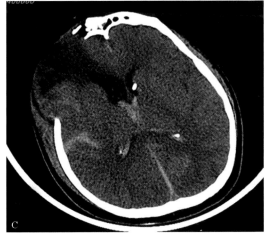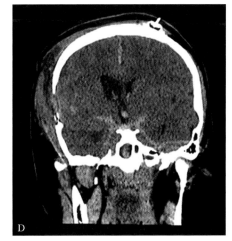

图15-5 Ommaya 储液囊

A. Ommaya 储液囊外观；B. 术中 Ommaya 储液囊接脑室端引流管，植入头皮下；
C. 头颅 CT 水平位示接 Ommaya 储液囊的脑室端引流管末端位于左侧侧脑室额角内；
D. 头颅 CT 冠状位示颅骨外可见 Ommaya 储液囊高密度影

（2）体位、饮食管理　患者麻醉清醒后即可将床头抬高 15°～ 30°，以改善头部静脉回流。患者只要麻醉清醒，恢复肠蠕动即可恢复饮食，先以流质、清淡饮食为主，少量多餐。

（3）切口护理　术后切口应保持清洁干燥。注意观察切口敷料有无脱落，切口周围皮肤有无渗血、渗液或者化脓。体弱患儿皮肤娇嫩，Ommaya 储液囊埋于头皮下，易使皮肤张力增大，造成局部皮肤压力性损伤，要注意手术伤口是否出现发黑等缺血情况。患儿不能控制自己的行为，经常搔抓切口，有导致皮肤破损 Ommaya 储液囊裸露的风险，应视情况给予约束。如发现异常，需及时报告主管医生并处理。

（4）术后主要并发症的观察及护理

① 颅内感染是 Ommaya 储液囊埋植术后较为严重的并发症之一 [10]。除了做好上述术前准备外，术后应严格无菌操作。观察局部伤口情况及患者的脑脊液颜色、性状及生命体征，查脑脊液化验结果发现感染征象，应尽早干预治疗。有发热者积极对症给予物理降温，遵医嘱定时定量给予抗生素静脉输注，配合医生进行囊内注射低剂量抗生素等抗感染治疗。

② 引流管堵塞和引流不通畅多表现为新生儿囟门张力增高、颅骨缺损、患者骨窗压力增高，出现头痛、恶心、呕吐等颅内压增高的一般症状加重等，同时局部抽吸有阻力，Ommaya 储液囊

回弹不畅。此时应做好再次手术的准备。

（二）Ommaya 储液囊的护理

Ommaya 储液囊埋于头皮下，肉眼可见一小圆形突起（图 15-6A），在使用过程中护士要定时检查储液囊的位置，观察局部并记录，发现异常或者有移位现象，及时报告医生。

（1）Ommaya 储液囊可应用蝶形针进行穿刺后连接外引流管进行引流。要保持引流管的通畅，妥善固定引流针头，防止脱出，保持整个引流装置管腔封闭、无菌；连接处需严格消毒，并用无菌纱布包裹，调整好引流装置的位置，控制好脑脊液引流的量、速度，防止引流量过多或过少而引起的一系列并发症。

（2）Ommaya 储液囊也可通过间断式抽吸的方式进行脑脊液管理。抽液方法：碘伏消毒 Ommaya 储液囊表面皮肤，以头皮针穿刺储液囊（图 15-6B），缓慢回抽，抽吸液量因人而异。有颅骨缺损患者可以观察患者骨窗压力情况，意识清醒患者以患者主诉头痛缓解程度为依据等（严重颅高压时）。还可结合患者头颅 CT 检查来决定抽吸的量。新生儿使用刺激性小的消毒液进行局部皮肤的消毒，选用最小号头皮针进行穿刺抽吸，速度约 1mL/min，每次抽液 10～20mL 至患儿前囟稍凹陷。有时候对于患儿来说，这项操作是个长期的过程，要严格无菌操作，避免医源性感染。需长期操作时应跟家属提前做好沟通，进行必要的操作相关的答疑。

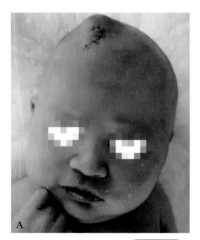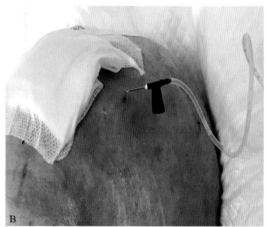

图 15-6 Ommaya 储液囊的位置及穿刺

A. 肉眼可见一小圆形突起，为皮下 Ommaya 储液囊埋置位置；B. 以头皮针穿刺储液囊

三、脑积水行体内引流的护理

脑积水分流术是目前治疗脑积水最有效的方法[11]，其主要包括脑室-腹腔分流术（图 15-7）、腰大池-腹腔分流术、脑室-心房分流术等术式。主要是通过将不能正常进入脑脊液循环吸收的脑脊液引流到心房进入血液循环系统或引流到腹腔中通过肠系膜进行吸收。无论采取什么分流方式，都应重视术前评估和术后观察护理。

（一）围手术期护理

1. 术前准备

（1）风险评估与告知　脑积水虽不像恶性肿瘤一样可怕，但严重的脑积水同样危及患者生

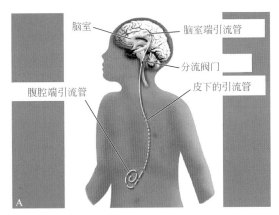

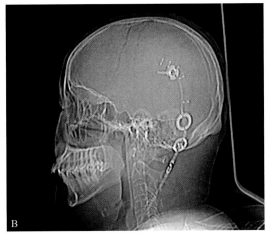
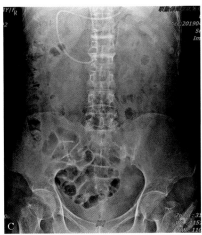

图15-7 脑室-腹腔分流术

A. 脑室-腹腔分流术示意；B. X 线侧位片可见呈现高密度影的脑室-腹腔分流管

C. 腹部平片可见呈现高密度影的脑室-腹腔分流管腹腔段

命，且临床治疗手段和方法均存在很多的不确定性，如分流管堵塞、感染等。加上目前市场上各类可调压型分流管价格高昂，一旦出现以上并发症，就可直接导致手术失败。因此，除了术前做好充分评估，包括患者营养状况、手术区域皮肤情况、脑脊液检验结果等。对分流手术可能存在的风险也要进行充分告知，与患者及其家属达成手术治疗效果及风险的共识。

（2）手术区域皮肤的准备　除了注意毛发剃除的方式外，还要注意特殊部位的皮肤清洁，如耳郭周围皮肤，脑室-腹腔分流术患者还要注意脐部皮肤的清洁等。对于气管切开的患者，颈部皮肤清洁度尤其重要；对于痰液较多的患者，在术前应及时更换气管固定绳，同时对颈部皮肤使用聚氯己定消毒液进行皮肤清洁消毒。

颅骨缺损患者常常合并颅骨修补手术，由于有骨窗及可能存在原伤口瘢痕，在头部备皮时要注意避免损伤皮肤。对骨窗有凹陷的患者，取平卧位或暂停脑积液外引流、Ommaya 储液囊抽吸等方式使骨窗稍膨出后进行备皮，以确保皮肤清洁。

2. 术后护理

（1）体位、饮食管理　患者麻醉清醒后即抬高床头 15°～ 30°，以利头部静脉回流。脑室-腹腔分流术患者（包括腰大池-腹腔分流术患者），由于脑脊液引流至腹腔内，加上开腹术对肠道功能影响，可能会延长肠蠕动的恢复时间。应注意监测患者肠蠕动的情况，即便没有听到肠鸣音，在患者生命体征平稳的情况下最长禁食不应超过 8h。先以流质、清淡饮食为主，少量多餐。对清醒患者应倾听患者主诉，对昏迷患者应监测胃残余量，以便调整饮食。

（2）切口护理　切口换药严格无菌操作，保持清洁干燥。注意观察切口周围皮肤有无渗血、渗液或者化脓。分流泵一般埋置于患者耳后不易受压和受到外力撞击的部位（腰大池分流泵一般埋置在髂前窝），但其同 Ommaya 储液囊一样有个如同厚纽扣样隆起囊状物，当表皮皮肤张力过大，也会造成局部皮肤出现压力性损伤，要注意手术切口是否出现发黑等缺血情况。对于行为不能自控的患者，要给予看护或适当的约束，避免由抓挠导致皮肤破损泵管裸露引起感染。

除了体外切口，患者还存在皮下潜行的隧道伤口。脑室-腹腔分流管走行常常从头部一直经颈部到上腹部；脑室-心房分流管和腰大池-腹腔分流管皮下隧道都相对短些。要观察分流管走行处皮肤的颜色、温度，观察是否存在炎症反应（红、肿、热、痛）、皮下出血（淤紫、血肿）等反应。

（3）术后主要并发症的观察及护理

① 密切观察生命体征、意识、瞳孔及肢体运动的变化，警惕并发颅内出血等严重并发症：脑室扩大明显或颅内压增高明显者，分流术后脑室空间缩小使颅内压降低过快而发生部分脑皮质塌陷，皮质引流静脉撕裂致硬膜下血肿或硬脑膜与颅骨内板分离发生硬膜外血肿，也可由脑室穿刺引起脑内血肿。当患者出现神志、瞳孔及肢体等的变化要立即报告医生，复查 CT 及时作出判断和处理。

② 颅内感染：颅内感染是植入手术常见的并发症之一。除了做好上述的术前准备外，术后加强伤口护理，严格无菌操作。监测体温，观察是否有发热体征，检查局部伤口情况、脑脊液化验结果等，及时发现感染征象，并积极尽早处理。

③ 引流管堵塞和引流不通畅：若患者出现头痛、恶心、呕吐等颅内压增高及意识障碍等症状，可能是引流管堵塞，可先按压分流管泵，通过人为的挤压看是否能复通部分引流管堵塞的问题。如果患者使用可调压型分流管，可以通过体外调压器对患者进行分流压力的调节。如果上述方法均无效，患者脑积水症状越来越重，应做好再次手术的准备。

（二）分流管压力的调节及观察

目前越来越多的患者选择可调压型分流管，可调压型分流管可根据患者的临床情况通过体外调压器对患者的分流压力进行调整。每个品牌对应不同的调压工具，因此为患者建立分流资料库，记录患者的调压信息非常重要。当医生对分流压力向上调整后，护士应观察患者临床症状的改善情况，若患者反应迟钝，肢体功能下降应及时报告医生，须再次调整压力。当医生向下调压后，护士除了观察临床症状改善情况外，还应密切注意生命体征、神志、瞳孔的变化，警惕发生引流过度而导致脑出血的不良事件，每次调压的情况应准确记录。

第三节　脑积水患者的健康教育与随访

可调压型分流管能根据术后影像学及病情变化，随时调节分流泵阀门压力的大小，从而达到调节颅内压的目的，减少了患者分流不足或分流过度的并发症，避免了再次手术的风险[12]，大部分患者得到了较好临床疗效。Zemack 等[13] 报道指出使用可调压分流技术治疗脑积水，42.4% 的患者至少调压 1 次，最多达 23 次，以达到最佳的临床疗效。此外，可调压分流装置是依靠电磁原理调整开放压力，因此外界磁场可能会对其压力设置产生影响[14]。尽管 Shellock[15]

等体外实验证实在 3.0T 以下磁共振磁场中可调压装置安全可靠，但仍然有在行磁共振检查及应用磁性玩具后，改变分流泵开放压力的报道[16,17]。临床上也常见患者由于压力的异常改变，无法及时获得原始设定压力的情况。因此做好可调压式分流管患者的术后维护和健康教育随访是保障患者安全、提高疗效的重要保障。有条件者建立患者信息库和随访体系，全程跟进患者分流管压力调节的情况并给予指导。

一、患者在带管过程中的注意事项

（1）使用可调压型分流管患者应避开体外强磁场环境。目前各种分流管厂家都说具有抗磁能力，但对于 3.0T 以上磁场环境仍屡见分流泵压力改变的现象。分流泵管关闭可直接造成患者发生急性脑积水，压力升高则影响分流效果，压力减低会引起引流过度而导致出血等风险。因此应给患者建立分流术后手册让患者随身携带，提醒定期随访。在做完 MRI 检查后应复测可调压分流管阀门压力。

生活中应尽量远离强磁场，如高压线、变电站、电台、电视台、雷达站、电磁波发射塔等，一旦涉及请联系医生重新进行压力的检测核对。生活中常见的磁场如金属探测仪、微波炉、移动电话、电脑等一般不会对阀门造成影响。但不要把家用电器摆放得过于集中，特别是一些易产生电磁波的家用电器，如收音机、电视机、电脑、冰箱等，以免使自己暴露在危险之中。尽量避免多种办公和家用电器同时启用。手机接通瞬间释放的电磁辐射最大，在使用时应尽量使头部与手机天线的距离远一些，最好使用分离耳机和话筒接听电话，使阀门附近尽量不要靠近含有磁体的物体。

（2）避免剧烈运动或暴力撞击分流管所经皮肤区域，以免因过度转头、扭腰动作使分流管扭曲、拉断。阀门部位在强烈撞击下也可能导致压力的改变。

（3）及时发现和观察可能发生分流管堵塞等引起的分流不足和分流压力改变导致分流过度的临床表现，如头痛、头晕、呕吐、复视、切口或分流管所经皮肤区域出现红肿热痛、精神状态改变等。一旦出现上述症状请及时就诊。

（4）脑室-腹腔分流术的患儿，由于身体生长发育，体内的分流管到一定年龄会不再适用，需要及时就医，根据医生的诊疗判断是否要进行分流管的更换。

二、植入Ommaya储液囊的患儿注意要点

（1）居家儿童由患儿家长进行操作，要指导家长的穿刺抽吸操作，告知其无菌操作的方法及注意事项，并进行考核，通过后方可交由家长操作。

（2）指导通过测量患儿头围观察脑积水进展情况的方法。开始时每天引流脑脊液 1 次，每天测量头围 1 次；若头围每天增加＞2mm，经头颅 B 超或 CT 检查证实脑室仍进行性扩张，增加至每天引流 2 次；若脑室形态稳定可逐步延长至每 2～3 天抽液 1 次。

（3）随访期间需定期复诊。每 2 周行头颅超声检查，根据超声结果酌情复查头颅 CT，平均每 4～6 周复查一次。脑室形态稳定或缩小、脑脊液常规正常、蛋白定量约＜0.5g/L 时结束抽液并进一步随访。停止抽液后 3 个月患儿脑室形态稳定可考虑拔除 Ommaya 储液囊。若经引流，头围和脑室仍进行性扩大，持续时间超过 6 个月者，应酌情行内镜下第三脑室造瘘术或脑室-腹腔分流术。

三、预防癫痫

遵照医师指导服用抗癫痫药，不能自行随意停药或减药。定期测定血药浓度，以便调整抗癫痫药物剂量，避免由于不遵医嘱行为加重癫痫发作的风险。

四、加强康复锻炼，提高生活质量

（1）肢体功能锻炼　对有双下肢活动功能障碍的患者要进行康复训练，改善其症状，提高生活质量。

（2）膀胱功能锻炼　脑积水患者可能存在排尿功能障碍，对于留置导尿管者，训练每隔 2h 放尿一次，逐渐增加时间，夹闭过程中观察患者反应，如出现脸红、寒战或出冷汗时要及时放尿。对于排尿困难者指导锻炼盆底肌肉，患者平卧于床上，做肛门收缩和放松动作，每次收缩保持在 3s 以上，后放松，连续做 15～20 次，此法在有无尿管的患者中均适用。尿潴留的患者，也可进行尿管的夹管，训练膀胱的节律性排尿，配合局部针灸、超声理疗、盆底肌训练等治疗锻炼膀胱排尿功能。指导患者进行间歇导尿操作和饮水日记的记录。

（3）认知功能训练　认知功能随着疾病进展出现减退，尽早对患者进行认知功能训练，可使其大脑得到持续刺激，从而延缓认知功能障碍的出现，提高患者的生存质量。首先改善患者记忆功能，指导患者将要记忆的事情与具体形象相结合，在大脑中产生一个影像帮助患者记忆。鼓励患者在保持原有的兴趣爱好同时，还要培养新的爱好，如听音乐、看电视、读书看报、聊天，鼓励患者参与的过程也是刺激大脑记忆的过程。指导患者反复朗读需要记住的信息，在朗读随后，大脑回忆与朗诵相一致的印象，刺激大脑记忆功能。还可将需要记住的信息融合到故事里，让患者表达故事情节，此时记忆信息被不断地叙述出来，加强患者记忆功能。其次减缓患者智力下降，根据患者的文化程度和生活背景教其一些简单的数字游戏，如打扑克牌、下跳棋、打麻将、简单计算等，指导患者识别简单图片，教患者一些简单的折纸技巧，促进其多用脑、勤用脑，刺激大脑反复进行思维活动，持之以恒，反复强化。

第四节　常用的各种评估表 [5]

一、简易精神状态检查（MMSE）评分量表

定向能力	分数／分	最高分／分
现在是　哪一年□　什么季节□　几月□　几号□　星期几□	（　）	5
我们现在在哪里？省市□区或县□街道或乡□什么医院□第几层楼□	（　）	5
记忆力 现在我要说三样东西的名称，在我讲完之后，请您重复说一遍。 请您记住这三样东西，因为几分钟后要再问您的。(请仔细说清楚，每一样东西1s，只说一次。) 皮球□　国旗□　树木□	（　）	3

续表

注意力和计算能力 请您算一算 100 减去 7，然后从所得的数目再减去 7，如此一直算下去，请您将每次减 7 后的答案告诉我，直到我说"停"为止。（若错了，但下一个答案是对的，那么只记一次错误） 93 □　86 □　79 □　72 □　65 □	（　）	5
回忆能力 现在请您说出刚才我让您记住的那三样东西？皮球□　国旗□　树木□	（　）	3
语言能力 （出示手表）这个东西叫什么？　手表□	（　）	1
（出示铅笔）这个东西叫什么？　铅笔□	（　）	1
现在我要说几个词，请您跟着我清楚地重复一遍：**说好话做好人□**	（　）	1
我给您一张纸，请您按我说的去做，现在开始："**用右手拿着这张纸○，用两只手将它对折起来□，放在您的大腿上□**"。（不要重复说明也不要示范）	（　）	3
请您念一念这句话，并且按上面的意思去做。	（　）	1
闭上您的眼睛□		
请您写一个完整的句子。（句子必须有主语、谓语、宾语）	（　）	1
这是一张图，请您照样把它画下来	（　）	1
合　计		

MMSE 操作说明：

1. 定向力（最高分：10 分）

（1）每答对一题得 1 分

星期几？几号？几月？什么季节？哪一年？

（2）请依次提问，每答对一题得 1 分

省？市？医院？科室？第几层楼？

2. 记忆力（最高分：3 分）

告诉被测试者您将问几个问题来检查他的记忆力，然后清楚、缓慢地说出 3 个相互无关的东西的名称（大约 1s 说 1 个），说完所有的 3 个名称后，要求被测试者重复它们。被测试者的得分取决于他们首次重复的答案（答对 1 个得 1 分，最多得 3 分）。如果他们没能完全记住，你可以重复，但你重复的次数不能超过 5 次。如果 5 次后他们仍然未记住所有的 3 个名称，那么对于回忆能力的检查就没有意义了。

"皮球""国旗""树木"

3. 注意力和计算力（最高分：5 分）

要求患者从 100 开始减 7，之后再减 7，一直减 5 次（即 93，86，79，72，65）。每答对一个得 1 分，如果前次错了，但下一个答案是对的，也得 1 分。

正确的次数：

4. 回忆能力（最高分: 3 分）

如果前次被测试者完全记住了 3 个名称，现在就让他们再重复一遍。每正确重复一个得 1 分，最高 3 分。

"皮球" "国旗" "树木"

5. 语言能力（最高分: 9 分）

（1）命名能力（0 ～ 2 分） 拿出你的手表给测试者看，要求他们说出这是什么？之后拿出铅笔问他们同样的问题。

（2）复述能力（0 ～ 1 分） 要求被测试者注意你说的话并重复一次，注意只允许重复一次。这句话是"说好话做好人"，只有正确、咬字清楚的才记 1 分。

（3）三步命令（0 ～ 3 分） 给被测试者一张空白平纸，要求对方按你的命令去做，注意不要重复或示范。只有按正确顺序做的动作才算正确，每个正确动作记 1 分。

右手拿纸 ━▶ 两手对折 ━▶ 放在大腿上

（4）阅读能力（0 ～ 1 分） 在一张白纸上印有一行字"闭上您的眼睛"。要求被测试者读它并按要求做。只有他们确实闭上了眼睛才能得分。

（5）书写能力（0 ～ 1 分） 给测试者一张白纸，让他们自发地写出一个完整的句子。句子必须有主语、谓语、宾语，并有意义。注意你不能给任何提示。

（6）复写能力（0 ～ 1 分） 在一张白纸上画有交叉的两个五边形，要求被测试者照样准确地画出来。评分标准：五边形需画出 5 个清楚的角和 5 个边。同时，两个五边形交叉处形成四边形。线条的抖动和图形的旋转可以忽略。

二、Morse跌倒风险评估量表

按照患者的实际情况对应打分，总分 0 为无跌倒风险，<25 分为低风险，25 ～ 45 分为中度风险，>45 分为高风险。

危险因素评分 / 分	
患者曾跌倒	没有 =0　　　　有 =25
超过一个医学诊断	没有 =0　　　　有 =15
使用助行器具	不需要 / 完全卧床 / 护士扶持 =0 拐杖 / 手杖 =15 四脚叉 =15 依扶家具 =30
静脉输入	没有 =0　　　　有 =20
步态	正常 =0 卧床 =0 轮椅代步 =0 软弱及不稳定 =10 失调及不平衡 =20
精神状态	了解自己的能力 =0 忘记自己的限制 =15

三、基本生活活动能力（BADL）量表（Barthel指数评估量表）

项目	评分标准／分	
进食	完全独立 =10 需部分帮助 =5 需极大帮助 =0	全面自理（能进食各种食物，但不包括取饭、做饭） 需要部分帮助（切面包、抹黄油、盛饭） 需极大帮助或完全依赖他人，或留置胃管
洗澡	完全独立 =5 需部分帮助 =0	准备好洗澡水后，可自己独立完成洗澡过程 在洗澡过程中需他人帮助
修饰	完全独立 =5 需部分帮助 =0	自理（洗脸、刷牙、梳头、刮脸等） 需要帮助
穿衣	完全独立 =10 需部分帮助 =5 需极大帮助 =0	自理（自己系、解扣子，关、开拉链和穿脱鞋袜） 需一半帮助 依赖他人
控制大便	完全独立 =10 需部分帮助 =5 需极大帮助 =0	可控制大便 偶尔失控，或需要他人提示 完全失控
控制小便	完全独立 =10 需部分帮助 =5 需极大帮助 =0	可控制小便 偶尔失控，或需要他人提示 完全失控，或留置导尿管
如厕	完全独立 =10 需部分帮助 =5 需极大帮助 =0	自理（进出厕所、穿脱裤子、使用厕纸、冲水） 需要部分帮助 依赖他人
床椅转移	完全独立 =15 需部分帮助 =10 需极大帮助 =5 完全依赖帮助 =0	完全自理 需要少量帮助（言语或身体帮助） 需要大量帮助（1～2人，身体帮助），能坐 完全依赖他人，无法坐位平衡
平地行走	完全独立 =15 需部分帮助 =10 需极大帮助 =5 完全依赖帮助 =0	独立步行（可用辅助器，在家及附近） 需1人帮助步行（言语或身体帮助） 在轮椅上能独立行动 不能步行
上下楼梯	完全独立 =10 需部分帮助 =5 需极大帮助 =0	独立上下楼梯 需要帮助（言语、身体、手杖帮助） 不能

（叶衍涓　南方医科大学珠江医院神经外科；李琦　联勤保障部队第九○○医院神经外科）

参 考 文 献

[1] 王忠诚.王忠诚神经外科学 [M].武汉：湖北科学技术出版社，2005.
[2] 彭小艺.神经外科最新护理常规与规范化护理职责及工作流程标准化指导实用全书 [M].北京：人民卫生出版社，2013.
[3] 何永生，黄光富，章翔.新编神经外科学 [M].北京：人民卫生出版社，2014.

[4] 乔曼，薄琳.正常颅压脑积水患者的护理[J].护士进修杂志，2016(9): 818-820. DOI: 10. 16821/j. cnki. hsjx. 2016. 09. 018.

[5] 彭刚艺，刘雪琴.临床护理技术规范：(基础篇).2版[M].广州：广东科技出版社，2013.

[6] 王彩云，贾金秀.神经外科临床护理思维与实践[M].北京：人民卫生出版社，2013.

[7] 戴雪梅，吴红梅，苏文娟.预见性护理在脑室外引流联合腰大池引流中的应用[J].齐齐哈尔医学院学报，2017(17): 2089-2090. DOI: 10. 3969/j. issn. 1002-1256. 2017. 17. 050.

[8] 朱春霞，巫秋霞.脑室外引流患者的护理体会[J].广东医学，2016, (z2): 266-268.

[9] 胡晓静，张巧萍，陈赢赢.儿童急性梗阻性脑积水Ommaya储液囊植入术的护理[J].解放军护理杂志，2014(13): 29-31. DOI: 10. 3969/j. issn. 1008-9993. 2014. 13. 010.

[10] 余梦楠，黄柳明，刘钢，等.Ommaya囊埋植治疗早产儿脑室内出血后脑积水实施中的管理[J].中国新生儿科杂志，2013(1): 36-38. DOI: 10. 3969/j. issn. 1673-6710. 2013. 01. 011.

[11] Symss N P, Oi S. Is there an ideal shunt? A panoramic view of 110 years in CSF diversions and shunt systems used for the treatmentof hydrocephalus: from historical events to current trends [J]. Childs NervSyst, 2014, 31: 191-202.

[12] Goran Z, Johan B, Peter S, et al. Clinical experience with the use of a shunt with an adjustable valve in children with hydro-cephalus[J]. J Neurosurg, 2003, 98: 471-476.

[13] Zemack G, Romner B. Seven years of clinical experience with the programmable Codman-Hakim valve: a retrospective study of 583 patients[J]. J Neurosurg, 2000, 92(6): 941-948.

[14] 曾晓华.可调压式分流管在脑积水分流术中的应用[J].中国实用神经疾病杂志，2013, 16(19): 39-41.

[15] Shellock F G, Habibi R, Knebel J. Programmable CSF shunt valve: in vitro assessment of MR imaging safety at 3T [J]. AJNR Am J Neuroradiol, 2006, 27(3): 661-665.

[16] Watanabe A, Seguchi T, Hongo K. Overdrainage of cerebrospinal fluid caused by detachment of the pressure control cam in a programmable valve after 3-tesla magnetic resonance imaging[J]. Neurosurg, 2012, 112(2): 425-427.

[17] Zuzak T J, Balmer B, Sehmidig D, et al. Magnetic toys: forbidden for pediatric patients with certain programmable shunt tvalves[J]. Childs NerrSyst, 2009, 25(2): 161-164.

第十六章
脑积水的伦理问题与社会管理

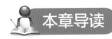 本章导读

    遵循希波克拉底誓言，建立患者意识，倡导以患者为中心的服务理念。脑积水诊治的伦理问题与社会问题包括加强对医生的管理，规范医疗行为，患者心理问题的干预和分流治疗后患者的终身管理等方面。医生的本职要务是治病救人，医疗行业规范要求我们提升专业素质，正确诊断脑积水，规范把握外科干预的适应证和时机，科学地选择治疗方法。与患者充分交流，告知不同治疗方案的利弊，诚实告知患者及家属治疗相关的并发症。谨记分流术的施行只是治疗的开始，而非结束；采用分流管植入治疗脑积水，需要仔细论证，慎之又慎。一旦施行分流术，多数患者将永远依赖分流装置，也永远置于医生的监护中。分流管维护工作具有长期性、反复性、终身性等特点。做好这项工作，任重而道远。

    尽管众多的脑积水患者需要外科干预，但是不是所有脑积水都需要外科干预，脑积水不分流是最好的分流，有关脑积水伦理的核心问题仍然是干预适应证、时机与方法的选择。

    手术治疗是脑积水首选的治疗方法。早期手术效果较好，晚期因大脑皮质萎缩或出现严重的神经功能障碍，手术效果较差。手术方法包括[1]：①解除梗阻；②减少脑脊液形成；③第三脑室造瘘术；④脑脊液分流术。

    应该说，以上4种手术方法，各自有各自的适应证。脑脊液分流术，仅是脑积水治疗的一种选择。从脑积水的伦理问题与社会管理维度来看，目前普遍施行的脑脊液分流术，存在许多问题，值得大家认真思考，提高认识，进而规范医疗行为。

    （1）脑积水的诊断尚且未必成立，草率匆忙地施行各种分流手术。脑积水的诊断，需要严肃认真对待，不要以为这是一个简单的问题，因为，这关乎患者的治疗方向。脑积水的诊断，需要综合症状、查体、影像、脑脊液动力学等。也即，运用各种客观证据，多维度综合分析，方可诊断脑积水。

    传统中国医学，曾讲望、闻、问、切，四诊合参。卒持寸口，何病能中？这实际是在讲诊断的整体观分析。其实，西医学诊断，亦强调整体观，即多维度综合分析患者的临床表现、影像学特征、体液标本、病理形态等，立体交叉、纵横交错式分析资料，方可完成疾病的诊断。

    针对脑积水的诊断，在目前的临床实践中，过分关注或强调神经影像学的表现，片面依赖CT、MRI等结构影像学，而对病史的询问、症候学的动态演变重视不足，进而导致误诊、误治。比如，阿尔茨海默病、血管性痴呆等疾病，其病史多具有起病隐袭、缓慢进展、病程长等

特点。如果不仔细询问病史，不认真分析症候学进展等，阿尔茨海默病、血管性痴呆等极易误诊为脑积水。

很多已经接受脑室-腹腔分流术的患者，之所以效果不佳，是因为脑积水的诊断并不成立。并非是脑积水，实为脑萎缩、阿尔茨海默病、血管性痴呆等。误诊导致误治。于是，存在医疗纠纷风险。即便是脑积水，也不一定需要外科干预，如稳定性脑积水，无症状、体征，我们的干预可能打破人体自身调节的病理性稳定。先回答是什么，然后再解决怎么办。正确的诊断，是最佳治疗的前提。神经外科医生，理解"what"与"how"的一般辩证关系，具有重要实践意义。

（2）忽视源头治理。脑积水具有明显梗阻因素，如中线肿瘤、导水管狭窄、小脑扁桃体下疝等，不行肿瘤切除却一味地施行或轻易施行姑息性分流术，不行根治性手术，却行姑息性手术。

首先，依然是要从脑积水的诊断入手。

完成"脑积水"的诊断，远远不够。哪种类型的脑积水？梗阻性脑积水的治疗自然是解除梗阻。完成"梗阻性脑积水"的诊断，依然远远不够。梗阻的部位在哪里？梗阻的原因是什么？怎样才能解除梗阻？脑积水诊断的具体化、细致化，有助于选择最佳的治疗方法。这就像缺血性脑卒中的诊断一样，要从病理生理角度，对缺血性脑卒中进行分层诊断。如果是斑块、管腔狭窄造成，则需要溶栓、取栓或稳定斑块；如果是低灌注、分水岭梗死，则需要扩容升压；如果是心源性栓塞事件，则治疗中尤需注意房颤的处理等。

其次，正确理解"梗阻"。

从广义上讲，脑积水皆因梗阻而生，要么脑室内梗阻，要么脑室外梗阻。脑脊液生成过多，是相对于存在梗阻因素而言的。如果仅仅从广义上理解梗阻，进而借此处理脑积水，那么脑室-腹腔分流术将是"放之四海而皆准"的正确选择。事实上，神经外科医生不能这样理解梗阻。那是没有专业素养的体现。

脑积水的诊断细化，以及梗阻部位、梗阻原因分析，促使医生走向脑积水治疗的源头处理。

如小儿神经肿瘤合并梗阻性脑积水的治疗。颅咽管瘤、视交叉胶质瘤、第三和第四脑室室管膜瘤、髓母细胞瘤等，这些都是常见的中线区肿瘤。脑脊液循环梗阻，出现梗阻性脑积水，此时应行肿瘤切除术，行根治性手术，而非姑息性分流术 [2]。髓母细胞瘤切除、小脑蚓部肿瘤切除，手术记录中应体现可见导水管下口脑脊液流出等字样，这体现着脑脊液循环的畅通，体现着手术目的的逐步完成。

又如，小脑扁桃体下疝畸形与脑积水的关系。谁是因？谁是果？这需要仔细询问病史，认真分析。这关乎治疗方向。如果小脑扁桃体下疝畸形是"因"，第四脑室流出道梗阻致脑积水是"果"，那么则应行颅后窝减压术；如果脑积水是"因"，小脑扁桃体下疝畸形是"果"，则应考虑第三脑室底造瘘等治疗。临床实践中有时遇到的病例是小脑扁桃体下疝畸形与脑积水同时存在，是平行关系，而非因果关系。也即，诊断的二元论，而非一元论。此时，应围绕主诉、现病史，处理临床主要问题 [3]。

（3）脑积水手术治疗，具有多种选择。脑室-腹腔分流，仅是一种选择。这种选择，在绝大多数情况下，并非首选。

① 脑室-腹腔分流术、腰大池-腹腔分流术等各种分流手术，是姑息性手术。

用与时俱进的眼光看待神经外科学的发展。

20 世纪 80 年代，为了显露方便、充分，行听神经瘤切除术，常常先切掉小脑半球外三分之一；行鞍旁肿瘤切除术，常常先切掉部分颞叶；行松果体区肿瘤切除术，常常先切掉枕极；额下入路切除垂体腺瘤，常常先切掉额极……，切掉当时认为的"哑区"，牺牲正常脑组织，换取显露方便、充分，这在当时不足为奇，屡见不鲜。

30年后的今天，已不再提"哑区"概念。因为一切脑组织皆有功能。额极、颞极、枕极需要得到术中保护。

当前，随着显微神经外科技术的日益提高，既往采用姑息性分流治疗的疾病，越来越多地采用根治性治疗了。如松果体区肿瘤伴梗阻性脑积水，可通过肿瘤切除，达到从根本上解决脑积水的问题。

② 脑室-腹腔分流术、腰大池-腹腔分流术等各种分流手术，术中使用分流管，是异物植入性手术。体内植入异物，自然不是广大患者及家属的首选，也应不是神经外科医生的首选。

以患者为中心，换位思考，建立患者意识。当神经外科医生成为脑积水患者时，当身为医生与患者双重角色时，难道你希望自己的体内有一根或多根分流管吗？

从道理上讲，各种分流管使用的分流手术，都无法从根本上改变其为姑息性手术与异物植入性手术的本来面目。分流术的施行只是治疗的开始，而非结束，一旦施行分流术，多数患者将永远依赖分流装置，也永远置于医生的监护中。因而，脑室-腹腔分流、腰大池-腹腔分流术，仅是一种选择。这种选择，在绝大多数情况下，并非首选。

（4）严格控制药物涂层分流管的使用。摒弃分流管越贵越好的认知。外科无菌操作，细节处理，依然是至关重要的预防感染的首要措施。

药物涂层分流管为什么会出现？这是因为有太多的分流术后颅内感染。应该肯定药物涂层分流管出现的积极意义。分流相关性感染，究其原因涉及：医护操作、手术室消毒、分流管工艺等因素。各自查找原因，共同预防感染、控制感染。但是，相比其他分流管，药物涂层分流管价格昂贵。虽然品质与价格同在，但是医生与患者需保持清醒的头脑，摒弃分流管越贵术后并发症越少的认知。

有关药物涂层分流管的使用，目前，尚缺乏可信服的随机双盲对照研究。

想想朴素的道理，几百年来，外科学的发展，预防外科感染，什么是基础性关键因素？当然是外科医生与护士的严格规范的无菌操作、手术器械消毒等。寄希望于药物涂层分流管的使用便能显著减少术后感染的想法，是不现实的，也是不合情理的。

（5）术中使用昂贵分流管，术中操作存在已知瑕疵或未知瑕疵，术后担心感染、分流管取出，在尚无感染迹象时，术后当即使用大剂量高级抗生素等。

从神经外科医生的心理出发，术中使用的分流管越是昂贵，术后就越是担心分流管感染、分流管取出。

有时，手术医生知道术中存在瑕疵，如消毒范围不够、分流管暴露时间过长、分流泵置入困难、反复皮下游离出血、术中曾有污染更换手套行为等。此时，手术医生内心极不踏实，忐忑不安。遂常有医生在术后尚无感染迹象时，当即使用大剂量高级抗生素。

有时，手术医生内心自认为手术过程流畅、顺利、完美，不知道术中存在哪些瑕疵，只是担心昂贵的分流管植入后，一旦出现感染，将增加临床劳动量，降低患者及家属满意度，遂在术后尚无感染证据时，常规、大剂量、长程使用高级抗生素。

已经明确存在分流感染时，手术医生通常会怎么办？

① 分析感染程度，争取保住分流管，争取不做分流管取出术。于是，积极使用抗生素，频繁腰椎穿刺或腰椎置管引流等。

② 施行分流管取出术。有时，加做脑室外引流术、内镜下脑室冲洗术等。

当前，医患关系存在诸多不和谐因素。刚刚植入分流管，却因感染将分流管取出，治疗费用攀升，脑积水却没有得到计划中的治疗，遂存在医患纠纷可能。防范医患纠纷，也是手术医生努力保住分流管的心理动机。

③ 将感染的患者转至其他医院。将感染的患者不做处理或稍加处理，转至其他医院，这种做法需要审慎看待。为减少患者滞留压床，缩短平均住院日，防范可能的医患纠纷，将这类患者转至其他医院的做法，是手术医生投机取巧的表现。

脑积水的伦理问题与社会学管理，不单单是针对患者疾病的伦理与社会管理，更应是针对医生临床行为的伦理与社会学管理。

（6）一部分脑室-腹腔分流失败的患者，其后续治疗选择的不是经同侧或对侧再次行分流管植入。

经常遇见导水管狭窄合并梗阻性脑积水的患者，在当地医院行脑室-腹腔分流术，后来因为分流管梗阻，再次就诊其他医院。类似情形，可供选择的治疗方法有[4]：内镜导水管成形术、第三脑室底造瘘术、脑室-腹腔分流术等。类似病例的后续处理，再次经同侧脑室或对侧脑室，行脑室-腹腔分流术，不是首选。

也经常遇见中线区肿瘤合并梗阻性脑积水的患者，在当地医院行姑息性分流术，后来因为分流管梗阻或肿瘤进一步增大，再次就诊。类似病例的后续处理，应考虑行肿瘤切除术，解除梗阻因素，进行源头治理。再次行脑室-腹腔分流，亦不是首选。

从医患沟通角度，神经外科医生接诊脑积水患者时，有必要告知患者及家属脑积水手术治疗具有多种选择。不能仅谈脑室-腹腔分流，而对神经内镜治疗等避而不谈。选择性遗忘，要不得。如果自身诊疗平台不具备神经内镜技术，应将适合的病例转至其他有资质的医院去。

（7）分流管维护的长期性、反复性、终身性。无论是医生还是患者，采用分流管植入治疗脑积水，需要仔细论证，需要慎之又慎。分流管一旦使用，分流管的维护问题就接踵而来[5]。当前，需要警惕的是有的医生只管埋管，不管分流管的维护。可调压分流管，顾名思义，意味着有一个不断调压摸索的过程。分流不足或分流过度，都需要调压。什么样的分流压力适合患者？调压的过程，有时繁琐、漫长。这需要医生有耐心，这需要医生做好随访工作。

建立分流管使用登记系统，即什么时间、什么地点、什么医生、什么分流管类型、什么患者等，都要进行登记。不进行预约登记，则无法采购使用。分流管使用登记系统与医疗保险系统对接，信息共享，以助审核、结算、备案。这实际是对异物植入加强管控。这实际是加强对医生的督导与监管。

建立分流管使用登记系统，有助于更好地开展分流管维护工作。当被问责的对象具体明确时，自然便于各项工作的落实。分流管维护工作，具有长期性、反复性、终身性等特点。做好这项工作，任重而道远。

（8）脑积水的伦理问题与社会管理围绕异物（分流管）的应用时机、类型、维护等，是核心重点内容之一。

毫无疑问，中国是使用分流管治疗脑积水最多的国家。从宏观上讲，这一方面与我国人口基数大、患者众多有关，另一方面也与改革开放 40 年来，我国市场机制、医疗体制不健全等有关。

缺乏对分流管使用的监管与惩戒，必然造成分流管使用的泛滥。这意味着许多无分流管应用指征的患者，已经接受或正在接受着分流管植入手术。如无症状性蛛网膜囊肿患者，本可影像随访的，却被施行囊肿-腹腔分流术。又如，仅仅依赖影像学脑室的大小，尚无脑积水的证据，便草率施行脑室-腹腔分流术。再如，不考虑患者家庭经济承受能力，滥用药物涂层分流管，使患者家庭经济窘迫，负债累累。不胜枚举的分流管滥用案例，触目惊心，令人痛心疾首。

脑积水的伦理问题与社会管理，重点应是针对医生的管理。因为，医生是分流管流通使用的终端。从终端着手，把医生从利益链条中剥离出来，必然有助于严格把握分流管使用的适应证。同时，政府及社会各界应积极努力，提高医生社会地位，倍增或数倍增加医生收入，争取让医生有尊严、尊贵、阳光、衣食住行无忧地从事医疗工作，做纯粹的医生。

脑积水的伦理问题与社会管理，应包括针对患者的心理学管理内容。很多患者术后出现焦虑与抑郁，这与分流管植入体内、异物使用有关。

从日常生活视角来看，有的患者在洗澡时，常会不经意间触碰到皮下潜行的分流管，进而担心分流管渗漏、分流管感染，导致焦虑、失眠。有的患者在大便时，不敢用力排便，担心分流管会从肛门脱出，恐惧时刻萦绕于心。有的患者，在多地多次不当诊疗后，因疾病原因失去工作，经济困难，妻离子散，遂心生对医生、对社会的报复之念，甚至暴力伤医，残害无辜。

生命伦理学，包括生命神圣论、生命尊严论、生命价值论等内容。当脑积水患者，丧失对生命神圣的敬畏，没有生命尊严，自我否定生命价值时，极易产生悲观厌世、抑郁，甚至走向自我毁灭。

分流术后患者的心理问题不容忽视。这提示医生在门诊随访患者或接受住院复查患者时，应高度重视心理学的评估。心理问题，早发现，早干预。

（9）不能过分强调脑积水治疗的个体化，也不能过分强调脑积水治疗的标准化。

从哲理上讲，个体化治疗，天然具有背离指南、背离规范、背离标准化的意味。怎样理解个体化治疗呢？

① 个体化治疗应是服从指南大局的治疗。

② 个体化治疗不应成为不当治疗的护身符。

如脉络丛切除或烧灼术，其疗效差，已经是定论，现在已不推荐使用该术式。因此，继续应用脉络丛切除或烧灼术，不是个体化治疗，而是不当治疗。当患者经历术后高热、脑室外引流管留置等，脑积水却得不到有效缓解，你能说脉络丛切除或烧灼术是恰当的治疗吗？

当前临床实践中，还存在另外一种思维认知：过分强调脑积水治疗的标准化路径。应该说，强调脑积水诊疗的标准化路径，有利于资料收集的完整性，有利于科研撰文。为了让患者达到入组条件，在不同时间节点，多次重复不必要的检查，既使患者舟车劳顿，又增加患者经济负担，这种临床案例屡见不鲜，值得医生反思。

医生的本职要务是治病救人，应该提倡用科研的态度和思路去从事日常的临床工作，而非终日为科研而科研。厘清医疗与科研的关系，改善职称评审体系，让医生专注于救死扶伤，是未来需要努力的方向。

（10）让患者得到应该接受的治疗，而非诊疗平台及医生仅会的治疗。

当前正处大数据时代，互联网时代，高铁大发展时代，全民阅读的时代，学术交流大繁荣时代，这些都有利于实现让患者得到应该接受的最合适治疗，而非诊疗平台及医生仅会的治疗。

比如，中线区肿瘤合并梗阻性脑积水，在当地县医院诊疗，因缺乏肿瘤切除经验，遂行脑室-腹腔分流术。之后，因肿瘤进展，患者及家属来到外地大型医院诊疗，经过深思熟虑后，要求行肿瘤切除术。肿瘤全切后，梗阻因素已解除，此时分流管是否需要取出？

　　恰如神经肿瘤的治疗，脑积水的首次治疗，应力求规范、彻底。

　　针对脑积水的治疗，相当数量的医生持有这样的观点：我收的患者，我会做什么，就做什么。不会做肿瘤切除，不会做神经内镜，那就只做脑室–腹腔分流。我收的患者，不能流失到其他医生手中。严格把握手术适应证，抛弃"这是我的患者"的想法，必然有利于让患者得到应该接受的治疗。

　　（11）客观、理性、审慎看待大型跨国医疗集团的所谓学术推广、文献支持等。

　　以市场推广为目的，大型跨国医疗集团赞助的临床研究，其结果无一例外都有利于自己的产品。研究往往具有选择偏倚。客观、理性、审慎看待相关文献的结论。

　　脑积水的伦理问题与社会管理，包含许多内容：

① 严格遵守手术适应证；

② 手术并发症，特别是分流相关并发症，需诚实告知患者及家属；

③ 卫生经济学简约节省精神；

④ 患者心理问题的干预；

⑤ 异物（分流管）使用的伦理审核；

⑥ 脑积水患者的长期主动随访管理；

⑦ 神经外科医生专业素质培养、行业制度建设等。

　　我们对脑积水认识还远远不够，在治疗的探索上也不应该停止，蓬勃发展的脑室脑池镜、颅底内镜技术是治疗脑积水的重要手段，需要给予高度重视。

　　牢牢记住：不分流是最好的分流，要分流无论如何要无限接近生理状态；分流与否及分流疗效的金标准是患者的临床症状而不是影像学表现、腰穿压力等。

　　　　（赵英杰　解放军总医院第六医学中心神经外科；林志雄　首都医科大学三博脑科医院）

参 考 文 献

[1] 周良辅.现代神经外科学[M].上海：复旦大学出版社，2015: 1151-1160.

[2] John R, Kestle W. Hydrocephalus in Children: Approach to the Patient[M]. Youmans Neurological Surgery, 2011: 1982-1986.

[3] 刘虹.临床哲学思维[M].南京：东南大学出版社，2011.

[4] 张亚卓，邸虓.内镜神经外科学[M].北京：人民卫生出版社，2012.

[5] Bergsneider M, Miller C. Surgical management of adult hydrocephalus[J]. Neurosurgery, 2008, Supplement 62: 643-660.

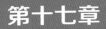

第十七章

脑积水的相关指南与指南解读

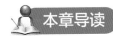本章导读

　　本章翻译了美国神经病学学会 2015 年出版的《实践指南：特发性正常压力脑积水：分流术的效果和疗效的预测因素》，解读美国神经外科医师协会于 2014 年制定的《儿童脑积水：系统性文献回顾及循证指南》和国内专家制定的 3 个专家共识——《中国脑积水规范化治疗专家共识（2013 版）》《颅脑创伤后脑积水诊治中国专家共识》和《中国特发性正常压力脑积水诊治专家共识（2016 版）》的相关内容。

第一节　实践指南：特发性正常压力脑积水：分流术的效果和疗效的预测因素

一、摘要

　　目的：对特发性正常压力脑积水（iNPH）分流效果以及分流疗效预测因素的证据进行了评估。

　　方法：根据 2004 年和 2011 年美国神经病学学会的研究方法学对已发表的相关研究进行分析和分级。

　　结果：在 21 篇文章中，发现了 3 篇 I 级证据的文章。

　　结论：分流可能对 iNPH 有效（主观改善率为 96%，6 个月后行定时步行试验改善率为 83%）（3 项 III 级）。严重不良事件风险为 11%（1 项 III 级）。成功的预测因素包括升高的 R_o（1 项 I 级，多项 II 级），脑血流对乙酰唑胺的反应性受损（通过 SPECT）（1 项 I 级），以及对腰椎外引流（1 项 III 级）或反复腰椎穿刺的阳性反应。年龄可能不是预后因素（1 项 II 级）。数据不足以判断放射性核素脑室造影或 MRI 对导水管流速测量的有效性。

　　建议：临床医生可以选择为有主观 iNPH 症状和步态的患者提供分流（C 级）。由于重大不良事件风险，应仔细权衡风险和收益（B 级）。临床医生应告知患有 R_o 升高的患者及其家属，与没有 R_o 升高的患者相比，分流术后的有效性增加（B 级）。临床医生可以告知 iNPH 患者及其家属：①对腰椎外引流或反复腰椎穿刺的积极反应会增加对分流的有效性；②年龄的增加并不会降低分流成功的可能性（均为 C 级）。

二、词汇表

AAN= 美国神经病学学会；AD= 阿尔茨海默病；AE= 不良事件；CBF= 脑血流量；CI= 置信区间；CIBIC-Plus= 基于临床医师面谈印象的变化量表；CMI= 并发症指数；CSF-IT= 脑脊液输注试验；ELD= 腰椎外引流；GRADE = 建议评估，制定和评价的分级；ICP= 颅内压；iNPH= 特发性正常压力脑积水；LP= 腰椎穿刺；NPH= 正常压力脑积水；TT= 放液试验。

1965 年，Hakim 和 Adams[1] 首次将正常压力脑积水（NPH）描述为以步态紊乱、尿失禁和记忆障碍的临床三联征为特征的病症；腰椎穿刺（LP）存在正常的脑脊液压力；脑室扩大的放射学影像；脑室分流后症状改善。少数可用的流行病学研究之一估计挪威人口的发病率为 5.5/100000[2]。该病已被强调为痴呆和步态受损的潜在可逆原因。Hakim 和 Adams 描述的 NPH 综合征现在分为特发性 NPH（iNPH）和继发性 NPH[3]，后者通常产生于蛛网膜下腔出血或感染性脑膜炎等条件下。脑室分流被认为是继发性 NPH 患者的标准治疗[4]。然而，对于脑室分流治疗 iNPH 的实际效果，一直不太明了，有文章描述了分流效果多变，生存期短，且不可预测，并有显著的风险[4,5]。在此信息的基础上，我们系统地回顾了有关 iNPH 诊断和治疗的文献。我们提出了两个问题：

① 脑室分流治疗 iNPH（治疗问题）的疗效怎么样？

② 是否有可靠的临床或实验室因子可以预测分流成功（预后问题）（疗效和成功结果均定义为分流后持续，客观可见和临床有意义的改善）？

三、分析过程的描述

在 2010 年 11 月，美国神经病学学会（AAN）指南制定，发布和执行小组委员会组成了一个专家小组，根据 2004 年 AAN 流程手册中概述的流程制定这个指南，但有两个例外，我们在得出结论的过程中使用了 2011 年的 AAN 流程手册，并使用 2011 年 AAN 流程手册里随后更新的治疗性证据分类方案[6,7]。我们使用检索词（"正常压力脑积水"或"NPH"或"成人脑积水综合征"或"脑积水"）和（"分流"或"治疗"）和（"试验"或"结果"或"预测因子"或"效果"）和"神经外科"对 1980 年至 2012 年 9 月的 MEDLINE，EMBASE，LILACS 和 Cochrane 数据库进行了初步搜索，仅限于英文出版物。搜索确定了 438 次引用。我们使用"正常压力性脑积水"或"NPH"对 2012 年至 2013 年 11 月的 MEDLINE 和 Cochrane 进行了更新搜索，并手动过滤了首次检索到的文献。本次更新后，又有 2 项相关研究发表，我们也纳入其中。我们排除了病例报道、述评、Meta 分析、评论文章、重复报告和仅关于继发性 NPH 的文章，少于 10 名 iNPH 或疑似 iNPH 患者（由于较小的样本缺乏统计学效力）的文章，不使用对照组，或随访患者疗效不到 3 个月的文章。至少有 2 人彼此独立工作，筛选摘要中的相关内容。如果结论不一致不能且协商解决，我们会找第 3 人进行筛选。两名小组成员使用预先确定的相关标准详细筛查了与两个问题相关的文章。总共筛选出 36 篇文章。每篇文章都根据 AAN 的治疗和预后分级方案进行分级。表 17-1 还列出了证据级别大于 Ⅳ 级的研究（有一项例外）。

许多研究缺乏普遍性，因为患者虽然有典型的临床表现，但是根据一系列检测进行了手术预筛选。在这些研究中，我们使用正式的 AAN 修订的 GRADE（建议评估，发展和评估等级）方法升级或降级了某些治疗和预后结论[6,8]。我们将建议直接与证据联系起来。

四、证据分析

有 3 项 I 级，8 项 II 级和 7 项 III 级研究与预后问题相关。针对治疗问题确定了 3 项 III 级研究。所有剩余的文章都有 IV 级证据。

（一）脑室分流对 iNPH 的疗效怎么样？

第一项有 III 级证据的前瞻性研究评估了 75 例 NPH 患者（58 例患有 iNPH）：54 例患者 CSF 输注试验（CSF-IT）或 CSF 放液试验（TT）（见下文）阳性，21 例患者试验结果阴性并作为对照组。只有 CSF-IT 或 CSF TT 阳性的患者才接受脑室分流术。随访 6 个月后，54 例（96%）分流患者中有 52 例报告"总体改善的主观印象"（是 / 否；没有进一步表征），而没有行分流术的患者中有 19%［风险差异为 0.77，95% 置信区间（CI）0.55 ～ 0.90］有总体改善的主观印象。客观测试方面，"治疗的患者中 83% 的步态测试改善"对比"那些不分流的只有 24% 改善"（风险差 0.59，95%CI 0.36 ～ 0.83）；65% 的治疗患者应答时间改善，48% 的治疗患者记忆力提高，而未治疗的患者中这两项改善的分别为 46% 和 28%。步态和主观改善都很显著（两项 P 值均为 0.0006；使用 Bonferroni 校正的 Fisher 精确检验）。手术后 5 年只有 43% 的分流患者仍可以进行测试（非手术患者为 19%），这归因于非该病相关的病死率和一般健康状况的下降。对于分流患者，有效性降低，40% 在步态和应答时间方面有改善，记忆改善 10%；56% 的患者报告与术前基线相比持续的主观改善。有 3 例出现硬膜下血肿或积液（5%），其中 1 例需要手术清除。还有 1 例分流感染，一种浅表伤口感染和一种肺栓塞（1 项 III 级研究）。

第二项有 III 级证据[9]水平的前瞻性非随机试验评估了 33 例因临床症状，脑室扩大和放射性核素脑脊液流量研究（腰椎蛛网膜下腔内注射放射性同位素，跟踪其流进和流出脑室的一系列图像）示脑室淤积所确定的疑似 iNPH 患者。所有人都被告知可行分流手术，最终 19 人接受了手术。其余患者有 4 人正在等待手术，10 人拒绝手术。这 14 名患者作为对照组与手术患者进行对比。术后 3 ～ 4 个月，独立观察员使用临床医生面访印象变化量表（CIBIC-Plus）对预后进行评估，CIBIC-Plus 用来评估总体评级、认知、平衡、步态和泌尿功能的变化[10]。分流患者的中位 CIBIC-Plus 评级为 2（中度改善）相比对照组的评级为 6（中度恶化）（整体分级的 P 值＜0.001，Kruskal-Wallis 检验）。在整体分级方面，18 名分流患者中有 14 名显示出显著或中度改善，1 名显示轻度恶化，没有 1 名显示明显或中度恶化，而 14 名对照组中有 9 名显示明显或中度恶化（P=0.03，Fisher 精确检验；相对风险 0.35，95%CI 0.13 ～ 0.83）。在步态测试中，89% 的分流患者表现出中度至显著的改善，这一发现并未在对照组中发生。

第三项前瞻性，随机，非盲研究[11]使用改良 Rankin 量表作为客观预后评估方法（III 级）评估了 93 例疑似 iNPH 患者，至少包含临床三联征中的一种，以及影像学示脑室扩大。患者随机分组，在随机 1 个月或 3 个月内进行腹腔分流术。在治疗意向分析中，随机 3 个月后评估显示，49 例直接治疗患者中的 32 人和 44 例延迟治疗患者中的 2 人在改良 Rankin 量表上都提高≥ 1 分［差异性 61%（95%CI 42% ～ 68%），P＜0.0001］。

结论：分流对于 iNPH 患者可能有效，主观改善的可能性为 96%，6 个月时间步行试验改善的可能性为 83%（3 个 III 级研究）。严重不良事件（AE）的风险为 11%。由于分流有较强的主观效果，95% 的分流患者报告了症状的主观改善，而对照只有 19%，我们将证据强度从极低级提高到低级。在客观测试中，只有步态明显改善。

（二）对于分流的成功结局，是否有可靠的临床或实验室预测指标？

在所有研究中，如果患者具有全部或部分临床三联征，脑成像研究显示脑室扩大，并且没有可能导致继发性脑积水的因素，则作者认为患者可以纳入。在没有 iNPH 诊断的客观参考标准的情况下，我们使用了临床和影像学检查结果结合作为诊断的依据，正如日本 iNPH 指南和其他地方的概述[12,13]。

1. CSF 动力学和输注测试

除了 CSF 外引流的临床效果，研究还调查了脑脊液动力学。CSF 流动随动脉压呈脉动-压力性波动，伴 B 型波；后者的颅内压（ICP）缓慢节律性波动，周期为 30 ～ 120s[14]。一项在 51 例 iNPH 患者中进行的 CSF 引流和 CSF 动力学的研究[15]发现 B 波幅度或频率和分流有效之间没有关系。两项小型研究[14,16]也没有显示出与分流有效有关的 B 波的差异，但这两项研究缺乏检测差异的效力，未进一步给予考虑。

1 项 I 级研究，几项 II 级研究和 1 项 III 级研究均认为 R_o 是一个相关但独立的参数。R_o 是 CSF-IT 期间流出阻力的测量方法。通常通过将平台期 CSF 压力减去开放 CSF 压力再除以输注速率来计算：$R_o=(P_p-P_{op})$ / 输注速率。在 1 项 I 级研究[17]中 142 例 iNPH 患者术前测量了 R_o，但其结果一直被隐藏直至最终的盲法分析（由于患者范围受限而缺乏普遍性），R_o 与结果之间无相关性。然而，本研究发现，不同的 R_o 水平应用于根据临床和影像学标准预先选择的人群，阳性预测值可高达 94%，但阴性预测值从未超过 19%。在一项研究[18]中，有 17 例 iNPH（II 级）患者，14 例 $R_o>12$mmHg/（mL·min），被认为异常，2 例 $R_o<12$ 对分流有反应。总而言之，R_o 是预测分流效果的唯一测量变量（对于步态改善 $P=0.007$，对于总的 NPH 评分 $P=0.022$）（表 17-1）。在 95 例 NPH 患者分流效果的多变量 Logistic 回归分析[19]中，$R_o \geq 18$ 是阳性反应的唯一显著预测因子（NPH 评分改善的比值比为 4.39，95%CI 1.25 ～ 16.7）。在一项回顾性研究[20]中，55 例行分流术的 NPH 患者（40 例患有 iNPH）（II 级但由于患者是根据 CSF-IT 结果选择的，所以普遍性有限），CSF 变量在分流有效者和无效者之间没有差异。具体来说，16 例 $R_o<18$ 的患者和 8 例 $R_o<14$ 的患者分流术疗效良好。然而，进行手术的患者是根据 CSF-IT 平台期压力 >22mmHg 或者 TT 阳性来选择的，而且 R_o 与平台压力强烈相关（$r^2=0.63$）。一项 III 级研究也具有正相关性[21]。

表 17-1 许多作者使用正常压力脑积水评分量化患者的局限性

	项目	分值/分		项目	分值/分		项目	分值/分
步态	正常	5	尿失禁	没有	5	认知	没有	6
	走路需帮助	4		罕见的尿失禁	4		记忆的主观减退	5
	需要手杖	3		偶尔尿失禁	3		记忆的客观减退但独立	4
	需他人帮助	2		持续性尿失禁	2		独立性的部分丧失	3
	轮椅或卧床	1		永久性导管	1		定向障碍	2
							痴呆症继发的自理能力缺失	1

结论：在疑似 iNPH 的患者中，R_o 升高的患者可能比没有升高 R_o 的患者更有可能对分流有效果（1 项 I 级研究和多项结论一致的 II 级研究），但较低的 R_o 并不排除分流有效性。

2. 合并症

一项关于人口统计学对分流效果影响的 II 级研究[22]发现，在对腰椎外引流（ELD）有效的患者中，分流效果与年龄［不是合并症指数（CMI）的组成部分］无关。

一项Ⅲ类级研究（之前讨论过）[21]创建了医学诊断用 CMI 表格（表 17-2）。在 64 例 iNPH 中，那些分数 ≤ 3 的患者有更好的疗效（$P=0.003$）。总体而言，66% 的 iNPH 患者疗效良好，但 83% 的低 CMI 患者也具有良好的疗效。

表 17-2　合并症指数

项目	1分	2分	3分
血管危险因素	高血压	糖尿病	
外周血管闭塞	主动脉股动脉旁路；支架；颈内动脉狭窄	周围血管闭塞	
脑血管疾病	后循环缺血	血管性脑病；TIA；PRIND	脑梗死
心脏疾病	心律失常；瓣膜病；心力衰竭（冠状）；支架；主动脉冠状动脉旁路；梗死	—	

表 17-2 中缩写：PRIND= 迁延型可逆性缺血性神经功能缺损。每个提到的症状或疾病根据所标示的参数值评分（1 ～ 3 分）。总和代表个体合并症指数。

结论：年龄可能不是分流术效果差的独立危险因素（1 项Ⅱ级研究）。在疑似 iNPH 的患者中，没有足够的证据来确定那些有 3 种或更多种合并症的患者是否可能比合并症较少的患者分流疗效差（1 项Ⅲ级研究）。

3. TT/ELD

在一项研究（Ⅲ类疾病谱偏倚）[23]中，19 例 iNPH 患者接受了长时间中等阻力阀门的腰椎外引流然后行分流术。ELD 的改善预测了分流疗效。当测量步态时，19 例患者中有 16 例行腰椎外引流后改善的患者其分流术后亦有改善；3 例腰椎外引流后步态无改善的患者中有 1 人仍然通过分流得到好转。142 例 iNPH 患者的Ⅰ级研究（前面已讨论过），其中 TTs 在术前进行，但其结果被保留到最终的盲法结局分析（由于受限制的患者范围导致普遍性有限），未发现 TT 值与最终实验结果之间的相关性。然而，本研究发现，在该人群中，根据临床和影像学标准预选，TT 的阳性预测值为 88%，而阴性预测值仅为 18%，导致总体准确度为 53%。

结论：在疑似 iNPH 的患者中，没有足够的高质量证据表明腰椎外引流后症状的改善可预测分流的效果。在 TT 之后改善的患者可能更有可能对分流有效果，但是阴性 TT 并不排除对分流有效。

4. Tc 扫描显示脑血流量和乙酰唑胺反应性

一项针对 162 名患者的Ⅰ级研究（因为根据 TT 和 CT 脑池造影并碘剂强化的结果来选择进行手术治疗的患者，导致普遍性有限）[24]发现有效患者的 SPECT 脑血流量（CBF）与对照组或无效患者的 CBF 无差异。该研究还发现，与对照组（$P<0.0025$）和无效者（$P<0.005$）相比，CBF 对乙酰唑胺的反应性在有效者中显著受损。

结论：在疑似 iNPH 的患者中，那些 CBF 对乙酰唑胺反应性受损的患者可能比那些 CBF 对乙酰唑胺无反应的患者更有可能对分流产生效果（1 项Ⅰ级研究由于不精确性和缺乏直接性而降级）。

5. MRI 导水管 CSF 流速

一项Ⅱ级研究和 3 项Ⅲ级研究涉及 MRI 导水管 CSF 流速。在Ⅱ级研究[25]中，根据临床表现和脑成像选择了 49 例疑似 NPH 患者，其中 36 例增补了接受大量腰椎穿刺后的结果。分流后步态改善率为 86%，尿失禁改善率为 69%，认知功能改善率为 44%。虽然所有导水管脑脊液流速>33mL/min 的患者均有功能改善，但导水管流速的升高并不能预测任何方面的疗效。在

TT 后临床上没有改善的 5 例患者的 CSF 流速高于 LP 后改善患者的流速。

一项Ⅲ级研究 [26] 回顾了 35 例疑似 NPH 的患者。颅内压用硬膜外监测仪测量，患者按如下方式分层：ICP＞12mmHg（活动性脑积水，$n=15$），ICP＜12mmHg 但有异常压力波动（代偿性脑积水，$n=18$）和 ICP＜12mmHg，无异常波动（脑萎缩，$n=2$）。将这些患者的导水管流量与 27 名健康志愿者进行比较，并以流速表示；大于 10mm/s 的值被认为是升高。33 例活动性或代偿性脑积水患者中，29 例有较高的流速；这些患者中有 28 例因分流而改善。在具有正常导水管流速的 4 例患者中，3 例在分流后有所改善。另一项Ⅲ级研究 [27] 包括 61 例疑似 NPH 患者（41 例最终诊断患有 iNPH），他们接受了 TTs，CSF-ITs 和 MRI 检查，并根据临床表现，脑成像和 CSF-IT 试验中 $R_o \geqslant 13$ 选择患者进行分流手术。使用 24mL/min 作为流速分界值（低于Ⅱ级研究中的值，并且不能与其他Ⅲ级研究中的流速测定直接比较），对于检测 iNPH，MRI 敏感性为 46%，特异性为 95%。第三项研究 [28] 回顾了 38 例疑似 NPH 患者，将导水管脑脊液搏动量分层为低（≤50μL），中等（51～100μL）和高（≥101μL）。这种测量方式与分流效果之间没有关系。

结论：疑似 iNPH 的患者，在 MRI 扫描中有高速导水管流动和 CSF-IT 试验异常更有可能分流后有效（1 项Ⅱ级研究和 2 项Ⅲ级研究）。

6. 神经病理学

39 例 iNPH 患者的一项Ⅲ级队列研究 [29,30] 使用综合 NPH 量表来评估步态、认知和排尿自控能力，报告显示患有中度至重度阿尔茨海默病（AD）神经病理学表现的患者（8 例中的 2 例）相比那些没有阿尔茨海默病理学表现的患者（8 例中的 6 例），分流术后功能评分改善≥2 分的可能性低（$P=0.014$）。脑室磷酸化 tau/Aβ 1-42 比值的升高与 AD 以及腰穿脑脊液比值相关，表明这可能是一个预测性的指标。

结论：在疑似 iNPH 的患者中，没有足够的证据来确定那些中度至重度 AD 神经病理学发现的患者分流后的效果会比不患阿尔茨海默病的患者分流后效果差（1 项Ⅲ级队列研究）。

7. 脑室周围高信号

一项Ⅱ级研究检查了脑室周围高信号是否可预测分流效果。虽然没有给出正式的统计数据，但 Fisher 精确检验用 Bonferroni 校正结果得到 $P=0.12$。因为无法检测出差异性，使用改良的 GRADE 方法，我们将此研究降级为Ⅲ级。

结论，没有足够的证据来确定成像时脑室周围高信号的检测是否可预测疑似 iNPH 患者的分流效果（1 项Ⅱ级研究由于精确度缺乏而降级）。

8. 放射性核素脑池造影

没有高于Ⅳ级的研究探索过此问题 [31]。

结论：没有足够的证据来确定放射性同位素脑池造影显示持续性脑室淤积的疑似 iNPH 患者分流后是否会产生效果（仅限于Ⅳ级证据）。

五、临床背景

因为治疗问题的标准比用于评估预后问题的标准更具限制性，所以治疗部分中引用的研究均未提供分流术后疗效的高水平证据。也就是说，值得注意的是（图 17-1），在其他研究中，超过 80% 的行分流术患者是根据 TTs、ELD 和 CSF-ITs 的结果选择出来，就像在一项治疗性相关的Ⅲ级研究中引用的一样。同样地，在其他诊断方法的研究中，其中患者用 TT 或 CSF-ITS 试验进行预筛选，所有这些患者之间的总有效率大约是 80%（忽略未通过筛选患者的结果）。

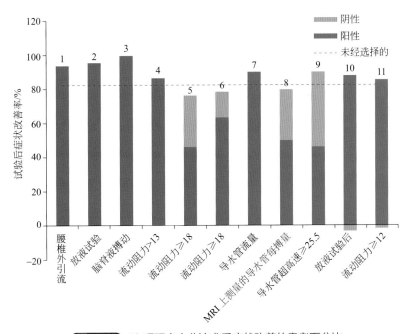

图 17-1 10 项研究中分流术后症状改善的患者百分比

评估不同诊断性检测方法的研究总结包括：腰椎外引流（ELD，柱 1），放液试验（TT，柱 2），CSF 搏动（柱 3），CSF 输注试验测量 CSF 流动阻力（R_o，第 4、5、6 柱），MRI 上通过测量流速来作为导水管流量（Hyper velo，柱 7），导水管每搏量（AQ SV，柱 8），导水管超高速（AQ vel，第 9 柱，定义为 ≥ 25.5），放液试验后改善（柱 10）和在输注测试上 R_o≥12（柱 11）。每个条形图反映了该研究中患者在分流后被评估为有所改善的总体百分比。水平虚线表示所有研究中的总体有效率。在所有研究中，所有患者均符合临床和脑成像标准，用于诊断特发性正常压力脑积水。在第 1、2、3、4、5、7、10 和第 11 柱中，患者单独以这些标准为基础进行选择。在第 6、8、9 柱中，还要求患者行 TT 或 CSF 输注试验结果阳性才可以进行分流。在后面的研究中，大量的附加测试为阴性的患者也对分流有效。因此，该图显示了测试结果为阳性和阴性个体之间的有效百分比

许多其他研究报告大多数 iNPH 患者脑室分流后有所改善，但没有一项达到Ⅲ级或更高级别水平的证据，通常是因为没有对照组、随机化或盲法治疗或评估。许多研究未能确定主要的结果衡量标准。一些研究报道，与固定压力阀相比，使用可编程阀（可调压力）可以降低并发症发生率[32-34]。一些研究还报告说，分流的好处随着时间的推移而下降[35-38]。

比较所引用研究中各种技术的预测性影响（图 17-2）表明 TTs 作为最广泛使用的筛选技术之一，对提高敏感性或特异性的作用有限。然而，这可能会产生误导，因为在引用的研究和许多其他方式的评估中，TT 和输注测试被用于预选患者以进行分流。如图 17-2 所示，TTs、ELD 和反应动脉压力的 CSF 搏动性似乎具有高灵敏度，但具有不同且不完整的特异性。根据临床和神经影像学标准选择的患者在脑脊液输注试验中测试 R_o，似乎增加了敏感性和特异性，但仍产生许多假阴性结果。在通过 TT 或输注试验预先选择的患者中通过 MRI 测量导水管区流量可以在敏感性和特异性方面提供一些渐进的改善。

合并症的评估可以提高分流效果的预测；然而，阴性预测值是有限的，这表明这些因素应该在分流的决策中予以重视，但不应该是绝对排除标准。最后，尽管阿尔茨海默病病理学的存

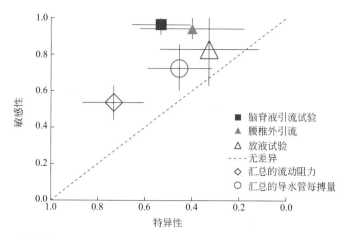

图 17-2 患者行分流手术的特征曲线显示了各讨论模式的的益处

衡量所述不同技术的相对敏感性和特异性。随着动脉搏动的增加，脑脊液压力升高被标记为脑脊液搏动亢进。柱 4，5，6 和 11 的研究结果结合起来以提供 R_o 的汇总评估。结合柱 7、8 和 9 的研究结果，通过 MRI 对脑脊液高流量进行综合评估。将柱 2 和柱 10 的研究结果结合，以提供脑脊液放液试验的综合评估。ELD= 腰椎外引流

在毫无疑问预测出分流的效果很差，但在分流前进行脑活检导致的危害似乎超过了潜在的益处。然而，使用较新的淀粉样蛋白成像技术或测量 CSF 标记物是否可以作为有用的替代物是值得研究的。

分流与显著的成本及潜在的发病率和病死率相关。一项综述发现汇总的分流并发症发生率平均为 38%，永久性神经功能缺损与死亡的总体合并率为 6%。另一份出版物报道分流术的病死率在 5% ～ 15%[39]。在最近报道的 SINPHONI 多中心试验（Ⅲ级）中，22% 的分流患者出现了显著的不良事件。除了住院和手术费用外，植入分流器的患者还面临分流失败、脑室炎和分流感染的风险。延长的腰椎引流诊断性操作分别会引起 1.8% ～ 3.6% 的脑膜炎风险和 0.2% 的死亡风险 [39,40]。最近的几项研究表明并发症发生率为 15% ～ 28%。

六、建议

临床医生可以提供分流手术作为 iNPH 患者的治疗方法，以治疗他们的 iNPH 主观症状和步态问题（C 级）。由于存在重大不良事件的风险，因此应仔细权衡该程序的风险和益处（B 级）。临床医生应告知有 R_o 升高的 iNPH 患者，与 R_o 没有升高的患者相比，他们行分流术的好转机会增加（B 级）。临床医生可能会告知 iNPH 患者，脑脊液输注试验异常或对重复腰椎穿刺的阳性反应会增加分流术后好转的机会（C 级）。临床医生可能会告知患有 iNPH 的患者及其家人，年龄增长并不一定会降低分流术成功的可能性（C 级）。临床医生可以建议怀疑 iNPH 的患者，以及通过 SPECT 发现脑血流量对乙酰唑胺反应性受损的患者，他们可能更倾向于分流术后好转（C 级）。

七、讨论

脑室分流后 iNPH 的疗效如何？ 3 项确定的高于Ⅳ级证据的研究表明，脑室分流对 iNPH 有益，但 6 个月后效果降低，而且认为在 18 个月后只有不到一半的患者出现的 iNPH 症状均有

改善。虽然绝大多数其他已发表的研究报告了脑室分流后 iNPH 的临床改善，但迄今为止还没有一项研究旨在提供有效性的高水平证据。应该认识到，对 iNPH 使用脑室分流主要是基于对临床效果的无对照观察性研究。

如果有疗效证据，是否有手术成功的临床或实验室预测指标？临床医生早已认识到，至少有一些患有 iNPH 的患者对脑室分流没有效果，导致大量研究的发表，以寻求术后有效的临床或实验室预测指标。我们的综述确定了仅有少数文章旨在提供高水平证据以支持预测指标的研究。区分 iNPH 和 AD 间的作用很重要，但可能很困难。据报道 AD 与疑似 iNPH 共存。在分流时阿尔茨海默病病理学的鉴定预测效果不佳并不奇怪。有证据表明腰椎外引流后的步态改善，MRI 测量的通过导水管的高脑脊液流速以及异常的颅内脑脊液流体动力学，均可预测分流术后的良好效果。然而，应该指出的是，有一些较低证据级别的出版物表明这些因素不具有预测性。这些操作与巨额费用和潜在的并发症有关，而且如脑脊液输注试验所需的设备在有些国家并未广泛应用（特别是在美国）。预测指标的最终确定将取决于在精心设计的临床试验中分流效果的建立。

八、对未来研究的建议

对于 iNPH 来说，脑室分流疗效的问题很重要，特别是因为最近的一些报道描述了令人失望的有效率，未能实现持久的有效，以及与分流相关的重大风险。显然需要精心设计的关于 iNPH 患者行脑室分流术的临床试验，包括对照干预、随机分配、治疗设盲，更客观的结局指标，以及足够长的观察期，以记录各种益处的持续时间。如同考虑其他合并症和功能状态一样，使用先进的神经成像或脑脊液标记物根据可能的阿尔茨海默病状态对患者进行分层可提供额外的见解。

诊断准确性，效果预测和治疗效果的问题是相互交织的。据估计，从 2003 年到 2009 年，8340 例 iNPH 患者在美国进行了分流手术。由于这种手术经常在美国等国家实施，而且新型分流器更加昂贵，因此了解分流术是否有效很重要。正确实施诊断，预测和治疗的研究至关重要。

（谭国伟、王占祥　厦门大学附属第一医院神经外科）

参考文献

[1] Hakim S, Adams R D. The special clinical problem of symptomatic hydrocephalus with normal cerebrospinal fluid pressure: Observations on cerebrospinal fluid hydrodynamics[J]. Journal of the Neurological Sciences, 1965, 2(4): 307-327.

[2] Brean A, Eide P K. Prevalence of probable idiopathic normal pressure hydrocephalus in a Norwegian population[J]. Acta Neurologica Scandinavica, 2010, 118(1): 48-53.

[3] Ishikawa, Masatsune. Clinical guidelines for idiopathic normal pressure hydrocephalus[J]. Neurologia medico-chirurgica, 2004, 44(4): 222-223.

[4] Adam O, Cusimano, Michael D. Idiopathic normal pressure hydrocephalus: a systematic review of diagnosis and outcome[J]. Neurosurgery, 2001, 49(5): 1166.

[5] Kahlon B, Sjunnesson J, Rehncrona S. Long-term outcome in patients with suspected normal pressure hydrocephalus[J]. Neurosurgery, 2007, 60(2): 327-332.

[6] American Academy of Neurology. Clinical Practice Guidelines Process Manual, 2004 ed. [online]. Available

at: https://www.aan.com/Guidelines/Home/UnderDevelopment. Accessed November 1, 2014.

[7] American Academy of Neurology. Clinical Practice Guidelines Process Manual, 2011 ed. [online]. Available at: https://www.aan.com/Guidelines/Home/Development. Accessed November 1, 2011.

[8] Guyatt G H, Oxman A D, Schunemann H J, et al. GRADE guidelines: a new series of articles in the Journal of Clinical Epidemiology[J]. J Clin Epidemiol, 2011, 64: 380-382.

[9] Razay G, Vreugdenhil A, Liddell J. A prospective study of ventriculo-peritoneal shunting for idiopathic normal pressure hydrocephalus[J]. Journal of Clinical Neuroscience, 2009, 16(9): 1180-1183.

[10] Knopman D S, Knapp M J, Gracon S I, et al. The clinician interview-based impression(CIBI): a clinician's global change rating scale in Alzheimer's disease[J]. Neurology, 1995, 44(12): 2315-2321.

[11] Kazui, Hiroaki, Miyajima, et al. Lumboperitoneal shunt surgery for idiopathic normal pressure hydrocephalus(SINPHONI-2): an open-label randomised trial[J]. Lancet Neurology, 2015, 14(6): 585-594.

[12] Ishikawa M, Hashimoto M, Kuwana N, et al. Guidelines for management of idiopathic normal pressure hydrocephalus[J]. Neurol Med Chir, 2008, 48(suppl): S1-S23.

[13] Relkin N, Marmarou A, Klinge P, et al. Diagnosing idiopathic normal-pressure hydrocephalus[J]. Neurosurgery, 2005, 57: S4-S16.

[14] Stephensen H, Andersson N, Eklund A, et al. Objective B wave analysis in 55 patients with non-communicating and communicating hydrocephalus[J]. J Neurol Neurosurg Psychiatry, 2005, 76: 965-970.

[15] Woodworth G F, McGirt M J, Williams M A, et al. Cerebrospinal fluid drainage and dynamics in the diagnosis of normal pressure hydrocephalus[J]. Neurosurgery, 2009, 64: 919-925.

[16] Foss T, Eide P K, Finset A. Intracranial pressure parameters in idiopathic normal pressure hydrocephalus patients with or without improvement of cognitive function after shunt treatment[J]. Dement Geriatr Cogn Disord, 2007, 23: 47-54.

[17] Wikkelso C, Hellstrom P, Klinge P M, et al. The European iNPH Multicentre Study on the predictive values of resistance to CSF outflow and the CSF tap test in patients with idiopathic normal pressure hydrocephalus[J]. J Neurol Neurosurg Psychiatry, 2013, 84: 562-568.

[18] Sorteberg A, Eide P K, Fremming A D. A prospective study on the clinical effect of surgical treatment of normal pressure hydrocephalus: the value of hydrodynamic evaluation[J]. Br J Neurosurg, 2004, 18: 149-157.

[19] Boon A J, Tans J T, Delwel E J, et al. The Dutch normal-pressure hydrocephalus study: How to select patients for shunting? An analysis of four diagnostic criteria[J]. Surg Neurol, 2000, 53: 201-207.

[20] Kahlon B, Sundbarg G, Rehncrona S. Lumbar infusion test in normal pressure hydrocephalus[J]. Acta Neurol Scand, 2005, 111: 379-384.

[21] Kiefer M, Eymann R, Steudel W I. Outcome predictors for normal-pressure hydrocephalus[J]. Acta Neurochir Suppl, 2006, 96: 364-367.

[22] Marmarou A, Young H F, Aygok G A, et al. Diagnosis and management of idiopathic normal-pressure hydrocephalus: a prospective study in 151 patients[J]. J Neurosurg, 2005, 102: 987-997.

[23] Panagiotopoulos V, Konstantinou D, Kalogeropoulos A, et al. The predictive value of external continuous lumbar drainage, with cerebrospinal fluid outflow controlled by medium pressure valve, in normal pressure hydrocephalus[J]. Acta Neurochir, 2005, 147: 953-958.

[24] Chang C C, Asada H, Mimura T, et al. A prospective study of cerebral blood flow and cerebrovascular reactivity to acetazolamide in 162 patients with idiopathic normalpressure hydrocephalus[J]. J Neurosurg, 2009, 111: 610-617.

[25] Dixon G R, Friedman J A, Luetmer P H, et al. Use of cerebrospinal fluid flow rates measured by phase-contrast MR to predict outcome of ventriculoperitoneal shunting for idiopathic normal-pressure hydrocephalus[J]. Mayo Clin Proc, 2002, 77: 509-514.

[26] Poca M A, Sahuquillo J, Busto M, et al. Agreement between CSF flow dynamics in MRI and ICP monitoring

in the diagnosis of normal pressure hydrocephalus: sensitivity and specificity of CSF dynamics to predict outcome[J]. Acta Neurochir Suppl, 2002, 81: 7-10.

[27] Al-Zain F T, Rademacher G, Meier U, et al. The role of cerebrospinal fluid flow study using phase contrast MR imaging in diagnosing idiopathic normal pressure hydrocephalus[J]. Acta Neurochir Suppl, 2008, 102: 119-123.

[28] Kahlon B, Annertz M, Stahlberg F, et al. Is aqueductal stroke volume, measured with cine phase-contrast magnetic resonance imaging scans useful in predicting outcome of shunt surgery in suspected normal pressure hydrocephalus? [J] Neurosurgery, 2007, 60: 124-129.

[29] Patel S, Lee E B, Xie S X, et al. Phosphorylated tau/amyloid beta 1-42 ratio in ventricular cerebrospinal fluid reflects outcome in idiopathic normal pressure hydrocephalus[J]. Fluids Barriers CNS, 2012, 9: 7.

[30] Hamilton R, Patel S, Lee E B, et al. Lack of shunt response in suspected idiopathic normal pressure hydrocephalus with Alzheimer disease pathology[J]. Ann Neurol, 2010, 68: 535-540.

[31] Kilic K, Czorny A, Auque J, et al. Predicting the outcome of shunt surgery in normal pressure hydrocephalus[J]. J Clin Neurosci, 2007, 14: 729-736.

[32] Zemack G, Romner B. Adjustable valves in normalpressure hydrocephalus: a retrospective study of 218 patients[J]. Neurosurgery, 2002, 51: 1392-1400.

[33] Zemack G, Romner B. Seven years of clinical experience with the programmable Codman Hakim valve: a retrospective study of 583 patients[J]. J Neurosurg, 2000, 92: 941-948.

[34] Reinprecht A, Czech T, Dietrich W. Clinical experience with a new pressure-adjustable shunt valve[J]. Acta Neurochir, 1995, 134: 119-124.

[35] Savolainen S, Hurskainen H, Paljarvi L, et al. Five-year outcome of normal pressure hydrocephalus with or without a shunt: predictive value of the clinical signs, neuropsychological evaluation and infusion test[J]. Acta Neurochir, 2002, 144: 515-523.

[36] Malm J, Kristensen B, Stegmayr B, et al. Three-year survival and functional outcome of patients with idiopathic adult hydrocephalus syndrome[J]. Neurology, 2000, 55: 576-578.

[37] Raftopoulos C, Massager N, Baleriaux D, et al. Prospective analysis by computed tomography and long-term outcome of 23 adult patients with chronic idiopathic hydrocephalus[J]. Neurosurgery, 1996, 38: 51-59.

[38] Klinge P, Marmarou A, Bergsneider M, et al. Outcome of shunting in idiopathic normal-pressure hydrocephalus and the value of outcome assessment in shunted patients[J]. Neurosurger, 2005, 57: S40-S52.

[39] Marmarou A, Black P, Bergsneider M, et al. Guidelines for management of idiopathic normal pressure hydrocephalus: progress to date[J]. Acta Neurochir Suppl, 2005, 95: 237-240.

[40] Greenberg B M, Williams M A. Infectious complications of temporary spinal catheter insertion for diagnosis of adult hydrocephalus and idiopathic intracranial hypertension[J]. Neurosurgery, 2008, 62: 431-435.

第二节 儿童脑积水：系统性文献回顾及循证指南（摘要）

一、前言[1]

儿童脑积水是婴幼儿乃至青少年最常见的神经系统疾病，可通过手术治愈。手术干预虽有效但伴随着一些不良反应及失败可能。提高手术干预水平势在必行。目前对于脑积水患儿的最佳治疗方案并未达成共识，这也是我们提出下列系统性回顾和循证指南的原因。

工作组成员对以下脑积水相关问题进行了系统性文献回顾：感染的预防及治疗；分流管不同压力阀门、分流管头端的置入点以及第三脑室造瘘对预后的影响；辅助性技术的使用（包括内镜、计算机辅助定位、超声等）；早产儿脑积水的特殊处理；脑室大小变化在预后中的意义等。工作组成员通读文献，逐一进行循证依据质量评价，并给出相应的治疗建议和推荐。

本指南采用目前已有的最高质量循证依据（文献），作出最佳治疗选择的推荐。在我们的分析过程中，主要关注已有脑积水的治疗、治疗效果及其并发症，以及如何避免和处理相应并发症。我们重点关注婴幼儿、儿童及 18 岁以下青少年的脑积水。我们的研究包括了先天性或继发性脑积水、交通性或非交通性脑积水，其中包括一些病因尚不明确的脑积水。

关于此推荐，我们尽可能回避专家观点，严格遵照文献信息。工作组在系统分析过程中使用循证方法学，严格遵照医学机构进行系统回顾及临床循证指南的实施标准。

患者、家属以及医疗团队都希望脑积水有朝一日成为完全可以预防或治愈的疾病。在实现此目标之前，我们必须不断努力改进并提高脑积水治疗以及治疗评估的方法。

声明：此儿童脑积水相关性系统回顾及循证指南由医生志愿人员组成工作组，小组发布。文章包含了对目前脑积水治疗的学术、临床信息以及常用治疗方案的评估，具有教导意义。但该指南并不是一成不变的治疗方案，临床上患者可能需要或多或少的治疗调整。患者的护理和治疗应该由临床医生根据实际的临床情况给出个体化的医疗评估后执行。指南中的信息仅反映此项目结束时的知识现状。此报告的目的是对所涉及的主题进行准确的回顾。本作者和工作组的建议并不是为了代替经治医生对患者的个性化诊治。当患者需要医疗建议及支持时，应当向专业医生寻求帮助。本指南涉及的建议并不适用于所有情况。本指南包含的任何特殊推荐必须由经治医生根据患者的特殊情况及现有资源进行个体化评估后方能采纳执行。

二、简介及方法学[2]

这篇儿童脑积水治疗方面的系统性文献回顾和循证指南是由临床志愿者医师（儿童脑积水系统评价和循证指南工作组）共同完成。本指南基于目前的技术和临床信息以及已经公认的治疗方法，予以的评价，可以作为该领域的宣教材料。本指南并不代表确定的临床治疗方案，因为根据患者实际病情在治疗上可能需要或多或少的调整。

第一部分作者介绍脑积水的复杂性和相关治疗方案共识的缺乏现状。作者介绍了儿童脑积水系统评价和循证指南工作组的成立过程，以及工作组所负责的文献复习和治疗推荐形成工作，并且列出了后续各章节专题所使用的基本方法学内容。

方法：工作组和美国神经外科医师协会小儿神经外科分会医师系统回顾婴儿和儿童脑积水治疗方面文献。

文献检索：一名图书馆文献检索员和一名方法学家协助工作组制定检索词和检索策略，然后在美国国家医学图书馆和 Cochrane 系统评价数据库检索 1966 年 1 月—2012 年 3 月的相关文献。

4～5 名工作组成员依据纳入和剔除条件筛选摘要，列出需全文回顾的文献列表。成员相互不知道提供的摘要清单。将所有摘要清单汇总在一起供所有工作组成员审核并最终纳入。

将所有检索到文献的参考文献再进行手动筛选，并将与指南撰写具有相关性的参考文献再进一步筛选。所有数据库检索或手动筛选的文献进一步接受纳入或剔除标准筛选。具体检索策略在后续各章节方法学部分有描述。

纳入或剔除标准：为了降低偏移，在检索前就已经设定好纳入标准。为了进行文献回顾和制定指南，不符合纳入标准的文献不作为临床推荐的直接或间接证据。

文献纳入标准：

如果所选文章同时包括 18 岁以下先天性和获得性脑积水患者和正常压力脑积水患者，且 18 岁以下脑积水患者的例数低于总例数的 80%，将被剔除。

纳入不同年龄患者的文献需有不同年龄的结果方可纳入本文献回顾中。这些文献中仅仅 18 岁以下患者的结果作为证据支持指南中的推荐。

文献是临床研究。

文献不是会议摘要、编者语、书信、评论。

前瞻性病例报道系列需含有基线值。

非连续性纳入患者的病例系列报道文献不予以纳入（后续相关章节的方法学部分予以判定）。

文献须发表在通过同行评审的出版物或已注册的临床试验报告上。

文献须纳入至少 10 例有独立结果的患者；如为对比性研究，每个治疗组需纳入至少 5 个患者。

文献研究对象需为人类。

文献需发表在 1966 或之后。

文献结论需量化。

剔除体外实验或生物机制方面文献。

英文发表的文献。

剔除发表的综述、Meta 分析、指南方面文献（原因是这类文献中的作者可能采用不同于本工作组的纳入和剔除文献标准，而其中的文献全文会被人为评价和选择）。

统计方法：对于一些专题，所获文献提供充分定性定量数据支持进行更为精细的统计分析方法。在第 6、7 部分所使用的精细统计方法会单独列出。比如术前使用抗生素章节，在基于循证指标选择源文献后，利用森林图和 Meta 分析判定各种干预措施的总体效果。

修订计划：基于医疗机构标准和国家指南要求，该指南发布后会基于新的文献修订全部或部分内容。另外，工作组在指南发布后 5 年内（基于临床实践和已有技术）不定期更新指南。

证据质量排序：该指南证据质量排序依据是美国神经外科医师协会指南委员会的证据质量排序表，分为四部分，即治疗、诊断、预后、临床评估。

推荐意见强度排序：工作组在本指南中使用美国神经外科医师协会的方法学编排每一条推荐意见推荐强度。使用美国神经外科医师协会的证据列表对应本指南中的推荐和证据。

推荐强度：Ⅰ级，临床确定性强。Ⅰ类证据支持。

推荐强度：Ⅱ级，临床可确定性中度。Ⅱ类证据或Ⅲ类证据的共识支持。

推荐强度：Ⅲ级，临床确定性不明确。不统一或有争议的证据或专家意见支持。

最终推荐意见的投票表决：工作组成员运用投票制度确定指南的最终推荐意见、推荐强度。投票是匿名投票。

三、早产儿颅内出血后脑积水的治疗[3]

目的：本系统回顾分析的目的是制定早产儿颅内出血后脑积水（PHH）最佳治疗策略。

方法：使用 PHH 作为 MeSH 主题词和关键词查询了美国国家医学图书馆和 Cochrane 系统评价数据库。查阅了 213 篇文献摘要，最后纳入符合标准的 98 篇文献。

结果：经过文献复习和证据性分析，剔除 30 篇文献，余 68 篇文献纳入证据表格汇总，并对应推荐强度与证据级别（Ⅰ～Ⅲ类）。

结论：总结出 7 条 PHH 治疗策略建议。其中，3 条达到Ⅰ级推荐强度（临床确定性最强），Ⅱ级和Ⅲ级推荐强度各 2 条。

（1）临时性手术措施的推荐① 脑室端置入装置（如 Ommaya 储液囊）、脑室外引流、脑室帽状腱膜下分流、腰椎穿刺是 PHH 可选治疗方案，需结合患者临床实际状况。推荐强度：Ⅱ级，临床可确定性中度。

（2）临时性手术措施的推荐② 证据表明脑室帽状腱膜下分流较脑室端置入装置可以减少每日抽吸脑脊液次数。推荐强度：Ⅱ级，临床可确定性中度。

（3）常规使用连续腰穿的推荐 不推荐常规反复腰穿用于降低后期分流可能性及避免早产儿脑积水的进展。推荐强度：Ⅰ级，临床确定性强。

（4）临时性非手术措施的推荐① 不推荐使用脑室内溶栓剂（组织纤溶酶原 tPA、尿激酶、链激酶）降低 PHH 患者后期分流手术可能性。推荐强度：Ⅰ级，临床确定性强。

（5）临时性非手术措施的推荐② 不推荐使用乙酰唑胺和呋塞米降低 PHH 早产儿后期分流手术可能性。推荐强度：Ⅰ级，临床确定性强。

（6）分流手术时机的推荐 缺乏充分证据推荐特定的体重或 CSF 参数来指导 PHH 早产儿分流手术时机，需结合患者临床实际状况。推荐强度：Ⅰ级，临床确定性强。

（7）内镜下第三脑室底造瘘的推荐 缺乏充分证据推荐内镜下第三脑室底造瘘治疗 PHH 患者。推荐强度：Ⅲ级，临床确定性不明确。

四、分流手术辅助技术（内镜计算机辅助电磁导航和超声应用[4]）

目的：该系统回顾分析目的在于解答以下问题，辅助技术（内镜辅助脑室端分流管放置、计算机辅助电磁导航技术、超声引导技术）是否提高脑室端分流管置入成功率和患者生存率。

方法：使用脑脊液分流术治疗儿童脑积水作为 MeSH 主题词和关键词查询了美国国家医学图书馆和 Cochrane 系统评价数据库。纳入符合标准的文献，分析数据并汇总证据表。工作组分析数据，提出基于循证证据的治疗建议。

结果：符合使用辅助技术于分流术的文献摘要共 163 篇，对其中 14 篇进行全文分析，另一篇文章在审查文献引用时被选中。最终 8 篇文献纳入治疗建议中，达到Ⅰ类和Ⅱ类证据级别文献各 1 篇，Ⅲ类证据级别 6 篇。

结论和推荐：

推荐①：缺乏充分证据推荐使用内镜辅助引导方法放置脑室端分流管。推荐强度：Ⅰ级，临床确定性强。

推荐②：可选择常规使用超声辅助分流导管放置。推荐强度：Ⅲ级，临床确定性不明确。

推荐③：常规使用计算机辅助电磁导航辅助分流导管放置不失为一种选择。推荐强度：Ⅲ级，临床确定性不明确。

五、儿童脑积水手术治疗（脑脊液分流术还是内镜下第三脑室底造瘘术[5]）

目的：该系统回顾分析目的在于对比脑脊液分流术和内镜下第三脑室底造瘘术治疗儿童脑积水效果，并提出外科治疗方案循证推荐。

方法：使用脑脊液分流术和内镜下第三脑室底造瘘术治疗儿童脑积水作为 MeSH 主题词和关键词查询了美国国家医学图书馆和 Cochrane 系统评价数据库。纳入符合标准的文献，分析数据并汇总证据表。工作组分析数据，给出基于循证证据的治疗建议。

结果：符合纳入标准的文献摘要共 122 篇，对其中 52 篇进行全文分析，第一次检索未纳入的另一篇文章也被纳入分析。共 14 篇符合所有研究标准，且包含脑脊液分流术和内镜下第三脑室底造瘘术治疗儿童脑积水的对比数据。其中 6 篇文章汇总在证据表中（Ⅱ类证据级别文献 1 篇、Ⅲ类证据级别 5 篇），余 8 篇因各种原因被剔除。表中的文献支持对脑脊液分流术和内镜下第三脑室底造瘘术治疗儿童脑积水效果进行对比。

结论：脑脊液分流术和内镜下第三脑室底造瘘术，在本研究中包含的不同病因脑积水的临床治疗中，显示的治疗结局相当。

推荐：脑脊液分流术和内镜下第三脑室底造瘘术均可选择为儿童脑积水治疗方案。推荐强度：Ⅱ级，临床可确定性中度。

六、不同分流阀类型对脑脊液分流术效果影响[6]

目的：该系统回顾分析目的在于对比不同分流系统治疗儿童脑积水效果，以找出是否存在优势分流阀设计，并基于循证证据推荐选择分流系统。

方法：使用不同分流阀治疗儿童脑积水作为 MeSH 主题词和关键词查询了美国国家医学图书馆和 Cochrane 系统评价数据库。纳入符合标准的文献，分析数据并汇总证据表。工作组分析数据，给出基于循证证据的治疗建议。

结果：符合纳入标准的文献摘要共 269 篇，对其中 52 篇进行全文分析。其中 22 篇对比不同分流系统文献符合研究标准，将其纳入证据表。Ⅰ类证据级别文献 1 篇、Ⅱ类证据级别文献 11 篇、Ⅲ类证据级别 10 篇，余 21 篇被剔除。

结论：分析证据表明不同分流元件、设计原理、阀门类型在治疗儿童脑积水效果方面无显著差异性。

推荐①：缺乏充分证据证明不同分流阀系统治疗儿童脑积水的效果存在差异。证据列表中的分流系统均是可选择类型。推荐强度：Ⅰ级，临床可确定性强。

推荐②：缺乏充分证据推荐可调压分流阀（相比于不可调压分流阀）。可调压分流阀和不可调压分流阀均可选用治疗儿童脑积水。推荐强度：Ⅱ级，临床可确定性中度。

七、脑积水患儿分流手术前抗生素的使用[7]

目的：此系统性回顾及 Meta 分析的目的有二，一是明确预防性使用抗生素以防止分流手术感染的依据，二是为循证提出治疗建议。

方法：使用与分流手术患儿术前预防性静脉使用抗生素相关的 MeSH 标题和关键词在医学

PubMed/MEDLINE 数据库和 Cochrane 数据库中进行系统性回顾检索。浏览摘要纳入符合入选标准的研究。总结研究内容及证据质量（Ⅰ～Ⅲ级）整理成表。使用随机作用模型进行 Meta 分析，使用风险比（RR）计算治疗效果的累积预估值。使用 chi-square 和 I2 统计评估差异性，同时也做了敏感性分析。根据文献质量和 Meta 分析结果提出建议（Ⅰ～Ⅲ级）。

结果：共 9 项研究（4 项Ⅰ级，3 项Ⅱ级，2 项Ⅲ级）符合纳入标准。在 7 项随机对照实验中，3 项因为明显的质量问题由Ⅰ级降为Ⅱ级，且所有的随机对照实验都有潜在的不足之处。在仅有的 2 个Ⅲ级回顾性队列研究中，术前抗生素的使用可有效预防分流感染。总结分析个体研究数据，分流术前预防性使用抗生素组感染率 5.9%，对照组感染率 10.7%。使用随机作用模型计算得出 RR 值为 0.55（95%CI：0.38～0.81），表明术前预防性静脉使用抗生素可有效降低感染风险。随机对照实验（n=7）单独的敏感性分析证明此结果具有统计学意义，但更高质量的随机对照实验（n=4）的单独敏感性分析提示此结果无统计学意义。

结论：根据此有限的系统性回顾和 Meta 分析，分流患儿术前预防性使用抗生素可降低感染风险（证据质量：Ⅱ级；推荐强度：Ⅱ级）。

推荐：术前使用抗生素预防脑积水患儿分流感染。通过 Meta 分析结合各种并不完善的研究得出：患儿分流术前使用抗生素可以降低分流感染风险。推荐强度：Ⅱ级，中度临床可靠性。

八、抗生素浸泡分流系统与传统分流在儿童患者中的对比[8]

目的：此系统性回顾及 Meta 分析的目的是明确抗生素浸泡的分流系统（AISs）在降低儿童脑积水患者分流感染风险上是否优于标准分流（SSs）。

方法：使用 AISs 相关 MeSH 标题及关键词在医学 PubMed/MEDLINE 数据库和 Cochrane 数据库中进行系统性回顾检索。浏览摘要纳入符合入选标准的研究。总结研究内容及证据质量（Ⅰ～Ⅲ级）整理成表。使用随机效应模型进行 Meta 分析，使用风险比（RR）计算治疗效果的累积预估值。使用 chi-square 和 I2 统计评估差异性，同时也做了敏感性分析。根据文献质量和 Meta 分析结果提出建议（Ⅰ～Ⅲ级）。

结果：6 项研究均为Ⅲ级证据且符合我们的纳入标准。除一项研究以外均为回顾性队列研究，除一项研究以外均为单中心研究。4 项研究在使用 AIS 后未表现出更低的感染率。然而，将个体研究汇总后可以得出 AISs 组感染率 5.5%，SSs 组感染率 8.6%。使用随机效应模型计算得出 RR 值为 0.51（95% CI：0.29～0.89，$P<0.001$），表明 SSs 组患儿感染率是 AISs 组的 1.96 倍。

结论：我们建议使用 AISs 分流管，因为对比传统方式，其有更低的分流感染风险（证据质量：Ⅲ级，推荐强度：Ⅲ级）。

推荐：抗生素浸泡分流管对比传统方式可能有效降低感染率，因此，对于需要行分流术的患儿，AISs 可供选择（推荐强度：Ⅲ级，临床可靠性不明确）。

九、脑脊液分流术后感染的治疗[9]

目的：此系统性回顾及 Meta 分析的目的是明确儿童脑积水患者分流术后感染的最佳治疗方案。

方法：使用与研究目的相关的 MeSH 标题及关键词在医学 PubMed/MEDLINE 数据库和

Cochrane 数据库中进行系统性回顾检索。浏览摘要纳入符合入选标准的研究并根据其证据的质量进行分级（Ⅰ～Ⅲ级）。整理证据表格总结研究结果及并根据文献质量提出建议（Ⅰ～Ⅲ级）。

结果：对 27 项研究进行回顾和严格评估，均满足纳入标准，中度临床可靠，因此建议分流感染患者除部分或全部移除分流管外使用抗生素进行治疗。然而，由于现有文献的方法学缺陷，不能明确是否全部移除分流管优于部分移除。目前对于常规的分流术后感染，无充分证据推荐使用抗生素系统治疗联合鞘内注射。这也适用于其他的临床情况，如感染的分流管不能完全移除、进行性加重的脑脊液感染时必须立即移除并替换分流管、由特定的病原（例如，革兰氏阴性细菌）引起的脑室分流后感染。

结论：对于脑脊液分流后感染的最佳治疗方案是部分或全部移除分流管及辅助性的抗生素治疗。目前没有充分的证据证明在分流感染的治疗中全部移除分流管优于部分移除。因此，临床评估是必要的。除以之外，目前没有充分的证据表明，对于分流管部分移除、分流管立即移除并替换后，以及由特殊病原引起的分流感染的患者，除系统的抗生素治疗外还需联合鞘内注射。鞘内注射的潜在神经毒性可能限制其应用。

推荐：在分流管部分或全部移除后使用抗生素辅助治疗是脑脊液分流感染的最佳治疗方案。推荐强度：Ⅱ级，中度临床可靠性。

目前缺乏充分的证据证明在分流感染的治疗中全部移除分流管优于部分移除。因此，进一步临床评估是必要的。

目前缺乏充分的证据表明对于分流管部分移除、分流管立即移除并替换后、由特殊病原体引起的分流感染的患者，需要联合鞘内注射使用系统的抗生素治疗。鞘内注射的潜在神经毒性可能会限制其常规应用。推荐强度：Ⅲ级，临床可靠性不确定。

十、脑室端置入点及放置位置的影响[10]

目的：此指南的目的是明确分流管头端的置入点和放置位置对分流功能及分流管留存时间的影响。

方法：使用相关 MeSH 标题及关键词在医学 PubMed/MEDLINE 数据库和 Cochrane 数据库中进行系统性回顾检索，重点选择详细记录了儿童脑积水患者分流管使用方式的文章。符合纳入标准的文章再次审核，并将数据摘录汇总于证据表中。

结果：此研究筛选并汇集了 184 项与分流管头端放置位置及分流管留存时间潜在相关的文章摘要。根据纳入标准从中纳入了 14 篇文章进行全文浏览回顾，且其中仅有 4 篇文献分析了分流管头端放置位置对分流管留存时间的影响；在阅读全文过程中发现另有一篇文章可以作为证据支持这一建议。循证证据包括 1 篇Ⅱ级文献及 4 篇Ⅲ级文献。汇总证据形成表格并记录相关文献。

结论和推荐：目前缺乏充分证据证明枕部穿刺放置分流管头端优于额部穿刺，因此，对于儿童脑积水患儿，两处穿刺点 均供选择。推荐强度：Ⅲ级，临床可靠性不明确。

十一、术后脑室大小变化衡量脑积水治疗效果[11]

目的：本系统性回顾的目的是明确是否治疗后脑室大小的改变可作为评估儿童脑积水患儿手术干预效果的指标。

方法：使用脑积水患儿手术干预后脑室大小改变相关 MeSH 标题及关键词在医学 PubMed/ MEDLINE 数据库和 Cochrane 数据库中进行系统性回顾检索，汇总研究内容及证据质量形成表格。

结果：表格含 6 篇符合纳入标准的文献，均为Ⅲ级回顾性研究。

结论和建议：目前缺乏充分证据支持特定的脑室大小改变作为脑积水治疗是否有效的评估指标，且不能作为脑室-腹腔分流术及第三脑室造瘘术手术时机及治疗效果的评估指标。

（万锋　华中科技大学同济医学院附属同济医院神经外科）

参考文献

[1] Flannery A M, Mazzola C A, Klimo P, et al. Foreword: pediatric hydrocephalus: systematic literature review and evidence-based guidelines[J]. J Neurosurg Pediatr, 2014, 14 Suppl 1: 1-2.

[2] Flannery A M. Pediatric hydrocephalus: systematic literature review and evidence-based guidelines. Part 1: Introduction and methodology[J]. J Neurosurg Pediatr, 2014, 14 Suppl 1: 3-7.

[3] Mazzola C A, Choudhri A F, Auguste K I, et al. Pediatric hydrocephalus: systematic literature review and evidence-based guidelines. Part 2: Management of posthemorrhagic hydrocephalus in premature infants[J]. J Neurosurg Pediatr, 2014, 14 Suppl 1: 8-23.

[4] Flannery A M, Duhaime A C, Tamber M S, et al. Pediatric hydrocephalus: systematic literature review and evidence-based guidelines. Part 3: Endoscopic computer-assisted electromagnetic navigation and ultrasonography as technical adjuvants for shunt placement[J]. J Neurosurg Pediatr, 2014, 14 Suppl 1: 24-29.

[5] Limbrick D D, Baird L C, Klimo P, et al. Pediatric hydrocephalus: systematic literature review and evidence-based guidelines. Part 4: Cerebrospinal fluid shunt or endoscopic third ventriculostomy for the treatment of hydrocephalus in children[J]. J Neurosurg Pediatr, 2014, 14 Suppl 1: 30-34.

[6] Baird L C, Mazzola C A, Auguste K I, et al. Pediatric hydrocephalus: systematic literature review and evidence-based guidelines. Part 5: Effect of valve type on cerebrospinal fluid shunt efficacy[J]. J Neurosurg Pediatr, 2014, 14 Suppl 1: 35-43.

[7] Klimo P, Van Poppel M, Thompson C J, et al. Pediatric hydrocephalus: systematic literature review and evidence-based guidelines. Part 6: Preoperative antibiotics for shunt surgery in children with hydrocephalus: a systematic review and meta-analysis[J]. J Neurosurg Pediatr, 2014, 14 Suppl 1: 44-52.

[8] Klimo P, Thompson C J, Baird L C, et al. Pediatric hydrocephalus: systematic literature review and evidence-based guidelines. Part 7: Antibiotic-impregnated shunt systems versus conventional shunts in children: a systematic review and meta-analysis[J]. J Neurosurg Pediatr, 2014, 14 Suppl 1: 53-59.

[9] Tamber M S, Klimo P, Mazzola C A, et al. Pediatric hydrocephalus: systematic literature review and evidence-based guidelines. Part 8: Management of cerebrospinal fluid shunt infection[J]. J Neurosurg Pediatr, 2014, 14 Suppl 1: 60-71.

[10] Kemp J, Flannery A M, Tamber MS, et al. Pediatric hydrocephalus: systematic literature review and evidence-based guidelines. Part 9: Effect of ventricular catheter entry point and position[J]. J Neurosurg Pediatr, 2014, 14 Suppl 1: 72-76.

[11] Nikas D C, Post A F, Choudhri A F, et al. Pediatric hydrocephalus: systematic literature review and evidence-based guidelines. Part 10: Change in ventricle size as a measurement of effective treatment of hydrocephalus[J]. J Neurosurg Pediatr, 2014, 14 Suppl 1: 77-81.

第三节　相关指南解读

一、关于《中国脑积水规范化治疗专家共识（2013版）》[1]

中国医师协会神经外科医师分会于 2013 年发布了《中国脑积水规范化治疗专家共识》（以下简称《共识》），对脑积水的概念和分类、诊断、治疗、手术后常见并发症及处理措施、术后随访等均做了较为详细的阐述，并对"特发性正常压力脑积水"做了专门的阐述，在最后的附录中，还包括了 V-P 分流、第三脑室造瘘（内镜下）、L-P 分流的手术操作在内的手术方法以及分流装置和选择的原则等。《共识》中的引用主要来自近些年来国内的专著和文献。《共识》的内容较为详实、具体、全面，体现了目前脑积水诊断和治疗的最新发展状况，可以作为在脑积水诊断和治疗工作的重要参考依据。

（一）关于脑积水的命名和分类

《共识》中关于脑积水的命名："颅内蛛网膜下腔或脑室内的脑脊液异常积聚，使其一部分或全部异常扩大称为脑积水。"并指出："脑积水是由脑脊液循环障碍（通道阻塞），脑脊液吸收障碍，脑脊液分泌过多，脑实质萎缩等原因造成。"由于脑室内或蛛网膜下腔内脑脊液的积聚的原因有"脑脊液的形成、流动或吸收障碍"和"脑组织萎缩"两类原因，更多的学者只把前者称为"脑积水"，而后者由于没有脑脊液的动力学改变，临床上也不需要做特殊处理，因此一般不诊断为"脑积水"，或称为"补空型脑积水（hydrocephalus ex vacuo）"。

《共识》中还提到："单纯脑室扩大者称为脑内积水，单纯颅内蛛网膜下腔扩大者称为脑外积水"。脑外积水可以出现在成人，也可以出现在婴儿和儿童。有一种可见于婴儿的特殊类型的"脑外积水"，即"external hydrocephalus"，国内文献也翻译为"外部脑积水"或"轴外空间的良性扩大"，即过量的液体（尤其是脑脊液）存在于蛛网膜下腔，没有或仅有轻度脑室扩大，这种婴儿的特殊类型的脑外积水绝大部分为良性过程。

（二）关于脑积水的诊断

根据患者临床上典型的症状，结合脑室扩大等影像学变化，诊断脑积水不难。但对于一些非典型的脑积水，在临床上有时诊断较为困难。尤其是一些临床症状不明显或不典型、合并有颅脑损伤或脑卒中等导致的后遗症或意识障碍、正常压力脑积水，以及婴幼儿脑积水等。《共识》中介绍了无创的特殊的影像学诊断方法包括 CT、MR 的各种影像学的直接的和间接的征象分析，尤其是近些年新开展的心电门控相位对比 MRI 电影等检查，给临床诊断提供了很大的帮助。这类检查目前国内仍没有广泛开展。

（三）关于脑积水的治疗、并发症的处理以及随访

关于脑积水的治疗的手术适应证，《共识》中根据不同的患者分别给出了不同的建议，患者脑积水类型包括新生儿和儿童脑积水和感染后的脑积水、肿瘤伴发的脑积水、等压性脑积水、脑外积水等。手术方法包括：脑室-腹腔分流、腰大池-腹腔分流术、脑室-心房（V-A）

分流术，直接的手术方法包括第三脑室底造瘘术、透明隔造瘘术以及托氏分流等。《共识》对不同手术方法的适应证做了说明。分流术后的常见并发症有分流感染（包括颅内或腹腔内感染，切口或皮下感染）、分流管阻塞、分流管断裂、颅内或腹腔内分流管异位、脑脊液过度引流（引起硬膜下血肿或积液，裂隙脑室综合征）、脑脊液引流不足、颅内出血、癫痫等。《共识》对手术后的随访做了较为详细的介绍。由于各种分流术在术后都可能有各种并发症的可能，因此《共识》中强调在术后不同时间（术后24h内，术后2周，术后3个月、6个月、12个月）进行随访，随访内容包括患者的症状和影像学表现以及神经电生理（如肌张力）等多方面内容都是十分有必要的。

（四）正常压力脑积水

正常压力脑积水在临床上越来越受到重视，《共识》中对这一类型的脑积水做了专门的阐述。由于该类型的脑积水在临床表现方面可能不典型或易与其他相关疾病混淆，且有些患者进展缓慢，所以很多患者诊断较为困难，《共识》将该类型的脑积水的"可能性诊断"和"很可能性诊断"的标准做了较详细的介绍。

二、关于《颅脑创伤后脑积水诊治中国专家共识》[2]

中华神经外科分会神经创伤专业组联合中华创伤学会神经创伤专业组于2014年发布了《颅脑创伤后脑积水诊治中国专家共识》（以下简称《共识》）。《共识》较为详实地介绍了颅脑创伤后出现的脑积水的一系列相关问题，并引用了近些年国内外一些文献，是国内目前在颅脑创伤后脑积水诊治方面具有重要参考价值的临床手册。

颅脑创伤后脑积水的原因可能包括了脑脊液分泌增多或（和）吸收障碍、循环障碍，但除了少数外伤后急性的脑脊液循环通路受阻导致梗阻性脑积水以外，可能在外伤后由蛛网膜下腔出血导致的蛛网膜颗粒的堵塞、粘连以及脑脊液回流和吸收障碍引起的交通性脑积水以及由于多种原因引起的硬膜下积液更为多见一些。

关于颅脑创伤后脑积水的临床表现，《共识》中提到包括：①头痛、呕吐和意识状态障碍，常是急性PTH的主要表现。亚急性和慢性的高压性PTH者，可出现视盘水肿或（和）视力减退；②正常压力PTH者，可出现认知功能障碍、步态不稳和尿失禁的典型三联征中的一种或一种以上的表现；③TBI患者伤后或术后早期临床状态改善后，又出现意识障碍加重或神经状态恶化表现，或术后减压窗因PTH逐渐外膨，或患者的神经状态持续处于低评分状态。但临床上受到困惑的是很多处于恢复期的患者，很多不能清楚地表达主观症状，意识状况本来就没有完全好转，很多患者又会遗留脑外伤的各种遗留症状，因此按照这些常见的脑积水的症状有无出现，很难作为判断脑积水的诊断依据。在影像学上，脑外伤后的数周以后，又会有相当多的患者出现脑萎缩后的代偿性的脑室扩大，因此如何与脑萎缩鉴别是一个诊断上常面临的问题。《共识》中提到的"脑萎缩影像学上的典型表现为脑室系统扩大的同时，脑沟也增宽，无脑室周围渗出性低密度表现"可作为鉴别诊断的重要依据之一。

三、关于《中国特发性正常压力脑积水诊治专家共识（2016）》[3]

特发性正常压力脑积水的症状进展缓慢，临床症状经常不典型，在疾病的发病特点、严重程度和进展速度上都有很大的差异。一些患者也不同时存在步态不稳、认知障碍和尿失禁。有些患者可能很长一段时间相对稳定，有些可能在短时间内进展迅速。尿失禁往往是疾病晚期的症状，很多患者开始只表现为尿频和尿急。而且该病多见于老年人，在临床症状上还可能易与脑血管疾病、阿尔茨海默病、锥体外系等疾病相混淆，部分患者可能同时合并痴呆及帕金森综合征。因此临床上极易被忽视或误诊。中华医学会神经外科学分会、中华医学会神经病学分会、中国神经外科重症管理协作组于 2016 年发布了《中国特发性正常压力脑积水诊治专家共识（2016）》（以下简称《共识》），对该病在临床上的早期发现、减少误诊起到了很好的警示作用。正是由于诊断的复杂性,《共识》中将拟诊断的患者分为了"临床可疑""临床诊断"和"临床确诊"三个级别。

（黄承光　海军军医大学第二附属医院神经外科）

参 考 文 献

[1] 中国医师协会神经外科医师分会.中国脑积水规范化治疗专家共识(2013 版)[J].中华神经外科杂志, 2013, 29(6): 634-637.

[2] 中华神经外科分会神经创伤专业组，中华创伤学会分会神经创伤专业组.颅脑创伤后脑积水诊治中国专家共识[J].中华神经外科杂志，2014, 30(8): 840-843.

[3] 中华医学会神经外科学分会，中华医学会神经病学分会，中国神经外科重症管理协作组.中国特发性正常压力脑积水诊治专家共识(2016)[J].中华医学杂志，2016, 96(21): 1635-1638.